Introdução clínica a Freud

Transmissão da Psicanálise
diretor: Marco Antonio Coutinho Jorge

Bruce Fink

Introdução clínica a Freud

Técnicas para a prática cotidiana

Tradução:
Vera Ribeiro

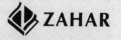

Copyright © 2017 by Bruce Fink

Grafia atualizada segundo o Acordo Ortográfico da Língua Portuguesa de 1990, que entrou em vigor no Brasil em 2009.

Os padrões da prática e dos protocolos da clínica modificam-se com o correr do tempo, e nenhuma técnica ou recomendação é garantidamente segura ou eficaz em todas as circunstâncias. Este volume pretende ser um recurso com informações gerais para profissionais que exercem sua atividade no campo da psicoterapia e da saúde mental; não substitui a formação adequada, a revisão por pares e/ou a supervisão clínica. Nem a editora nem o autor podem garantir a completa exatidão, eficácia ou adequação de nenhuma recomendação particular, em todos os aspectos.

Título original
A Clinical Introduction to Freud: Techniques for Everyday Practice

Capa
Fernanda Ficher

Imagem de capa
Memórias de renda, 2020, de Lidia Lisbôa. Nanquim sobre papel, 60 × 40 cm.

Preparação
Claudio Figueiredo
Tati Assis

Revisão técnica
Marco Antonio Coutinho Jorge

Índice remissivo
Luciano Marchiori

Revisão
Luís Eduardo Gonçalves
Adriana Bairrada

Dados Internacionais de Catalogação na Publicação (CIP)
(Câmara Brasileira do Livro, SP, Brasil)

Fink, Bruce
    Introdução clínica a Freud : Técnicas para a Prática Cotidiana / Bruce Fink ; tradução Vera Ribeiro — 1ª ed. — Rio de Janeiro : Zahar, 2024.
    (Transmissão da psicanálise)

    Título original : A Clinical Introduction to Freud : Techniques for Everyday Practice.
    ISBN 978-65-5979-159-0

    1. Teoria psicanalítica I. Título. II. Série.

24-198274   CDD: 150.1952

Índice para catálogo sistemático:
1. Psicanálise freudiana : Psicologia   150.1952

Cibele Maria Dias — Bibliotecária — CRB-8/9427

Todos os direitos desta edição reservados à
EDITORA SCHWARCZ S.A.
Praça Floriano, 19, sala 3001 — Cinelândia
20031-050 — Rio de Janeiro — RJ
Telefone: (21) 3993-7510
www.companhiadasletras.com.br
www.blogdacompanhia.com.br
facebook.com/editorazahar
instagram.com/editorazahar
twitter.com/editorazahar

Para meus amigos que ofereceram comentários e críticas utilíssimos a meu manuscrito, à medida que aos poucos ele se transformava em livro, entre eles Yael Baldwin, Kristen Hennessy, Derek Hook, Mike Miller, Stephanie Swales e Adam Szmerling. A contribuição de vocês foi considerável, assim como as sugestões de Deborah Malmud, na Norton.

Em função da novidade de meu método terapêutico, só atendo os casos mais graves, que já estiveram em tratamento [com outros terapeutas] durante anos, sem nenhum sucesso.

>   Freud, "Fragmento da análise de um caso de histeria"[1]

Originalmente, as palavras eram mágicas, e até hoje preservam muito de seu antigo poder de magia. Por meio das palavras, uma pessoa pode tornar outra abençoadamente feliz, ou levá-la ao desespero.

>   Freud, *Conferências introdutórias sobre psicanálise*[2]

Sumário

Introdução 11

1. Rastreamento da origem de um sintoma 27

2. O inconsciente é o exato oposto da consciência: Como o inconsciente se manifesta na fala e nos sintomas 73

3. Sonhos: A via régia para o inconsciente 101

4. A neurose obsessiva e o caso do Homem dos Ratos (Ernst Langer) 167

5. Histeria e o caso Dora (Ida Bauer) 201

6. Formação de sintomas 255

7. Além de Freud? 289

Apêndice I: A alguns críticos de Freud 309

Apêndice II: Sobre a sugestão 326

Apêndice III: Para uma elucidação da crise do Homem dos Ratos 331

Apêndice IV: Uma interpretação freudiana dos sintomas específicos de Dora 338

Apêndice V: Amostra de correspondências entre os diagnósticos psicanalíticos e os do DSM-5 345

Notas 347

Referências bibliográficas 419

Índice remissivo 429

Introdução

> A divisão do campo psíquico em consciente e inconsciente é a premissa fundamental da psicanálise.
>
> FREUD, "O eu e o isso"[1]

O QUE É A PRÁTICA PSICANALÍTICA senão a invenção e o uso de toda uma série de técnicas destinadas a obter acesso ao inconsciente e exercer impacto sobre ele? Freud dizia que "a teoria do recalcamento é a pedra angular sobre a qual se ergue a estrutura da psicanálise"[2] e, neste livro, examinarei a obra freudiana com o objetivo de explicar e exemplificar a miríade de técnicas que ele concebeu para chegar ao inconsciente e, com isso, desfazer muitos efeitos maléficos do recalcamento.

É minha impressão, com base em cerca de três décadas de ensino, clínica e supervisão psicanalíticos, que os métodos mais básicos desenvolvidos por Freud para ter acesso ao inconsciente já não são ensinados à imensa maioria dos estudantes de psicologia e psicanálise. Os estudantes, ao contrário, só são instruídos sobre maneiras indiretas de abordar o recalcado — provenientes do que parece ser um fascínio quase secular (por parte dos pós-freudianos) não pelo recalcado, mas pelos *obstáculos* para se chegar até ele, os quais Freud encontrou desde cedo em seu trabalho, quando incentivava os pacientes a recordarem os acontecimentos que tinham levado à instauração dos sintomas.

Um desses obstáculos abrange tudo que é classificado na categoria da "resistência" — inclusive pequenas formas de resistência, como embaraço, escrúpulos morais e a ideia de que há coisas de que simplesmente não se fala, por serem socialmente "impróprias", e também algumas formas mais insidiosas e tenazes —, e a preocupação dos analistas com a resistência deu origem a toda uma tendência, conhecida na psicanálise como *análise das resis-*

tências.[3] Outro obstáculo, ao qual Freud se refere como "defesa" (que inclui uma longa lista de manobras autodefensivas, como negação, deslocamento, isolamento do afeto, formação de compromisso, omissão, conversão, autoaversão, formação reativa, repressão do afeto, projeção e anulação retroativa), instigou o desenvolvimento de um tipo de trabalho conhecido como *análise da defesa*.[4] Um terceiro fenômeno, que Freud chamou de "transferência" e também caracterizou como "obstáculo",[5] levou à tentativa de muitas escolas contemporâneas de psicanálise, tentativa desenvolvida já há décadas, de trabalhar com mais esse obstáculo e analisá-lo, como se ele fosse a chave de tudo que há de analítico.[6]

Todos esses três esforços têm uma falha fatal, diria eu, que é confundir o obstáculo com o objetivo. Um obstáculo é algo que tentamos contornar, não algo no qual nos concentramos por ele mesmo. Não é tentando entender cada faceta da resistência, da defesa ou da transferência que ficamos mais aptos a exercer um impacto no inconsciente — com efeito, talvez seja mais verdadeiro dizer que, quando há uma concentração tão exclusiva na resistência, na defesa e na transferência, o inconsciente é esquecido.[7] Perdemos de vista o objetivo que supostamente buscamos — o de determinar quais pensamentos e desejos tornaram-se inconscientes pela ação do recalcamento —, ao atentar com tanta assiduidade para os obstáculos que surgem durante nossa busca. Investigar e interpretar os obstáculos a nossa busca de um objetivo não são a mesma coisa que buscar o objetivo em si, ainda que, vez por outra, possam ser necessários.[8]

Jacques Lacan — psicanalista francês (1901-81) que é, possivelmente, o analista do século XX que mais levou a sério o trabalho de Freud, e que tentou ampliá-lo e, em alguns momentos, retificá-lo, razão por que me referirei a suas ideias em numerosas ocasiões ao longo deste livro — disse a respeito dos manifestantes de maio de 1968 que protestavam na França, e que pareciam determinados a um confronto direto com policiais munidos de armas pesadas, algo que bem poderia aplicar-se à psicanálise como um todo: "Atirar-se contra os obstáculos que são apresentados é exatamente agir como o touro. A questão seria, justamente, passar por outro lugar que não aquele em que há obstáculos. Ou, pelo menos, não sentir um interesse especial pelos obstáculos".[9]

Lacan vê a transferência como algo que emerge principalmente em momentos de estagnação ou ruptura do movimento dialético da psicanálise, não como uma parte do trabalho terapêutico que tenha utilidade quintessencial.[10]

Ainda que seja inelutável o surgimento de reações transferenciais em certos pontos de todas as análises, o analista consegue, nos melhores casos, proceder de tal modo que essas reações sejam raras e espaçadas. E se empenha em promover um clima no qual o menor número possível de rememorações do passado se dê por meio da "atuação" transferencial (em nossa época, é comum confundir-se atuação com "fazer cena", que significa meramente "comportar-se mal", enquanto na teoria psicanalítica *atuação* implica pôr em prática, no comportamento, algo que a pessoa é incapaz de lembrar ou se sente impossibilitada de dizer ao analista), enquanto a máxima quantidade possível de rememoração ocorre sem que seja necessário nenhum desses circuitos tortuosos. Lacan sugere que, quando a transferência mostra a cara na análise, ela não é o Santo Graal que nos diz que estamos no caminho certo; ao contrário, "a transferência é o meio pelo qual se interrompe a comunicação do inconsciente, pelo qual o inconsciente torna a se fechar. Longe de ser a passagem de poderes ao inconsciente, a transferência é, ao contrário, seu fechamento".[11]

Neste livro, focalizarei, primordialmente, as técnicas desenvolvidas por Freud para ir *direto* ao inconsciente, ilustrando como podemos usá-las e, quem sabe, até aprimorá-las na atualidade. (Os leitores interessados em saber como eu responderia a certas pessoas que criticaram a técnica e os preconceitos de Freud, recentemente ou nem tão recentemente, devem consultar o Apêndice I.) Não examinarei aqui a vida pessoal de Freud, por um amplo leque de razões, uma das quais, entre as não menos importantes, é que considero a psicobiografia incrivelmente reducionista, mas também porque considero o homem Freud muito menos interessante ou instigante do que o Freud teorizador da prática psicanalítica.[12] Teria ele percebido que as emoções começam a supurar por causa de uma história contada por seu pai, sobre um dia ter sido forçado a descer da calçada, por ser judeu, e não haver retaliado? A meu ver, esse é o tipo de especulação inútil a que se entregam os psicobiógrafos.[13] Não há dúvida de que Freud colheu muita coisa de sua própria experiência de vida, mas também o fez a partir de tudo que leu e de tudo que ouviu de seus pacientes. Como poderia alguém saber com exatidão o que inspirou uma descoberta específica? Talvez o próprio Freud não fosse capaz de nos dizer isso, em muitas situações.

Também não pretendo me estender aqui sobre as minúcias do desenvolvimento intelectual de Freud desde a década de 1880 até a de 1930,[14] nem falar muito sobre a mudança histórica, no decorrer de alguns séculos, que levou do mesmerismo à hipnose, à catarse e à associação livre.[15] Como indiquei acima, meu foco aqui incide, em primeiro lugar, sobre as técnicas clinicamente úteis que Freud desenvolveu para chegar ao inconsciente; por isso não entro nas complexidades de alguns conceitos freudianos abstratos (como o princípio de prazer, a pulsão de morte, o complexo de Édipo, a inveja do pênis etc.), não faço incursões no comentário social e religioso (não falo nada aqui sobre *Totem e tabu*, *O mal-estar na cultura*, *O futuro de uma ilusão* ou *Moisés e o monoteísmo*) e não tento fazer uma triagem das ideias que ele teria retirado de tais ou quais teóricos. Ao contrário de Jean-Michel Quinodoz, em seu *Ler Freud: Guia de leitura da obra de S. Freud* (2005), não examinarei tudo que Freud escreveu, muito menos tentarei explicar exaustivamente todo o material de qualquer dos textos freudianos que efetivamente discuto. E, diversamente de Jonathan Lear, em *Freud* (2015), não enfatizo os aspectos da obra freudiana que atrairiam um filósofo confiante no poder do autoconhecimento.[16] Meu interesse é destacar o que, na obra de Freud, parece-me ter importância mais direta para os clínicos que desejem trazer à luz aquilo que o analisando não sabe (prefiro *analisando* a *paciente*, pois o primeiro implica que é a pessoa que entra em análise que faz a maior parte do trabalho de analisar), a fim de exercer um impacto em seu inconsciente.

Talvez existam tantas leituras da obra de Freud quantos são os seus leitores, e é comum haver grandes divergências entre os Freuds vistos pelos diversos leitores. Para Bruno Bettelheim, Freud é um humanista que fala longamente sobre a "alma" humana; para Frank Sulloway, é um cientista e um "biólogo da mente".[17] Para alguns, ele pode ser visto como fenomenólogo, ao passo que, para Lacan — ao menos em certo ponto de seu trabalho —, Freud tem muito mais de estruturalista. Para Barbara Low, "a postura [de Freud] em relação a seu material [...] quase poderia ser chamada de *alegre*", pois sua exposição expressa "profunda emoção e enorme liberdade de usar essa emoção".[18] Para outros, ainda, Freud foi pouco mais que um misógino. E, para Hermann Hesse, Thomas Mann e Albert Einstein, ele foi, acima de tudo, um grande estilista, um homem de letras e um mestre da língua alemã (agraciado, por exemplo, com o prêmio Goethe em 1930).

Para meus objetivos aqui, Freud será visto sobretudo como um clínico que desenvolveu toda uma série de teorias e práticas para lidar com os problemas que encontrava, sucessivamente, ao tratar de pacientes ao longo de algumas décadas. Como veremos (em especial nos Capítulos 4 e 5), Freud — como clínico que, à semelhança da maioria dos inovadores, aprendeu sobretudo por tentativa e erro — cometeu sua dose razoável de equívocos com os pacientes e, como qualquer um, tinha suas falhas pessoais, raramente ou nunca ficando à altura de sua própria e convincente *teoria da prática*. Entretanto, pretendo argumentar que a rigorosa teoria da prática que ele nos legou vai muito além de suas falhas e imperfeições como indivíduo e ainda hoje tem muito a nos ensinar.

Embora, de início, eu tenha começado a ler a obra freudiana sozinho, a visão do trabalho de Freud que exponho aqui é fortemente colorida pelos muitos seminários anuais de Lacan, de mais ou menos 1952 até o fim dos anos 1970, que eu diria que forneceram leituras mais rigorosas da obra freudiana do que qualquer outro curso ou texto. Estudei-os longamente durante minha formação analítica em Paris, nos anos 1980, e desde então venho aprendendo com eles (e traduzindo alguns para o inglês), que considero de um fascínio inesgotável.

AOS LEITORES POTENCIAIS QUE talvez se inclinem a descartar de imediato a obra freudiana — por terem ouvido dizer que ela é irremediavelmente obsoleta, que as teorias de Freud foram refutadas por todo mundo, ou que foram produto de um "maníaco sexual pervertido" —, mas que recebem a solicitação, quando não a exigência, de ler este livro para um curso, permito-me assinalar que, para todo especialista de um campo científico que supostamente desbancou as teorias de Freud, há outro que as endossa e que acredita haver encontrado provas delas.[19] Ouvimos falar menos destes últimos porque, enquanto desancar Freud ainda dá "boas matérias",[20] as descobertas que corroboram a psicanálise já não são consideradas dignas do noticiário. Em todos os campos científicos, é comum os pesquisadores discordarem durante décadas, se não séculos, quanto à validade das teorias (considere as que foram propostas por Galileu e Darwin, além de teorias como as do éter e das cordas) — esta é uma característica regular do debate científico. Eu lhes pediria para tentarem deixar de lado, momentaneamente, as opiniões dos especialistas rivais e julgarem por vocês mesmos a utilidade ou inutilidade clínica das teorias e práticas que vou apresentar aqui — afinal, a prova de uma teoria concebida para guiar a prática psicoterapêutica está na própria prática: ela ajuda ou não ajuda vocês a ajudarem seus pacientes? (Não vejo como a validade clínica de uma teoria possa ser considerada dependente do caráter de seu inventor, inclusive como se todos pudéssemos concordar sobre quem foi ou não "uma boa pessoa". Quando ouvimos falar de novas teorias científicas que parecem explicar muitas coisas encontradas na natureza, ou quando nos emocionamos com poemas, músicas ou romances, acaso nos apressamos a investigar se seus criadores são pessoas boas, honestas e dignas, antes de decidir se suas produções científicas, literárias ou musicais têm valor?)

Aos leitores que preferem outras abordagens psicológicas à psicanalítica, eu simplesmente pediria que contemplem a possibilidade de encontrarem aqui uma ou duas técnicas úteis, que um dia possam vir a calhar, quando um cliente lhes contar, espontaneamente, um sonho ou uma fantasia sexual, por exemplo. Vocês poderão encontrar nestas páginas alguns instrumentos para colocar em sua caixa de ferramentas terapêuticas (à qual me refiro em linguagem figurada, não no sentido de uma caixa de ferramentas física, real, contendo papeizinhos em que tenham sido escritas intervenções ou interpretações específicas, como parecem vir sendo usadas hoje por alguns no mundo da terapia) e, um dia, testar o valor deles, vocês mesmos, durante uma sessão. Espero que os leitores que fazem objeções *teóricas* à obra de Freud — seja por não aceitarem a ideia de haver alguma coisa verdadeiramente inconsciente nos seres humanos, seja por antipatizarem inteiramente com qualquer tipo de pensamento dialético — concedam a ele, pelo menos, o mesmo respeito que demonstrariam por qualquer outro pensador famoso, Platão, Aristóteles, Kant, Marx, Heidegger ou Wittgenstein. Eu lhes pediria para darem a Freud, ao menos brevemente, o benefício da dúvida, estudando seriamente o trabalho dele por pelo menos alguns dias, para ver que tipo de provas ele fornece de suas alegações, antes de destinarem à lata de lixo os 24 volumes da obra freudiana. Quem critica e rejeita publicamente as ideias de um autor é em geral mais convincente quando de fato conhece alguma coisa do trabalho desse autor. Os críticos mais virulentos e incondicionais da obra de Freud (e das de Platão, Marx e Wittgenstein) costumam ser aqueles que conhecem pouquíssimo dela, o que confere um nítido ar de desonestidade intelectual a suas críticas. Muitas vezes, eles nem sequer se dão conta de que Freud indica, explicitamente, que nem todos os sonhos são sexuais e que nem todos os sonhos contêm, necessariamente, desejos provenientes da infância.[21] É sempre melhor conhecer ao menos um pouquinho de uma teoria antes de tentar refutá-la.

Alguns leitores que mal começaram a receber pacientes — estando em formação para serem psicólogos clínicos, assistentes sociais, conselheiros ou psiquiatras — podem chegar à prática psicoterapêutica preferindo ser guiados por sua própria experiência de vida e sua intuição, e não por alguma teoria que, em sua opinião, possa descentrar ou distorcer de algum modo a sua percepção dos problemas dos pacientes. O que eu assinalaria a esses leitores é que aquilo que eles pensam como sua intuição, "sem distorções teóricas" nem ideias preexistentes, foi moldado, com toda a probabilidade, por tudo que eles ouviram e leram ao crescer, grande parte do que se fundamenta numa misturada de teorias psicológicas, sejam elas defendidas por romancistas, poetas, cineastas, compositores, âncoras de programas de entrevistas, ou por seus pais e amigos. A "intuição" nada mais é que uma sensação ou palpite que a pessoa forma com base em ideias não articuladas e não examinadas, que ela foi assimilando ao longo da vida;[22] e, na nossa cultura, frases ou expressões comumente ouvidas sobre a vida e as pessoas trazem em si, embora não reconhecida, toda uma metapsicologia, da qual parte vem de Freud, e parte de uma porção de outras fontes.

Considere, por exemplo, a repetida frase "Ele guarda tudo represado dentro de si". O "saber" embutido no termo "represado" bem poderia ser assemelhado à "energética" de Freud — isto é, a sua ideia de "represamento da libido" —[23] e ao corolário desta, que diz que, numa boa conversa ou no choro, devemos "pôr tudo para fora". Uma frase simples como "Ela mexe com meus nervos" ou "Ela não me sai da cabeça"* implica várias ideias bastante teóricas: (a) a de que podemos ser "infectados" de tal modo por outra pessoa que estar com ela é, a um só tempo, prazeroso e doloroso, se não totalmente insuportável (como coçar uma picada de mosquito ou uma erupção causada por hera venenosa: quanto mais cedemos à tentação de coçar, melhor a sen-

---

* No original *"I've got her under my skin"*, expressão idiomática com o duplo sentido de enervar, exasperar, ser fonte de irritação etc., por um lado, e de obcecar, ser fonte de uma obsessão, como em "não conseguir tirar (alguém ou algo) da cabeça". (N. T.)

sação momentânea, mas pior se torna a coceira); e (b) a de que, contrariando o famoso *partes extra partes* cartesiano — dois objetos não podem ocupar o mesmo lugar no espaço ao mesmo tempo (visão filosófica que é questionada pela física quântica) —, no campo humano podemos tirar, e de fato tiramos, ao menos algo de outra pessoa e o pomos dentro de nós, onde isso passa a morar. Assim como não existe linguagem isenta de valor, não existe intuição completamente ateórica sobre a vida e as relações.

A tentativa de evitar que qualquer espécie de ideia teórica venha a "contaminar" o pensamento de alguém e a espontaneidade de sua compreensão dos pacientes está, portanto, desde o começo fadada ao fracasso! É melhor a pessoa reconhecer e examinar as teorias que inevitavelmente embasam sua maneira de ver o mundo do que deixar que elas a embasem de um modo inevitavelmente indiscriminado e, provavelmente, conveniente (dependendo, talvez, do que o indivíduo esteja inclinado a pensar ou fazer num dado momento). É lícito dizer que é justo quando acreditamos estar mais livres de qualquer influência teórica "corruptora"[24] que mais somos dominados por ela.

A linguagem teórica não nos distancia mais da chamada realidade (ou, como alguns pensariam nela, dos fenômenos, ou das coisas em si) do que a linguagem cotidiana, posto que aquilo mesmo que chamamos de "realidade" é repleto de metáforas acumuladas ao longo dos séculos e é, por conseguinte, carregado de teoria. Tanto a linguagem cotidiana quanto a explicitamente teórica fornecem maneiras de ver e, ao mesmo tempo, constituem antolhos: cegam-nos para certas coisas, enquanto nos permitem ver outras. Confiar apenas na linguagem cotidiana é simplesmente recorrer a uma teoria não analisada e não articulada, que costuma revelar-se uma teoria ruim, no sentido de estar carregada de preconceitos e estereótipos. *Já estamos sempre* funcionando dentro de uma teoria, ou confiando numa barafunda de noções teóricas sortidas (e potencialmente desencontradas). A chamada linguagem comum tem lá seu talento, mas tem também seus demônios.

Ao nos confrontarmos com uma nova teoria, as perguntas úteis a fazer são: "Ela me permite ver algo ainda não visto por mim que possa ser útil no meu trabalho clínico? Essa teoria me deixa descobrir pontos cegos na minha maneira inicial de pensar nas coisas, ou em outras teorias que eu já tenha assimilado?". Só me resta esperar que meus leitores considerem que a teoria psicanalítica pode lhes permitir ver e ouvir algumas coisas que eles nunca viram nem ouviram antes.

Nos Capítulos 1 e 2, discuto os alicerces mais básicos da obra de Freud, examinando como ele foi levado a formular a existência do inconsciente — que, para os praticantes, vem a ser possivelmente sua mais importante contribuição teórica —, e incluo exemplos dos primeiros pacientes com quem ele trabalhou (junto com seu amigo Josef Breuer). No Capítulo 3, abordo de que modo Freud veio a interpretar os sonhos tal como o fez e de que maneira você pode interpretar os sonhos dos seus pacientes. Também faço uma breve resenha de como trabalhar com lapsos de linguagem, atos falhos e outros desses escorregões ou "erros" que as pessoas cometem com muita regularidade.

Nos Capítulos 4 e 5 comento as duas estruturas diagnósticas mais difundidas de que Freud fala: a neurose obsessiva e a histeria (as quais hoje, para o bem ou para o mal, e de maneira um tanto enganosa, costumam receber os nomes de transtorno obsessivo-compulsivo, ou TOC, e transtorno conversivo, respectivamente). Para cada estrutura recorro ao principal estudo de caso que Freud lhe dedicou — na neurose obsessiva, o caso do Homem dos Ratos, e na histeria, o caso Dora — e destaco a técnica que ele usou na época e os pontos em que ela ficou aquém de suas recomendações técnicas posteriores. Também indico de que maneiras a neurose obsessiva e a histeria se manifestam de formas diferentes para os clínicos de hoje, e sugiro como as técnicas psicanalíticas podem ser usadas para tratá-las com sucesso (argumentarei que a neurose obsessiva e a histeria continuam vivas, firmes e fortes, por assim dizer, a despeito dos esforços conjuntos dos autores do *Manual diagnóstico e estatístico de transtornos mentais, DSM*, de fragmentá-las e/ou enterrá-las; ver, em especial, o Apêndice v). Não falo muito neste livro sobre o trabalho de Freud com psicóticos, pois o tempo demonstrou, creio eu, que muitas vezes ele deixou de reconhecer a psicose incipiente (como no caso do Homem dos Lobos), não soube teorizar adequadamente as causas da psicose, e não adaptou sua abordagem da prática psicanalítica de modo a ter muito sucesso com psicóticos. A teorização das origens da psicose e a modificação da técnica psicoterápica para obter sucesso com psicóticos, na minha avaliação, foram feitas por analistas posteriores, sobretudo por Lacan.

No Capítulo 6, resumo as numerosas e variadas descrições freudianas de como e por que se formam os sintomas, e ilustro as forças envolvidas nesse processo com exemplos discutidos em pontos anteriores do livro e com casos da minha clínica. No Capítulo 7, discuto alguns desdobramentos ocorridos na psicanálise e na psiquiatria desde a época de Freud e indago se devemos considerar que aprimoramos a psicanálise, de lá para cá, ou que ultrapassamos Freud por completo, ou ainda que retrocedemos a posições pré-freudianas.

Ao longo do livro, tento apresentar e exemplificar para o leitor ou a leitora uma infinidade de conceitos psicanalíticos, entre eles recalque, isolamento, anulação, transferência, contratransferência, atuação, resistência, trauma, conteúdo latente, conteúdo manifesto, condensação, deslocamento, realização de desejo, isso, eu, supereu, neurose obsessiva, histeria, fobia, negação, renegação, fantasia, angústia, afeto, ambivalência, gozo, associação livre, somatização, atos falhos, sobredeterminação, repetição e muitos mais. O leitor sairá da leitura deste volume, espero, com um conhecimento básico bastante bom da teoria fundamental e da prática da psicanálise freudiana com neuróticos.

CADA REFERÊNCIA BIBLIOGRÁFICA a textos de Freud é feita aqui simplesmente como *SE* — de *The Standard Edition of the Complete Psychological Works of Sigmund Freud*, traduzida do alemão para o inglês por James Strachey —,[25] seguida pelo volume e, quando relevante, pelos números de páginas; a *Standard Edition*, em sua maior parte, é organizada em ordem cronológica, o que significa que, quanto maior o número do volume, mais tardia é a data da redação. O mesmo se aplica aos múltiplos volumes do seminário de Jacques Lacan, aqui citados como *O Seminário*, seguido pelo volume e número de página relevante; no caso dos seminários ainda não publicados em francês, forneço a data da lição em questão. Cito também a grande coleção de textos lacanianos incluídos em *Escritos* e em *Outros escritos*.[26] As citações de todos os outros autores seguem o formato típico: sobrenome do autor, ano da publicação citada e número de página.

Grande parte do material deste livro foi de início desenvolvida em cursos de graduação e pós-graduação sobre Freud que lecionei na Universidade

Duquesne, durante cerca de vinte anos, mas tudo aqui foi significativamente revisto e atualizado, por eu ter descoberto mais uma vez, ao trabalhar neste projeto, que escrever põe seriamente à prova a minha apreensão dos textos e teorias, de um modo que o ensino oral não costuma fazer. Convém notar que a vasta maioria do que discuto aqui diz respeito a pacientes neuróticos, não a psicóticos.[27]

Alguns leitores talvez se interessem por consultar outros textos em que discuti detalhadamente as ideias de Freud. Poderão considerar o exame de dois artigos que dediquei ao trabalho dele sobre a fantasia em "Bate-se numa criança", incluídos em meu *Against Understanding*, e diversos capítulos de meu *Lacan on Love* em que discuto o trabalho de Freud sobre o amor, o desejo e o narcisismo. Os leitores também poderão considerar valiosa a discussão que faço em *Fundamentos da técnica psicanalítica* sobre como trabalhar com sonhos, devaneios e fantasias.

Leituras recomendadas

No conjunto, a leitura recomendada soma aproximadamente setecentas páginas (sem os extras listados para o Capítulo 3), o que é fácil de incluir num curso sobre psicanálise com duração de um semestre.

1. *Rastreamento da origem de um sintoma*
- *Estudos sobre a histeria* (*SE* II [*ESB*, v. II; *OC*, v. 2]):* Embora valha muito a pena ler o livro inteiro, a Parte I, "Comunicação Preliminar", de Breuer e Freud, e o Capítulo I da Parte II, relato do caso Dora, de Breuer (cerca de 43 páginas de texto), são os mais pertinentes à minha discussão aqui. Os outros casos de Freud, na Parte II, bem merecem o tempo de leitura, assim como a Parte IV, em especial sua discussão sobre a transferência, no final.

---

* ESB: Sigmund Freud, *Edição standard brasileira das obras psicológicas completas de Sigmund Freud*. Rio de Janeiro: Imago, 1970-84. *OC*: Sigmund Freud, *Obras completas*. São Paulo: Companhia das Letras, 2010ss. (N. T.)

2. *O inconsciente é o exato oposto da consciência*
- "Negação" (*SE* xix [*ESB*, v. xix; *OC*, v. 16])

3. *Sonhos: A via régia para o inconsciente*
- *A interpretação dos sonhos* (*SE* iv e v [*ESB*, v. iv e v; *OC*, v. 4]): O livro inteiro merece ser lido — o Capítulo i, por exemplo, inclui um material histórico importante —, porém o clínico pode colher os pontos principais lendo as seguintes seções, que, em conjunto, abreviam o livro para cerca de metade do número de páginas:

   Capítulos ii, iii e iv
   Capítulo v
   Introdução
   Seção B pp. 189-204, 218-9 [pp. 204-16, 232-3 *ESB*, v. iv; pp. 225-41, 256-7 *OC*]
   Seção D pp. 241-67 (Édipo) [pp. 256-83 *ESB*, v. iv; pp. 280-308 *OC*]

   Capítulo vi
   Seções A-B
   Seção C pp. 310-30, 337-8 [pp. 330-51, 358-60 *ESB*, v. iv; pp. 351-73, 380-1 *OC*]
   Seção D pp. 339-42 [pp. 361-4 *ESB*, v. v; pp. 382-5 *OC*]
   Seção H
   Seção I pp. 488-93, 498-501, 506-8 [pp. 522-7, 533-5, 540-2 *ESB*, v. v; pp. 536--42, 547-50, 555-7 *OC*]

   Capítulo vii
   Seções A-B pp. 509-35 [pp. 543-71 *ESB*, v. v; pp. 558-86 *OC*]
   Seção C pp. 564-8 [pp. 601-5 *ESB*, v. v; pp. 616-20 *OC*]
   Seções E-F pp. 592-621 [pp. 626-60 *ESB*, v. v; pp. 645-75 *OC*]

Extras:
Comentários posteriores sobre os sonhos:
- "O manejo da interpretação dos sonhos em psicanálise" (*SE* xii [*ESB*, v. xii; *OC*, v. 10])
- "Observações sobre a teoria e a prática da interpretação dos sonhos" (*SE* xix [*ESB*, v. xix; *OC*, v. 16])
- "Algumas notas adicionais sobre a interpretação dos sonhos como um todo" (*SE* xix, pp. 127-34 [*ESB*, v. xix, pp. 159-67; *OC*, v. 16, 319-28])

Sobre lapsos e atos falhos:
- *Conferências introdutórias sobre psicanálise*, Conferências 1-4 (*SE* xv [*ESB*, v. xv; *OC*, v. 13])
- *Psicopatologia da vida cotidiana* (*SE* vi [*ESB*, v. vi; *OC*, v. 5])

4. A neurose obsessiva e o caso do Homem dos Ratos (Ernst Langer)
- "Notas sobre um caso de neurose obsessiva" (*SE* x, pp. 155-318 [*ESB*, v. x, 159-317; *OC*, v. 9, 13-112])

5. Histeria e o caso Dora (Ida Bauer)
- "Fragmento da análise de um caso de histeria" (*SE* vii [*ESB*, v. vii; *OC*, v. 6])

Artigos sobre técnica (*SE* xii [*ESB*, v. xii; *OC*, v. 10]), **em especial:**
- "Recomendações aos médicos que exercem a psicanálise"
- "Sobre o início do tratamento"
- "Recordar, repetir e elaborar"
- "Observações sobre o amor transferencial"

6. Formação do sintoma
- *Conferências introdutórias sobre psicanálise* (*SE* xv e xvi [*ESB*, v. xv e xvi; *OC*, v. 13]): conferências 17, 18, 19 (apenas pp. 294-302 [pp. 346-54, *ESB* v. xvi; pp. 391-401 *OC*]), 23 e 28.

Introdução clínica a Freud

1. Rastreamento da origem de um sintoma

UMA DAS TÉCNICAS MAIS SIMPLES que Freud nos legou parece hoje ser raras vezes ensinada ou empregada pela vasta maioria dos clínicos: explorar minuciosamente, com o analisando, todas as circunstâncias que cercaram o surgimento inicial de um sintoma. Tendo conversado longamente com seu amigo Josef Breuer sobre o trabalho deste com Anna O., e experimentado pessoalmente hipnotizar os pacientes e lhes pedir que contassem todos os detalhes do momento em que um dado sintoma tinha surgido pela primeira vez, já em meados da década de 1890 Freud afirmou haver obtido um sucesso considerável no alívio do sofrimento das pessoas por meio do rastreamento de um sintoma (fazer estranhos cliques ou estalidos com a língua em determinadas situações, por exemplo) até sua origem — ou seja, até o que ele chamava de "causa precipitante".[1]

Nos *Estudos sobre a histeria*, escritos em coautoria com Josef Breuer, essa técnica é pura simplicidade. Freud ainda não vê nenhuma necessidade de *interpretar* as aflições dos pacientes que levaram à formação do sintoma. Parece suficiente fazê-los *contar* tudo que estava acontecendo na época em que os sintomas surgiram.

Há uma condição adicional: os pacientes não devem meramente narrar os fatos num estilo neutro e impassível, mas sim, no consultório, projetar-se mentalmente no passado e ficar tão nervosos, assustados, amedrontados ou aflitos quanto naquela ocasião anterior.[2] O relato impassível dos meros fatos não leva a parte alguma, ao passo que a fala carregada de afeto (isto é, de emoção) traz a resolução — aliás, Freud menciona muitos casos em que o discurso emocionalmente carregado sobre as circunstâncias que cercaram o surgimento de um sintoma levou ao desaparecimento para sempre desse sintoma da vida do paciente.

Mágica? Dificilmente. Freud e Breuer dão a isso o nome de "catarse", referindo-se à ideia expressa por Aristóteles na *Poética*, quando ele afirma que a plateia gosta de uma boa tragédia porque, durante a apresentação, vivencia muitas das mesmas emoções dos personagens em cena; isso libera uma espécie de energia afetiva que, como diria Freud, tinha sido anteriormente estrangulada ou reprimida. Hoje muitos de nós estamos mais familiarizados com a catarse por meio da agressão vicária que sentimos ao assistir a uma partida de futebol e nos imaginarmos como um dos jogadores, da empolgação que vivenciamos ao ver um filme de aventura desses que aceleram o coração, do alívio que vem quando assistimos a um romance trágico ou nos "debulhamos em lágrimas" durante um dramalhão. A razão de podermos ser tão tomados por essas transmissões, filmes e histórias está em sentirmos parte da mesma agressividade, da mesma ânsia de paixão e aventura ou da mesma desolação amorosa mas não havermos encontrado uma oportunidade para expressá-las, ou não nos termos permitido expressá-las nem mesmo quando a oportunidade se apresentou.[3]

Freud observou que, quando pacientes hipnotizados falavam de todas as circunstâncias que haviam cercado o aparecimento dos sintomas, ao mesmo tempo que reviviam as emoções sentidas naquele momento, mas que nunca tinham expressado ou ventilado até então, seguiam-se efeitos curativos: os sintomas desapareciam, ao menos temporariamente. (Às vezes, os pacientes tinham que falar não apenas do surgimento inicial dos sintomas mas de toda a série de seus aparecimentos.) Isso levou Freud a formular uma primeira hipótese: o sintoma se forma quando alguém tem uma reação intensa a uma situação mas se sente obrigado (ou se obriga) a abafar essa reação, a não expressar nada nesse momento e, a rigor, a tentar esquecer por completo a experiência, posteriormente. Isso leva a duas consequências:

- a reação afetiva intensa fica represada e precisa ser "destravada" com a ajuda do terapeuta;
- a lembrança da situação desaparece, por assim dizer, não mais fazendo parte do repertório de lembranças acessíveis à consciência dessa pessoa.

A segunda consequência implica que o evento em si é esquecido. Durante a vida comum de vigília, a pessoa não tem qualquer lembrança dele. Freud descobriu que só quando hipnotizava a pessoa é que conseguia levá-la a se lembrar do acontecimento e a verbalizar todos os detalhes dele e todas as reações que tivera.

Isso o levou a propor um modelo muito simples:

$$M_1 \quad | \quad M_2 — M_3 — M_4$$

FIGURA 1.1. Isolamento de uma memória de todas as demais.

A memória de um acontecimento, aqui abreviada por M_1, passa a ser isolada de nossa memória de toda sorte de outros acontecimentos (aqui abreviados por M_2, M_3 e M_4). Na maioria dos casos, nossa lembrança de um acontecimento tem vínculos com memórias de outros acontecimentos de nossa vida (vínculos que na Figura 1.1 são representados por traços longos), seja por haverem ocorrido no mesmo lugar ou época, seja por envolverem alguns dos mesmos atores. Isso não se dá com M_1: nossa memória desse acontecimento não tem qualquer ligação com nenhuma de nossas outras lembranças e não pode ser evocada nem trazida à mente por pensarmos em coisas ocorridas no mesmo lugar, praticamente na mesma época ou com os mesmos amigos, vizinhos ou parentes. Ela fica totalmente isolada.

Esse é o primeiro modelo freudiano da *Verdrängung*,[4] recalcamento ou recalque: M_1 é forçada para fora da trama de todas as lembranças da pessoa que são acessíveis à consciência. A memória desse acontecimento não é totalmente erradicada, mas vai "para outro lugar" — torna-se "inconsciente".[5] Como disse Freud, muito tempo depois, ela se torna um "território estrangeiro interno", na medida em que permanece dentro da pessoa mas se torna como que estranha ou estrangeira para a consciência.[6]

À guisa de exemplo, Freud discute o que acontece quando alguém nos insulta publicamente.[7] Alguns de nós podemos retrucar de imediato, respondendo na mesma moeda; outros, esbofetear ou esmurrar a pessoa que proferiu o insulto; e outros, ainda, podemos não dizer nada mas passar algum tempo, a partir daí, ruminando a desfeita terrível, perguntando a nós mesmos se a merecemos ou não, pensando em nossos pontos positivos e, provavelmente, concluindo — com pesar, raiva ou lágrimas — que a outra pessoa errou. Em todos esses casos, o acontecimento leva a certa medida de atividade física no presente (por exemplo um tapa) ou de atividade mental logo depois, o que conduz a uma redução imediata ou gradual do sentimento de ofensa ou humilhação que nos deixara agitados (o que implica um esvaziamento ou "descarga" da "excitação"). Não esquecemos o acontecimento e, nos casos em que temos uma reação imediata, é possível que ele surta pouco ou nenhum efeito duradouro. Caso ruminemos o assunto, cedo ou tarde a emoção se esgota (na maioria dos casos), ao contextualizarmos o evento humilhante em relação a outros acontecimentos mais positivos em nossa vida, situando-o como nada além de um pequeno infortúnio numa vida que, afora isso, é relativamente afortunada. Freud se refere ao "desaparecimento do afeto concomitante por meio do processo de associação"[8] — pela vinculação de uma de nossas lembranças a muitas outras.

Mas há pessoas que se sentem decididamente *mortificadas* por tais insultos públicos. Ficam tão perplexas quando surge o insulto que são incapazes de reagir de momento, e se sentem tão chocadas ou magoadas que se recusam até mesmo a pensar no que foi dito. Parecem acreditar que é melhor fingir que nunca aconteceu.[9] Ora, podemos indagar, por que alguém ficaria tão chocado ou magoado com um mero insulto, por mais grosseiro, degradante ou vociferante que seja? É óbvio que as pessoas ficam ainda mais mortificadas quando de algum modo o insulto insinua, ou aponta diretamente, algo que elas sabem ser verdade e gostariam de manter escondido. Se não houvesse nem um ínfimo de verdade nele, seria provável que o insulto tivesse pouco impacto duradouro. Como dizem os franceses, *Il n'y a que la vérité qui blesse* — o que se poderia traduzir, literalmente, por "Só a verdade fere", ou, em termos figurados, "Nada fere como a verdade".[10] O próprio Freud diz algo parecido, em pelo menos duas ocasiões: "Como todos sabem, só as recriminações que trazem algo em si 'pegam'; só elas é que nos aborrecem" e "A censura que erra o alvo não causa ofensa duradoura".[11] Mas a recriminação, o insulto, a acusação ou a afronta que *acertam* na mosca (ou chegam perto) podem ser traumatizantes; em outras palavras, podem levar a pessoa a se empenhar em esquecer que um dia aconteceram.

Um analisando meu passou anos traindo sua mulher com várias amantes diferentes e, como sói acontecer, volta e meia acusava *a esposa* de dormir com outros homens. Um dia, quando ela enfim o acusou de ser infiel, ele se enfureceu a ponto de ficar agitadíssimo, pois acreditava ter sido tão cuidadoso na ocultação de suas aventuras que ninguém jamais poderia suspeitar de sua infidelidade. Depois disso, continuou aflito e encolerizado por semanas, enquanto tentava esquecer todo o incidente e fazer sua mulher esquecê-lo também.

Entretanto, *por mais que tentemos esquecer a verdade, a verdade não nos esquece*. Por mais que nos esforcemos por esquecer um acontecimento, isolá-lo, separá-lo de tudo o mais que existe em nossa vida, ele continua vivo e como que busca saídas, momentos em que se revelar.[12] Continua a nos corroer, a se inflamar ou a crescer e formar metástases, como um câncer (escolha a metáfora favorita), exigindo que gastemos quantidades cada vez maiores de energia para mantê-lo encoberto. Em suma, torna-se "patogênico" — ou seja, gera algo patológico. Nas palavras de Freud, "a ideia recalcada se vinga, tornando-se patogênica",[13] isto é, vinga-se de nós pelo fato de a termos recalcado.

Tal como uma população brutalmente oprimida por um tirano, quanto maior a repressão, mais explosiva tende a ser a reação do povo, quando enfim acontece. As minhas explosões, quando ao menos parcialmente motivadas pelo recalcamento, são as mais propensas a ser vistas como "irracionais" pelos que me cercam, dado o tanto que parecem desproporcionais à minha situação de hoje — quando, por exemplo, passei anos recalcando pensamentos raivosos sobre um membro da família e por fim um pequeno incidente desencadeia em mim uma erupção vulcânica, e tudo sai cuspido feito lava. Quanto mais eu tiver reprimido meu desejo de retaliar, criticar ou castigar essa pessoa — isto é, quanto mais tiver renunciado ao meu desejo de fazer alguma coisa, ou posto de lado minha própria vontade ou renunciado a ela —, pior eu me sinto, mais culpado me sinto,[14] maior o acúmulo de uma emoção raivosa dentro de mim,[15] e mais extremada tende a ser minha eventual explosão. "Em casos assim, o afeto se justifica em sua qualidade, mas não em sua *quantidade*. [...] O excesso provém de fontes de afeto que haviam permanecido inconscientes e reprimidas."[16]

Os insultos públicos talvez se afigurem acontecimentos menores e bastante raros para muitos de nós, hoje em dia, mal sendo capazes de incitar o tipo de reação emocional que pode dar origem ao recalcamento. Obviamente, os tempos eram outros quando Freud escreveu isso, e as pessoas seguravam com rédea muito mais curta a sua imagem pública e sua reputação, ao passo que, atualmente, nos acostumamos a ver as pessoas serem chamadas de vigaristas, mentirosas, prostitutas ou gigolôs quase sem que se vislumbre um processo judicial num futuro próximo. Freud, contudo, fornece uma profusão de exemplos de outras situações emocionalmente carregadas que levam ao recalcamento, o que examinaremos de maneira mais detida neste capítulo.

A ubiquidade das estratégias de isolamento

> Ninguém quer conhecer seu inconsciente, e o plano mais conveniente é negar por completo a existência dele.
> FREUD, "O chiste e sua relação com o inconsciente"[17]

Se esse modelo do recalcamento baseado no isolamento parece meio óbvio para nós, é por estarmos familiarizados com ele em muitos outros campos. A estratégia militar elementar envolve isolar o inimigo, cortando todas as suas linhas de comunicação para que ele não possa chamar por possíveis reforços, impedir todas as tentativas de retirada e bloquear todas as cadeias de abastecimento de munição, alimentos e água (quando isso é feito com uma cidade, falamos que está sendo sitiada). O sistema penal isola os prisioneiros não apenas atrás de grades, mas também atrás de cercas de arame farpado, vigiadas por sentinelas armados. As equipes médicas procuram manter em quarentena os pacientes portadores de doenças contagiosas para as quais não haja nenhuma cura conhecida, isolando-os de qualquer contato físico com outras pessoas, tanto quanto possível (embora sejam incapazes de proteger seu próprio pessoal médico da possibilidade de infecção). As sanções econômicas contra um país incluem, com frequência, o boicote de seus produtos ou suas exportações e o bloqueio de seus portos e outras plataformas de comércio. As religiões, vez por outra, recorrem a técnicas de isolamento, como anatematizar, excomungar e marginalizar, quando se trata de pessoas, e queimar ou incluir no índex, quando se trata de livros. E a etnologia nos ensina que, em culturas nas quais certos alimentos são considerados puros e outros, impuros, desenvolvem-se rituais para mantê--los completamente separados (do mesmo modo que, às vezes, todo contato de homens com mulheres menstruadas era restringido, no passado distante, por elas serem consideradas impuras durante a menstruação; em algumas religiões, esse contato ainda é proibido).[18]

O isolamento é empregado como estratégia em muitos campos humanos, de modo que não devemos ficar tão surpresos por descobrir que ele também é empregado no campo mental.

Ser ambivalente

> Devemos estar sempre preparados para abandonar nosso arcabouço conceitual, se nos considerarmos em condições de substituí-lo por algo que tenha maior aproximação da realidade desconhecida.
>
> FREUD, *A interpretação dos sonhos*[19]

Outra hipótese formulada por Freud em 1895 é que, embora a lembrança de um acontecimento possa ser isolada da associação com outras lembranças que nos *são* acessíveis, ela não é isolada da associação com outras lembranças que *não* nos são acessíveis. Em outras palavras, ele formula a hipótese de que passam a se estabelecer ligações entre uma lembrança isolada e outra lembrança isolada, de tal forma que elas começam a criar o que, seguindo Charcot, ele chamou de *condition seconde* — uma "segunda consciência", por assim dizer, ou uma espécie de segundo eu, cindido e dissociado (no qual tendemos a pensar como um "não eu", como algo que é radicalmente não eu mesmo). À medida que mais e mais lembranças são postas de lado,

> grupos de ideias [...] são isolados da ligação associativa com outras ideias, mas podem associar-se entre si, com isso formando o rudimento mais ou menos altamente organizado de uma segunda consciência [*condition seconde*].[20]

A rede ou cadeia resultante de memórias isoladas torna-se a base do que Freud chama de inconsciente. E, como muito daquilo que lembramos é registrado em palavras e expressões verbais (isto é, significantes) — é frequente que uma dada lembrança seja desencadeada em nós quando alguém usa uma palavra ou expressão idiomática específica —, é fácil entendermos por que Lacan começou a se referir ao inconsciente como uma "cadeia significante", ou seja, uma rede ou cadeia de significantes.

$$M_1 - M_2 - M_3 \quad | \quad M_4 - M_5 - M_6$$

FIGURA 1.2. Formação de uma rede ou cadeia de memórias isoladas.

Observe que a cadeia "altamente organizada" da esquerda consiste em pensamentos, lembranças e desejos considerados tão perturbadores e desagradáveis que nós os tiramos da cabeça. E todos se relacionam com coisas contundentes que os outros nos disseram ou fizeram conosco, ou com sentimentos ou desejos que nos recusamos a aceitar em nós mesmos. De fato, a cadeia da esquerda consiste, essencialmente, nas coisas "ruins" a nosso respeito das quais preferimos não saber, enquanto a cadeia da direita consiste nas coisas a respeito de nós e de nossa vida que estamos ao menos dispostos a conhecer (se não felizes em conhecer). Os sonhos, os devaneios intensos e os pensamentos violentos invasivos costumam provir da cadeia da esquerda. E, como veremos ao examinar o caso de Anna O., um pouco mais adiante, a cadeia da esquerda passa a se associar ao que poderíamos chamar de "eu ruim", enquanto a da direita se associa com o que chamaríamos de "eu bom". Quanto mais espessa (ou mais sólida) a barreira entre as duas, maior a probabilidade de que surjam problemas.

A inacessibilidade radical dos pensamentos e desejos recalcados

O inconsciente é inadmissível na consciência.

FREUD, *A interpretação dos sonhos*[21]

Para destacar o grau em que as lembranças isoladas/recalcadas são inacessíveis ao pensamento comum da vigília, deixe-me assemelhá-las, momentaneamente, a algo que às vezes ocorre no campo da computação. Por mais inexata que essa analogia possa ser em muitos aspectos, talvez ela ajude alguns leitores a captar o que Freud quer dizer com isolamento ou dissociação.

O que está presente na memória de acesso aleatório (RAM) de um computador — isto é, dito em termos simplistas, o que se vê exibido na tela num dado momento — pode ser assemelhado àquilo de que nós, como seres humanos, temos *consciência* nesse exato momento; vamos chamá-lo de M_4. No momento, estamos pensando ou falando em M4 e é óbvio que ele nos é acessível. Não estamos, nesse momento, pensando ou falando em M5 ou M6, mas poderíamos facilmente começar a pensar ou falar neles, uma vez que, em nossa mente, eles estão ligados a M4. Em vez de estarem conscientes, M5 e M6 são — para nos anteciparmos no emprego do vocabulário freudiano, tal como desenvolvido na *Interpretação dos sonhos* — "pré-conscientes". No mundo da computação, poderíamos associar M5 e M6 a outros arquivos passíveis de ser abertos e lidos com um simples clique. Eles não estão na RAM do computador neste momento, porém o mero clique duplo é suficiente para colocá-los ali.[22]

Quem já teve um computador por algum tempo está ciente, porém, de que existem arquivos armazenados em seu HD que não podem ser abertos, ou não podem de fato ser lidos, muito embora, é óbvio, continuem presentes (assim como o material inconsciente, os arquivos de computador que tentamos apagar raras vezes são realmente removidos). Nos últimos anos, tornou-se possível bloquear o acesso a arquivos, para que eles só possam ser abertos por quem os criou (supondo-se que essa pessoa se lembre das senhas corretas!), ou codificar arquivos, para que só possam ser lidos por quem dispuser do código. O mais insidioso para quase todos nós, entretanto, é o que resulta das versões sucessivas de programas de processamento de texto, como o Microsoft Word, que já não conseguem abrir antigos arquivos Word, criados quando se usavam sistemas operacionais anteriores. Uma mensagem exasperante, que usuários de Mac recebem com frequência, diz que um de seus arquivos mais antigos "usa um tipo de arquivo que não pode ser aberto nesta versão". Anos atrás, era muito comum os computadores da Apple surpreenderem o usuário desavisado com a seguinte mensagem: "Esse arquivo não pode ser aberto. O programa que o criou não está disponível".

As lembranças, pensamentos e desejos que se tornaram inconscientes são parecidos com esses arquivos: podemos dizer que o programa que os criou já não está disponível. Melhor ainda, podemos dizer que o programa capaz de localizar, abrir e ler esses arquivos ainda está por ser criado. A clínica psicanalítica envolve a invenção de toda uma série de programas capazes de localizar, abrir e ler os conteúdos do inconsciente ("os conteúdos ideativos"), que são produtos de um programa *unidirecional* chamado recalcamento. O recalcamento foi concebido para fazer as coisas desaparecerem, não para anular seus próprios efeitos, fazendo-as reaparecerem.[23]

A psicanálise deve empenhar-se num processo que poderíamos assemelhar, em linhas gerais, à "engenharia reversa": desmontar um produto para ver como ele foi montado, lá no início, de modo a funcionar como funciona agora. Os analistas não fazem isso para aprender eles próprios a promover o recalcamento,[24] mas para reverter os efeitos do programa conhecido como recalcamento.

No princípio, Freud acreditou ter encontrado a aplicação reversa necessária, quando descobriu a hipnose (através do trabalho de Liébeault e Bernheim em Nancy, na França, e do trabalho de Charcot, em Paris). O sujeito em estado hipnótico ou sonambúlico profundo parecia ser capaz de lembrar praticamente tudo que o hipnotizador lhe pedia para recordar — coisas que parecia absolutamente incapaz de lembrar quando solicitado pela mesma pessoa mas fora do estado hipnótico.

Entretanto, Freud logo descobriu que a hipnose não era a chave mestra de todas as fechaduras. Mesmo nos casos em que ele conseguia promover a hipnose profunda — o que admitiu ter considerado impossível em numerosos casos—,[25] o paciente nem sempre recuperava de imediato a informação solicitada, tornando-se necessários o tempo e o incentivo do hipnotizador.[26] O "arquivo" ainda não podia ser aberto, sendo preciso algo mais para contornar ou superar o que se afigurava uma resistência considerável. E, dado o número de casos em que não era possível conseguir nenhum estado hipnótico bom e confiável, Freud não tardou a desenvolver outros "programas reversos", inclusive uma combinação do que chamou de "concentração" (olhos fechados, deitado/a num divã), sugestão e pressão (das mãos dele na cabeça do/a paciente), e depois relaxamento e associação livre.[27] Quanto menor a frequência com que lembranças e desejos específicos surgiam pelo simples fato de Freud pedir que os pacientes lhe falassem de si, mais ele se voltava para o trabalho com sonhos, fantasias, devaneios, pensamentos invasivos, lapsos de linguagem e toda sorte de atos falhos — em suma, coisas que costumam passar despercebidas (isso quando não são deliberadamente ignoradas) na vida cotidiana da maioria das pessoas — como maneiras indiretas de obter acesso aos "arquivos" que pareciam trancados à chave.

Para levar um passo adiante esta analogia aproximada com a computação, eu me arriscaria a assemelhar o conteúdo do inconsciente a um vírus de computador que — como um "corpo estranho"[28] ou um câncer num organismo vivo, que devora o tecido sadio — trabalha em sigilo nos dados do disco rígido, corrompendo progressivamente um dado após outro, um arquivo após outro. Comumente, as lembranças humanas têm ligações quase automáticas com outras lembranças, com simples base em onde e quando se deram os acontecimentos que elas memorizam e nos atores envolvidos, que costumam ser lugares e pessoas que conhecemos bem. Assim, para cortar ou isolar uma lembrança das demais que possuímos — para "esquecê-la" com sucesso — também temos de esquecer as outras lembranças que inevitavelmente nos trazem à mente a que desejamos esquecer. Em outras palavras, a lembrança que afastamos da mente começa a *contaminar* outras com que mantém relações estreitas, também afastando-as da mente.[29]

Vamos imaginar que tenha ocorrido um evento traumático na minha vida, num chuveiro da casa de um parente. Para esquecer esse acontecimento de modo eficaz, isto é, para garantir que eu nunca volte a pensar nele conscientemente, também devo esquecer todas as outras coisas que se passaram naquele banheiro e, talvez, até naquela parte da casa. Se outras coisas ocorridas no mesmo dia também tiverem sido memoráveis, é possível que eu descubra também precisar afastar da consciência minha lembrança delas, bem como toda uma série de lembranças referentes a outra(s) pessoa(s) envolvida(s) no incidente traumático. Quanto maior o trauma, maior o número de pensamentos que poderiam levar-me a ele por uma cadeia de associações (ou fluxo de consciência) e que, portanto, terão que ser descartados. Com isso, uma trama considerável de lembranças acaba sendo retirada da consciência (isto é, deixa de fazer parte da rede de lembranças armazenadas em meu "pré--consciente", a parte acessível do disco rígido; a partir daí, o HD fica como que "compartimentado").[30] Tal como um vírus de computador, a lembrança recalcada continua a atuar nos bastidores, muitas vezes criando lacunas cada vez maiores nos "bancos de dados" da pessoa, digamos assim.

Um exemplo corriqueiro e geralmente temporário disso se dá quando não conseguimos lembrar o nome de alguém e, de repente, também não conseguimos lembrar de vários outros nomes que, no instante anterior, tínhamos na ponta da língua. A inacessibilidade desses nomes pode não durar, mas formou-se um vínculo entre o nome que, de uma hora para outra, não conseguíamos recordar e os demais, impedindo qualquer um deles de chegar à consciência. Nesses casos a amnésia costuma ser apenas momentânea, mas em outros pode ser muito mais duradoura, deixando a pessoa "genuinamente impossibilitada de recordá-lo".[31] Como diz Lacan, "é como tal [inacessível] que devemos sempre colocar o fundamento do inconsciente".[32]

O inconsciente não é uma espécie de "latência"

> As mais complexas realizações do pensamento são possíveis sem a ajuda da consciência.
>
> FREUD, *A interpretação dos sonhos*[33]

Com frequência, é estudando os casos mais extremos que também começamos a apreender o funcionamento de casos muito menos extremos, se não de praticamente todos (o que também se aplica à medicina, na qual é comum os processos patológicos serem mais claros nos casos mais graves do que nos mais benignos). Foi por isso que, ao trabalhar com casos muito graves, Freud pôde chegar a uma conclusão radical: o pensamento (isto é, o estabelecimento de vínculos associativos entre lembranças ou ideias diferentes) funciona em dois níveis diferentes: um que *é* acessível à consciência e um que *não é* acessível à consciência. O tipo de pensamento que se dá neste último nível é bastante automático e não requer de nós uma intencionalidade consciente, e sua simples existência implica algo que Freud formulou pela primeira vez em *A interpretação dos sonhos*: não somos senhores de nossas próprias casas — isto é, de nossas próprias cabeças.[34] Nós nos enganamos redondamente ao pensarmos em nós mesmos como cônscios de todos os nossos pensamentos e intenções. Essa "cisão da consciência" (a cisão entre uma primeira e uma "segunda consciência") ocorre em praticamente todos nós.[35]

Muitos psiquiatras e filósofos fizeram objeção a essa teoria a princípio espantosa. Os psiquiatras do século XIX e início do século XX afirmavam, muitas vezes, que as pacientes histéricas fingiam e que simplesmente não queriam recordar aquilo que diziam não conseguir lembrar (eles também acusavam as histéricas de fingir em praticamente todos os outros campos, sobretudo no tocante à doença, e as consideravam simuladoras indolentes). Alguns filósofos afirmaram que tais pessoas agiam de "má-fé", que não se dispunham a se esforçar porque, propositalmente, não queriam enfrentar seu passado ou seu presente. Essa falta de disposição ou "má-fé" muitas vezes intervém quando os pacientes estão falando de seu passado com os terapeutas, e o próprio Freud nos dá exemplos de situações em que perguntava a um paciente *não* hipnotizado qual seria a razão de alguma coisa (um sintoma, por exemplo) e o paciente alegava *de imediato* não conseguir pensar em nada. Mas, depois de Freud pressionar-lhe a testa algumas vezes, garantindo-lhe que a resposta lhe ocorreria, o paciente acabava admitindo que algo lhe viera à cabeça, e acrescentava: "Eu poderia ter-lhe dito isso da primeira vez", e explicava haver achado a coisa "banal" ou "idiota" demais para ser mencionada quando a pergunta lhe foi feita pela primeira vez. Como Freud nos ensinou, tempos depois, é exatamente quando o paciente diz que alguma coisa é idiota ou banal que devemos prestar-lhe a maior atenção!

Como analistas, é comum termos que usar nossos palpites para instigar um analisando a revelar uma associação com um elemento de um sonho (isto é, algo que lhe venha à mente em conexão com um elemento do sonho, seja esse elemento uma palavra, uma imagem ou uma ação) que já tenha lhe passado pela cabeça mas que ele relutava em admitir.[36] Esses poderiam ser considerados exemplos de embaraço, timidez, vergonha ou até má-fé (caso queiramos adotar o termo pejorativo de Sartre, o que eu não faria), porém são muito diferentes, na sensação e na apresentação ao analista e ao analisando, da articulação inicial de algo que foi esquecido e permaneceu inacessível durante décadas.

Muitos analisandos em algum momento têm uma experiência, após um longo período de trabalho analítico, na qual vem à luz algo que eles têm a vaga sensação de terem sempre sabido mas nunca expressado nem assumido como seu. (Freud escreve que, de vez em quando, os pacientes comentavam: "Na verdade, aliás, eu sempre soube disso, apenas nunca pensei no assunto".)[37] Isso corresponderia ao que os fenomenologistas chamam de *latência* — porém, mais uma vez, em termos de vivência (eu me atreveria a dizer "em termos fenomenológicos"?) é algo muito diferente da revelação por vezes chocante e perturbadora do que era de fato inconsciente, e que amiúde de início dá margem a confusão e aturdimento no analisando e, em seguida, a um período longo e às vezes inquietante de trabalho associativo produtivo. A chamada latência está muito longe do recalcamento. O que é inconsciente não é aquilo de que o indivíduo tem vaga consciência: ao contrário, é algo que costuma ser muito surpreendente, se não totalmente alarmante, sobretudo no começo da análise;[38] é algo que o analisando não assimila com facilidade, mas a respeito do qual é preciso fazer muito trabalho associativo, a fim de ligar o recalcado às outras impressões e pensamentos da pessoa (isto é, ligar a M1 recalcada a M4, M5 e M6).[39]

A visão freudiana é que todos os eventos significativos são registrados ou gravados em *algum lugar* da mente,[40] e nossa tarefa é descobrir como torná-los acessíveis, ou seja, temos de inventar técnicas que possibilitem o acesso a ideias, desejos e lembranças que tenham sido trancafiados, codificados, encobertos ou corrompidos. A associação livre é a principal técnica que usamos para ter acesso a eles e, como veremos no Capítulo 3, é preciso haver tempo e engenhosidade, de nossa parte, para ajudar os analisandos a aprenderem a associar livremente e a se disporem a fazê-lo.

Sintomas rastreáveis: O empenho exagerado, por exemplo

Que tipos de sintomas Breuer e Freud eram capazes de aliviar, quando conseguiam obter acesso às lembranças, por meio da hipnose, e rastrear os sintomas até sua origem? Eis um exemplo, do caso de Frau Emmy von N., que foi objeto do segundo histórico de caso extenso relatado nos *Estudos sobre a histeria*.

Durante muitos anos, Emmy von N. fizera, involuntariamente, um som de clique ou estalido com a língua sempre que ficava "agitada". Sob hipnose, isso foi ligado a um momento em que ela estava cuidando da filha pequena, que por causa de uma doença grave não estava conseguindo dormir. Quando a filha enfim adormeceu, a mãe "concentrou toda a sua força de vontade em se manter quieta, para não a acordar". Freud acrescenta então que, "exatamente por sua intenção [de não acordar a filha], ela fez com a língua um ruído feito um estalo".[41] Quando, sob hipnose, ela contou a Freud todas as particularidades desse primeiro surgimento dos cliques (junto com um episódio posterior), seu sintoma meio insignificante, ao qual hoje talvez nos referíssemos como um "tique nervoso", desapareceu por um bom tempo.[42]

Freud se refere ao barulho estalado que ela fez nessa ocasião como "um exemplo de 'contravontade histérica'" e como "a efetivação de ideias antitéticas", sem realmente explicar o que quer dizer com essas expressões.[43] Hoje em dia, nós nos inclinaríamos a levantar a hipótese de que a mãe ficou aborrecida e exasperada com a filha, que lhe pareceu não cooperar, e desejou, pelo menos em algum nível — ou seja, pelo menos parte dela desejou —, castigar a menina, tornando a acordá-la com um barulho. Emmy von N. sabia muito bem que fazer isso seria autodestrutivo, pois faria com que ela própria tivesse de prolongar ainda mais sua vigília exaustiva à cabeceira da filha, porém ainda assim algo dentro dela queria fazer isso. Em outras palavras, formularíamos a hipótese de que Emmy von N. estava conflitada ou ambivalente: aliviada pelo fato de a filha ter se acalmado, enfim, mas com raiva e/ou frustrada por ter sido levada a se esgotar junto ao leito da filha, e desejosa de agredi-la.

Por que alguém teria de concentrar com tanta diligência a sua força de vontade em não fazer nenhum barulho se não se sentisse tentado/a, de algum modo, a fazer barulho? Se nenhuma intenção de castigar a filha habitasse Emmy von N., não haveria necessidade de ela se vigiar ou se concentrar tanto em *não* fazer barulho. Essa é uma faceta crucial, embora quase sempre despercebida, de todas as situações de intencionalidade intensa (ou "excesso de empenho"): a pessoa tem que concentrar agudamente a atenção em fazer alguma coisa precisamente porque algo dentro dela quer fazer o contrário! Se tenho que ser super-hipercuidadoso para não faltar a um compromisso, obviamente é porque algo em mim não quer comparecer a ele. O empenho exagerado é sintomático da ambivalência.

Mais adiante, nesse estudo de caso, Freud confirma a hipótese que pudemos formular sobre Emmy von N., antes mesmo de lermos o grosso do relato de caso, pois nos informa que "ela havia detestado a filha durante três anos", exibindo toda uma série de "queixas dessa criança, [que] tinha sido muito estranha por um longo período; gritava o tempo todo e não dormia, e desenvolvera uma paralisia da perna esquerda que parecia ter pouquíssima esperança de cura". Pelo menos uma das razões de Emmy ter odiado a filha por tanto tempo era haver perdido de repente o seu marido amado, que tivera morte súbita, bem diante dos seus olhos, quando ela estava de cama, ainda fraca por ter dado à luz essa filha. Os médicos não conseguiram ressuscitar seu marido, mas Emmy acreditava, de algum modo, que "teria sido capaz de cuidar dele até que recuperasse a saúde, se não estivesse de cama por causa da menina". Portanto, sua fúria com a filha datava quase do próprio dia do nascimento dela.[44]

Mais tarde, Emmy disse a Freud que, apesar de nunca ter gostado da menina, "ninguém adivinharia isso por meu comportamento, porque eu fazia tudo que era necessário";[45] isso sugere que ela se obrigava a desempenhar um papel que não era como se sentia e, sem dúvida, ressentia-se ainda mais da criança, por se forçar a ter a aparência de uma boa mãe aos olhos do mundo. Isso a levou a odiar duplamente a filha.

Graças a Freud, hoje é um raciocínio psicanalítico elementar reconhecer que as pessoas enfatizam ou acentuam exageradamente alguma coisa por pretenderem dizer o contrário (dizem por exemplo "Ah, a sua palestra foi muito interessante!" quando a acharam uma chatice, ou "Jamais sonharíamos magoar você" quando não apenas sonharam com isso como até andaram planejando um modo de fazê-lo) e que, muitas vezes, elas são levadas a concentrar uma enorme dose de atenção ("concentrar a força de vontade") em fazer *x*, exatamente porque querem fazer o oposto de *x*!

Um de meus analisandos sentia uma angústia terrível toda vez que tinha de escrever um ensaio para determinada disciplina; ocorre que achava a matéria ridícula e o professor, um idiota, e se sentia tentado a dizer isso sempre que começava a escrever. O trabalho exigia dele enorme concentração e esforço, justamente porque ele se empenhava muito em não dizer o que queria dizer e vivia com a apreensão constante de, na verdade, haver deixado escapar em seu texto algum de seus verdadeiros sentimentos sobre a matéria e o professor. Quanto mais queria criticar esse professor e sua disciplina, mais inquieto ficava.

O fato de, por uns quinze anos depois da doença da filha, Emmy von N. ter continuado a estalar a língua toda vez que ficava "agitada" sugere que parte da agitação que sentia nessas ocasiões posteriores derivava, precisamente, de estar em conflito quanto a alguma coisa: querer e não querer fazer algo.

Seja como for, para que o tique desaparecesse por um bom tempo Freud não parece ter precisado interpretá-lo para sua paciente como acabei de interpretar aqui: ele acreditou que bastava ajudá-la a "ventilar" as emoções sentidas na primeira ocasião para que a agitação acumulada desaparecesse;[46] outros termos que ele usa para essa "ventilação" são pôr em palavras, verbalizar, discutir, desabafar, conversar, ab-reagir e narrar.[47] Foi verdade, sem dúvida, que incitá-la a ventilar o assunto a ajudou, pois seu tique desapareceu por algum tempo; mas depois tornou a aparecer, e a mera ventilação decerto não contribuiu em nada para impedir a criação de novos sintomas em futuras situações em que ela se descobrisse ambivalente.[48]

Como exemplo de um caso em que vemos muitas situações nas quais o paciente fica ambivalente ou conflitado, voltemo-nos para aquele que podemos considerar, com justa razão, que esteve na origem de todas as terapias da fala: o de Bertha Pappenheim (1859-1936), a paciente que entrou para a história com o pseudônimo Anna O. Durante um ano e meio, em 1881-2, ela foi tratada por Joseph Breuer, e foi por insistência deste que, cerca de dez anos depois, Breuer redigiu e publicou o caso, convencido por Freud da importância do método a que se havia chegado no curso do tratamento.

O primeiríssimo caso: Anna O.

Para aqueles de nós que estamos acostumados a ler estudos de caso contemporâneos, a narrativa da história de Anna O. por Breuer parece, com frequência, confusa e surpreendente. Ele nos conta duas vezes a história de sua paciente de 22 anos: primeiro por uma perspectiva médica "externa" ou "objetiva" — incluindo o que um médico da época teria notado quanto ao desenrolar da doença, a contar do momento em que foi chamado pela primeira vez para ver a enferma — e, em seguida, por uma perspectiva cronológica terapêutica, indicando como procedeu na terapia com ela, ao rastrear as coisas até suas "causas iniciais". Ainda mais assombrosa para nós é a falta praticamente completa de interpretações de Breuer sobre o que teria estado em curso na cabeça da jovem.

Anna O. sofreu de um leque tão amplo de sintomas, no decorrer de seus dois anos de doença, que eu teria dificuldade de enumerar todos aqui, sucintamente. Em vez disso, leiamos a breve descrição que deles nos fornece Freud:

> Ela sofria de uma paralisia rígida, acompanhada por perda de sensação no braço e perna direitos; e o mesmo problema, de tempos em tempos, afetava seu braço e perna esquerdos. Seus movimentos oculares eram agitados e sua capacidade visual ficava sujeita a numerosas restrições. Havia dificuldades com o posicionamento de sua cabeça e ela apresentava uma aguda tosse nervosa. Era avessa à ingestão de alimentos e, numa dada ocasião, passou várias

semanas sem conseguir consumir líquidos, apesar de uma sede torturante. Sua capacidade de fala estava reduzida, a ponto de ela não conseguir falar nem entender sua língua materna. Por fim, ela era sujeita a estados de "ausência", confusão, delírio e alteração de toda a personalidade.[49]

Essa lista de sintomas — aos quais deveríamos acrescentar ao menos as dores de cabeça, as queixas de que as paredes do quarto estavam se fechando em torno dela, a completa impossibilidade de falar durante umas duas semanas e, em seguida, por algum tempo, a possibilidade de falar apenas uma confusa mistura de inglês, italiano e francês, embora ela ainda conseguisse compreender o alemão —[50] é realmente espantosa, pelos padrões modernos, e não admira que Breuer tenha se referido à paciente como portadora de uma "psicose", embora seu caso seja designado como (e obviamente constitua) um caso de histeria. (*Psicose*, na terminologia breueriana, parece referir-se a um estado temporário, não a uma estrutura clínica duradoura.)

O primeiro sintoma em que Breuer pôde ajudá-la — usando uma técnica que ela mesma inventou, espontaneamente, e que envolvia falar de todas as ocasiões em que o sintoma havia aparecido e em recuar no tempo, desde sua ocorrência mais recente até a primeira, sem pular nenhuma e, portanto, seguindo o fio retroativo passo a passo — envolveu a impossibilidade de beber água, por mais que ela sentisse sede.[51] Constatou-se que o sintoma havia surgido graças ao que parecia ser um acontecimento bastante trivial: ela vira o cachorro de sua "dama de companhia" inglesa beber água num copo, no quarto dessa mulher. Somos informados de pouquíssimas outras coisas sobre esse incidente, a não ser que Anna O. "não gostava" dessa dama de companhia e que não lhe dissera nada na tal ocasião, por querer ser "gentil".[52] Só nos é dito que ela reprimiu toda e qualquer expressão de espanto e repugnância e que, após expressar essas reações emocionais a Breuer, sob hipnose, cerca de seis semanas depois, "o distúrbio desapareceu e nunca mais voltou".[53]

É desnecessário dizer que nem todas as situações em que reprimimos uma expressão de surpresa e/ou repugnância dão origem a sintomas, porque é comum repensarmos a situação, posteriormente (rindo com nós mesmos, condenando mentalmente os atores envolvidos, ou reunindo ideias reconfortantes sobre nossa superioridade, por exemplo), ou nos apressarmos a contar a situação a outra pessoa e, desse modo, drenar qualquer "agitação" que possa ter surgido na referida ocasião. O fato de Anna O. parecer não ter feito nada disso, ao contrário, e ter *isolado* sua lembrança do incidente de todas as suas outras lembranças, sugere algumas, muitas, possibilidades: a de que ela teria ouvido algo terrível sobre doenças passíveis de transmissão pelos cães; a de que realmente detestava a dama de companhia inglesa mas tinha sido instruída por alguém da família (sua mãe, provavelmente, ou talvez o pai) a tolerá-la e, quem sabe?, até a fingir afeição por ela; a de que ela alimentava um desejo secreto de que a dama de companhia contraísse uma doença, por seu contato indiscriminado com seu cachorro; a de que ela associava essa dama a sua própria mãe, por quem nutria alguns ressentimentos, como veremos mais adiante, se não francos desejos de morte; e/ou a de que, toda vez que tentava beber água num copo, a partir do incidente, isso lhe lembrava suas ideias sobre doenças transmissíveis, ou seus desejos cheios de ódio em relação à dama e/ou a sua mãe. É bem possível que também houvesse outros componentes na situação, mas não podemos senão tentar adivinhá-los, já que nos são dadas pouquíssimas informações.

O que parece claro é que alguns pensamentos ou desejos desagradáveis devem ter sido despertados nela pela visão do cachorro da dama de companhia bebendo água no copo dela — pensamentos ou desejos que Anna sentia serem tão reprocháveis que tentou tirá-los da cabeça, de uma vez por todas. Para tanto, dali em diante precisaria evitar para sempre entrar em contato com copos de água, pois, por associação, eles poderiam trazer-lhe à lembrança esses pensamentos e desejos "imperdoáveis". Para dizê-lo no tipo de linguagem contemporânea que ouvimos por aí todos os dias, ela não estava "em contato com sua raiva" da amiga e/ou da mãe — na verdade, não queria saber coisa alguma sobre ela!

Nem Breuer (em 1895) nem Freud (em 1910) teceram comentários sobre as forças psicológicas consideráveis que deviam ter estado em ação, na época, para produzir um sintoma tão impeditivo da vida. E, na medida em que essas forças nunca foram realmente elucidadas, embora suas cargas afetivas momentâneas fossem liberadas por meio da "limpeza da chaminé" (como Anna O. a chamava) em que ela e Breuer se empenhavam, as mesmas forças poderiam continuar e de fato continuaram a criar novos sintomas, em muitas outras ocasiões. Não é uma extrapolação absurda, penso eu, fazer uma imagem de sua família do fim do século XIX como um núcleo em que a devoção filial e o dever desempenhavam um papel preponderante, e no qual poucas reflexões ou sentimentos pessoais eram ventilados, incentivados ou tolerados.

Quando tais reflexões e sentimentos são abafados ou sufocados, tendem a contaminar e incomodar as pessoas que os recalcam, fazendo-as sofrer "sobretudo de reminiscências" — isto é, da rememoração e ruminação de situações penosas do passado das quais elas sentem arrependimento. *Por que as pessoas que se tolhem sentem esse arrependimento? Por não terem dito ou feito o que queriam dizer ou fazer nas tais situações aflitivas.* Muitos de nós já nos tolhemos, numa ou noutra ocasião, mas temos consciência de nossos arrependimentos e ruminações, que provêm de havermos desistido de nosso desejo de expressar algo ou de agir. É comum repassarmos mentalmente o que dissemos ou não dissemos, fizemos ou deixamos de fazer, pensando no que, ao olhar para trás, achamos que deveríamos ou poderíamos ter dito ou feito, e com o qual agora nos sentiríamos melhor. Nesse ponto, a hipótese de Freud é que, para algumas pessoas, esses arrependimentos e ruminações — ou seja, a rememoração, mas não num sentido positivo, de um dado acontecimento e de como elas reagiram ou deixaram de reagir naquele momento — prosseguem não na consciência, mas fora do campo da consciência, "manipulando" as pessoas, por assim dizer, corroendo-as e até despontando, de forma inesperada, em sonhos, devaneios e outros assim chamados estados alterados.

Quando Freud afirma que "as histéricas sofrem sobretudo de reminiscências",[54] não quer dizer que elas fiquem rememorando nostalgicamente o passado, pensando em como era maravilhoso: quer dizer que elas são destroçadas por arrependimentos e pela culpa, por terem aberto mão do próprio desejo de dizer ou fazer algo. E, quando Lacan diz que sentimos culpa quando renunciamos ao nosso desejo, está meramente resumindo o que Freud já tinha exposto nesse ponto.[55] Lacan assinala que o termo geralmente usado por Freud nesse contexto é *Versagung*, que significa várias coisas, inclusive privação (ser privado de algo), negação, recusa e desautorização (não ser autorizado a possuir ou fazer algo); Lacan interpreta *Versagung* como significando renúncia, talvez por basear essa escolha nos vários usos do verbo *versagen* (que implica, em algumas situações, falhar, dar mancada, quebrar ou estragar), e não como frustração (o termo alemão correspondente a frustração é *Frustration*). "Renúncia" implica que a pessoa queria fazer algo e desistiu, muitas vezes como quem cedesse aos desejos de outra pessoa (como na abnegação, como quem se curvasse a alguém que diz algo tipo "Morda a língua, menina!"). Em outras palavras, sugere uma situação em que alguém deixa a vontade de outra pessoa prevalecer sobre a sua (ou deixa o que *imagina* que seria a vontade de outra pessoa prevalecer sobre a sua) e depois se arrepende disso para sempre. Em suma, para essas pessoas, e Anna O. parece ter sido uma delas, *a renúncia costuma ser uma receita de desastre*.[56]

Por amor a...

> No começo da experiência analítica [...] foi o amor.
> LACAN, *O Seminário*, livro 8[57]

> O médico se serve de alguns componentes do amor.
> FREUD, "Alguns tipos característicos encontrados no trabalho psicanalítico"[58]

Segundo a narrativa de Breuer, Anna O. adoeceu ao tentar cuidar do pai à perfeição durante sua doença terminal, e Breuer parece haver aceitado isso sem questionamento (talvez achasse que era o esperável de qualquer filha, na época, e nunca mencionou nenhuma queixa que ela pudesse ter do pai nem qualquer ambivalência que pudesse sentir em relação a ele). Ao ler nas entrelinhas, porém — e, creio, sem assumir uma posição muito arriscada —, poderíamos nos perguntar por que praticamente toda a tarefa de cuidar do pai coube a ela e não a sua mãe, ou a outros possíveis irmãos (só uma vez temos notícia de um irmão mais novo,[59] embora as famílias tendessem a ser bastante numerosas na época) ou parentes. Anna tinha um horário mais exaustivo que o da mãe, visto que zelava pelo pai a noite inteira, e a mãe chegou até a passar dias fora de casa durante a doença do marido, deixando ainda mais por conta de Anna a responsabilidade de cuidar dele. Breuer limitou-se a nos dizer que Anna era "apaixonadamente afeiçoada ao pai"[60] e levava uma vida muito isolada em casa, mas poderíamos nos perguntar até que ponto ela era presa ao pai ou achava ter — na cabeça dele, na sua, na da mãe, ou nas três —, em algum sentido, substituído a mãe no papel de esposa.

Em respaldo à ideia de que ela era intensamente apegada ao pai existe o fato de que todos os principais sintomas detalhados por Breuer surgiram pela primeira vez na presença do pai ou relacionados com ele:

- não ouvir quando outras pessoas entravam no cômodo em que ela estava;
- não entender quando outras pessoas conversavam entre si;
- não escutar quando lhe dirigiam diretamente a palavra;
- e a surdez acarretada por uma ampla variedade de circunstâncias.[61]

A moça nutria pelo pai sentimentos intensos, alguns deles extremamente positivos, sem dúvida, e outros que bem poderiam ser negativos (apesar de nunca terem sido mencionados por Breuer). Alguns destes últimos talvez se originassem no fato de ela se sentir obrigada a cuidar dele com tão irrestrita generosidade.

Se de fato Anna era seriamente apegada ao pai, seria muito fácil concluirmos que foi seu tratamento com Breuer que a levou a deslocar ou transferir essa grande afeição pelo pai para outra pessoa pela primeira vez (para seu médico, visto que antes da entrada dele em cena ela parece ter tido poucos pretendentes, se é que houve algum, e menos ainda amores). Breuer nos fornece uma lista semelhante, embora dispersa, não da formação de sintomas, porém de *formas de alívio que só podiam ocorrer na presença dele*:

- Breuer era a única pessoa que Anna sempre reconhecia quando entrava na sala;
- às vezes, quando recusava por completo qualquer alimento, ainda assim ela permitia que Breuer a alimentasse;[62]
- ele era a única pessoa capaz de suplantar a "obstinação" da paciente;
- a reação de Anna à medicação que recebia com frequência para dormir (cloral) era eufórica quando Breuer estava presente mas sumamente desagradável quando ele não estava;
- Anna sempre pedia a Breuer que fechasse os olhos dela à noite e lhe dissesse que ela não poderia abri-los até que ele mesmo os abrisse na manhã seguinte.[63]

Breuer nunca teceu qualquer comentário sobre o grau em que Anna se dispunha a fazer para ele coisas que não fazia para mais ninguém e confiava nele como em nenhuma outra pessoa; também não pareceu se dar conta de que pedir que ele lhe fechasse os olhos à noite e tornasse a abri-los na manhã seguinte equivalia a fazer parecer que os dois haviam passado a noite inteira juntos! Aliás, Breuer não pareceu reparar muito no quanto Anna havia transferido para ele o amor que sentia pelo pai, nem em que, na verdade, melhorava sua condição para ele — isto é, por amor a ele.[64] A cura dessa paciente realmente poderia ser entendida como o que, tempos depois, Freud chamou de "cura pelo amor"[65] — na medida em que as forças em guerra dentro dela obviamente não tinham sido "elaboradas" ao final do tratamento —, mas tal cura só poderia durar enquanto durasse a relação médico-paciente.

Breuer, no entanto, só se apercebeu do quanto Anna havia passado a amá-lo depois de encerrar o tratamento. Encerrou-o, ao menos em parte, ao finalmente se dar conta de que sua mulher andava entediada e bastante abatida por ouvi-lo falar sem parar da bela e jovem paciente que ele via de manhã e à noite, amiúde passando horas por dia com ela, e talvez por ter percebido, finalmente, que ele próprio se enamorara de Anna. Como ficamos sabendo — não nos *Estudos sobre a histeria*, mas no relato de Ernest Jones do que Freud lhe contara sobre o que Breuer havia admitido para ele (supondo-se que esse relato seja confiável) —, no mesmo dia em que Breuer disse a Anna e sua família que, a seu ver, ela havia melhorado o suficiente para que o tratamento fosse encerrado, ele foi chamado de volta com urgência, à noite, e encontrou a paciente passando pelo que se conhece por "gravidez histérica" (ou pseudociese) e afirmando: "Agora está chegando o filho do dr. B.!".[66]

Esse esteve longe de ser o único incidente a mostrar a que ponto Breuer não fazia ideia dos poderosos sentimentos que Anna nutria por ele. Isso porque, num ponto já bem avançado do tratamento (dez dias após a morte do pai dela), quando a paciente já passara a confiar cegamente nele, Breuer levou até ela um colega médico, aparentemente por querer consultá-lo sobre as peculiaridades do caso. No que Breuer chamou de "alucinação negativa",[67] Anna não viu esse intruso indesejado, obviamente por não querer que ele estivesse presente ou que a observasse como a um animal no zoológico, e por isso o bloqueou. Isso parece ter deixado o consultor visitante tão furioso que ele soltou uma baforada de fumaça no rosto da moça, para forçá-la a perceber sua presença — o que ela fez, tentando então fugir correndo da sala, mas caindo no chão, desmaiada.

Esse incidente levou a uma piora acentuada do estado de Anna,[68] e Breuer teve muita dificuldade de lhe reconquistar a confiança. Sem dúvida, ela achava que vinha cooperando com o médico e lhe contando todos os detalhes mais íntimos de sua vida por causa da relação muito estreita entre os dois, e de repente ele havia tentado introduzir um terceiro, no papel de um observador externo objetivo. Como deve ter se sentido traída!

Uma técnica psicoterápica exclusivamente baseada em fazer uma paciente desligar-se de uma figura parental mediante o apego ao terapeuta é, obviamente, arriscada; e é tal que, mesmo que o terapeuta ficasse disponível para servir de amante da paciente a longo prazo, os conflitos ligados ao objeto amoroso anterior provavelmente se repetiriam em relação ao posterior, o que, em última instância, não resolveria nada.[69] Os mesmos velhos problemas surgiriam em relação ao novo objeto amoroso, ainda que ele fosse mais aceitável em termos sociais — um médico um pouco mais velho do que ela em vez de seu pai, por exemplo. (De acordo com as concepções freudianas posteriores do papel desempenhado pela transferência na clínica psicanalítica, como veremos, os conflitos dos pacientes com seus pais deslocam-se para o analista, de fato, mas são então interpretados e elaborados, não simplesmente repetidos.)

Essa transferência de amor do pai para o médico talvez tenha sido o ponto crucial do trabalho de Breuer com Anna O., porém alguns fatores sugerem que Anna não era, necessariamente, tão apegada ao pai quanto poderíamos supor, e que, na verdade, achava ter sido empurrada para o papel de esposa, quando teria preferido buscar sua própria vida.

Consideremos, por exemplo, o que se descobriu ter estado na origem de sua tosse nervosa (*tussis nervosa*): esta surgiu pela primeira vez numa noite em que a jovem cuidava do pai — como aconteceu com a maioria de seus outros sintomas —[70] e ouviu o tipo de música que as pessoas costumavam dançar, na época, vindo da casa de um vizinho. Diz-nos Breuer que "ela gostava muito de dançar" e que, ao ouvir a música, "teve uma vontade súbita de estar lá", dançando com outros jovens, e não cuidando do pai doente em casa. Mas esse desejo entrou em conflito com seu forte senso de dever (Breuer refere-se às "autorrecriminações" dela)[71] e, obviamente, ela se considerou má por alimentar essas ideias egoístas de prazer pessoal enquanto o pai jazia em seu leito de morte.

Uma vez que, sempre que ela reprimia algo em si (fosse uma resposta que pensasse em dar a um dito ofensivo que alguém lhe dirigisse, fosse um desejo que quisesse externar), isso levava a "um espasmo da glote", Breuer formulou a seguinte hipótese: "O impulso motor que ela sentiu [na garganta, quando uma "dor na consciência" a levou a reprimir seu desejo de expressar a vontade de dançar] transformou os espasmos [da glote] numa *tussis nervosa*".[72] Se fosse apenas isso, teríamos de perguntar por que os espasmos da glote não levaram a algo mais parecido com soluços, ou com uma sensação de engasgo, ou até com vômitos. Parece-me que o sintoma específico surgido nessa ocasião, a tosse, destinou-se, de modo bem transparente, a *encobrir o som da música que estava originando o conflito dentro dela*. Isto é corroborado pelo fato de que, a partir de então, a tosse passou a surgir sempre que ela ouvia "alguma música de ritmo marcante"[73] e era lembrada do mesmíssimo conflito entre o dever filial e o prazer pessoal.

Vejamos de que modo o sintoma resultante — a tosse nervosa — tentou solucionar certo tipo de problema: se Anna se deixasse ouvir a música, teria vontade de sair de perto do pai e ir dançar; ela considerava esse desejo repreensível, dada a doença do pai, e censurava-se severamente por alimentá-lo. Melhor seria nem ouvir a música! Assim que as primeiras notas começavam a se impor à percepção, Anna as mascarava, sem querer, com sua tosse. Assim, era como se não as tivesse ouvido ("longe dos ouvidos, longe do coração", diríamos).

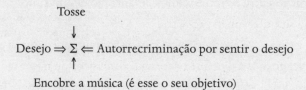

O desejo dela, somado à autorrecriminação por senti-lo, levou ao recalcamento do desejo e à criação de uma formação de compromisso: um sintoma (a tosse nervosa). A tosse "expressou" ou passou a significar — mas só para quem estivesse por dentro, como acontece com qualquer sintoma, não importa se afeta o corpo ou apenas a mente — a existência simultânea de um desejo e de uma censura, levando ao recalcamento desse desejo.

O conflito bastante transparente, na cabeça de Anna, entre o dever filial e o desejo de sair para dançar com os jovens da vizinhança é o que nos leva a questionar a ideia de que ela estivesse inteiramente apaixonada pelo pai. E podemos ver que esse conflito originou nela uma "incapacidade de agir" no mundo e uma "inibição da vontade" (as quais Freud chama de "abulias"),[74] só encontrando uma espécie de resolução na criação de um sintoma somático. Freud se refere a isso como uma "conversão": a conversão de um conflito psíquico num sintoma corporal crônico.[75]

Causas precipitantes

Breuer indica que "cada sintoma histérico [de Anna] surgiu durante um afeto" — sendo "afeto" e "excitação" palavras que codificam, em seu relato, um conflito interno — e mostra quantos sintomas da paciente apareceram justamente quando ela estava tentando reprimir alguma coisa.[76] Aqui, a *causa* do sintoma não parecia ser o acontecimento em si — ouvir uma música dançante ao cuidar do pai enfermo e acamado, por exemplo —, mas a tentativa de autorrepressão, de reprimir uma das forças conflitantes, a tal ponto que toda a lembrança dela ficava isolada das demais lembranças. Naturalmente, Breuer e Freud se impressionaram com a tenacidade dos sintomas resultantes dessas tentativas (que, comumente, levavam apenas alguns segundos), e comentaram "a desproporção entre os muitos anos de duração de um sintoma histérico e a ocorrência singular que o provocou".[77]

Em sua maioria, os acontecimentos não são traumáticos em si e por si — é o modo de reagirmos a eles que os torna traumáticos ou não. Soldados experientes, calejados de guerra, reagem a situações extremas de batalha de modo muito diferente dos novos recrutas; enquanto estes podem traumatizar-se com o primeiro derramamento de sangue em seu pelotão e repetir mentalmente esse horror, dia e noite, vezes sem conta, os soldados mais experientes podem apenas falar disso entre si e seguir em frente. Até uma mesma pessoa pode reagir de formas muito diferentes a situações similares, em épocas diferentes e circunstâncias diferentes. Uma batida de carro não muito grave será sempre uma batida de carro não muito grave, mas tendemos a ficar mais traumatizados por ela quando a culpa é nossa do que quando a culpa é do outro, do gelo na pista ou do que é conhecido pelas seguradoras como "força maior" (por exemplo um tornado). Quando nós mesmos cometemos um erro e acabamos ferindo outras pessoas que não nós mesmos, é mais provável que tentemos esquecer por completo o incidente, ou que reprisemos repetidamente na cabeça a batida, para descobrir o que poderíamos ter feito de outra maneira.[78]

Muitos fatores entram na constituição de um trauma indutor de sintomas, e o que é traumático para uma pessoa não é necessariamente traumático para outra. A "causa precipitante"[79] de um sintoma, portanto, não é o evento em si, mas a tentativa de isolá-lo ou esquecê-lo. Daí a importância de levar o paciente de volta, mentalmente, ao momento em que ocorreu a tentativa de isolar o evento ou esquecer que ele aconteceu, a fim de descobrir todas as forças que atuaram sobre o sujeito naquele exato momento.

Breuer e Freud referem-se a isso usando uma linguagem científica bastante padronizada de causa e efeito, e concluem que, se a causa não tivesse estado presente (isto é, se a tentativa de esquecer ou isolar não tivesse ocorrido), não haveria esse efeito — ou seja, não haveria formação de sintoma. E vice-versa: nos casos em que não há esse efeito (por exemplo, em pessoas que não apresentam tais sintomas), essa causa não existiu.

Eles também levantam a hipótese, no campo psicológico, do mesmo tipo de princípio da *inércia* com que estamos familiarizados na física: se aplicarmos uma força a alguma coisa no vácuo e com isso a pusermos em movimento, esse movimento continuará inalterado — isto é, na mesma direção e com a mesma velocidade — até que alguma força oposta o detenha. No mundo real, que não se caracteriza pelo completo vácuo, o que detém a maioria dos corpos é o atrito (do ar, da água ou de substâncias mais sólidas), ou forças contrárias como a gravidade. Podemos entender que Freud e Breuer afirmam, nesse ponto, que uma "causa traumática" — uma causa que exerce um efeito traumático em alguém — continua a surtir esse efeito (ou seja, continua a produzir o mesmo sintoma) *para sempre*, a menos que um ponto-final lhe seja posto por uma força equivalente contrária, que é, na maioria dos casos, alguma forma de terapia da fala. Como eles dizem:

> Podemos inverter o ditado *"cessante causa cessat effectus"* ["cessando a causa, cessa o efeito"] e concluir destas observações que o processo determinante continua a funcionar, de um modo ou de outro, durante anos — não indiretamente, através de uma cadeia de elos causais intermediários, mas como uma

causa que atua diretamente, assim como um acontecimento psicologicamente doloroso, lembrado pela consciência de vigília, ainda pode levar a pessoa a chorar, muito depois de ocorrido o evento.[80]

Os sintomas, portanto, não "se resolvem sozinhos" nem "desaparecem aos poucos" com o tempo: eles persistem, a menos que sejam resolvidos por alguma forma de terapia. Não ocorre nesses casos o "processo de desgaste" costumeiro a que ficam sujeitas as lembranças não traumáticas;[81] "o recalcado não se altera com a passagem do tempo".[82]

Isso é corroborado pelos tipos de sintomas que vemos à nossa volta na vida cotidiana. O número de pessoas que têm medo de avião ou de andar de elevador é bastante considerável e, quando encontramos adultos portadores desses medos, notamos que os temores tendem a persistir pelo resto da vida adulta, a menos que as pessoas entrem em tratamento. Esses medos podem não ser terrivelmente visíveis para observadores externos ocasionais, porque tais adultos tendem a organizar sua vida de maneira a evitar voos ou elevadores, sempre que possível (e a evitação é um dos traços definidores da neurose), mas seus medos não tendem a se atenuar, mantendo-se tão paralisantes aos oitenta anos quanto eram aos vinte (o que leva esses adultos, às vezes, a tomar boas doses de bebida alcoólica ou a usar medicamentos ansiolíticos antes de embarcar num avião, ou apenas a evitar por completo os aviões).

Isso contradiz o "saber" psicológico contemporâneo, que afirma que os sintomas atuais dos pacientes costumam se dever a problemas atuais e que não há necessidade de explorar o passado para resolvê-los, sendo suficiente a terapia de curto prazo, "orientada para o problema" ou "focada na solução" (como a terapia comportamental cognitiva). E, contrariando boa dose da "sabedoria popular", Freud parece sugerir que há poucas tendências autorreparadoras no psiquismo humano (diversamente do que acontece no corpo humano, no qual até traumas físicos incapacitantes podem ser superados, ao menos em certa medida, depois de alguns anos); isso significa que é pouco provável que as pessoas "superem" esses medos com o tempo.

O inconsciente não cria uma "psicologia profunda"

> O que eram quatro ou cinco anos, comparados a uma vida inteira, sobretudo considerando que a existência da paciente tinha sido tão enormemente facilitada durante o tratamento?
>
> FREUD, *A interpretação dos sonhos*[83]

Não há necessidade de postular uma *profundeza* em que as lembranças indesejadas sejam jogadas, por assim dizer. Não há necessidade de pensar no que é isolado ou cortado como afundando ou sendo empurrado para baixo, para um lugar profundo e escuro. Basta imaginar uma barreira entre conjuntos diferentes de percepções e lembranças, sendo as da esquerda associadas, por exemplo, à Anna perversa ou malvada — afinal, ela própria descreveu sua distração ou seus devaneios como seu "eu ruim" — e as da direita associadas ao seu eu bom.[84]

$$M_1 - M_2 - M_3 \quad | \quad M_4 - M_5 - M_6$$

Caso pareça ao leitor que está fora de moda falar em cisão da consciência,[85] na qual um lado cindido seria associado ao "eu mau" e o outro, ao "eu bom", basta escutar as crianças, que muitas vezes falam de si exatamente nesses termos — o Jim bonzinho e o Jim malvado, por exemplo — e que, nos casos mais extremos em que vemos formas incipientes de múltipla personalidade (ou do chamado transtorno dissociativo da identidade), até dão nomes ligeiramente diferentes a seu eu malvado: o Jim bonzinho e o Tim malvado.

Observe que o eu bom e o mau são opostos exatos um do outro, e que Anna O. se considerava uma boa moça ao cuidar devotadamente do pai e má quando falhava nisso por querer fazer alguma outra coisa com sua vida. Lacan fala em consciente e inconsciente como se eles se localizassem numa banda de Moebius, um sendo o lado avesso do outro, e com isso ilustra o quanto estão intimamente ligados: o que é considerado bom é precisamente o que não é mau, e vice-versa.[86]

Pais, cuidadores, educadores, é óbvio que todos contribuem para essa cisão bom/mau, embora alguns claramente rejeitem ou reprovem com veemência, muito mais do que outros, os aspectos supostamente maus da criança.

Afinal, há famílias em que se é não apenas punido por expressar raiva de pai ou mãe, mas em que é até expressamente proibido *sentir raiva* de um dos pais (o que é considerado irracional, imoral, injusto, ilegítimo, ou até perverso e soprado pelo demônio). Do mesmo modo, há crianças tão desesperadamente aflitas para agradar um dos pais que elas mesmas vão além do "cumprimento do dever" e recalcam em si qualquer tipo de pensamento ou sentimento desagradável sobre esse genitor.

Isto não quer dizer que estaríamos melhor se nunca viesse a se formar nenhum tipo de cisão, se nada jamais fosse cindido ou isolado da consciência (ou da consciência potencial, sob a forma do pré-consciente), pois isso, teoricamente, levaria à psicose, coisa em que não nos aprofundaremos neste livro. E seria plausível afirmar que a cisão, em cada um de nós que não é psicótico, dá margem a um sintoma ou conjunto de sintomas primários (ver Capítulo 6). Mas estes, muitas vezes, são sintomas com que podemos conviver, sem que nos levem à loucura ou nos tornem infelizes (até o momento, bem entendido, em que talvez comecem a nos enlouquecer ou a nos deixar infelizes, e é então que, nos melhores casos, procuramos um analista qualificado). Mas há pessoas em quem a cisão é tão abrangente e rígida que se forma uma miríade de sintomas, os quais logo as deixam incapacitadas.

É o caso daqueles que, como Anna O., descobrem-se em situações difíceis nas quais poderosas forças psíquicas internas pressionam simultaneamente em direções opostas:

Força 1 $\Rightarrow$ Sintoma $\Leftarrow$ Força 2

"Eu mau" $\Rightarrow$ Sintoma $\Leftarrow$ "Eu bom"

Nos termos apresentados por Freud muito tempo depois,[87] temos à esquerda a força impessoal do "isso" (apresentado em certas traduções da obra freudiana como o "id" e que inclui as pulsões sobre as quais sentimos não ter controle algum, como ao dizermos, por exemplo, "Não sei o que deu em mim", ou "Não pude me impedir"); e temos à direita a força do "eu" (vertido em certas traduções da obra freudiana como o "ego" e que inclui os aspectos de mim mesmo com que estou satisfeito ou que, pelo menos, disponho-me a aceitar como parte de mim, aspectos esses que amiúde coincidem com ideias sociais, culturais e religiosas mais amplas a respeito do que constitui uma boa pessoa). Formulado em ainda outros termos freudianos, caracterizaríamos o conflito aqui apresentado como se dando entre a libido, à esquerda, e as forças da proibição (ou supereu, em certas traduções superego) à direita.

Observemos que James Strachey, o tradutor oficial de Freud para o inglês, muitas vezes parece ter procurado fazer com que a linguagem freudiana, muito simples e intuitivamente compreensível, soasse mais científica, escolhendo palavras de origem latina. Por exemplo, o termo alemão *Ich*, usado por Freud — e traduzido por ele como "ego" —, significa apenas "eu"; você o usaria, por exemplo, se tocasse a campainha da casa de uma pessoa e ela perguntasse "Quem é?", ao que você simplesmente responderia "Sou eu". Outro termo alemão usado por Freud, *Es* — traduzido por Strachey como "*id*" —, significa meramente o mesmo que o pronome neutro inglês *it*, como nas frases *"It is raining"* e *"It happened"*.* E o termo freudiano alemão *Über-Ich* — que foi traduzido por Strachey como *"superego"* — significa, literalmente, um "supra eu", no sentido de algo que está acima de mim e que disciplina e ordena — como um superior, um/a genitor/a, ou um/a chefe.[88]

Voltando a nosso modelo de conflito, podemos imaginar uma situação em que as Forças 1 e 2 se anulem, de algum modo, e reste ao sujeito pouca ou nenhuma energia para fazer o que quer que seja, já que toda a sua energia ficou presa nessa luta titânica — e tal é, às vezes, o dilema dos que se queixam de depressão.[89] Sua completa falta de energia pode ser vista como um sintoma por alguns, mas não se trata de um sintoma plenamente constituído, como um tique, uma tosse nervosa, uma pálpebra semicerrada ou a paralisia de um membro, pois esses são formações de compromisso que criam algo novo, algo que consegue, deste ou daquele modo, retirar o sujeito da situação aflitiva em que ele se encontra.

Lembremos, por exemplo, que foi ao tentar cuidar tão perfeitamente do pai que Anna O. ficou esgotada, a ponto de ter que passar cerca de quatro meses de cama. Se seu principal conflito pode ser entendido como a luta entre o dever filial e o desejo de ter sua própria vida, adoecendo ela encontrou um

---

* Respectivamente "Está chovendo" e "Aconteceu". Diferentemente do *Es* alemão e do *it* inglês, não temos gênero neutro na língua portuguesa, mas ele está implícito em nossos pronomes demonstrativos (isto/isso/aquilo), em frases como "Isto não se faz", ou "Isso se modificou", ou "Não conte com aquilo" etc. (N. T.)

modo de rejeitar o dever filial. Seu "estado de fraqueza, anemia e aversão à comida agravou-se tanto que, para sua grande desolação, ela não pôde mais continuar a cuidar do paciente".[90] Poderíamos entender esse resultado como tendo constituído um "lucro secundário" da doença, como Freud viria a formular essas coisas, tempos depois (e esse conceito ainda é largamente usado até hoje), ou talvez tenha sido seu "objetivo primário", embora inconsciente. É que, como vimos no caso da tosse nervosa de Anna, em muitos casos o que é efetivamente obtido por um sintoma (abafar o som da música) é justamente o objetivo do sintoma. Supõe-se que o colapso de Anna tenha forçado sua mãe a se encarregar da maior parte da enfermagem nos últimos quatro meses de vida do marido.

Vamos admitir que recolher-se a um leito de enferma não proporcionou a Anna uma vida própria invejável — a não ser indiretamente, na medida em que, para tratá-la, foi chamado um médico jovem e bonito, de nome Josef Breuer, por quem ela claramente se apaixonou —, mas podemos argumentar que ajudou a resolver ao menos parte do problema. (Discutiremos com mais detalhes, no Capítulo 4, de que maneira os sintomas se formam como soluções para problemas.)

O obrigar-se a fazer o que não se quer

Antes de deixarmos Anna O. e nos voltarmos para as muitas coisas que Freud aprendeu no trabalho com seus próprios pacientes, discutamos rapidamente o início da doença dela, ao menos tal como definido pelo primeiro sintoma visível, surgido quando ela estava com 21 anos.[91] Dada a maneira como transcorreu seu tratamento, seguindo o fio desde as manifestações mais recentes de seus sintomas até as primeiras, é significativo, sem dúvida, *que ela só tenha recordado o primeiro incidente que precipitou sua doença no último dia do tratamento*.[92] O que ela lembrou nesse último dia foi o seguinte: ela estava sentada junto à cama do pai, aguardando, ansiosamente, a chegada do médico que o tratava; sua mãe tinha saído e o pai estava muito mal, com febre alta. O braço direito de Anna, apoiado sobre o encosto da cadeira, ficou dormente, e ela teve um sonho, uma fantasia ou uma espécie de intenso devaneio em que uma cobra ia serpenteando em direção a seu pai para picá-lo.[93] Ela tentou barrar a cobra, mas seu braço se recusou a se mexer. Assim, ela olhou para a mão, e seus dedos lhe pareceram cobras com "cabeças de morte" (isto é, caveiras) no lugar das unhas. A cobra finalmente desapareceu e Anna tentou rezar, mas não lhe ocorreu uma só palavra. As únicas palavras que finalmente lhe vieram à cabeça foram quadrinhas infantis em inglês, e ela acabou "se descobrindo capaz de pensar e rezar nesse idioma".*[94]

É óbvio que Anna ficou muito assustada com esse sonho ou devaneio intenso, mas nenhum sintoma se formou naquele momento. No dia seguinte, porém, ela viu um galho que a fez lembrar-se da cobra e, de repente, seu braço endureceu — isto é, ficou rigidamente estendido.[95] Depois disso, tudo que lhe trazia a lembrança de cobras fazia seu braço endurecer.

Breuer não oferece nenhuma interpretação do sonho, tal como faríamos agora e como Freud teria feito, com certeza, poucos anos depois. Ele apenas menciona que havia cobras no campo atrás da casa e que Anna certamente fora assustada por uma delas. A própria paciente nunca disse isso, o que faz dessa hipótese uma completa suposição de Breuer.

O que diríamos hoje sobre esse sonho, depois de estudar o abundante trabalho de Freud sobre os sonhos? A primeira pergunta que sempre devemos fazer é: *Por que ter esse sonho, para começo de conversa?* Em outras palavras, por que imaginar que o pai estava prestes a ser picado por uma cobra e que ela era incapaz de ajudá-lo? (Quem sentiu uma tentação imediata de ver na cobra um símbolo fálico deve ter sido influenciado por uma versão bem estereotipada de Freud, do tipo encontrado em quartas capas de edições populares de *A interpretação dos sonhos* que nos incentivam a retroceder a um modo pré-freudiano de interpretá-los usando símbolos universais, em vez de interpretá-los no contexto e usando as associações do analisando sempre que possível.) Estamos cientes de que o pai de Anna estava muito doente — portanto, já em perigo mortal — e de que ela devia se sentir meio impotente para ajudá-lo, mas por que sonhar com uma coisa dessas? Freud nos ensina que o sonho não é uma simples reprodução, repetição ou reapresentação da realidade, mas que sonhamos, devaneamos ou fantasiamos com aquilo que ao menos parte de nós quer que aconteça.

---

* Anna O. era austríaca. (N. T.)

Não é preciso ser um gênio para presumir que, se uma cobra venenosa picasse o pai dela, que já estava bastante enfermo, ele morreria em prazo bem curto. Um dos resultados de sua morte seria Anna não ter mais que zelar por ele a noite inteira. Sua sensação predominante poderia ser de tristeza, mas, como dirá qualquer pessoa que já tenha cuidado de um ente querido enfermo, ao longo de meses, durante uma doença terminal, a tristeza seria acompanhada por um sentimento de alívio.[96] O pai seria finalmente libertado de seu sofrimento e Anna poderia levar adiante sua vida.

Considerar o sonho sob esse prisma nos permite formular a hipótese de que, ao olhar para os dedos da mão e ver caveiras em vez de unhas, Anna estava se condenando como assassina, por ter desejado a morte do pai, e achando que pelas próprias mãos o havia deixado correr um perigo tão mortal. Note-se que, como a maioria de nós, ela tinha duas mãos, e, se uma delas estava paralisada (tendo na realidade ficado dormente, ao que parece), ainda lhe restava outra com que ela poderia ter protegido o pai; no sonho, porém, não o fez, o que sugere que não queria protegê-lo dessa ameaça. Portanto, o braço parcialmente paralisado foi usado, no sonho, como um pretexto ou desculpa para ela não procurar salvar o pai e ser talvez ela mesma picada — não estava disposta a se sacrificar por ele para que ele pudesse viver mais um pouquinho. Lembremos que, numa ocasião, Anna se olhara no espelho e, no lugar de sua própria imagem, havia imaginado ver "o pai com uma caveira", talvez por ter a sensação de que ele e sua doença logo poderiam acarretar a morte dela.[97]

Somos informados de que, quando a cobra sumiu, Anna tentou rezar mas não lhe ocorreu nenhuma palavra. Não nos é dito o objetivo que ela teria tentado alcançar com sua prece — seria para que a cobra voltasse e picasse seu pai, ou para agradecer a Deus por ele ter sido poupado? Presumindo que fosse a segunda alternativa, temos de assinalar que, durante um bom tempo, ela não conseguiu encontrar nenhuma palavra de agradecimento, como se não quisesse agradecer a Deus por ter poupado seu pai. As únicas palavras que acabam por lhe vir à mente são cantigas infantis em inglês: mais uma vez, não sabemos o conteúdo delas, mas essas cantigas costumam ficar muito longe das palavras usadas para rezar ou agradecer a Deus! E foi depois de lhe virem à lembrança essas cantigas infantis que ela pôde enfim pensar e rezar em inglês (também nesse caso não sabemos o que pediu em sua oração), o que talvez tenha algo a ver com a razão de, posteriormente, ela ter passado um bom tempo falando apenas inglês, durante sua doença.

Cuidando do pai, Anna se transformara num verdadeiro farrapo humano, e imagino que poucos de nós a condenaríamos por haver desejado que a doença terminal dele acabasse logo. Mas ela se condenou por ter esse desejo e se entregou a um comportamento que vemos em inúmeros casos: quanto menos queria ser atenciosa com o pai — descobrindo-se devaneando no reino da fantasia, pensando em dançar com rapazes e não ouvindo o doente pedir alguma coisa —, mais ela procurava se obrigar a ser atenciosa e a concentrar toda a sua vontade em fazer o oposto do que ao menos parte dela queria fazer (pois considerava frívolos os seus desejos de buscar diversão). Tive muitos analisandos que já não queriam ficar com suas parceiras e tentavam se obrigar a ser bons com elas e fazer o que elas quisessem; quanto menos queriam ficar com elas, mais se empenhavam, e menos sucesso obtinham nesse empenho, porque a parte que não queria ficar com elas sempre dava um jeito de transparecer.

Foi exatamente isso que aconteceu com Anna: quanto mais ela tentava escutar, para ouvir os pedidos do pai, mais surda ficava! Quanto mais vigilante tentava ser à cabeceira do pai, mais ausente se tornava e menos percebia que ele estava realmente precisando ou querendo alguma coisa dela. Era justamente por estar farta de cuidar dele que ela achava que seus cuidados nunca poderiam ser bons o bastante.

Foi a tentativa reiterada de tirar totalmente da cabeça os desejos "frívolos" que constituiu a causa precipitante de inúmeros de seus sintomas.

Estados alterados

Ao falarem dos intensos devaneios de Anna O., note-se que Breuer e Freud mencionam um segundo modo pelo qual pode ocorrer o recalcamento baseado no isolamento: é quando alguém se encontra no que, nas décadas de 1960 e 1970, seria chamado de "estado alterado de consciência".[98] Nos *Estudos sobre a histeria* os dois se referem a tais estados alterados como "estados hipnoides", por se assemelharem ao estado da pessoa hipnotizada (e usam também o termo francês *absences*, ausências), embora o sujeito "caia" nelas espontaneamente, sem ajuda ou necessidade de um hipnotizador.

Hoje em dia, vários de nós não estamos bem familiarizados com esses estados — os quais, como muitas manifestações anteriores da histeria, entre elas contrações psicossomáticas, paralisias, incapacidade de falar, surdez, cegueira etc., deram lugar a outras manifestações — e o mais perto que chegamos deles é como momentos de intenso devaneio. Esse devaneio, que hoje parece passar despercebido para a imensa maioria dos clínicos, mas já é mencionado por Freud e Breuer em 1895,[99] pode às vezes nos absorver de tal maneira que esquecemos temporariamente tudo que se passa à nossa volta, e só podemos ser arrancados dele, por exemplo, por um professor que nos pede satisfações com raiva ou sarcasmo, diante de uma sala cheia de colegas gozadores. Para descrevê-lo, recorremos a eufemismos, como estar "desligado", "aéreo", "viajando", "no mundo da fantasia", "distraído", "em estado de obnubilação",[100] "em transe", ou, como dizem os franceses, *dans la lune*, "no mundo da lua"; os psicólogos e psiquiatras contemporâneos referem-se a ele, com frequência, como *dissociação*.

Para algumas pessoas, as fantasias que ocorrem nesses momentos são tão vívidas que elas já não conseguem determinar se de fato ocorreram ou não. Isso é muito familiar para quase todos nós, depois de termos um sonho especialmente vívido, que ocorra num contexto familiar: não conseguimos lembrar se de fato dormimos na hora de um compromisso importante ou não, ou se dormimos com alguém com quem não devíamos ter dormido. Em algumas ocasiões, que alívio sentimos, depois de abrir os olhos, ao ver que ainda estamos deitados e perceber que deve ter sido apenas um sonho!

Não raro, esses estados alterados de consciência são tão distantes e isolados de nossos estados de consciência mais comuns que muitos de nós temos enorme dificuldade de lembrar o que estava acontecendo enquanto sonhávamos ou devaneávamos; e nossas lembranças dos acontecimentos fantasiados que ocorrem durante esses estados permanecem isoladas e "dissociadas"[101] de nossas lembranças do que acontece durante a vida de vigília, ficando a vida onírica e a vida de vigília separadas por um grande fosso. Muitas vezes, é necessária uma enorme prática para nos impedirmos de ignorar, ou até de desconsiderar ativamente,[102] o que andamos imaginando durante esses estados oníricos; essa prática é incentivada pelos psicanalistas que continuam a se empenhar em trabalhar em moldes reconhecivelmente freudianos.[103]

Um paciente meu contou-me ter estado tão dissociado no dia de seu casamento que não se lembrava de praticamente nada da cerimônia e não tinha qualquer memória de ter dito "Sim". Era-lhe fácil deduzir o que devia ter feito nesse dia, mas, durante muito tempo, ele não conseguiu se lembrar de nada. (Num episódio divertido de *Jeannie é um gênio*, Jeannie fica tão absorta em suas fantasias do que deveria ser o casamento perfeito que literalmente desaparece todas as vezes que tenta caminhar para o altar com seu futuro marido.)

Todavia, até os analisandos que se tornam hábeis em rememorar os sonhos ainda continuam incapazes, muitas vezes, de lembrar de toda sorte de pensamentos invasivos (que Freud chamava de "ideias involuntárias")[104] que passam rapidamente pela cabeça enquanto eles ficam com o olhar perdido no horizonte, sentados inertes no metrô, ou mesmo apenas andando na rua. Não raro, esses pensamentos invasivos são considerados por quem os tem, quando chega a lembrá-los, como imperdoavelmente desagradáveis, cruéis e violentos. Consideremos, por exemplo, a ideia que passou pela cabeça de Elisabeth von R. junto ao leito de morte de sua irmã, e que ela rechaçou no mesmo instante: "Agora, ele [o marido da irmã, que ela achava atraente] está solteiro de novo e posso ser sua esposa".[105] O próprio fato de recordar essas ideias já é um primeiro passo para relacioná-las com outros pensamentos e lembranças, tirá-los de seu isolamento e dissociação e vinculá-los ao restante da vida (ver Figura 1.3) — o que não quer dizer que então nos disponhamos, imediatamente, a aceitá-los como parte de nós! Admitir que eles existem, porém, e que fomos nós que os tivemos (isto é, que eles não foram implantados em nós por uma fonte externa desconhecida), é um importante primeiro passo.

$$M_1 — — | — — M_2 — M_3 — M_4$$

FIGURA 1.3. Resgatar uma lembrança de seu isolamento das outras lembranças.

De fato, o que aqui poderíamos chamar de "negação", sem grande rigor, assume pelo menos duas formas distintas:

1. Primeiro, negamos que tal acontecimento (por exemplo, uma fantasia violenta) tenha algum dia ocorrido.
2. Ao nos sentirmos forçados a admitir que ele ocorreu, negamos que tenha qualquer relação conosco e proclamamos, alto e bom som, que nada pode-

ria estar mais longe de nós do que desejar coisas tão repreensíveis; ou seja, quando já não há como questionar a existência de algo, o que questionamos é que isso tenha qualquer ligação possível conosco.

Nos últimos anos, ouvi alunos em aulas de psicologia dizerem que esses pensamentos e fantasias invasivos resultam, sem dúvida, de "disparos aleatórios" de neurônios cerebrais. É comum dizerem o mesmo sobre os lapsos da fala, os lapsos da escrita, os lapsos do teclado — em suma, tudo aquilo que Freud chamava de "atos falhos" ou "parapraxias".[106] É muito melhor, eles parecem achar, acreditar na ocorrência de coisas "aleatórias" em sua mente do que admitir que tais pensamentos e fantasias podem ter algo a ver com eles e ser realmente reveladores! Muitas pessoas que decidem procurar um terapeuta partem dessa mesma postura de negação, e é só com enorme dificuldade e diante de provas esmagadoras em sentido contrário que revelam suas duas posturas por trás disso (existência e ligação).

Outro "estado alterado de consciência" (não induzido por drogas) com que muitos podemos estar familiarizados é o que surge no momento de algum tipo de acidente, quer nos cortemos feio, sem querer, nos envolvamos num acidente de bicicleta ou de automóvel, ou tenhamos o azar de estar num desastre de avião ou de trem. Nessas situações, é comum termos a sensação de que o tempo passa mais devagar, os acontecimentos se desdobram numa estranha espécie de câmera lenta e não parecemos realmente registrar o que acontece. É como se estivéssemos zonzos e, muitas vezes, é preciso um esforço considerável para nos lembrarmos, mais tarde, exatamente do que sucedeu, e em que ordem. Amiúde, o que sentimos na ocasião parece totalmente incognoscível, como se tivéssemos estado enfiados naquilo até o pescoço, por assim dizer, perto demais para conseguir dar-lhe algum tipo de rótulo.[107]

O que torna os insultos públicos traumáticos para alguns (como vimos num ponto anterior deste capítulo) e torna batidas de carro traumáticas para outros (mesmo quando os envolvidos não sofrem nenhuma lesão física ou têm apenas ferimentos muito leves) é o fato de essas pessoas isolarem a lembrança da experiência, seja por tirarem-na da cabeça, ativamente, seja por estarem, digamos, "fora de si" quando a experiência acontece.

Posterioridade [só-depois]

Afastar lembranças da mente leva à formação de sintomas, e Freud tentou descobrir como e por que as pessoas tiravam lembranças da cabeça. A tosse nervosa de Anna O. teve sua origem rastreada até seu conflito entre o dever filial e o prazer pessoal, um conflito provocado pela música proveniente de uma casa vizinha enquanto ela ficava junto ao leito de enfermo do pai, o que a levou a reprimir qualquer expressão do desejo de dançar. Nesse caso, localizou-se uma só "causa precipitante" de seu sintoma, e isso constituiu uma forma clássica de explicação científica.

Não é esse, porém, o modelo de explicação causal pelo qual Freud talvez seja mais conhecido, pois não é o melhor modelo para explicar a gênese ou origem de inúmeros sintomas. Em seu inédito "Projeto para uma psicologia científica" (1895), ele discute o caso de uma menina de oito anos, a quem se refere pelo pseudônimo de Emma, que entrou numa loja para comprar doces e cuja genitália foi apalpada por cima da roupa pelo dono da loja.[108] Nenhum tipo de sintoma se formou após essa ocorrência (que ela repetiu, voltando à loja pela segunda vez e vendo repetida a mesma conduta de apalpamento), mas, por volta dos doze anos, logo depois de entrar na puberdade, Emma foi comprar alguma coisa numa loja diferente e viu dois balconistas (por um dos quais se sentiu atraída) rirem de sua roupa, ao que lhe pareceu; ela saiu correndo de lá, numa espécie de pânico, e, a partir daí, passou a sofrer de uma compulsão de não entrar em lojas sozinha.

A risada dos balconistas fez Emma lembrar, inconscientemente, do sorriso do lojista do primeiro incidente durante a apalpação, o que estabeleceu um elo entre os dois acontecimentos e permitiu que ela reinterpretasse o primeiro evento à luz de seu *conhecimento recém-adquirido da sexualidade*. (Freud também levanta a hipótese de que a atração dela por um dos balconistas, aos doze anos, poderia ter sido acompanhada por uma "descarga" sexual, isto é, pela libido ou excitação sexual, que então se haveria transformado em angústia.) Em outras palavras, alguns aspectos semelhantes dos incidentes anteriores e posteriores (lojas, riso e roupa) permitiram uma compreensão retroativa dos eventos anteriores como imbuídos de significado sexual, do qual se presume que ela não teria tido conhecimento aos oito anos. Nesse ínterim, ela adquiriu conhecimentos sobre sexo e passou pelas mudanças hormonais associadas à puberdade. Logo, foi apenas em conjunto com o acontecimento posterior que os eventos anteriores deram origem a um sintoma.

O evento posterior (vamos chamá-lo de E2), portanto, transformou os anteriores (que chamaremos de E1) em algo que de início eles não eram. Na Figura 1.4, temos uma sequência temporal simples:

$$E1 \longrightarrow E2$$

FIGURA 1.4

Na Figura 1.5, o evento posterior confere um novo sentido ao anterior: um sentido sexual que, naquele contexto vitoriano do fim do século XIX, era um significado traumático (T).

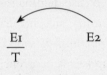

FIGURA 1.5

E1 não funcionou por si só como causa precipitante do sintoma de Emma (isto é, a impossibilidade de entrar sozinha em lojas), o que só ocorreu quando foi tomado em conjunto com E2. Freud foi levado a essa ideia porque nem sempre era possível isolar um único evento precipitante, mas às vezes dois ou mais acontecimentos ligados entre si podiam ser isolados.

A isso ele se referiu como *Nachträglichkeit*, que poderíamos traduzir por "ação postergada", "retroação" ou "posterioridade". Em tais casos, E1 não parece surtir efeito algum até muito depois — ou seja, até que E2 haja ocorrido. Se E2 jamais ocorresse, talvez nunca se formasse sintoma algum. Mas também podemos pensar em E1 como um problema à espera de acontecer, visto que Emma entraria na puberdade dali a poucos anos e era fatal que, mais cedo ou mais tarde, ocorresse uma situação que a fizesse lembrar de E1.

Lacan (*Escritos*, pp. 687-90) generaliza esse modelo, substituindo os eventos 1 e 2 por significantes 1 e 2, já que os acontecimentos costumam ser recordados por nós sobretudo em palavras ou significantes, e substituindo o sentido traumático T pelo *s* de significado:[109]

Rastreamento da origem de um sintoma 67

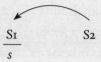

É possível que esse tipo de causação retroativa só seja encontrado em campos nos quais predominam a linguagem e o sentido, como na psicanálise, por corresponder à maneira pela qual o significado é criado através da fala e da escrita humanas.[110]

Freud e Breuer também falam do somatório de eventos traumáticos,[111] no qual muitos acontecimentos funcionam juntos, por soma ou adição, para criar um efeito. Essa forma de causação pode ser encontrada em outros campos; por exemplo, o *smog* é produto de diversos elementos atmosféricos somados. No caso de Emma, porém, o que estava em ação era algo diferente da mera soma: a causalidade foi posterior, porque o segundo evento pôde ocorrer quatro anos depois do primeiro, sob a condição de haver um elo mental (como lojas, risadas e/ou roupa) entre os dois. Uma vez trazidos à luz os dois eventos e os vínculos entre eles, presume-se que o sintoma de Emma tenha desaparecido.

O que se pode aliviar hoje rastreando a origem das coisas

> As ligações [ou elos] são inconscientes.
> FREUD, *Conferências introdutórias sobre psicanálise*[112]

Será que mesmo hoje ainda é possível aliviarmos sintomas levantando suas origens? Em alguns casos sim — especialmente quando eles são o que eu chamaria de microssintomas, como momentos de culpa ou ansiedade, ou queixas somáticas que só recentemente surgiram na vida de alguém. E, às vezes, até quando os analisandos sofrem com elas há muito tempo.

Pude ajudar a eliminar, numa analisanda adulta, a sensação física de estar gelada — que resistia à exposição ao sol do sul da Califórnia, aos banhos quentes e à ingestão contínua de alimentos e bebidas pelando — rastreando sua origem até o dia em que, quando menina, ao entreouvir algo que parecia uma briga no quarto dos pais, ela havia espiado pela porta, parada no piso gelado de lajotas do corredor, e visto "papai em cima da mamãe, com o pênis ereto".

Nem todos os detalhes surgiram de uma só vez e, como eu estava praticando a cura pela fala, e não a hipnose, a lembrança da cena não veio por eu fazer uma indagação direta sobre as origens da sensação de frio, porém de modo mais indireto. Ainda assim, esse e outros sintomas psicossomáticos, queixas de uma histérica moderna, foram resolvidos ao se levantar sua fonte.[113] Isso nem sempre significa voltar à primeira vez em que o sintoma em si ocorreu, pois o frio dessa menina ao espiar o quarto dos pais não foi psicossomático — foi o efeito real da frieza do piso de lajotas.[114] O frio psicossomático teve início umas três décadas depois.[115]

Em outro caso, uma angústia que havia durado cerca de uma semana foi superada quando o analisando a rastreou até sua origem nem tão distante. Seu chefe, que ele detestava, lhe pedira para convencer os médicos mais jovens de sua unidade de que eles deviam ficar mais satisfeitos com seus horários de trabalho. Tendo sido excluído durante anos de um papel de liderança em sua unidade, o analisando ficou contente por ser enfim solicitado a fazer algo, mas aborrecido por lhe pedirem para convencer outras pessoas de uma coisa em que ele próprio não acreditava. Sua angústia foi ficando cada vez pior, quanto mais ele adiava o momento de falar com os médicos mais jovens; mesmo não querendo fazê-lo, ele temia que lhe escapasse o momento em que poderia desempenhar um papel de liderança, e temia nunca mais receber outro pedido se não cooperasse nessa ocasião. Ao reconhecer que não queria exercer essa forma de liderança — e que o sentira muito vivamente, desde o instante em que a ideia lhe fora proposta pelo chefe, mas havia tirado isso da cabeça (isolara-o, em outras palavras) —, ele resolveu que não atenderia ao pedido, e a angústia ligada a esse enigma em particular desapareceu.

Eu diria que, ainda que muitos sintomas não sejam definitivamente dissipados pela discussão de suas origens, *poucos sintomas são eliminados sem uma discussão minuciosa de suas origens, se é que existe algum que o seja*. Ora, um grande obstáculo para se chegar à origem de um sintoma é que os terapeutas se contentam, muitas vezes, com a primeira versão resumida de uma história que o paciente lhes conta, esquecendo-se de que as histórias, praticamente sempre, são muito mais complexas e detalhadas do que ao serem narradas pela primeira vez. Freud indica com frequência que tinha de "insistir pela segunda vez" para fazer um paciente completar uma história;[116] que partia "da suposição de que os pacientes [hipnotizados] sabiam tudo que tinha alguma importância patogênica, e a questão era apenas compeli-los a comunicar isso",[117] coisa que poucos clínicos fazem hoje, esquecidos de que os pacientes precisam ser enormemente *incentivados* (mais do que "compelidos", como diz Freud) a superar sua resistência a investigar a fundo os temas que consideram delicados ou moralmente repreensíveis; e, o que é ainda mais importante, ele indica que "[se acostumou] a *considerar incompleta qualquer história que não trouxesse melhora alguma*"[118] ao estado do paciente — uma fabulosa regra prática, a meu ver!

Na minha experiência como supervisor do trabalho de outros clínicos, constato que os terapeutas que reclamam de não conseguir chegar a parte alguma com os sonhos, devaneios ou fantasias de seus pacientes é que supõem que não há mais nada nessas produções mentais além das narrativas iniciais feitas pelos pacientes — quando muitas de suas facetas são deliberadamente retidas, e outras, talvez menos propositalmente, censuradas durante a narrativa, com os pacientes comentando que tal ou qual detalhe parece "muito irrelevante", "banal demais" ou "muito obviamente freudiano" para que valha a pena relatá-lo. Outros detalhes ou associações com essas produções mentais são amiúde excluídos das narrativas dos pacientes, por estes terem aversão a admiti-los e responderem, depois que conseguimos adivinhar o que haviam omitido: "É verdade, eu pensei nisso, mas tinha esperança de que não fosse isso" (ou seja, de que essa não fosse a associação ou lembrança mais pertinente).

Um de meus analisandos me contou um sonho em que tinha de batalhar, andando com lama até os joelhos, para chegar a sua sessão comigo.

"E a lama?", perguntei, e a pergunta foi recebida com o silêncio. "Não lhe ocorre nada?"

"Não", ele respondeu.

"Era marrom?", indaguei, tentando incitá-lo a dizer *alguma coisa* sobre ela, qualquer coisa, na verdade. Nesse ponto, ele caiu na gargalhada e admitiu que "merda" lhe viera à cabeça, junto com a ideia de que ele tinha a sensação de precisar chafurdar na merda até os joelhos para chegar a suas sessões comigo. Isso tinha lhe parecido impertinente e ele havia hesitado em relatá-lo, até ser instigado por mim.

Se não incentivarmos nossos analisandos a nos contarem histórias importantes do passado, bem como sonhos e fantasias atuais (ou até anteriores) no que às vezes chamo de "harmonia a quatro vozes" — quer dizer, com os mais plenos detalhes possíveis e incluindo todas as suas vozes (em outras palavras, todas as suas ideias e sentimentos conflitantes na ocasião) —, não haverá meio de chegarmos ao fundo deles. Isso exige que nos sintamos muito seguros de que nossa técnica é valiosa (como diz Freud, o laborioso trabalho de reconstrução dos acontecimentos do passado de um paciente "exigia que eu tivesse completa confiança em minha técnica"),[119] e tenho a impressão de que a pessoa só adquire essa confiança tendo experimentado o valor da plena exploração de eventos e sonhos do passado em sua própria análise. Hoje lutamos com um círculo vicioso em que cada vez menos analistas em formação são incentivados a explorar essas lembranças em harmonia a quatro vozes em sua análise didática, e por isso desenvolvem pouca confiança no valor de fazê-lo no trabalho posterior com seus próprios analisandos.[120]

Mesmo quando conseguimos isolar a origem de um sintoma já antigo que atormenta o analisando, é raro ele desaparecer por completo. Por quê? Porque, ao longo do tempo, adquiriu múltiplos significados e o respaldo de uma miríade de outros acontecimentos na vida do analisando. As ligações do evento inicial com acontecimentos posteriores e também anteriores devem continuar a ser exaustivamente rastreadas e exploradas. Isso nem sempre, ou nem mesmo com frequência, pode ser feito de forma deliberada, pois só a intervalos distantes o analisando costuma se lembrar de alguns acontecimentos ligados ao sintoma — em conexão, por exemplo, com um sonho, num caso, e com um nome que brota na consciência, em outro. Nessas situações, só depois de todas as ligações relevantes serem exploradas é que o sintoma cede.

Freud discute o caso da srta. Lucy R., no qual, embora tivesse havido algumas melhoras, à medida que a paciente lhe falou de seus sintomas e das ocasiões em que eles surgiam,

> a chave de toda a situação encontrou-se apenas no último sintoma a ser alcançado pela análise. O processo terapêutico, nesse caso, consistiu em obrigar o grupo psíquico que tinha sido cindido [M1 — M2 — M3] a se jun-

tar mais uma vez à consciência egoica [M4 — M5 — M6]. Estranhamente, o sucesso não acompanhou *pari passu* o volume de trabalho realizado. Só quando a última parte do trabalho foi concluída é que, de repente, deu-se a recuperação.[121]

Poderíamos dizer que, apesar de M2 e M3 terem sido plenamente exploradas, só quando se encontrou M1 é que os sintomas da srta. Lucy R. (depressão, cansaço e sua impressão de sentir cheiro de pudim queimado e de fumaça de charuto) evaporaram, todos de uma só vez. Eu, como muitos outros analistas, tive casos em que pouca melhora pareceu ocorrer, apesar de anos de trabalho intensivo, até que, de repente, houve grandes mudanças num espaço curtíssimo de tempo. Assim é, não raro, a natureza do trabalho terapêutico, quer se empregue a hipnose — como fez Freud com Lucy R. —, quer não.

Em tese, tão logo uma lembrança que foi isolada é relacionada com lembranças acessíveis ao sujeito, ela para de produzir sintomas; na prática, os muitos vínculos estabelecidos por essa lembrança com outras lembranças isoladas também têm que ser elucidados para que a formação de sintomas cesse.

Isto não quer dizer que toda lembrança isolada possa ser des-isolada, por assim dizer, ou completamente retirada do inconsciente; pois, nesse caso, teríamos que levantar a hipótese de que a própria barreira entre consciente e inconsciente pode desaparecer em alguém em quem ela antes existiu. Mas a longa experiência dos analistas, muitos dos quais passamos numerosos anos em análise, deixa claro que o inconsciente nunca é esvaziado por inteiro de todas as lembranças isoladas, nunca é completamente reabsorvido em nossa memória acessível: há sempre motivos, dos quais não estamos cônscios, capazes de levar até mesmo os analistas mais bem analisados e experientes a fazer coisas, na vida cotidiana e até no consultório, por razões que lhes são opacas. Em outras palavras, a barreira entre as duas instâncias continua a existir, mesmo depois de muita exploração.

O promissor, entretanto, é que em geral, para aqueles de nós que passamos por uma longa análise, costuma tornar-se mais fácil do que antes da análise obter acesso a lembranças recentes que foram isoladas; e que o trabalho com supervisores ou com outros colegas não raro basta para nos fazer enxergar o que não vínhamos enxergando, sem que precisemos voltar ao divã para outro longo período de análise pessoal. Aqueles de nós que fizemos um extenso trabalho analítico podemos, com frequência, despertar de um sonho e, com bastante rapidez, descobrir o sentido desse sonho. Mas isso não quer dizer que devamos subestimar a que ponto até mesmo nós, por mais experientes que sejamos como analistas, podemos nos iludir com a suposição de sabermos tudo que se passa em nossa mente!

2. O inconsciente é o exato oposto da consciência: Como o inconsciente se manifesta na fala e nos sintomas

> As ideias opostas têm sempre estreita ligação entre si e, não raro, emparelham-se de tal modo que uma é excessiva e intensamente consciente, enquanto a oposta é recalcada e inconsciente.
>
> FREUD, "Fragmento da análise de um caso de histeria"[1]

O ACESSO AO RECALCADO RARAS VEZES se obtém de uma só vez. Costumam ser necessários passos intermediários no caminho, como se a barreira entre M1 e M2 — M3 — M4 tivesse que ser atenuada ou tornada, aos poucos, mais permeável. Embora isso talvez faça o trabalho ser mais árduo e mais lento para o clínico, deixa o resultado mais palatável para o analisando, pois confrontar-se de uma só vez com o conteúdo do inconsciente tende a assustá-lo ou a originar perplexidade, se não a provocar franca rejeição.

Na falta da hipnose, como abrir caminho pouco a pouco para o recalcado? De múltiplas maneiras, inclusive por meio da discussão aprofundada de sonhos, devaneios, fantasias, lapsos, atos falhos e assim por diante. Falaremos de todas elas no decorrer deste estudo da obra de Freud, mas vamos começar pelo que talvez sejam formas ainda mais simples de abordar o recalcado, a primeira delas através da negação. Embora Freud só tenha escrito as cinco páginas de "Negação" em 1924, muito depois da maioria de seus trabalhos sobre os sonhos e atos falhos, o artigo resume uma das técnicas mais elementares que ele desenvolveu. Isso não significa que a discussão feita por ele nesse texto seja elementar — na verdade, é tão complexa que dela já foram propostas numerosas interpretações (por Lacan e pelo filósofo Jean Hyppolite, por exemplo). Mas não entraremos aqui nas complexidades teóricas que ele introduz, restringindo nossa atenção a seus usos práticos.

Retirar o "não" das assertivas negativas

> O conteúdo de uma imagem ou ideia recalcada pode penetrar na consciência, desde que seja negado. A negação é um modo de tomar conhecimento daquilo que foi recalcado.
>
> Freud, "A negação"[2]

Imagine que peçamos a uma analisanda relativamente nova no tratamento psicanalítico que nos fale de sua mãe e que ela responda: "Bem, não posso dizer que ela foi uma mãe terrível". Poderíamos responder: "Não pode? Mas 'terrível' parece ter sido a primeira palavra que lhe veio à cabeça a respeito dela". Nessa hora, é provável que a analisanda retruque com uma fala nestes moldes: "É, mas ela também tinha seus lados bons, de modo que não posso mesmo dizer isso".

Se o tom de voz da analisanda não sugerir uma rejeição total da ideia, poderíamos continuar: "Mas talvez você ache, em alguns sentidos, que 'Ela foi uma mãe terrível'" — citando exatamente a segunda metade de sua primeira resposta sobre a mãe ("Bem, não posso dizer que *Ela foi uma mãe terrível*'").

Dessa maneira — e os diálogos exatos poderiam ser bem diferentes, é claro, dos que apresentei aqui —, enfatizamos o adjetivo que lhe veio à cabeça ("terrível") em resposta a nosso pedido de que nos falasse da mãe, sem considerar muito sua maneira de modificá-lo. Em outras palavras, não damos crédito ao fato de ela ter talvez acrescentado um sim ou um não, um mais ou um menos, ou um quantificador a esse adjetivo — ou seja, ter dito que a mãe não era terrível, que era sempre terrível, que nunca era terrível, que às vezes era terrível, que era terrivelmente terrível, muito terrível ou só um pouco terrível. A contribuição importante de Freud nesse contexto consiste em dizer que, quando estimulamos os analisandos a fazerem associações livres, isto é, a dizerem a primeira coisa que lhes vier à cabeça em resposta a alguma pergunta que façamos, é comum lhes ocorrerem ideias que, se submetidas à consideração, mesmo que apenas por uma fração de segundo, eles provavelmente quereriam negar. O que lhes vem à cabeça, segundo nossa hipótese, está ligado ao inconsciente (por uma série mais curta ou mais longa de elos) e só pode ser trazido à baila por eles na fala na medida em que é negado: "*Não posso dizer* que 'Ela foi uma mãe terrível'." Sendo negada, a ideia pode ser mencionada por eles, pois não veem nada de suspeito nessas negações; em outras palavras, não creem estar revelando nada em particular ao fazerem uma declaração negativa desse tipo.

De fato, habitualmente poucas pessoas, exceto os psicanalistas, parecem ver algo suspeito nessas declarações negativas. Pelo menos enquanto não há muita coisa em jogo. Quando, por exemplo, um político num cargo elevado afirma "Não posso dizer que a guerra no Oriente Médio esteja correndo mal", ou "Eu não diria que a economia vai mal", algumas pessoas do público começam a se perguntar: se as coisas estão correndo tão lindamente, por que o político não disse algo positivo, como "Fico feliz em anunciar que a economia está indo muito bem", em vez de dizer algo tão negativo? Quando o executivo-chefe de uma empresa afirma que "Nosso desempenho não foi desastroso no último trimestre", é provável que certos investidores comecem a se perguntar por que uma liderança de uma empresa haveria de sequer mencionar uma palavra como "desastroso" se a companhia estivesse bem. Do mesmo modo, se você pergunta à sua mulher como foi o dia de trabalho e ela responde "Não saí da minha mesa nem por um minuto, o dia inteiro", é bem possível que você se pergunte por que ela disse isso se você nunca deixou implícito que desconfiava de que ela andava fazendo outra coisa que não trabalhar o dia inteiro em sua mesa. Na verdade, talvez você comece a indagar por que, entre tudo o que ela poderia ter lhe falado sobre o seu dia, sentiu necessidade de lhe dar *essa resposta*, quando você não a estava acusando de, digamos, jogar tempo fora no trabalho ou de ter um romance com alguém pelas suas costas! Quando há coisas importantes em jogo, as pessoas parecem instintivamente se tornar tão desconfiadas quanto os psicanalistas.

A genialidade de Freud foi perguntar por que, de tudo o que nossa analisanda poderia ter dito sobre sua mãe, ela havia escolhido esse adjetivo em particular: "terrível". Uma mãe pode ser calorosa, fria, amorosa, rancorosa, divertida ou carrancuda; pode ser imparcial ou injusta, estabelecer favoritos ou ignorar os filhos; e é provável que tenha uma miríade de características diferentes em diferentes ocasiões. Então, por que escolher essa palavra específica? Por que fazer justamente essa escolha? *A abordagem de Freud era considerar de extrema importância tudo o que é dito pelo analisando*, o que é muito diferente da maneira como o próprio analisando costuma considerar o que diz; isso porque, ao ser indagado sobre um dado termo que usou para descrever alguém, ele tende a trocar imediatamente esse termo, a moderá-lo ou até a desdizê-lo. *Freud nos ensina a não dar crédito aos desmentidos* (o que também devemos aplicar à famosa retratação de Chaucer!).[3] Quando um analisando diz algo, é preciso deixar que isso tenha validade, mesmo que ele se apresse a limitá-lo ou atenuá-lo.

Negar é uma tentativa de ir ainda mais longe — uma tentativa de desdizer algo, no momento mesmo em que sai da boca do sujeito.[4] O modo de Freud formular o que acontece nesse caso é dizer que determinada ideia sobre a mãe só pode brotar da boca do analisando sob rasura, por assim dizer — isto é, com um grande X escrito por cima, riscando a palavra: ~~terrível~~. A ideia de que sua mãe era terrível só podia vir à tona na medida em que fosse disfarçada da consciência da analisanda, na medida em que lhe fosse irreconhecível como reveladora de seus verdadeiros sentimentos. (Veremos dentro em pouco que os pensamentos também podem ser disfarçados de outra maneira, não apenas por meio da negação.) Ela acreditou que, com sua asserção negativa — "Não posso dizer que ela foi uma mãe terrível" —, não estava dizendo nada de revelador sobre o que sentia, e sim, antes, fazendo uma afirmação verdadeira; em outras palavras, que estava afirmando a verdade tal como a compreendia.

Na tentativa de chegar à verdade tal como a conceitua, a analisanda é comumente levada a dizer algo como "Eu sei que *eu* acho que minha mãe era terrível, mas ela sempre se declarou uma excelente mãe, e minha irmã e meu irmão também acham que ela era ótima". Nesse ponto, a paciente desconsidera o que sente a respeito da mãe, por não ter certeza de que se trata de algo "objetivamente verdadeiro": talvez, pensa ela, seja "meramente subjetivo" que essa seja a sua concepção ou representação equivocada da mãe. Freud fala dessa preocupação em termos de uma das funções do que chama de "juízo":[5] procuramos determinar se uma ideia (que Freud chama de *Vorstellung* e que James Strachey traduz por *presentation* [apresentação] ou *representation* [representação]) que encontramos em nossa mente corresponde a algo "real", a algo fora de nós mesmos.[6]

Aqui, essa analisanda parece acreditar que saber se sua mãe foi ou não terrível é tão simples quanto saber se unicórnios existem ou não. Temos na mente uma ideia e uma imagem de unicórnios, mas a experiência e a pesquisa mostram que ninguém jamais viu um unicórnio real, vivo e pulsante (mesmo que isso ainda não constitua uma prova absoluta de que jamais se verá algum). Portanto, parece cristalinamente óbvio que unicórnios não existem e que eles estão "apenas na nossa cabeça".[7]

Mas determinar se algo é real no campo psicológico levanta um problema muito mais espinhoso: se meus dois irmãos acham que minha mãe foi uma boa mãe, isso torna essa visão mais verdadeira ou mais real do que meus sentimentos a respeito dela? Eles não poderiam estar enganados? Será que não engoliram a história da mamãe sobre ela mesma, quando se dizia uma boa mãe? Ou terá ela sido, talvez, realmente melhor para eles do que foi para mim, preferindo-os em relação a mim? (Ou terá havido alguma coisa em mim que a fez ser má comigo — por exemplo algo na minha aparência ou no meu modo de agir que a aborrecia?) É comum os analisandos se interessarem, sobretudo no início de nosso trabalho com eles, por fornecer o que acreditam ser um "retrato preciso" de seus pais, irmãos, cônjuges e amigos, um retrato que não seja influenciado — ou, pelo menos, não "excessivamente influenciado" — por sua experiência subjetiva dessas pessoas.

Todavia, nosso interesse como analistas não é pesar quantas pessoas acham que a mãe da paciente foi uma boa mãe e quantas acham que foi má e chegar a uma avaliação supostamente objetiva; nosso interesse é explorar, de todas as maneiras possíveis, a experiência de nossa analisanda com a mãe! Para isso, muitas vezes temos de nos esforçar para impedir que a analisanda busque algum parâmetro objetivo com que medir a realidade e, em vez disso, estimulá-la a se concentrar em sua "realidade psíquica", como a chama Freud.[8] (É nesse ponto que a psicanálise e a terapia cognitivo-comportamental se afastam, com os terapeutas cognitivo-comportamentais professando-se capazes de conhecer a realidade de modo direto e objetivo e de ensinar seus pacientes a fazerem o mesmo.) Por isso, caso nossa analisanda fique em silêncio, e lhe perguntemos o que está se passando em sua cabeça, e ela responda que "Eu estava pensando no que disse de minha mãe e, pensando melhor, acho que ela não era tão má assim, afinal" — outra negação —, convém insistirmos em que cada coisa que ela pensa sobre a mãe é importante por si só, e em que, mesmo que não se trate, necessariamente, da única coisa que ela pensa da mãe, não deve ser descartada logo de saída.

As ideias articuladas dessa maneira negativa ("Eu não acho x", ou "Acho que ela não é x") não nos levam necessariamente direto ao inconsciente, mas é comum serem de incrível utilidade para nos guiar na direção certa. E, quanto mais o analisando fica sintonizado em escutar suas próprias negações e desmentidos, e se perguntando o que eles escondem, mais permeável tende a se tornar a barreira entre o inconsciente e o consciente.[9]

Disfarçando os pensamentos inconscientes

> Não estou querendo dizer que foi bom...
> UM ANALISANDO

Apresentar sob rasura uma ideia que nos ocorre — isto é, negando-a — é apenas uma de muitas maneiras de disfarçar um pensamento. Passemos agora a uma segunda maneira de fazê-lo.

Imagine que um analisando com quem você vem trabalhando há algum tempo tenha um sonho com uma mulher e que você lhe peça para falar dessa mulher, que, na narração do sonho, permaneceu não identificada. Ele responde (imediatamente, ou após uma pausa): "Tenho certeza de que você está achando que é minha prima".[10] Se tudo na análise até esse momento houver girado em torno da prima, a resposta dele não será especialmente reveladora; mas se a prima tiver sido apenas um de vários atores importantes na vida dele e apenas uma de uma pletora de pessoas discutidas na análise, o fato de essa prima ter vindo à mente é o que deve ser frisado.

O fato de ele situar a ideia como vinda de *você* — isto é, como surgida na sua mente, não na dele — é como o "sim" ou o "não", o "mais ou menos" ou o quantificador que vimos antes, que pouco ou nada de útil acrescenta ao pensamento em si. O que isso nos diz é que, ou a prima só podia vir à mente (isto é, à consciência) do analisando desde que ele atribuísse esse pensamento a você, ou que a prima veio à mente e, por isso ter sido imediatamente perturbador, ele atribuiu a ocorrência em sua própria mente ao que acredita ser a natureza desconfiada ou a mente suja do analista! No primeiro caso, a hipótese de Freud seria que, comumente, a ideia da prima seria "censurada" — isto é, impedida de penetrar na consciência pela barreira entre o inconsciente e o consciente —, mas que, já que foi atribuída ao analista, pôde vir à mente. No segundo caso, a censura entra em jogo a posteriori (ou seja, depois que a prima vem à lembrança), levando a ser projetado no analista o que talvez tivesse sido, mais provavelmente, um pensamento pré-consciente ou inconsciente.[11]

Em ambos os casos, os pensamentos tidos como objetáveis pelo analisando — por seu eu ou supereu, para usar os termos mais técnicos de Freud — podem vir à mente (no primeiro caso) e ser verbalizados (no segundo caso) sob a condição de serem repudiados: "Nunca me ocorreria uma coisa dessas", parece alegar o analisando, "mas é bem o tipo de coisa em que *você* pensaria". (Freud indicou que, às vezes, seus pacientes diziam coisas como "Agora me ocorreu uma coisa, mas é óbvio que você a pôs na minha cabeça", ou "Sei o que você espera que eu responda. É claro que você acredita que pensei isso ou aquilo".)[12]

A projeção é um modo incrivelmente importante de disfarçar pensamentos inconscientes, e nós a vemos numa multiplicidade de acusações que as pessoas fazem àqueles que as cercam. O marido que, da maneira mais beligerante, acusa a mulher de traí-lo (como vimos no Capítulo 1) é, em geral, aquele que trai mais persistentemente a esposa, ou que pelo menos fantasia traí-la; ao censurá-la, ele espera rechaçar ou atenuar suas próprias autocensuras. Ao ver e tratar a mulher como uma "vadia", ele desvia a atenção de seu próprio comportamento devasso e tenta convencer-se de que é moralmente superior a ela — embora, no fundo, provavelmente acredite ser muito inferior a ela. O empregado que mais exaustivamente acusa o patrão de um autoritarismo insuportável é com frequência muito mais autoritário, porém se recusa a admiti-lo.

Tal como se dá com as negações, *no caso das projeções, nós, analistas, estamos muito menos interessados na pessoa a quem o pensamento é atribuído do que no conteúdo em si desse pensamento.* A prima do analisando veio à mente (à mente de alguém, não importa), e por isso o estimulamos a falar desse assunto. A traição vem à mente, independentemente de quem o analisando diz que a está praticando, e por isso o instigamos a discutir a traição.

Assertivas suspeitas

> Nem acredito que eu disse isso!
> Um analisando

Muitas vezes as pessoas não fazem ideia do quanto sinalizam suas intenções sem achar que o fazem. Quando alguém lhe diz "Não quero ser indelicado, mas...", você pode ter certeza de que a pessoa está prestes a lhe fazer uma grosseria. Quando alguém diz "Não estou querendo criticar, mas...", você pode ter certeza de que ele ou ela está prestes a se lançar numa crítica mais ou menos dura a você.[13]

O homem comum típico parece acreditar que desmentir suas intenções é o bastante para eliminar qualquer aparência de grosseria ou crítica do que está à beira de dizer, ao passo que isso apenas anuncia que ele próprio está ciente de que o que quer expressar tenderá a ser percebido como grosseiro ou crítico. Ele gostaria de atenuar ou prevenir, de algum modo, essa percepção — de bloqueá-la, por assim dizer — com sua negação, mas ele próprio lhe dá destaque antes mesmo de começar a falar, alertando-nos para o fato de que algo importante está para ser dito. Não se dá conta de que, quanto mais se esforça por minimizar algo, mais chama a nossa atenção para isso e nos faz ficar de antenas ligadas.

Convém notar que essas *ressalvas* ou *desmentidos* nem sempre são formulados de modo estritamente negativo. Uma de minhas analisandas me dizia, vez por outra, ter tido "um sonho inofensivo",[14] ou "um sonhozinho bobo", com a intenção consciente de subestimar a importância dele. Mas essas tentativas de minimizar a significação de um sonho raramente ou nunca são gratuitas: costumam apontar que o analisando intuiu que há algo perturbador ou desconcertante no sonho e quer desviar dele a nossa atenção, ou insinuar que não devemos dedicar-lhe muita reflexão. Exemplos ainda mais comuns disso ocorrem quando os analisandos se calam por um momento e, quando lhes perguntamos o que lhes passou pela cabeça, respondem "nada"; quando insistimos na pergunta, talvez repetindo a palavra "nada" com uma entonação interrogativa, é frequente responderem: "Não, nada, foi só uma besteira", ou "Foi só uma ideia fortuita". (Freud indica que era comum seus pacientes dizerem: "Agora me ocorreu uma coisa, mas não tem nada a ver com este assunto".)¹⁵ Quando os incentivamos a verbalizar esse pensamento "besta" ou "fortuito", como convém fazermos, não raro descobrimos que, na verdade, trata-se de uma das coisas mais importantes que eles dizem ao longo da sessão inteira! Foi isso que levou Lacan a afirmar que é com essas "besteiras" que fazemos análise.¹⁶ A primeira coisa que lhes vem à cabeça — ou seja, uma associação livre — amiúde parece irrelevante, inopinada ou incoerente, e, embora a inclinação inicial de muitos analisandos seja descartá-la por completo, como se nunca lhes tivesse ocorrido, ela é exatamente aquilo de que é preciso falar para que a análise prossiga.¹⁷

Outro de meus analisandos a certa altura do tratamento com frequência iniciava suas sessões pela frase "Sinto muito estar atrasado". Proferir essa frase na vida cotidiana, quando o atraso da pessoa é a exceção e não a regra, serve para pedir desculpas pelo atraso; trata-se de um dito destinado a fazer algo (em outras palavras, é um ato de fala),¹⁸ o que nesse caso consiste em *pedir desculpas* por um atraso incomum e *expressar a intenção* de voltar a ser mais pontual no futuro. A própria repetição da frase por meu analisando, todavia, sugeria um pedido de desculpas sem nenhuma intenção de finalização, pois ele continuava igualmente atrasado nas sessões seguintes.

Após alguns desses atrasos, acompanhados pelo mesmo pedido protocolar de desculpas, "Sinto muito estar atrasado", perguntei: "Sente?". O analisando ficou muito surpreso com essa reação inusitada a um ato de fala tão comum, e assim continuei: "Tem certeza de que sente muito estar atrasado? Se lamentasse isso, será que você não tentaria garantir não se atrasar com tanta frequência?". Isso levou a uma longa e fecunda discussão sobre o que ele parecia extrair da sua crença de que me fazia pensar nele na sua ausência, e de me manter esperando, enquanto ele se detinha, com uma espécie de prazer secreto, na leitura ou na observação de alguma coisa que sabia que tenderia a fazê-lo se atrasar para a sessão.¹⁹

As ressalvas ou desmentidos que parecem se destinar a dissimular as verdadeiras intenções de alguém, portanto, podem ser formulados em termos positivos ("Sinto muito...") ou negativos ("Não quero ser cruel..."), porém o interlocutor atento, instruído pela psicanálise, não os aceita assim sem mais. Isso porque, na verdade, todo analisando tem seus modos particulares de enunciar as coisas, a fim de minimizá-las, desviar a atenção delas ou escondê-

-las, e o analista deve se familiarizar com o estilo retórico de cada pessoa, para trazer à tona e elucidar aquilo que esse estilo é feito para dissimular.

Alguns analisandos têm o hábito de repetir, vezes sem conta, certas afirmações que fazem — por exemplo, um deles repetiu três vezes seguidas a afirmação "Tudo era esplêndido na minha família", numa de suas primeiras sessões comigo —, a ponto de começarmos a nos perguntar a quem estão tentando convencer: a eles mesmos ou a nós? Se estão tão convencidos daquilo que afirmam, por que sentem necessidade de repeti-lo com tanta frequência? Para se convencerem ao nos convencer? A repetição insistente de asserções positivas começa a cheirar a negação e parece ser a forma habitual de alguns analisandos proferirem negações (ou seja, eles não creem, realmente, que tudo tenha sido tão esplêndido, mas desejam que tivesse sido).

Todo medo (ou preocupação, ou apreensão) encobre um desejo

Certos analisandos dão indicações regulares de estar preocupados com alguém quando, na verdade, querem mal a essa pessoa. Seria muito difícil eu contar o número de vezes que os ouvi dizerem-se "preocupados" ou "com medo" de que o pai (ou outra pessoa próxima) sofresse um infarto, quando esse pai não tinha nenhum problema cardíaco nem havia história de cardiopatias na família! Nesses casos — não naqueles em que fica claro que o pai está mal de saúde e sob grande tensão —, os desejos dos analisandos de que aconteça algo ruim a ele, ou de que ele simplesmente desapareça, são disfarçados, mais ou menos automaticamente, como preocupação, apreensão, tensão ou medo. Não é que esses analisandos tenham consciência de desejar a morte do pai e, intuindo que é inaceitável expressar esse tipo de desejo em público, optem deliberadamente por expressá-lo de outra maneira; eles têm consciência apenas da preocupação, da ansiedade, da apreensão ou do medo — em outras palavras, são tão enganados por sua própria experiência afetiva quanto parecem querer que o sejam todos aqueles que os cercam.

Para dizê-lo da maneira mais clara que posso, tais analisandos têm um desejo inconsciente de que o pai morra (ou, pelo menos, passe por sofrimentos terríveis) e, por isso, ou nunca pensam conscientemente no pai, ou, quando pensam, só o fazem de maneira distorcida ou disfarçada.[20] Obviamente, o que foi recalcado não é o pai em si, como pessoa, nem a palavra "pai", e sim um desejo ou ideia específico que essas pessoas têm a respeito do pai. Na Figura 2.1 (e em outros pontos), represento o fato de um desejo ser recalcado colocando-o *sob* uma barra ou barreira, e represento o fato de algo bem diferente aceder à consciência colocando o que é consciente *acima* da barra ou barreira:

$$\frac{\text{Preocupa-me que meu pai possa morrer}}{\text{Desejo que meu pai morra}}$$

FIGURA 2.1

Alternativamente, isso poderia ser representado da maneira como representamos o recalcamento (como isolamento) no Capítulo 1:

Desejo que meu pai morra | Preocupa-me que meu pai possa morrer

Vemos aí que certo pensamento e afeto relacionados com meu pai só podem vir à mente (isto é, à consciência ou ao conhecimento) porque tanto a ideia quanto o afeto passaram por uma transformação: "desejo" foi substituído por "preocupação", e a raiva que sinto dele e que me faz desejá-lo morto foi transformada em angústia ou apreensão. A intensidade do meu afeto permanece a mesma — em outras palavras, a quantidade de sentimento é igual dos dois lados da barreira —, porém o medo e a angústia me parecem sentimentos muito menos objetáveis a nutrir por meu pai do que desejos raivosos de morte.

Essas transformações de desejos em preocupações, apreensões, angústia ou medo são extremamente comuns — tão comuns, na verdade, que *uma regra prática útil em psicanálise é considerar praticamente qualquer medo, preocupação, apreensão ou angústia expressado por um analisando como, pelo menos potencialmente, encobridor de um desejo.*[21] Voltaremos mais adiante às discussões de Freud a esse respeito, quando examinarmos a formação de sintomas, pois ele formula uma hipótese crucial: a de que *todo desejo julgado impróprio ou inadmissível pelos escrúpulos morais de alguém pode transformar-se em angústia.* Com efeito, a angústia é a moeda universal da emoção,[22] e todas as emoções são passíveis de se converter em angústia, quando suprimidas pelas faculdades de autocrítica (o eu ou o supereu) do sujeito. A angústia, portanto, não deve ser tomada por seu valor aparente, mas como sempre potencialmente indicativa de outra emoção que esteja sofrendo uma autocensura.[23]

Freud chega até, no caso do Homem dos Ratos, a formular a regra quase universal de que as coisas são bem o oposto do que parecem: "O inconsciente é precisamente o contrário [ou seja, o oposto exato] do consciente".[24] Essa regra contraria nossos modos habituais de ver o mundo e, no começo, muitos psicanalistas têm dificuldade de fazê-la entrar na cabeça (quem está familiarizado com os usos políticos da ideologia talvez tenha menos problemas com ela, por estar ciente de que, muitas vezes, as razões oficiais fornecidas para os atos de um governo são o exato oposto das verdadeiras razões não oficiais). Estamos tão acostumados a aceitar acriticamente o que as pessoas nos dizem sobre seus motivos e intenções, que parece difícil digerir a "lógica da suspeita" (como a chamo)[25] incorporada na psicanálise — a qual requer que consideremos a possibilidade de praticamente tudo o que as pessoas nos dizem consistir apenas em verdades parciais, quando não em mentiras escancaradas.

"O inconsciente é o oposto exato do consciente" implica que praticamente tudo em que acreditamos a nosso respeito, ao entrarmos em análise pessoal, deverá ser virado de cabeça para baixo, em algum momento. Implica também que, como analistas, não nos devemos deixar enganar pelo que nossos analisandos nos dizem, de início, sobre eles próprios e sua vida, mas contemplar sempre a possibilidade de que a verdade (até onde se pode dizer que ela é singular, o que, de fato, raras vezes acontece) esteja comumente mais próxima do inverso do que eles afirmam no começo. Os que preferem acreditar que a maioria das pessoas se conhece bastante bem acharão isso excepcionalmente difícil de engolir, mas os que já passaram por uma análise rigorosa tenderão a reconhecer que um importante momento decisivo na análise pessoal é alcançado quando o sujeito se dá conta, como disse certa vez um de meus analisandos espirituosos, de "falar um monte de merda".

Em termos menos grosseiros, diríamos que seria bom o analisando e o analista não presumirem nada e considerarem seriamente a possibilidade de que quase tudo o que o analisando diz, no começo do seu trabalho conjunto, bem pode estar encobrindo outra coisa.

Agressão dissimulada

Nem todo desejo recalcado se manifesta necessariamente sob a forma de medo, preocupação, apreensão ou angústia. Alguns desejos recalcados são considerados tão repreensíveis por algo dentro de nós que é melhor nem mencionar o assunto ou a pessoa a que dizem respeito, por medo de que alguma parte de nossos verdadeiros sentimentos ou desejos possa irromper às claras; estes, muitas vezes, acabam originando sintomas (sejam eles tiques, fobias, vômitos, medo de avião, verificação constante de que as portas estão trancadas ou o gás está fechado, ou seja lá o que for). Ainda assim, muitos desejos recalcados podem ser descobertos graças a esses disfarces típicos (medo, preocupação, apreensão ou angústia), desde que se compreenda que eles são disfarces.

Outro modo muito comum de os analisandos dissimularem sua intensa raiva de alguém é expressarem uma necessidade de *proteger* essa pessoa. Ao aceitarmos essas expressões em seu valor de face, é comum deixarmos de descobrir que, na verdade, a pessoa que eles querem proteger é perfeitamente capaz de cuidar de si e não está em nenhum tipo de perigo óbvio. Então, como entender esse interesse em preservá-la? O que costumamos descobrir é que eles próprios desejam mal a essa pessoa e sentem que representam uma ameaça a ela; daí sua necessidade de salvaguardá-la! Empenham-se tanto em desejar mal à pessoa que ficam aflitos para defendê-la deles mesmos. São muitos os analisandos ou analisandas que se referem à mãe como "a coitada da minha mãe" ou "aquela pobre mulher", ou que falam de seus/suas namorados/a ou companheiros/as como "o coitadinho" ou "a pobrezinha", quando a única razão para sentirem pena dessas pessoas está no tanto que eles mesmos as detestam e/ou perseguem (ao menos em pensamento)!

O valor heurístico das situações hipotéticas

Em seu artigo "Negação", Freud nos fornece um método para levar os analisandos a revelar, sem querer, alguns de seus pensamentos inconscientes e intenções ocultas, sem que precisemos trabalhar muito para virar de cabeça para baixo tudo o que eles nos dizem e fazer o que talvez lhes pareçam ser interpretações improváveis. Em vez de tentar afrouxar ou perfurar diretamente a barreira entre inconsciente e consciente, de tentar abrir ou forçar a passagem por ela, esse método contorna as barreiras:

> Há um método muito conveniente pelo qual, vez por outra, podemos obter uma informação que queremos sobre o material inconsciente recalcado. "O que você consideraria ser a coisa mais improvável de imaginar nessa situação?", perguntamos. "O que você acha que estava mais longe do seu pensamento naquela hora?" Quando o paciente cai na armadilha e diz o que pensa ser mais inacreditável, quase sempre faz a admissão correta.[26]

Freud deixa a "situação" no plano abstrato nesse ponto; por isso, permita-me dar um exemplo. Imagine que uma analisanda lhe fale de um sonho em que lê uma carta. Ao acordar, já não consegue lembrar de quem era a carta nem a que se referia, embora essas coisas tivessem parecido muito claras enquanto ela sonhava. Perguntar se lhe ocorre alguma coisa sobre cartas, se ela recebeu alguma carta recentemente ou se consegue pensar em alguma carta significativa que tenha recebido no passado não leva a nenhuma associação. O método ou truque de Freud, como o chamaríamos aqui, envolve fazer um dos seguintes tipos de perguntas:

- "Já que você não consegue lembrar de quem era a carta, de quem acha que, com certeza, não poderia ser?"
- "Como você não consegue lembrar qual era o assunto da carta, sobre qual assunto lhe parece que ela não poderia ser?"
- "Quem seria a última pessoa a lhe mandar uma carta?"
- "Qual seria a última coisa de que você esperaria saber numa carta?"

A ideia de Freud é que, quando perguntamos a essa paciente qual é a coisa mais distante do seu pensamento, ou que lhe parece a mais absurda, nós a liberamos para nos falar do que de fato encontra-se mais próximo de seu pensamento e é o mais provável. Quando perguntamos qual seria a última coisa que lhe passaria pela cabeça, formulando a pergunta dessa maneira, facilitamos sua verbalização da primeira coisa que lhe vem à mente. Enquanto, em resposta à nossa pergunta inicial sobre o que lhe ocorria a respeito de cartas, ela pode ter estado percorrendo, conscientemente, a lista de possíveis amigas ou amigos que teriam escrito, a pergunta hipotética pode levá-la, de repente, a pensar em receber uma carta sobre a morte de um dos pais ou avós, ou sobre uma herança, ou sobre uma doença fatal na família extensa. Talvez nenhuma dessas coisas lhe tenha ocorrido ao acordar, ou mesmo ao tentar fazer associações com o sonho, exortada por nós na sessão; no entanto, dar-lhe a permissão de pensar nos missivistas mais improváveis e nos assuntos mais improváveis bem pode libertá-la para nos conduzir na direção mais fecunda.

Por que uma jogada assim haveria de funcionar? Porque incentiva a pessoa a dizer uma coisa "sem ter nada a perder" — ou seja, sem que haja nada em risco, aparentemente. Essas técnicas destinam-se a contornar a censura, pois de que modo aquilo que o paciente diz poderia lhe parecer moralmente repreensível, se ele simplesmente diz o que está mais longe do seu pensamento?

O fato de o que está mais longe da minha cabeça ser, na verdade, o que está mais perto, e de a última coisa em que eu poderia pensar ser realmente a primeira, se coaduna com a citada afirmação freudiana de que "o inconsciente é o oposto exato do consciente".[27] E, como Freud disse, tempos depois, o inconsciente é como "uma língua estrangeira"[28] que a consciência (ou o eu) não consegue entender, uma vez que seu conteúdo, na medida em que se manifesta na consciência, é distorcido, disfarçado e invertido: meus medos (conscientes) representam desejos (inconscientes); o que acredito ser mais implausível é o mais plausível; a pessoa que acredito ser a que mais quero proteger é aquela que mais almejo prejudicar, e assim por diante. Através de sua análise pessoal, os analistas aprendem, pouco a pouco, a ler essa "língua estrangeira", a "retraduzir" a dissimulação consciente para o pensamento ou desejo inconsciente do qual ela brotou, e a se dedicarem a uma espécie de "destradução", a fim de desfazerem a "tradução" deturpadora acarretada pela censura.[29] E, em certo sentido, os analistas também ensinam cada novo/a analisando/a com quem trabalham a fazer o mesmo.

Digressão sobre a técnica

Quando nós, analistas, propomos uma situação hipotética do tipo mencionado na seção anterior, visando livrar os analisandos de qualquer responsabilidade pela ideia que seria "a mais distante de sua cabeça", é óbvio que não devemos, de repente, responsabilizá-los pelo "pensamento extraviado" ou pela "ideia absurda" que lhes ocorreu. Não devemos pegar a ideia pela qual deixamos implícito que eles não seriam responsabilizados, exclamar "Arrá!" e, na mesma hora, tentar fazê-los enxergar o verdadeiro valor da ideia disparatada.

Ao contrário, e isso se aplica especialmente àqueles que ainda estão em análise conosco há pouco tempo, devemos abordar discretamente a "ideia absurda", fazendo perguntas como:

- "E quanto a esse avô?" (aquele cuja morte teria sido anunciada na carta do sonho), ou "Fale-me desse avô".
- "E o que me diz da herança?" (cuja notícia teria sido dada na carta do sonho). "Há alguma herança de que você tenha ouvido falar, ou que esteja esperando, ou que possa ter esperança de receber?"
- "E o câncer de pâncreas? (a doença fatal que teria sido comunicada na carta do sonho). Há alguma coisa que você tenha ouvido sobre ele, ou algum conhecido seu que tenha tido essa doença?" (Nesse contexto, um de meus analisandos mencionou Steve Jobs, da Apple, o que levou a uma longa discussão sobre as doenças de pessoas famosas e sobre o fato de que ele próprio também gostaria de ser uma pessoa proeminente.)

Com perguntas como estas não insinuamos automaticamente que a ideia absurda que ocorreu ao analisando tem uma ligação imediata com ele, mas a usamos como um trampolim para saber mais sobre essa pessoa, sua situação, sua família, sua experiência com doenças etc. Seguindo essas linhas diferentes, podemos descobrir juntos uma ligação entre a última coisa que lhe passaria pela cabeça e sua vida, através de uma série meio longa de associações e elos correlatos. Quando conseguimos fazer isso repetidamente com os analisandos, eles mesmos tendem a começar a perceber que as ideias mais estranhas e aparentemente menos prováveis que lhes ocorrem têm, na verdade, uma ligação com eles, e isso costuma servir para afrouxar a barreira entre o inconsciente e o consciente, e para facilitar nossa tarefa, como analistas, no decorrer do trabalho que fazemos juntos.

A desconexão entre pensamento e afeto

> Nas muitas formas diferentes de neurose obsessiva, o esquecimento restringe-se principalmente a desfazer conexões entre pensamentos, não tirar as conclusões corretas e isolar lembranças.
>
> FREUD, "Recordar, repetir e elaborar"[30]

> Eu não ia dar a meus pais a satisfação de verem eu me formar. Tive que dar um tiro no pé para irritá-los.
>
> UM ANALISANDO

Isto não significa que, no momento em que descobrimos que o analisando tem razões para sentir raiva do parente cuja morte teria sido anunciada na carta, ele tenda a sentir de imediato a plenitude de sua fúria com esse parente e a exclamar: "É isso mesmo, eu gostaria muito de matá-lo!", ou "Eu queria que ele definhasse como aconteceu com o Steve Jobs!". Freud constatou, com frequência, que era muito mais fácil os analisandos admitirem *intelectualmente* que tinham motivos para sentir raiva das pessoas que pareciam sofrer mil mortes em seus sonhos do que, de fato, sentir raiva dessas pessoas — isto é, vivenciar de verdade sua fúria em relação a elas. Com efeito, muitas vezes ele constatou que, apesar de haverem estabelecido uma dessas ligações muito específicas, seus analisandos pareciam ficar com raiva de todo o mundo — incluindo o próprio Freud —, menos do parente em questão.

Na medida em que somos nós, os analistas, que levamos o analisando a reconhecer ou recordar que ele tem razões para estar furioso com um parente, essa fúria é comumente dirigida primeiro contra nós, talvez por termos feito isso, porém, mais provavelmente, à guisa de deslocamento da raiva do parente em questão para nós. Afinal, se o desejo do analisando de que esse parente morresse era inconsciente, presume-se que ele julgasse que havia obstáculos consideráveis à sua expressão de raiva do parente, talvez por achar que teria muito a perder, caso a expressasse — estima, amor ou uma herança —, ou pelo fato de o tal parente o intimidar e ser preciso munir-se de coragem para afirmar raivosamente algo de que continuava a não ter plena certeza ao enfrentar a aparência gentil, as negações, os protestos ou o temperamento explosivo do parente. Não seria muito mais fácil ficar com raiva do analista, que parece tão pouco propenso a perder as estribeiras ou a punir algum tipo de explosão? Não seria muito mais fácil cuspir xingamentos nos motoristas na rua, na volta da sessão para casa? Ou no caixa do supermercado? Ou no patrão, no marido, nos vizinhos ou nos filhos? Em geral, motoristas, caixas, parentes e vizinhos pouco podem fazer para desviar ou aplacar a raiva do analisando, já que não têm a menor ideia do que a alimenta; mas o analista é capaz de prevenir uma fúria tão grande a ponto de ameaçar a continuação do tratamento, em muitos casos, por meio de perguntas e respostas delicadas e sensíveis, em contraste com interpretações brutais e protestos de isenção defensivos (por exemplo "Nunca fui tão terrível com você quanto seu parente", protesto que não poderia ser mais inútil).

Embora pareça bastante seguro supor que, no curso da experiência comum de vida, o pensamento e o afeto de início caminham de mãos dadas — por exemplo, que meus pensamentos desalmados ou negativos sobre meu tio (vamos chamá-lo de Bob) são acompanhados por sentimentos de aversão a ele —, Freud descobriu que é frequente esses pensamentos e sentimentos se desligarem uns dos outros. Vamos representar da seguinte maneira a situação inicial, na qual pensamento e afeto estão ligados:

Pensamento ↔ Afeto

Freud formulou a hipótese de que, muitas vezes, o recalcamento age ou vigora mediante o rompimento do elo entre pensamento e afeto; retratemos da seguinte maneira a situação posterior, na qual eles se desvinculam, por causa do recalcamento:

Pensamento || Afeto

O recalcamento, entendido dessa maneira, pode levar a uma grande variedade de consequências:

1. Meus pensamentos negativos sobre meu tio podem ser esquecidos, embora minha aversão por ele persista; eu o abomino, mas realmente não sei por quê, dado que esqueci os acontecimentos que me levaram a desprezá-lo (talvez um dia ele tenha me castigado duramente por quebrar uma coisa que não quebrei).

Nessa primeira situação, os pensamentos foram submetidos ao recalcamento, enquanto o afeto correspondente a eles persistiu na consciência. Podemos representar isso da seguinte maneira bem simples, na qual o que está abaixo da barra (ou linha semelhante à de uma fração) é inconsciente e o que está acima é consciente:

$$\frac{\text{Afeto}}{\text{Pensamento}}$$

Nessa situação, meu afeto me parece incompreensível, e pode ser que eu me agarre a algum incidente pequeno ou não relacionado para explicá-lo a mim mesmo e aos outros. Com efeito, talvez eu comece a achar odiosas as crenças religiosas, as convicções políticas, a profissão ou o estilo de vida do tio odiado, e a criticar com veemência qualquer um que os defenda ou pratique. Encontro toda sorte de razões para depreciar essas crenças e práticas, e talvez até formule toda uma ideologia contrária à de meu tio, mas meu impulso original para fazê-lo continua opaco para mim (ou seja, meus sentimentos sobre os antigos acontecimentos que envolveram meu tio transmudaram-se ou foram deslocados para seu sistema de crenças ou seu estilo de vida). Poderíamos retratar essa situação conforme abaixo, onde Pensamento$_1$ representa minhas ideias negativas a respeito de meu tio, decorrentes de um ou mais acontecimentos no meu passado, e Pensamento$_2$ representa minhas ideias negativas sobre certas crenças religiosas, convicções políticas, profissões ou estilos de vida que, inicialmente, eu o ouvi expressar, mas que talvez já nem associe a ele conscientemente:

$$\frac{\text{Pensamento}_2 \leftrightarrow \text{Afeto}}{\text{Pensamento}_1}$$

Outro cenário possível, que segue a mesma lógica, é aquele em que, em vez de desprezar meu tio Bob, começo a desprezar meu irmão Bob (que, vamos supor, recebeu esse nome em homenagem ao tio). O conflito em minha mente que me levou a esquecer o que aconteceu com meu tio não existe em relação a meu irmão, e o afeto que eu antes sentira por um Bob passa a se ligar a outro Bob. Poderíamos nos referir a isso, acompanhando Freud, como uma "ponte verbal" ou "palavra-chave",[31] ou, simplesmente, como uma "falsa ligação".[32] A transferência do sentimento do tio para o analista seria outro tipo de falsa conexão, ou poderíamos nos referir a ela como a substituição de um Bob por outro (ou de um significante, S_1, por outro significante, S_2):

$$\frac{Bob_2}{Bob_1} \leftrightarrow Afeto$$

$$\frac{S_2}{S_1} \leftrightarrow Afeto$$

Observe-se que a qualidade e a quantidade do afeto, nesse caso a extrema repugnância, permanecem iguais; apenas o objeto da repugnância é que muda.

Agora, lembremos que *o esquecimento não é um componente necessário do recalcamento; este pode efetuar-se rompendo o elo entre pensamento e afeto, sem que nenhum evento ou pensamento se torne inconsciente.* O que vem a seguir, portanto, é outra consequência possível do recalcamento.

2. Lembro-me de eventos ocorridos que me levaram a achar o tio Bob um horror, mas não o abomino — abomino, em vez disso, a mulher dele, sem ser capaz de dizer por quê, ou fornecendo apenas razões que parecem desproporcionais a meu sentimento de repulsa.

Aqui, nada foi empurrado para baixo da barra (ou linha semelhante à da fração), mas a repulsa que senti pelo tio Bob deslocou-se, mudou ou se transferiu para outra pessoa — dessa vez não outra pessoa com o mesmo nome que ele, mas alguém que associo a ele, em função de estarem juntos com muita frequência. Em outras palavras, em vez de haver a substituição de uma pessoa por outra, parecida com a primeira em algum aspecto (por exemplo, o nome e o sexo), temos aí o que se poderia chamar de resvalo ou deslizamento "metonímico", de uma pessoa para outra com quem a primeira tem estreita associação em muitos de meus pensamentos e lembranças. Isso poderia ser representado de uma das duas maneiras seguintes:

$$\text{Pessoa}_1 \rightarrow \text{Pessoa}_2 \leftrightarrow \text{Afeto}$$
$$\text{ou}$$
$$\text{Pessoa}_2 \leftrightarrow \text{Afeto} \,||\, \text{Pessoa}_1$$

Mais esquematicamente, seria possível escrever o seguinte:

$$S_1 \rightarrow S_2 \leftrightarrow \text{Afeto}$$
$$\text{ou}$$
$$S_2 \leftrightarrow \text{Afeto} \,||\, S_1$$

Se quiséssemos retratar *algo* como tendo sido forçado para baixo da barra, poderíamos situar o próprio vínculo original entre pensamento (ou pessoa, ou significante) e afeto como tendo sido esquecido:

$$\frac{S_2 \leftrightarrow \text{Afeto} \,||\, S_1}{\leftrightarrow}$$

Todos estamos familiarizados, suspeito, com a tendência da raiva acumulada a encontrar algum tipo de saída, por mais longe que essa se encontre da fonte original da raiva: o pai que levou uma descompostura do chefe no trabalho encontra razões para repreender severamente o filho, em casa, por algum pequeno deslize, ou puxa briga com um vizinho, ou acaba chutando o cachorro. Como Freud nos lembra na *Interpretação dos sonhos*, o afeto está sempre à procura de um meio de "descarga" — um modo de se expressar ou de sair.[33] Quando um local é bloqueado, cedo ou tarde ele encontra outro.

A seguir outro modo pelo qual o recalcamento pode ocorrer.

3. Não me lembro dos eventos ocorridos que me levaram a execrar meu tio Bob, mas fico sempre nervoso perto dele, ou desenvolvo um medo de ficar sozinho num cômodo com qualquer homem que tenha mais ou menos a idade dele.

Nesse caso, os pensamentos foram esquecidos e, para assegurar que não sejam lembrados, o afeto originalmente associado a eles (abominação) transmuda-se em algo menos tangível ou legível: angústia.

$$\frac{\text{Afeto}_1 \;\rightarrow\; \text{Afeto}_2}{\text{Pensamento}}$$

Mais uma vez, também poderíamos retratar a conexão entre pensamento e afeto como empurrada para baixo da barra:

$$\frac{\text{Afeto}_1}{\text{Pensamento}} \;\rightarrow\; \frac{\text{Afeto}_2}{\leftrightarrow}$$

É possível formular a hipótese de que essa transformação de um afeto em outro (indicada pela seta unidirecional) ocorre, precisamente, quando o pensamento não é recalcado por completo e parece haver um perigo de que eu me lembre do que aconteceu e que me fez abominar meu tio, para começo de conversa. Em raras ocasiões, a transformação do afeto chega tão longe que, em vez de abominá-lo, começo — estranhamente — a adorá-lo; é óbvio que esse constitui o mais perfeito dos disfarces, que nem ele nem eu, nem praticamente nenhuma outra pessoa, é capaz de entender em seu verdadeiro significado.

E o recalcamento pode levar a um quarto resultado.

4. Não me lembro de nada, nem costumo sentir raiva, em geral, nem odiar ninguém, mas desenvolvo um tique facial em volta dos olhos ou da boca, ou mexo com a cabeça ou o braço de um jeito curioso, toda vez que estou perto de um homem que me lembre o tio Bob; ou então sinto náusea e vomito toda vez que fico perto de um homem que me faça lembrar dele.

Note-se que muitos desses movimentos corporais estranhos se associam, ao menos numa pequena medida, ao que de início esperaríamos de alguém prestes a explodir com outra pessoa, verbal ou fisicamente. Pode surgir uma contração nervosa em meus músculos do queixo, relacionada com a tensão decorrente de meu desejo de gritar ou morder, que simultaneamente é reprimido; ou posso começar a gaguejar, na tentativa de externar minha fúria, e dominá-la antes que consiga proferir as palavras. As duas facções em guerra dentro de mim — o desejo de agredir e minha autocondenação dele — combinam-se para criar uma "formação de compromisso"[34] que poucos, se é que existe alguém, são capazes de decifrar como indicativa de minha fúria.

Eu poderia, por outro lado, começar a mexer uma ou as duas sobrancelhas, o que, para um observador externo, parece uma espécie de piscadela, mas bem poderia representar os primeiros movimentos de estreitamento e concentração do olhar em alguém que eu quisesse agredir, coisa que, ao mesmo tempo, eu me recuso a me deixar fazer. Alguns tiques faciais que encontramos assemelham-se, se os examinarmos de perto, aos movimentos iniciais do rosnado como às vezes o vemos no reino animal; é por serem simultaneamente contra-atacados por uma força oposta — uma espécie de censura, de agência que proíbe o sujeito de atacar — que esses movimentos assumem uma aparência tão estranha (se você já viu um cachorro espirrar em vez de morder durante uma brincadeira meio bruta, vai saber do que estou falando). Alguns movimentos da cabeça como um todo podem envolver uma postura inicial e talvez espasmódica de ataque; outros são mais sugestivos de uma postura defensiva ou de esquiva; e outros, ainda, de um meneio interrompido da cabeça, como que para dizer "Não!". E alguns movimentos erráticos ou espasmódicos da mão ou do braço podem indicar, da mesma forma, o desejo da pessoa de bater em alguém ou de se proteger de um golpe esperado. É a natureza irregular e repetitiva desses movimentos que indica, de modo muito marcante, a presença de facções em guerra em quem apresenta o tique.

Essa situação parece mais difícil de retratar com os esquemas visuais desenvolvidos acima. Parece haver dois afetos diferentes lutando pela supremacia: o desejo de atacar o tio Bob e o desejo de não fazer isso. Este último pode ser motivado de muitas formas diferentes: talvez eu queira protegê-lo da minha fúria; talvez, ao menos em parte, eu também goste dele em alguns aspectos; talvez eu não queira mostrar que lhe dou alguma importância na minha vida (por achar que ele adoraria saber que tenho sentimentos tão intensos a seu respeito, mesmo que sejam totalmente negativos); talvez eu tenha a preocupação de perder o amor de meus pais caso eles me flagrem agredindo meu tio ou tomem conhecimento disto; talvez eu acredite que é imoral bater em alguém e que devo me manter acima de qualquer acesso e manifestação de raiva, e por aí vai. Nenhum de meus afetos opostos jamais parece levar a melhor nessa situação, ao contrário do que acontece com quem estoura facilmente com outras pessoas, esgota sua raiva depressa e fica mais à vontade perto delas logo depois da explosão; pensamos em pessoas assim como voláteis e imprevisíveis, talvez, mas raras vezes elas ficam sujeitas à formação de sintomas como os que vemos nos indivíduos que nunca se permitem estourar.

As pessoas em guerra consigo mesmas acabam gastando uma enorme quantidade de energia no combate a suas próprias tendências, e aos olhos dos observadores externos é comum parecerem mortas, como que desprovidas de sentimentos (muitas vezes os clínicos contemporâneos as caracterizam como tendo uma "apatia afetiva" e deixam de ver as consideráveis forças afetivas que guerreiam dentro delas). A tensão que elas acumulam dentro de si, porém, pode ser autodestrutiva, levando a pressão alta, problemas musculares e ósseos e — o que talvez seja mais comum — ao bruxismo. (Aliás, é frequente os dentistas serem os primeiros profissionais procurados por aqueles que lutam dessa maneira consigo mesmos.) A autodestruição equivale, afinal, a uma espécie de compromisso — um compromisso entre as forças opostas que desejam destruir alguém e procuram tolher essa atividade violenta. Em vez de destruir outras pessoas, destruo a mim mesmo, porém o faço de tal maneira que nem elas nem eu o percebemos. Os tiques e o ranger de dentes durante o dia, portanto, são verdadeiras formações de compromisso (o bruxismo noturno tende mais a ser uma expressão direta da raiva): o mesmo se aplica à náusea e aos vômitos, os quais, aparentemente, não prejudicam ninguém senão eu mesmo.

Aqui, ao que parece, minhas razões para detestar o tio Bob podem ou não ter se tornado inconscientes, mas o que está em jogo é um conflito entre dois afetos, um dos quais Freud associaria posteriormente ao isso (por exemplo o afeto que deseja atacar) e o outro, ao supereu (o que proíbe qualquer desses ataques). É a natureza incompreensível do sintoma (aqui abreviado pela letra grega sigma, Σ), o qual é produzido por essas forças opostas, que mantém fora da minha mente as minhas razões para detestar o tio Bob, sem que haja qualquer vínculo óbvio entre essas razões e o sintoma — isto é, entre o pensamento e Σ.

$$\frac{\text{Afeto}_1 \;\rightarrow\; \Sigma \;\leftarrow\; \text{Afeto}_2}{\text{Pensamento}}$$

Existem, sem dúvida, outras formas possíveis de divergência entre pensamento e afeto, nas quais cada um segue seu caminho — o pensamento ficando isolado ou persistindo na consciência, o afeto sendo deslocado para outra pessoa ou se transformando em angústia, medo, náusea ou um tique nervoso. Voltemo-nos agora, no entanto, para algumas considerações mais gerais sobre o afeto.

O afeto pode ficar à deriva, mas não é recalcado

> O recalcamento faz [ou pode fazer] uso de outro mecanismo. O trauma, em vez de ser esquecido, é privado de sua carga afetiva, donde o que permanece na consciência é um mero conteúdo ideativo, completamente insípido e considerado sem importância.
> FREUD, "Notas sobre um caso de neurose obsessiva"[35]

Hoje em dia, poucos clínicos parecem lembrar que, de acordo com Freud, não existe afeto inconsciente. Os pensamentos podem ser submetidos ao recalque, mas os sentimentos não. Os sentimentos sofrem deslocamento, supressão e outros tipos de transformação, mas nunca se tornam inconscientes.[36] Como ele diz, "A rigor, [...] não existem afetos inconscientes"; e, mais uma vez: "Não podemos afirmar a existência de afetos inconscientes no mesmo sentido que a de ideias inconscientes".[37] Em outras palavras, ainda que, ocasionalmente, possamos encontrar na obra de Freud uma referência a um sentimento recalcado ou a uma emoção inconsciente, ele deixa claro que essas são maneiras meio descuidadas ou aproximadas de falar, que acabam sendo enganosas. Quando formulamos as coisas com toda a clareza possível, "não existem afetos inconscientes".[38]

Embora as ideias bem possam ser recalcadas, o que nos ensina Freud sobre os afetos? Diz ele: "A vicissitude imediata de um afeto [ligado a uma ideia recalcada] é transformar-se em angústia". Em outras palavras, quando deparamos com a angústia, é comum descobrirmos que uma ideia (uma ideia desejante) foi recalcada, e o afeto associado a ela, qualquer que tenha sido seu teor original, ficou à deriva, por assim dizer; já não parece estar ligado, na mente do analisando, a nenhum acontecimento, circunstância ou ideia, e se transforma em angústia, que é "a moeda corrente universal pela qual qualquer impulso afetivo é ou pode ser trocado, se o conteúdo ideativo ligado a ele for submetido ao recalcamento".[39]

E, em *A interpretação dos sonhos*, Freud provê uma correção útil do uso absurdamente difundido da ideia de "afeto impróprio", quando diz que

> os afetos [dos neuróticos] são sempre apropriados, pelo menos em sua qualidade, embora devamos admitir o aumento de sua intensidade em decorrência do deslocamento. [...] A psicanálise pode pôr os pacientes no caminho certo, ao reconhecer que o afeto é [...] justificado e ao buscar a ideia que pertence a ele mas que foi recalcada e trocada por um substituto.[40]

Afirmações como essas, que abrangem quase duas décadas do trabalho de Freud,[41] deixam claro que, na opinião dele, os afetos podem ficar à deriva, ligar-se a outros objetos (estabelecendo "falsas ligações" com eles) ou transformar-se em angústia, ou até em seus opostos, mas não são recalcados per se, no sentido de se tornarem inconscientes. São sempre visíveis em alguma área da vida da pessoa, desde que saibamos olhar. O mesmo não pode ser dito dos pensamentos a que estiveram inicialmente ligados.

Observou-se com frequência, a respeito dos obsessivos, que eles evocam muitas lembranças importantes do passado e até sabem falar delas detalhadamente, porém sem que a menor emoção lhes seja ligada; quanto aos histéricos, observou-se que eles, ao contrário, esquecem muitas lembranças importantes do passado, mas que os sentimentos que sem dúvida de início tinham estado ligados a elas continuam presentes em sua vida ou seu corpo, aparecendo de maneiras "loucas", incompreensíveis, na medida em que estão desligados dos pensamentos ou lembranças que lhes deram origem. Sobre os obsessivos nós nos perguntamos para onde foi o sentimento — presumivelmente, para objetos de amor ou ódio deslocados, ou para sintomas; sobre os histéricos, sabemos que as lembranças foram recalcadas e que os afetos ficaram livres para vagar à deriva.

Parte da nossa meta, como clínicos, é encontrar maneiras de reunir pensamento e afeto, que é o que precisa acontecer para que os sintomas sejam resolvidos. Sem exagero, poderíamos dizer que praticamente toda a técnica psicanalítica destina-se a fazer justamente isso. Fazer os analisandos falarem com grande detalhe de acontecimentos dolorosos de sua vida é nossa melhor aposta, para pôr os afetos penosos e/ou aflitivos em contato com os acontecimentos que lhes deram origem e com todas as suas ideias posteriores sobre eles. E ajudar os analisandos a fazer associações livres sobre eventos passados e presentes, pensamentos invasivos, reações enigmáticas, sonhos, lapsos e fantasias é nossa maneira de pôr as experiências "inexplicáveis" da vida deles em contato com os afetos que entraram em sua construção.

3. Sonhos: A via régia para o inconsciente

> Nada se pode cogitar de tão despropositado, tão confuso ou tão monstruoso que não o possamos sonhar.
>
> Cícero, *Sobre a adivinhação*, ii*

Embora mais de um século tenha se passado desde a publicação da primeira edição da obra-prima de Freud, *A interpretação dos sonhos*, os sonhos continuam a ser absolutamente cruciais para o trabalho psicanalítico. A despeito de, provavelmente, a vasta maioria dos atuais praticantes de psicanálise não fazer nem *metade* do que Freud recomendava que fizéssemos ao interpretar sonhos — é quase certo que a maior parte deles nunca tenha lido mais que alguns capítulos do livro —, as pessoas que fizeram análise com frequência dizem que a coisa mais importante em sua análise foram seus sonhos e as discussões sobre estes com seus analistas.

Nos anos 2000, um instituto psicanalítico lacaniano em Paris publicou os resultados de um estudo de longo prazo sobre analistas em formação que haviam concluído seu programa acadêmico e sua análise pessoal/didática,[1] e que pediram para se submeter ao procedimento institucional adotado por alguns institutos lacanianos e conhecido como passe (um processo que os habilita a se tornarem membros de suas escolas, ou membros com um status especial). Praticamente todos esses candidatos frisaram a importância de seus sonhos e de seu trabalho sobre estes para o progresso e a conclusão de suas análises. Para muitos analistas da época, essa foi uma descoberta realmente espantosa, talvez ainda mais pelo fato de os lacanianos não terem um método fixo de interpretação dos sonhos (embora tendam a ser muito versados na obra

---

* Em tradução de Walderedo Ismael de Oliveira para S. Freud, *A interpretação dos sonhos*. 20. ed. Rio de Janeiro: Nova Fronteira, 2018. (N. T.)

de Freud) e, portanto, de ser provável que, no tocante aos sonhos, haja tanta variação entre os diferentes clínicos lacanianos quanto há em praticamente todas as outras escolas de psicanálise.

Consideremos então que foram os próprios pacientes que estabeleceram que os sonhos são de incrível importância para o trabalho psicanalítico, e abordemos uma das razões prováveis disto, antes mesmo de entrarmos na teoria e prática freudianas específicas de interpretação dos sonhos.

O que aprendemos com os sonhos: quase tudo

> O sonho é a realização (disfarçada) de um desejo (recalcado ou suprimido).
> FREUD, *A interpretação dos sonhos*[2]

> Numa análise, traz-se à luz muito mais do recalcado em conexão com os sonhos do que através de qualquer outro método.
> FREUD, "Comentários sobre a teoria e a prática da interpretação dos sonhos"[3]

Uma das primeiríssimas coisas que Freud nos diz em *A interpretação dos sonhos* anuncia o que, provavelmente, continua a ser o aspecto mais importante dos sonhos até hoje: ao que parece, "os sonhos têm sob seu comando lembranças que são inacessíveis na vida de vigília".[4] Em outras palavras, uma miríade de coisas que estão "fora do alcance de nossa memória de vigília"[5] é apresentada e representada nos sonhos. Em nossos dias, o trabalho com os sonhos substituiu em grande parte a hipnose, pois nos fornece muito mais do mesmo material a que, anteriormente, os pacientes só podiam ter acesso em estado hipnótico.

Psicanalistas de muitas escolas diferentes podem concordar ao menos num ponto: aprendemos muitíssimo sobre a formação e as experiências infantis dos analisandos quando os levamos a narrar seus sonhos para nós e a fazer associações com eles. As lembranças que emergem em relação aos sonhos lançam luz sobre inúmeras coisas que de outro modo nos seriam inexplicáveis nos pensamentos, sentimentos e sintomas de vigília de nossos analisandos.

Isto não significa que os acontecimentos e experiências anteriores sejam reproduzidos nos sonhos exatamente como foram na época de sua ocorrência. Na verdade, é raro serem reproduzidos com muita fidelidade e, comumente, há uma mera alusão a eles, um pequeno elemento de um acontecimento infantil que aparece num sonho. Como diz Freud, "é muito raro um sonho reproduzir lembranças de tal modo que elas constituam, sem abreviações nem modificações, a totalidade do conteúdo manifesto [de um sonho]",[6] sendo as cenas do passado meramente evocadas ou consideravelmente transformadas no cenário onírico. Freud diz ainda que, "via de regra, [uma] cena infantil só é representada no conteúdo manifesto do sonho por uma alusão".[7]

No entanto, é ao pensar no sonho e falar dele com o analista que o analisando vem a se lembrar de algo do passado em que talvez não tivesse pensado durante muitos anos — se é que algum dia chegara a pensar nisso, desde sua ocorrência —, e que com certeza não teria mencionado, ao ser inicialmente convidado a contar a história de sua vida. Isso se aplica, é óbvio, a coisas que fizemos e consideramos vergonhosas, mas também a muitas outras. Aliás, os sonhos aludem e permitem introduzir na conversa com o analista tantas dessas coisas que nunca nos ocorreria mencionar a nosso respeito no início da análise, que nós nos arriscaríamos a dizer que nosso relato inicial ao analista sobre nossa criação é um mero esqueleto que precisa ser preenchido, isso quando não é, de fato, uma invenção concebida para nos ajudar a esquecer (ou, pelo menos, dissimular) o que efetivamente aconteceu. É que tendemos a encobrir as experiências inconvenientes ou desagradáveis do passado e a reescrever nossa história, para nos colocarmos sob uma luz mais favorável. A história que nos acostumamos a contar aos outros sobre nós — e talvez até a acreditar nela, nós mesmos — não é suficiente na análise, de modo algum, e é pelo menos parte da razão por que nossas aflições atuais nos parecem tão opacas. Essa história tornou-se uma história oficial, da qual foi expurgada uma miríade de fatos cruciais.

Falar dos sonhos, portanto, ajuda a complementar, corrigir e, às vezes, até a transformar radicalmente essa história oficial. Isso é absolutamente crucial para situarmos nossos sintomas em seu contexto mais completo — em outras palavras, no contexto da totalidade de nossa experiência, e não apenas de uma pequena parte dela. Mesmo que o "panorama completo" seja um ideal que nunca se atinge, mas do qual apenas nos aproximamos, assintoticamente, no correr do tempo, não há como apreender a origem e o desenvolvimento de nossos sintomas sem uma séria ampliação e revisão da história oficial. E, como vimos no Capítulo 1, rastrear os sintomas até sua origem é um primeiro passo importantíssimo para aliviá-los.

O contexto do estudo freudiano dos sonhos

> A interpretação dos sonhos é a via régia para o conhecimento das atividades mentais inconscientes.
>
> FREUD, *A interpretação dos sonhos*[8]

Às vezes, quando sob efeito da hipnose ou em estado relaxado, os primeiros pacientes de Freud contavam-lhe espontaneamente sonhos que tinham tido, e por isso Freud foi levado a tentar apreender a ligação entre esses sonhos e os sintomas de que eles se queixavam. Fez um estudo bastante exaustivo da literatura sobre sonhos que estava disponível em sua época, cobrindo todo o percurso desde a utilização dos sonhos para fins de profecia, nos tempos bíblicos e na Grécia e Roma antigas, até o discurso médico oitocentista que via os sonhos como algo meramente causado por estímulos fisiológicos que passavam despercebidos durante as atarefadas atividades diurnas, mas eram notados pela mente ociosa durante o sono. Praticamente todas as mesmas teorias dos sonhos que ouvimos até hoje à nossa volta eram correntes na época de Freud, inclusive a de que eles nada mais são do que disparates, posto que as "faculdades superiores" da mente são desativadas durante a noite; a de que eles ajudam a descarregar todo o "lixo" acumulado na mente nas horas de vigília, especialmente os detalhes a que a pessoa não prestou ou não pôde prestar muita atenção ao longo do dia; a de que descarregam a tensão ou a pressão mental que se acumula durante o dia;[9] a de que são causados apenas por pequenos ruídos ou outras sensações que nos atingem durante as horas de sono, vindos de fora ou de dentro (por exemplo veículos passando, o badalar de carrilhões, dificuldades digestivas, excesso de calor ou de frio, ou necessidade de urinar); e a de que os sonhos preveem o futuro. Freud observa que as teorias propostas no *início* do século XIX valorizavam muito mais o poder imaginativo e criativo dos sonhos do que as proferidas na triste época (a segunda metade do século XIX) em que ele próprio vivia, que se caracterizavam por uma espécie de discurso científico reducionista, o qual estigmatizava os sonhos como estúpidos, inúteis e intelectualmente falidos.

Em sua revisão da literatura existente sobre os sonhos, ele constatou que os filósofos e psicólogos que registravam e estudavam atentamente os próprios sonhos — bem como os de familiares, amigos e colegas (que lhes eram relatados em pessoa ou por carta, como era muito comum na época), em geral consideravam que os sonhos estavam ligados, direta ou indiretamente, a sua vida real. Alguns afirmavam que os sonhos continuavam a trabalhar com o mesmo material que havia ocupado a mente durante o dia; outros, que os sonhos proporcionavam uma agradável ruptura com os problemas diurnos; alguns, que os sonhos se concentravam em detalhes banais, aos quais eles mal haviam prestado atenção enquanto acordados; e outros, que os sonhos apresentavam e representavam, de forma criativa, questões e conflitos importantes da vida de cada um. E, embora cada autor tendesse a afirmar que o que havia descoberto em seus sonhos (e nos de seu pequeno círculo de amigos e colegas) tinha validade para todos, o leitor, ao contrário, podia ficar com a impressão de que nem todos somos necessariamente um mesmo tipo de sonhador, ou, pelo menos, de que cada autor se concentra num subconjunto diferente de seus próprios sonhos. Talvez alguns de nós sejamos sonhadores mais imaginativos do que outros, mesmo que não necessariamente sejamos tão criativos assim na vida cotidiana;[10] comparados a outros, alguns de nós solucionamos uma parte maior dos problemas enfrentados de dia ao dormir, e alguns de nós temos sonhos persistentemente maçantes.

Mais importante, no presente contexto, é o fato de que esses filósofos e psicólogos amiúde acreditavam que os atos imorais — e até criminosos, às vezes — cometidos em seus sonhos não lhes eram totalmente estranhos, e tinham a impressão de que a ideia de tais atos lhes havia passado pela cabeça, pelo menos uma vez. Nesse sentido, eles se dispunham — ao contrário dos "pesquisadores médicos" da época de Freud — a aceitar alguma responsabilidade pessoal pelo que acontecia em seus sonhos, ainda que isso não depusesse a favor do próprio caráter moral deles.

Hildebrandt, cuja contribuição para o estudo dos sonhos Freud considerou "a mais perfeita na forma e a mais rica nas ideias",[11] afirmou que "é impossível pensar em algum ato num sonho cuja motivação original não tenha passado, de algum modo — quer como anseio, quer como desejo ou impulso —, pela mente do indivíduo na vigília"; ele acreditava que "os sonhos nos dão um vislumbre ocasional de profundezas e recessos de nossa natureza aos quais, em geral, não temos acesso no estado de vigília". Radestock, outro autor mencionado por Freud, sustentava que "os sonhos, com frequência, não fazem mais do que nos revelar o que [preferiríamos] não admitir para nós mesmos". Erdmann comentou que "os sonhos nunca me mostraram o que devo pensar de um homem, porém, vez por outra, fiquei atônito ao saber, por um sonho, o que de fato penso de um homem e o que realmente sinto por ele". E o filósofo Fichte observou que "a natureza de nossos sonhos fornece um reflexo muito mais fiel de nossa disposição completa do que somos capazes de aprender sobre ela a partir da auto-observação na vida de vigília".[12]

O escritor francês Maury foi ainda mais longe, ao dizer que, quando sonhamos,

> são nossas inclinações que falam e nos fazem agir, sem que nossa consciência nos detenha, mesmo que nos mande advertências, em algumas ocasiões. Eu mesmo tenho alguns defeitos e impulsos lascivos a que luto para me opor, no estado de vigília, e aos quais, em geral, consigo não ceder. Em meus sonhos, porém, sempre cedo a eles, ou, para dizê-lo com mais propriedade, ajo com base em seu ímpeto, sem medo nem remorso. [...] As cenas que se descortinam diante de mim, em meus sonhos, obviamente me são sugeridas pelas ânsias que sinto e as quais minha vontade, ausente durante o sono, não procura reprimir.[13]

Antes de Freud, portanto, Hildebrandt e Maury afirmaram que os sonhos dão rédea solta a alguns de nossos impulsos — dos quais podemos estar plenamente cônscios ou não durante a vida cotidiana, mas que costumamos reprimir — enquanto nossa consciência moral parece ser posta de lado. Desejos geralmente suprimidos são postos em prática nos sonhos, enquanto nosso senso moral se encontra ao menos parcialmente adormecido.[14]

Assim, a ideia de que os sonhos têm uma relação íntima com o resto de nossa vida, e talvez até nos mostrem coisas sobre nós que, na vida de vigília, preferiríamos não saber, está longe de ser uma invenção freudiana (como disse Lynkeus, "é sempre o mesmo homem, esteja ele acordado ou sonhando").[15] Embora, em nossos dias, os cientistas estejam novamente muito empenhados em descobrir alguma explicação puramente fisiológica para os sonhos,[16] parecendo ansiosos por invalidar todo o trabalho de Freud ou, supostamente, colocar o pouco que se possa salvar dele em bases estritamente biológicas, creio que não seria exagero dizer que "os que se empenham no que é descrito como 'pesquisas' sobre os sonhos" retornaram ao que são, essencialmente, *posturas pré-freudianas*, e nos oferecem mais um "exemplo brilhante da aversão a aprender alguma coisa nova que é característica de [muitos] cientistas".[17] Isto porque, embora eles endossem de bom grado a ideia de que existe "uma ligação causal entre [as esferas] somática e mental" — ou seja, entre o corpo e a mente —, essa ligação, para eles, parece caminhar numa única direção: em outras palavras, eles creem que, embora no momento, dado o estado atual da ciência médica, não consigam descobrir a causa fisiológica da maior parte das atividades mentais, "um dia, pesquisas mais profundas seguirão rastreando por esse caminho e descobrirão uma base orgânica para [todos os] eventos mentais".[18] Os autores do *DSM-5* também acreditam que, *um dia*, "mecanismos etiológicos ou fisiopatológicos irrefutáveis [serão] identificados, para corroborar plenamente transtornos ou espectros específicos de transtornos".[19]

Embora ocasionalmente elogiasse, da boca para fora, essa mesma confiança arrogante na eventual onipotência da ciência, Freud retrucou, ainda assim: "O fato de, por enquanto, não conseguirmos enxergar além do mental [até sua base no fisiológico] não é razão para negarmos a existência do campo mental".[20] Entretanto, inúmeras pesquisas contemporâneas continuam a ver a esfera mental como um mero epifenômeno da esfera biológica; e um mero epifenômeno não tem capacidade de dar origem a mudanças no corpo, muito menos a fenômenos mentais significativos, dignos de interpretação por eles mesmos (as pesquisas sobre a atenção vigilante talvez constituam uma exceção a isso). Em 1900, Freud já enfatizava a importância de ver os produtos da mente como significativos por si sós; em outras palavras, pediu que contemplássemos a ideia de que *fenômenos mentais, como os pensamentos ou os desejos, podiam ser a causa de um sintoma*, quer esse sintoma afetasse apenas o âmbito mental, apenas o âmbito somático ou ambos, mente e corpo. Todavia, a maioria dos pesquisadores "científicos" de hoje (especialmente na medicina e na psiquiatria), apesar de reconhecer que o estresse mental/psicológico, no trabalho ou em casa, pode levar alguém a ter problemas fisiológicos, parece continuar a acreditar que as fantasias, devaneios e sonhos são meros epifenômenos, e que falar desses fogos-fátuos não pode surtir efeitos curativos em ninguém. Os únicos efeitos curativos que eles parecem reconhecer são os que vêm de intervenções diretamente biológicas: cirurgia, medicamentos e similares. As ideias e sentimentos transformadores que podem brotar da discussão de fantasias e sonhos — relacionados com a criação de sentido pelos seres humanos e com o impacto da fala — estão simplesmente fora do seu radar.

O que é um sonho?

> Como quando o esfaimado sonha estar comendo, mas continua faminto ao despertar; como quando o sedento sonha estar bebendo, mas acorda enfraquecido, sem ter saciado a sede [...].
>
> Isaías 29,8

> É a própria narrativa do sonho — o material verbal — que serve de base para a interpretação.
>
> Lacan, "Conférences et entretiens dans des universités nord-américaines"[21]

O sonho é, obviamente, uma experiência sensorial — é sobretudo visual, para a maioria de nós, mas pode incluir sensações auditivas, táteis, gustativas e olfativas — e também, com frequência, uma experiência emocional. No entanto, assim que tentamos recordar um sonho, começamos, por assim dizer, a traduzir essa experiência afetiva e sensorial em palavras; nesse sentido, começamos a nos contar uma história sobre o sonho, uma história do que ocorreu no sonho. Alguns de nós, então, nos lembramos muito melhor da história tal como a contamos a nós mesmos do que das imagens e sensações que constituíram a experiência inicial, e talvez logo nos lembremos de pouco mais do que essa história. As pessoas que escrevem seus sonhos no meio da noite devem estar familiarizadas com a experiência de pela manhã não ter lembrança alguma da vivência onírica inicial, contando apenas com seus rabiscos noturnos para lhes recordar que tiveram um sonho e o que aconteceu nele. Os analisandos que gravam oralmente seus sonhos ao acordarem durante a noite (usando seus telefones celulares ou outros dispositivos de gravação) me dizem, muitas vezes, como ficaram chocados ao ouvir sua própria voz contando algo de que não haviam guardado lembrança alguma.

Quando *conseguimos* lembrar de um sonho, podemos ter a impressão de que nossa descrição verbal dele é insuficiente, por acharmos que não encontramos palavras adequadas para transmitir as sensações, imagens ou sentimentos que foram muito vívidos na hora, e que talvez tenham até permanecido conosco, em parte. Mas isso não altera o fato de que, na medida em que falamos de nosso sonho com outro ser humano, a única coisa a que esse outro ser humano tem acesso são nossas palavras sobre o sonho. Nosso interlocutor nunca pode ver as mesmas imagens nem ter as mesmas sensações exatas (a não ser que sejamos cineastas incríveis e consigamos reproduzir ao menos as sensações visuais e auditivas do sonho, ainda não sendo possível reproduzir a maioria das sensações olfativas e táteis por meio de filmes), muito menos sentir as mesmas emoções exatas que sentimos. Nosso interlocutor dispõe apenas de nossas palavras.

Dito de outra maneira, *o sonho, na medida em que trabalhamos com ele e tentamos interpretá-lo na análise, é uma sequência de palavras — em suma, é um texto*. O analista trabalha com o texto fornecido pelo analisando (o "texto do sonho", ou o texto onírico, como o chama Freud),[22] e esse texto recebe acréscimos com frequência, quando o analisando começa a fazer associações com ele. Também pode ser emendado — Freud nos adverte a levar a sério tanto a versão original quanto a "corrigida", não apenas esta última — e até criticado como inadequado pelo analisando, que acha que o texto não faz justiça ao sonho, que faltam partes inteiras e outras não são plenamente transmitidas pelas palavras que usou, e que tem dúvida se uma cena ocorreu antes de outra ou não, ou se um dado tecido era verde ou azul, e assim por diante.

Independentemente de suas possíveis imperfeições, esse texto é o material principal com que trabalham analista e analisando. O sonho em si já se foi, ou ainda está presente de modo parcial, se não vívido, na mente do analisando; mas, seja como for, não pode ser diretamente "transferido" para o analista (numa espécie de streaming de vídeo de uma mente para outra, ou de "fusão mental vulcana", à moda do dr. Spock, de *Jornada nas estrelas*). E, mesmo que pudesse ser diretamente "transferido", o analista não necessariamente vivenciaria o vídeo "exibido" pelo analisando exatamente como este o vivenciou — afinal, cada um de nós é afetado de maneiras diferentes por um mesmo filme ou vídeo! Se o analisando for pintor e traçar imagens que pareçam retratar partes do sonho, o analista ainda terá que lhe pedir para falar desses quadros, pois, mesmo que uma imagem valha mil palavras, dificilmente será autoexplicativa. Todos veem coisas diferentes nos quadros e eles são um terreno fecundo para a projeção (donde a utilidade das imagens nos testes projetivos); mas o que interessa primordialmente ao analista são as interpretações que o analisando faz das imagens, e não as projeções do próprio analista, baseadas em sua personalidade e sua experiência de vida. Por isso, *no que concerne à prática psicanalítica, o sonho é o texto oral ou a fala* (passíveis de ser transcritos de maneira mais ou menos exata) *que o analisando produz sobre o sonho.*[23]

Esse texto, é claro, não é um texto morto: não envolve uma língua morta, e sim uma língua viva, falada por pelo menos duas pessoas, o analisando e o analista. E é falada por um ser humano vivo, que é afetado por proferir esse texto em voz alta — que pode ficar empolgado, triste, aborrecido, entediado ou com raiva ao falá-lo numa sessão, ou que pode fazer pausas e/ou cometer lapsos de linguagem ao contar o sonho ou fazer associações com ele. O ato de *enunciar* esse texto para o analista, portanto, acrescenta outra camada às palavras em si: parece haver emoções ligadas ao relato de algumas partes do sonho, e podem surgir tropeços e resmungos quando outras partes são relatadas. Nada disso precisa ser aceito por seu valor aparente, mas vem somar-se às informações disponíveis para o analista.

Uma conclusão que podemos tirar do que foi dito acima é que o sonho, quando desempenha seu papel na análise, já é uma espécie de tradução: é a apresentação ou tradução em palavras de uma experiência inicialmente visual e afetiva. E as palavras faladas são o nosso material predominante de trabalho na psicanálise.

Assim, seria possível pensarmos que nosso objetivo é partir da fala do analisando e trabalhar, retroativamente, até sua experiência inicial do sonho, o que poderíamos retratar na seguinte figura (na qual as setas indicam o processo de tradução):

Contar um sonho: Experiência visual/afetiva → Texto/fala
Analisar o sonho: Texto/fala → Experiência visual/afetiva

Se pudéssemos "desfazer" a tradução ou reverter o processo de tradução, presume-se que isso permitiria a outras pessoas vivenciarem o sonho tal como o vivenciou o sonhador — ou seja, terem o mesmo sonho. Mas, como vimos com respeito aos filmes, nem todos vivenciamos um filme do mesmo modo, ainda que assistamos a ele lado a lado, no mesmo cinema, pois cada um de nós se situa de maneira diferente a respeito dos vários personagens e situações do filme, dependendo de nossos antecedentes, identificações, desejos, fantasias etc. E, *mesmo que conseguíssemos vivenciar o sonho de outra pessoa tal como foi vivenciado por ela, não chegaríamos mais perto de ficar aptos a interpretá-lo* — na verdade, é provável que ficássemos tão confusos sobre seu significado quanto o sonhador! Não é nos colocando exatamente no mesmo lugar do sonhador e sentindo o que ele sentiu no sonho que descobrimos a chave para interpretá-lo.

A tese fundamental de Freud, nesse ponto, é que, para interpretar um sonho, não precisamos de uma imagem ou réplica tão exata quanto possível da experiência visual/afetiva inicial vivida pelo sonhador, e sim de chegar aos *pensamentos e desejos inconscientes iniciais que entraram na construção do sonho* como experiência visual/afetiva. Em outras palavras, mais importante para nós do que o sonho tal como recordado é o que deu origem ao sonho. A hipótese de Freud pode ser ilustrada da seguinte maneira (com a seta indicando, mais uma vez, um processo de tradução):

Pensamentos/desejos iniciais → Experiência visual/afetiva

A experiência visual/afetiva costuma ser confusa e opaca, quando não totalmente absurda pelos padrões do dia a dia; mas há, na visão de Freud, pensamentos e desejos que deram origem a essa experiência e que nem de longe são igualmente confusos e opacos. Ele chama a experiência visual/afetiva de *conteúdo manifesto do sonho* — aquilo de que podemos nos lembrar ao acordar (e poderíamos incluir no conteúdo manifesto a sua transformação posterior num texto escrito ou falado); e chama os pensamentos e desejos iniciais que levaram à construção do sonho de *conteúdo latente*.[24]

Antes de nos voltarmos para a natureza desse conteúdo latente, observemos que Freud levanta a hipótese da existência de um processo duplo de transformação: (a) os pensamentos são transformados em imagens (assistimos à "conversão do pensamento abstrato em imagens")[25], e (b) o conteúdo latente se transforma em conteúdo manifesto. Os dois processos acontecem ao mesmo tempo e é óbvio que se superpõem, mas a meu ver podem ser distinguidos, ao menos em tese; o primeiro correspondendo bem de perto ao que ocorre nas artes visuais e plásticas,[26] o segundo, ao que está envolvido em certas formas de literatura (talvez, acima de tudo, na literatura alegórica, à qual Freud se refere com frequência em *A interpretação dos sonhos* e para a qual nos voltaremos mais adiante). O termo com que Freud designa essa transformação dupla é *Übertragung*, que em alemão significa "tradução" e "transferência", e é o mesmo termo empregado por ele para designar a transferência no sentido psicanalítico de transferir ou deslocar para o analista uma suspeita ou receio que o analisando tem em relação a um genitor ou a um cônjuge, por exemplo (a transferência, no sentido psicanalítico, tem numerosos significados, e veremos mais alguns deles no Capítulo 5). Logo no início do que talvez seja o capítulo mais importante de *A interpretação dos sonhos*, o Capítulo 6, Freud escreve:

> Os pensamentos oníricos [latentes] e o conteúdo onírico [manifesto] nos são apresentados como duas versões do mesmo assunto, em duas línguas diferentes. Ou, dito em termos mais estritos, o conteúdo do sonho assemelha-se a uma transcrição [ou tradução: *Übertragung*] dos pensamentos do sonho numa outra forma de expressão, cujos caracteres e leis sintáticas cabe a nós descobrir, comparando o original e a tradução.[27]

Algo no sonhador, portanto, é uma espécie de tradutor ou transcritor, e analisando e analista devem trabalhar juntos para decifrar a "língua estrangeira" (o conteúdo manifesto visual) para a qual os pensamentos do sonho foram traduzidos. Embora os dois, ao que se presume, conheçam a "língua-fonte" a partir da qual a tradução foi feita (isto é, estejam familiarizados com a língua em que se expressam os pensamentos e desejos latentes do sonho), não conhecem a "língua-alvo" para a qual eles foram traduzidos.

Os sonhos são microssintomas

> Ninguém deve esperar que a interpretação de um sonho lhe caia nas mãos como um maná dos céus.
>
> FREUD, A interpretação dos sonhos[28]

A hipótese freudiana da existência de um processo de transformação (do conteúdo latente no conteúdo manifesto de um sonho) não passa de uma extensão do que ele havia aprendido ao tentar desvendar os sintomas histéricos. Consideremos, por exemplo, a impossibilidade de Anna O. beber água durante seis semanas (discutida no Capítulo 1). Apesar de sentir-se constantemente sedenta e desidratada, toda vez que tentava levar um copo d'água à boca ela o afastava, enojada. Isso fazia tão pouco sentido para ela quanto para qualquer pessoa, dados o calor intenso do verão e a necessidade que ela sentia de líquidos, sem falar na natureza geralmente inofensiva ou benigna dos copos d'água e da água em si.[29] O que Breuer e Anna O. descobriram, ao rastrear o sintoma até sua primeira ocorrência, foi que um copo d'água havia assumido, para ela, uma importância que nunca tivera até então (e que deve ter tido para pouquíssimas pessoas ao longo da história, aliás). O cachorro de sua dama de companhia havia bebido água num desses copos, no quarto dessa mulher, e na mente de Anna tais copos e a própria água tinham se ligado à intimidade física entre o cão e sua dona, às doenças transmitidas por cães, aos desejos maléficos em relação à dama de companhia e/ou à mãe, ou a algo desse gênero. Para Anna, beber água era ser lembrada de seus desejos maléficos em relação à dama de companhia e/ou à mãe, os quais ela considerava repreensíveis.

A partir daí, foi apenas um passo para a conclusão de que, depois de ver o cachorro beber água no copo, cada momento em que Anna O. sentia vontade de beber água igualava-se à ideia de que "Eu desejo o mal de minha dama de companhia (ou minha mãe)", e afastar o copo equivalia à ideia de que "É inadmissível eu desejar o mal de minha dama de companhia (ou de minha mãe)". Dito de outra maneira, o ato sintomático (ou a incapacidade sintomática de agir — nesse caso, de beber água) é *a tradução, para outro registro, meio ou "forma de expressão"*,[30] de um desejo e, ao mesmo tempo, da obstrução ou recalcamento desse desejo, graças à autocrítica do sujeito por senti-lo.[31] Vimos exatamente a mesma coisa ao discutirmos certos tiques faciais como sendo uma transferência ou tradução, para o campo físico, da raiva (acompanhada pelo desejo de bater em alguém) e do autoabafamento simultâneo dessa raiva.

O que permitiu a Freud avançar na interpretação dos sonhos, portanto, foi ele haver formulado e, em seguida, testado a hipótese de que era possível *ver os sonhos como semelhantes aos sintomas, estruturados como sintomas, e até como minissintomas, eles próprios*. Assim como cada sintoma individual tinha um significado secreto — desconhecido por quem sofria do sintoma e também por quem a cercava —, cada sonho também revelava ter um significado secreto, que nem o sonhador nem as pessoas ao seu redor eram capazes de adivinhar com facilidade. Assim como Freud sempre achou que por trás de qualquer sintoma individual havia mais do que parecia, ele postulou que por trás de qualquer sonho específico havia mais do que se afigurava aos olhos ou aos ouvidos: havia pensamentos e desejos latentes, que tinham sido transformados pelo trabalho do sonho num material ilegível, a fim de não serem reconhecíveis para a consciência de vigília.

Penso que vale a pena assinalar que o que se considera sintoma, na psicanálise, é algo de que o paciente se queixa — reclamando que isso atrapalha sua vida, quando não a arruina por completo — e que afirma ser incapaz de compreender. Os analistas não assumem uma espécie de postura professoral para dizer aos pacientes que tal ou qual comportamento deles — consumir álcool ou drogas, comer em excesso, vomitar, seja o que for — constitui um sintoma, com base em algum "padrão [supostamente] objetivo de comportamento normal" como parâmetro para se julgar qualquer comportamento individual. Psiquiatras e psicólogos com frequência adotam essa postura, mas os psicanalistas não o fazem (ou não devem fazê-lo, já que não existe base para essa postura na teoria psicanalítica, ainda que alguns analistas isolados percam o rumo nesse ponto). Na análise, *sintoma é aquilo que o/a analisando/a considera problemático em sua vida*, não o que o analista considera sintomático na vida do/a analisando/a.[32]

Essa não é uma diferença pequena de perspectiva, uma vez que as únicas facetas da vida dos pacientes que tendem a ser receptivas à mudança são as que eles próprios identificam como problemáticas, como algo com que é difícil lidar, e como incompreensíveis. É seu caráter incompreensível para os pacientes que as constitui como sintomas acessíveis ao tratamento psicanalítico.

De forma semelhante, um sonho é apenas um sonho para quem não lhe presta atenção; para essas pessoas, não há nada sintomático em seus sonhos. Mas os analisandos que contam sonhos (e, às vezes, temos de incentivá-los repetidamente a se lembrar deles e narrá-los), caracterizando-os com adjetivos como "bizarro", "enigmático" ou "impenetrável", estão nos dizendo que tais sonhos são sintomas para eles — mini- ou microssintomas, talvez, porém quanto mais eles perturbam e intrigam nossos analisandos, mais se justifica que os tratemos como sintomas plenos (ainda que de curta duração). Sua aparente impenetrabilidade é o que justifica presumirmos a existência de uma camada de sentido por trás deles. Por exemplo, a inexplicável atração ou repulsa que sentimos nos sonhos por alguém que na vida cotidiana nos parece indiferente exige que presumamos estar completamente enganados sobre nossos verdadeiros sentimentos a respeito dessa pessoa, ou que ela está no lugar de outra pessoa no contexto do sonho.

Assim como, muitas vezes, quem tem fobia de aranhas não sabe dizer o que há nelas de tão assustador e, depois que a fobia é analisada, encontramos por trás da aranha uma outra coisa — em geral, aliás, *uma outra pessoa* (um dos pais ou um parente próximo) —, também o Bob que protagoniza o meu sonho, e que é um vago conhecido meu do trabalho, pode estar substituindo outra pessoa: o detestado tio Bob mencionado no Capítulo 2, por exemplo. A tensão e a angústia que algumas pessoas sentem na presença de aranhas têm pouco ou nada a ver com as aranhas em si, porém muito a ver com o genitor ou parente próximo que as aranhas, sem querer, passaram a substituir na psique dessas pessoas. Foi isso que levou Freud a afirmar, similarmente, que "o afeto sentido num sonho provém de seu conteúdo latente, e não de seu conteúdo manifesto";[33] é por isso que não chegamos a lugar nenhum quando tentamos encontrar uma ligação entre o nojo que sentimos num sonho e a pessoa que, no conteúdo manifesto do sonho, nos causa repulsa, pessoa essa que, muitas vezes, na vida de vigília, é alguém a quem somos indiferentes, ou por quem até nos sentimos atraídos.

A natureza do conteúdo latente

> Há em cada um de nós apetites de uma espécie terrível, selvagem e desregrada —mesmo naqueles dentre nós que parecem totalmente comedidos. Isso se evidencia nos sonhos.
>
> Platão, A República, 572a

O conteúdo latente do sonho costuma incluir pensamentos e desejos que parte do sonhador consideraria demasiado picantes, arriscados ou imorais para serem diretamente representados num sonho. Isso os leva a serem representados indiretamente, de maneira disfarçada. Não são apenas nossos desejos supostamente "realistas" ou fáceis de realizar que buscam satisfação; até nossos desejos secretos e/ou "irrealistas" almejam ser encenados nos sonhos, de um modo que raras vezes deixamos que o sejam na vida cotidiana de vigília. Contudo, se o desejo secreto realizado num sonho fosse transparentemente óbvio para a parte de nós que está "ciente" do que acontece no decorrer do sonho (e que diríamos ser a parte de nós que consegue recordar conscientemente o sonho, ao despertarmos), é bem possível que ficássemos tão desconcertados ou assustados que simplesmente acordaríamos.

Freud postula que os desejos secretos se realizam ou se tornam reais nos sonhos, mas só o fazem mediante disfarce. Para quê? Para deixar que continuemos a dormir. Se nos tornássemos mesmo que vagamente cônscios da natureza impalatável dos desejos que se realizam em nossos sonhos, é provável que acordássemos de susto ou de horror, no meio de praticamente qualquer sonho,[34] e isso teria dois efeitos autolesivos inter-relacionados:

1. Destruiria em pouco tempo a nossa saúde. É sabido que as pessoas privadas dos ciclos de sono que envolvem os sonhos (e que coincidem, em sua maioria, com o que se chama na literatura psicológica contemporânea de sono REM, ou de movimentos oculares rápidos) logo se tornam irritadiças, cada vez mais paranoides, e acabam começando a alucinar.[35] Como diz Freud, "Todos os sonhos, em certo sentido, são sonhos de conveniência: servem para prolongarmos o sono, em vez de acordarmos. *O sonho é o GUARDIÃO do sono, não aquilo que o perturba*",[36] e recorre ao disfarce de sua verdadeira natureza para não nos fazer acordar de susto, repetida e prematuramente.

Os disfarces existem para permitir que continuemos dormindo: quando são insuficientes, o que vez por outra acontece — isto é, quando são transparentes demais —, nós acordamos.
2. Interromperia a realização do desejo no decorrer do sono, deixando-nos muito menos satisfeitos e renovados do que ficamos quando podemos continuar a sonhar até o fim "lógico" do sonho. A maioria de meus leitores deve ter tido a experiência de ser acordada por algo ou alguém no meio do que era sentido como "um sonho bom" e tentar voltar a dormir, imediatamente, para poder terminar o sonho. Quando somos despertados antes do fim de nossos sonhos, não temos a satisfação que os sonhos foram feitos para proporcionar!

Ninguém precisa aceitar sem questionamento a afirmação freudiana de que o conteúdo latente do sonho inclui material impalatável; basta fazermos associações livres com todos os elementos de praticamente qualquer de nossos sonhos (ou levarmos nossos pacientes a fazerem associações livres com todos os elementos de seus sonhos) para nos convencermos de que o material que costuma ficar fora de nossos pensamentos de vigília sobre nós mesmos aparece naquilo a que Freud se refere como os "pensamentos de fundo" do sonho — em outras palavras, os pensamentos que formam o pano de fundo do sonho. Não é necessário nos convencermos de que esses pensamentos e desejos são recalcados, em si mesmos, para nos darmos conta de que os pensamentos e desejos que são o pano de fundo dos sonhos incluem, com frequência, coisas que realmente não queremos que os outros saibam sobre nós, que consideraríamos "impróprio" mencionar na companhia de quase todas as pessoas, e das quais nós mesmos talvez não queiramos saber.

Freud, eu diria, não presumiu a necessidade de haver pensamentos e desejos latentes "sórdidos" entrando na construção de todos os sonhos, por haver concluído anteriormente que todos os seres humanos são repletos de pensamentos e desejos sórdidos. Em vez disso, foi graças a seu longo trabalho com seus sonhos e com os sonhos dos pacientes, baseado em levantar as associações que estes faziam a respeito deles, que Freud passou a crer que havia um hiato considerável entre o conteúdo manifesto e o conteúdo latente. Qualquer um pode fazer a mesma experiência, hoje, e decidir se chega ou não às mesmas conclusões de Freud. Não é preciso aceitar isso como uma questão de fé. Aliás, desconfio que a maioria dos clínicos que dão grande atenção aos sonhos, por assim dizer, e pedem aos pacientes que os contem e se estendam nas associações com eles, chega bem depressa às mesmas conclusões de Freud; e creio que quase todos os analisandos que aprendem a se lembrar de seus sonhos, bem como a contá-los e a fazer amplas associações com eles, em sua análise, logo percebem o quanto aprendem com os sonhos sobre suas próprias motivações, fantasias e desejos, muito mais do que com praticamente qualquer outra coisa.

A hipótese de Freud é que o conteúdo latente dá origem ao conteúdo manifesto, através de um complexo processo de tradução, cuja única faceta óbvia em que tocamos até agora é que os pensamentos e desejos são traduzidos em imagens (examinaremos dentro em breve outras facetas). Essa tradução de ideias em imagens também ocorre nos rébus, que são jogos praticados ao menos desde os tempos da Roma antiga, pois os romanos gostavam de decifrar rébus durante as refeições. Freud propõe que vejamos o sonho como semelhante a um rébus.[37] Assim como, ao depararmos com um rébus do tipo

temos que trabalhar "da frente para trás", partindo das imagens para uma expressão ou uma frase (no caso acima, a solução habitual é "paletó de madeira", ao depararmos com um sonho temos que trabalhar da frente para trás, partindo do conteúdo manifesto (imagens) para o conteúdo latente (pensamentos e desejos). Um rébus simples que apareceria num sonho é кстт (visto numa porta ou numa placa de automóvel, por exemplo), o que, dito em voz alta, seria pronunciado "cá-cê-tê-tê" — isto é, "cassetete" — e evocaria uma cena violenta, testemunhada ou experimentada pelo sonhador em dado momento. Outro é a imagem de várias mãos projetando-se por baixo de alguma coisa; ao ser indagado sobre o número de mãos, o sonhador que respondesse "Sete" poderia estar impressionado com a ideia de morte implícita na expressão idiomática "sete palmos abaixo da terra". Enquanto o trabalho executado pelo sonho (conhecido por trabalho do sonho) transforma os pensamentos e desejos latentes numa experiência visual, o trabalho feito na análise traduz, da frente para trás, a experiência visual (melhor dizendo, o texto concebido para descrevê-la) nos pensamentos e desejos latentes. Portanto, a psicanálise faz uma operação que é o exato oposto do trabalho do sonho, "desfazendo" o que ele fez. O que é feito pelo sonho é desfeito pela psicanálise; o que o trabalho do sonho encobre a psicanálise revela (ver Figura 3.1).

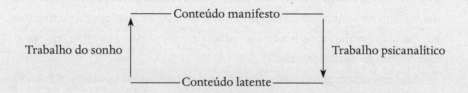

FIGURA 3.1. A "engenharia reversa" da psicanálise.

Mais uma vez, temos aí uma forma de engenharia reversa[38] e, de fato, todo o estudo freudiano do processo de tradução pelo qual o conteúdo latente produz o conteúdo manifesto dos sonhos pode ser entendido enquanto um modo de descobrir de que maneira decompor esse produto da mente para ver como ele foi montado. O objetivo de Freud, no entanto, não é tornar-se capaz, com isso, de criar novos sonhos ele mesmo, porém simplesmente aprender a discernir os componentes iniciais ao se ver diante do produto final.

Como abordar um sonho

> O que devemos tomar por objeto de nossa atenção não é o sonho, como um todo, mas as partes separadas de seu conteúdo.
> FREUD, *A interpretação dos sonhos*[39]

De que modo Freud aborda o texto do sonho? Em outras palavras, que partes do sonho ele destaca, e como chega mesmo a determinar o que é uma "parte" de um sonho? Ele fornece alguns modos diferentes de abordá-lo, a fim de descobrir seu pano de fundo e seu conteúdo latente, um dos quais envolve simplesmente perguntar ao sonhador o que aconteceu durante o dia anterior ao sonho. Outra maneira é "partir das frases ditas" num sonho,[40] para ver se elas realmente provêm de um outro contexto, quer na experiência recente, quer num momento mais antigo do passado do sonhador, pois Freud afirma que "tudo o que se destaca acentuadamente como fala, num sonho, pode ser rastreado até algo que realmente foi dito ou ouvido pelo sonhador";[41] outros métodos que Freud recomenda, ou que ele mesmo usa, serão discutidos mais adiante. Em geral, esse material falado é uma citação direta de algo que um dia foi dito ao sonhador, é lançado num contexto completamente estranho na trama do sonho "e, às vezes, não passa de uma alusão à ocasião em que o comentário em pauta foi feito".[42]

Mas examinemos um sonho em que não há expressões faladas, verificando como Freud lida com seu pequeno "sonho com a monografia de botânica":

> Eu havia escrito uma monografia sobre certa planta. O livro estava diante de mim e, nesse momento, eu estava passando uma lâmina colorida dobrada [a reprodução de uma fotografia em papel cuchê]. Cada exemplar do livro trazia encadernado um espécimen dessecado da planta, como se tivesse sido retirado de um herbário.[43]

Para começar, Freud nos diz o que parecem ter sido *as primeiras coisas que lhe vieram à cabeça sobre o sonho* (o que, às vezes, é uma excelente abordagem da interpretação): que ele tinha visto um livro sobre determinado tipo de flor, o cíclame, na vitrine de uma livraria, na manhã anterior; que os cíclames eram as flores favoritas de sua mulher; que ele achava que não estava dando cíclames à sua mulher com muita frequência; e que uma paciente que ele havia tratado anos antes, e que tinha topado com sua mulher na antevéspera, certa vez ficara desconsolada quando o marido se esqueceu de levar-lhe flores em seu aniversário, vendo nisso um sinal de que já não era tão importante para ele quanto tinha sido.

Já é um bom começo, especialmente quando tomado em conjunto com o comentário de Freud de que, numa ocasião recente, ele havia mencionado esta última história a um círculo de amigos, para ilustrar as intenções inconscientes que podem estar implícitas no ato de "esquecer" (ainda que a sabedoria popular afirme que esquecer é não intencional por natureza).[44] É provável que possamos concluir, com certa segurança, que o sonho o fez pensar em *suas* razões específicas para se esquecer de dar flores a sua mulher com mais frequência — apesar de Freud não se aprofundar nisto então (em vários pontos da *Interpretação dos sonhos* ele nos diz que, para não revelar demais sobre si mesmo e sua família, não incluiu todas as suas associações no sonho).[45]

O que Freud faz em seguida é, essencialmente, *cortar o texto do sonho em pequenas partes* — que incluem fragmentos como "monografia sobre uma planta", "espécimen dessecado da planta", "herbário", "estava diante de mim", "lâmina colorida dobrada" etc. — e fazer as mais completas associações que pode com cada um desses fragmentos (apesar de dizer, a certa altura, que, "por razões que não nos interessam, não levarei mais adiante a interpretação desse sonho", supostamente para não revelar mais coisas embaraçosas sobre si mesmo do que já fizera até então).[46] De que modo ele decide o que é um fragmento importante com o qual fazer associações? Freud dá algumas indicações, mas elas não vão muito longe, a meu ver.[47] Enquanto o açougueiro costuma decidir onde pôr a faca com base nas articulações naturais da carcaça que vai talhar (peço desculpas aos leitores vegetarianos), como pode um analista saber onde dividir o texto? O que constitui uma parte significativa do sonho com a qual fazer associações?

Na minha experiência, os clínicos novatos no trabalho psicanalítico ficam particularmente confusos com a aparente falta de normas nesse ponto. Um modo de lidar com isso é apenas indagar sobre absolutamente tudo do sonho, palavra por palavra, mas imagine o resultado de perguntar a alguém o que lhe vem à cabeça a respeito da expressão *no momento*, ou mesmo só da palavra *a*! Qualquer um é capaz de localizar os substantivos principais de um sonho — por exemplo *monografia*, *planta*, *livro*, *lâmina*, *espécimen* e *herbário* —, bem como alguns dos adjetivos potencialmente importantes, como *dobrada*, *colorida* e *dessecada*. Mas quem disse que os verbos (por exemplo, *escrito* e *trazia encadernado*) e os indicadores de lugar (*diante de mim*) não levarão a associações úteis? A verdade é que *não existem regras rígidas sobre o que constitui uma parte importante de um sonho*, e um dado sonhador pode fazer associações com praticamente qualquer coisa num sonho, inclusive o próprio estilo de discurso com que o narra ao analista. São muitos os sonhadores que me dizem: "Quando lhe descrevi o sonho, agora há pouco, fiquei impressionado com minha maneira de falar, pois ela me lembrou de quando...", ou "[a descrição] me fez lembrar de como Fulano descreveu tal e qual coisa, recentemente".

Se há um tipo de regra rígida a ser aplicado na decomposição de um sonho em partes (e no pedido subsequente de que o sonhador faça associações com cada uma dessas partes), trata-se do seguinte: *as partes que isolamos devem ser palavras potencialmente dotadas de mais de um significado*, e que, quando retiradas do contexto em que aparecem no sonho, bem podem fazer o sonhador pensar em outros contextos. Se isolássemos a palavra "planta" e a repetíssemos para Freud hoje, ele poderia pensar em vários tipos de plantas, no ato de plantar, no projeto de um arquiteto, em implantes ou até em alguém plantado numa organização, um espião, ali infiltrado, digamos, por um órgão policial. A palavra "planta" tem muitos significados diferentes, e nossa hipótese é que, *embora no sonho apareça uma representação visual potencial dessa palavra, outro de seus significados potenciais pode ser mais importante nos pensamentos do sonho*.

Isto se enquadra no que Freud chama, no Capítulo 6 de *A interpretação dos sonhos*, de "considerações de representabilidade". Embora talvez soe misterioso, é bastante simples: digamos que meus pensamentos do sonho se refiram ao desejo de que as pessoas que me cercam, no trabalho, creiam que sou um espião, no sentido de que eu teria sido "plantado" na organização por uma empresa rival, ou pelo serviço secreto de outro país (o que talvez me desse a sensação de ser mais importante do que me sinto hoje). Como pode a ideia de plantar, nesse sentido específico, ser representada em imagens? Só com grande dificuldade, creio — o que significa que, para essa ideia aparecer no sonho, teria que ser deslocada de algum modo; por exemplo, se eu tiver assistido a um filme em que certo ator desempenha o papel de espião, esse ator pode surgir em meu sonho; ou a ideia pode aparecer por meio de um jogo de palavras, ou seja, pela imagem de um jardineiro plantando ou de algum tipo de implante. Muitas ideias abstratas, como justiça (ou a de alguém receber o castigo que merece), são difíceis de retratar diretamente nos sonhos, e podem ser sugeridas por coisas como a clássica imagem da balança ("a balança da Justiça"), ou até pelo aparecimento de alguém recebendo um pagamento — "tendo a sua paga".

Naturalmente, não são apenas os substantivos individuais que são polivalentes ou multivalentes — isto é, têm mais de um sentido — e que podem ser destacados com proveito. Quando a expressão "Eu não comprei isso" aparece num sonho, no contexto de uma orgia de compras, "Você não comprou" poderia ser repetido para o sonhador, posteriormente, e a ideia bem poderia ser a de que há algo que ele não "comprou" — no sentido de "não acreditou" ou "não engoliu" — em alguma experiência recente ou anterior, evocada pelo sonho. Muitas expressões idiomáticas admitem mais de um sentido, pelo menos em termos literais e figurados. E, muitas vezes, até expressões que costumam ser inequívocas podem tornar-se muito ambíguas, conforme o contexto; por exemplo, a simples afirmação "fechei" pode referir-se igualmente bem a uma questão de negócios que o sonhador estava descrevendo ou a uma porta que ele havia acabado de mencionar. Não raro, basta indagar "Você o/a fechou?" para que o sonhador se dê conta da ambiguidade do que acabou de dizer.

Para enunciar, em termos mais lacanianos, a regra prática de como dividir o sonho em partes com as quais fazer associações, diríamos que tentamos dividir o texto do sonho em *significantes*, e os significantes não são, necessariamente, apenas palavras isoladas, mas, comumente, grupos de palavras com um ou mais sentidos específicos (isto é, *significados*). "Paletó de madeira" é um único significante, embora cada palavra que ele contém seja também um significante independente. De forma análoga, "dar nó em pingo d'água" é um único significante; trata-se de uma expressão fixa ou invariável, que, em geral, não pode sofrer alteração, dotada de um sentido específico. Apesar do número de palavras que contêm, expressões como "jogar a toalha", "fazer gato e sapato (de alguém)", "a grama do vizinho é sempre mais verde", "é assim que a banda toca", "é preciso dançar conforme a música" e "engole essa!" constituem significantes únicos, na medida em que é comum seu sentido não ser transparentemente óbvio a partir das palavras que as compõem; seu significado deriva de seu uso em contextos mais amplos e, não raro, elas são o tipo de expressão que as crianças e os falantes não nativos costumam demorar um pouco a compreender.

O objetivo do analista, portanto, é isolar os significantes ambíguos e/ou polivalentes do sonho e *repeti-los para o sonhador fora do contexto* — por exemplo depois de o sonho ter sido contado e quando o sonhador começa a tentar fazer associações livres com ele —, para ver se eles trazem à mente algum outro significado ou significados. Os clínicos que se concentram exclusivamente em tentar "compreender" o que diz o analisando — ou seja, o que acreditam ser o sentido pretendido por ele — podem ter dificuldade de recuar desse projeto e escutar as possíveis ambiguidades e duplos sentidos no que o analisando fala. Ouvir o que as pessoas dizem em dois níveis diferentes — no nível do que acreditamos ser o sentido pretendido e no nível do que as pessoas efetivamente falam, por mais confuso ou dúbio que seja — é uma habilidade que pode ser facilmente desenvolvida por alguns clínicos, mas que outros talvez tenham que trabalhar com afinco para adquirir. Eles podem trabalhar pela aquisição dessa habilidade dupla (ou "multitarefas") ouvindo distraidamente falas no rádio ou na televisão, concentrando-se menos no "conteúdo" que na forma de expressão, e escutando sobretudo as pausas, lapsos, palavras engroladas e duplos sentidos (intencionais ou não). Podem fazer a mesma coisa em aulas ou seminários cujo conteúdo lhes pareça maçante; muitas vezes, essa atenção à forma pode deixá-los um pouco mais interessados em discursos durante os quais, de outro modo, talvez pegassem no sono.

Observe que, ao ouvirem apresentadores de noticiários, seja no rádio, na televisão ou na internet, e ao exercitarem a escuta de lapsos, pausas, tropeços e duplos sentidos, em contraste com o conteúdo, talvez seja melhor eles ouvirem primeiro programas em que não estejam especialmente interessados, para que o conteúdo não monopolize sua atenção. Talvez também seja melhor, no começo, não olharem para a tela, no caso de programas de televisão ou da internet, pois ver o orador tenderá a interferir em sua escuta (muitos analistas já comentaram que escutam melhor os pacientes no divã do que os sentados diante deles, não por ficarem fisicamente mais próximos, e sim porque não se distraem com a aparência dos pacientes, suas expressões faciais etc.). Após se tornarem aptos a ouvir com regularidade os lapsos e as palavras truncadas na fala referente a assuntos que não lhes sejam de grande interesse, os clínicos podem se voltar para programas mais próximos de sua predileção, tentando concentrar-se ao máximo nos sons produzidos pelos locutores, ao mesmo tempo que ainda absorvem o significado, sem se deterem nele nem tentarem fazer nada em particular com ele (por exemplo, compará-lo com coisas que tenham ouvido antes ou desvendar suas implicações).

Depois de adquirirem essa habilidade e conseguirem ouvir com facilidade o que parece ser o sentido pretendido (o significado) e a forma de expressão efetiva e possivelmente divergente (o significante), as coisas nunca mais serão as mesmas: será inevitável ouvirem esses dois níveis diferentes em todos os aspectos de sua vida, seja nas conversas com amigos, familiares e parceiros, seja ao ouvirem discursos políticos, palestras e documentários. Uma vez ativada, essa faculdade é difícil de desativar! Pode ser usada com proveito na interpretação dos sonhos (tirando alguns significantes do contexto, para ver como soam para o analisando) e na psicanálise, em termos mais gerais.

Mencionei antes que Freud propõe várias e diferentes abordagens possíveis dos sonhos, inclusive perguntar ao sonhador o que aconteceu no dia ou dias anteriores ao sonho, e indagar sobre palavras ou frases específicas enunciadas por alguém no sonho, para tentar saber em que contexto elas se originaram. Uma terceira forma de abordagem dos sonhos que ele fornece diz respeito às hesitações e vacilações no texto do sonho:

> Ao analisar um sonho, insisto em que toda a escala de estimativas de certeza seja abandonada e em que a mais vaga possibilidade de que algo de tal ou qual tipo tenha ocorrido no sonho seja tratada como uma completa certeza. [...] A dúvida produz na análise um efeito de interrupção, que se revela fruto e instrumento da resistência psíquica. A psicanálise tem razão de desconfiar dela. Uma de suas regras é que *tudo que interrompe o progresso do trabalho analítico constitui uma resistência.*[48]

O tipo de dúvida a que Freud se refere aqui não é produto de uma forma de resistência consciente que o analisando possa simplesmente desligar, se assim for solicitado a fazer pelo analista. Essa resistência passa a existir sozinha, por assim dizer, em função da barreira entre o inconsciente e a consciência, e o analisando sente-se sinceramente em dúvida. Como lidamos com ela?

Quando, por exemplo, o sonhador não consegue decidir se determinada cor — de tinta, dos olhos, do tapete ou de qualquer outra coisa num sonho — era verde ou azul, *tomamos a própria indecisão como particularmente significativa*, como se os pensamentos do sonho, por trás dessa parte dele, estivessem tão carregados de lembranças e/ou significados impalatáveis que até na rememoração do sonho fosse preciso recorrer a um subterfúgio, para afastar da pista o sonhador já desperto. Nós nos recusamos a nos deixar distrair pela dúvida do analisando entre as cores verde e azul e levamos extremamente a sério as duas alternativas, solicitando associações com ambos os termos.[49]

Certa vez, um analisando meu recordou uma cena muito marcante de seu passado (e afirmou não ter pensado nessa cena durante um período longuíssimo, talvez desde sua ocorrência, uns 25 anos antes), simplesmente por associá-la à cor de um objeto surgido num sonho que ele tivera sobre escolher uma agenda numa loja, agenda essa inicialmente descrita por ele como "azul ou verde". Embora o analisando achasse estar corrigindo a descrição anterior ("azul") pela posterior ("verde"), eu o incentivei a fazer associações com ambas; ele acabou concluindo que a cor do objeto do sonho era a mesma do tapete azul-claro da sala de jantar da sua infância. Nesse ponto, lembrou-se de repente de estar deitado nesse tapete, um dia, e ter ouvido sons que vinham do cômodo ao lado; tinha se levantado e olhado pela porta de venezianas entre a sala de jantar e a sala de estar, onde vislumbrara sua mãe e seu irmão tendo relações sexuais no chão, com os corpos visualmente cortados em estranhas fatias horizontais pelas venezianas.

Depois que ele recordou essa cena, graças a nosso trabalho associativo sobre o sonho, as imagens perturbadoras de corpos parciais praticando atos sexuais, que o vinham atormentando nessa época, foram desaparecendo. A cena aludida pelo elemento onírico ("azul ou verde") dificilmente poderia ter sido adivinhada a partir do conteúdo manifesto do sonho (que, a princípio, pareceu quase tão chato quanto o sonho de Freud sobre a monografia de botânica); no entanto, essa cena da meninice parece ter sido um dos pensamentos latentes que haviam entrado na construção do sonho.[50] Se eu tivesse mordido a isca e me deixado ser dissuadido de fazer perguntas sobre a cor, por causa de sua suposta incerteza, talvez essa lembrança houvesse demorado muito mais a vir à luz, e as imagens aflitivas que a acompanhavam houvessem persistido por muito tempo.

Outra analisanda teve um sonho em que segurava o que descreveu como uma "caixa de arquivos" (uma espécie de caixa ou estojo de plástico para armazenar papéis e arquivos) ou "caixa de apetrechos" (para equipamento de pesca). Os dois descritores levaram a direções fecundas: a "caixa de arquivos" a fez lembrar das caixas em que ela guardava textos acadêmicos ligados a um projeto seu de pesquisa, do qual ela havia enjoado; a "caixa de apetrechos" evocou a dinâmica de conflito das pescarias a que ela fora com o pai e o irmão, quando pequena; sua incapacidade de manter as iscas, pesos e coisas similares organizados em sua caixa; e suas dificuldades correntes de se manter organizada em praticamente todas as áreas da vida.[51] Portanto, as duas descrições alternativas do que ela segurava no sonho revelaram-se importantes.

Assim, podemos abordar os sonhos de diversas maneiras diferentes, e é bem possível que convenha usarmos várias delas, se não todas, em nossa prática cotidiana:

1) podemos começar perguntando ao sonhador qual é a primeira coisa que lhe ocorre sobre o sonho;
2) podemos focalizar as palavras e/ou expressões do sonho, tal como relatado pelo analisando, que têm dois ou mais significados (que são ambíguas ou polivalentes);
3) podemos retirar expressões idiomáticas (como "não comprei essa") do contexto do sonho, para ver se evocam alguma coisa na vida atual do sonhador;
4) podemos fazer perguntas sobre o que aconteceu na vida do sonhador no dia ou dias anteriores ao sonho;
5) podemos nos concentrar nas hesitações e dúvidas — isto é, nas coisas de que o analisando afirma não ter certeza no sonho (a cor era verde ou azul?), ou nas tentativas de desdizer o que foi dito ("Não, não era verde, era azul");
6) podemos focalizar as coisas que ficam fora da primeira narrativa do sonho e só depois vêm à mente do analisando, quando ele discute o sonho;
7) podemos indagar sobre os lugares em que ocorreram as cenas do sonho, perguntando se parecem familiares ao sonhador e, em caso afirmativo, se ele se lembra de alguma coisa que tenha acontecido nesses locais.

Como levar a pessoa a fazer associações com o sonho

> Devemos desconsiderar a coerência aparente entre os elementos do sonho, como uma ilusão não essencial, e rastrear isoladamente a origem de cada um de seus elementos.
>
> FREUD, *A interpretação dos sonhos*[52]

Por estranho que pareça, o que constitui uma "associação" nem sempre é inteiramente claro para os analisandos, ou mesmo para os analistas que estão começando a clinicar. Nem sempre parece transparentemente óbvio para os analistas, tampouco, como estimular os analisandos a fazerem associações livres.

Como é possível, por exemplo, incentivar um analisando relativamente inexperiente a fazer associações com a palavra "azul"? Podemos apenas perguntar "Azul?", ou "O que tem o azul?", ou até "O que lhe vem à cabeça sobre azul?". Diante de um dar de ombros ou de uma resposta banal, tipo

"O céu é azul", podemos perguntar se pareceu ser um tom específico de azul e, nesse caso, se o sonhador pode descrevê-lo. As palavras que ele então usa para descrevê-lo podem conduzir numa direção proveitosa, mas, se ele não conseguir fornecer nenhum detalhe, podemos perguntar se ele se lembra de já ter visto esse tom particular de azul em algum lugar.

Caso a tentativa de estimular o sonhador a fazer associações com a cor azul não dê em nada, há outros pontos igualmente importantes a explorar, pois azul também se associa a melancolia, tristeza ou uma depressão leve — em outras palavras, é um significante com vários significados diferentes e pode servir como o que Freud chama de "palavra-desvio" ou "ponte verbal" de uma imagem visual para uma ideia, ou de uma ideia (em geral, meio simples) para outra.[53] "Azul" também pode designar um time (o time azul, em oposição ao time vermelho, por exemplo); fazer pensar em azulejo, azular (fugir), azulão (nome popular de diversas variedades de aves) e azulinha (um dos muitos nomes da cachaça); em azul-bebê (que pode aludir ao tema de ter filhos), no Barba Azul e na Celeste (a seleção uruguaia de futebol, ou alguém que se conheça com esse nome); integra expressões como "azul de frio", "imensidão azul" e "tudo azul" — a lista é infindável. Dependendo do analisando, qualquer dessas associações pode revelar-se extremamente útil, fazendo-o recordar, por exemplo, acontecimentos da véspera ou de semanas ou anos antes, épocas de sua vida até então não mencionadas, ou experiências sexuais há muito esquecidas.

Não há como o analista saber de antemão se uma dada forma de fazer associações com os significantes será útil na análise de alguém, mas podemos avaliar se uma forma específica de fazer associações se revela útil, com o tempo, no trabalho de um analisando específico. Um analisando pode deter-se nas letras contidas num dado significante (de modo que "azul" o faz pensar, por exemplo, em "luz", "lua" ou mesmo "lusa", e pode ser que isso leve a um trabalho proveitoso; lembremos que Wolfgang Mozart assinava suas cartas para a irmã com uma variedade de anagramas de seu próprio nome, quase sempre Gnagflow Trazom. (Nós mesmos assinalaríamos a conexão literal entre a expressão potente ou soberana no rosto de alguém num sonho e o fato de o nome do sonhador ser Pedro, palavra da qual "poder" é um anagrama; ver os comentários de Freud sobre "análise e síntese de sílabas".)[54] Outro analisando, porém, pode brincar com as letras de uma palavra e nunca chegar a nada que pareça pertinente com o sonho ou com sua experiência de vida. Um poeta à moda antiga pode proveitosamente pensar, em "azuis" rimando "luz", "nus", "seduz", "reconduz" etc., porque é assim que sua mente funciona, de modo geral, ao passo que, para a maioria das outras pessoas, essas associações rimadas não levam a parte alguma. Um analisando pode recordar, de maneira produtiva, o período tenso em que usava azul na Marinha; outro pode falar de várias ocasiões em que se vestiu de azul para trabalhar, nas últimas semanas, sem que nada disso pareça ligar-se ao sonho em si, em momento algum.

Alguns analisandos parecem entender o convite a fazer associações livres como uma licença para se afastarem cada vez mais do sonho, numa espécie de "fluxo de consciência" infindável. Portanto, o analista não deve perder de vista que o objetivo da associação é elucidar o pano de fundo do sonho, e deve pôr termo às linhas de pensamento aparentemente infecundas, reconduzindo o analisando a alguma outra parte do sonho, para ver se surge algo mais produtivo das associações com outros significantes presentes nele.

Quando o analisando faz uma associação imediata com uma dada pessoa de um sonho cuja aparência foi inicialmente descrita como vaga ou indistinta, convém ao analista perscrutar mais, para discernir se, na verdade, essa figura onírica não seria uma "figura compósita" ou coletiva,[55] que inclui características de algumas pessoas diferentes (o analista pode fazê-lo simplesmente perguntando como o analisando descreveria a pessoa do sonho e que traços ela tem em comum com a pessoa da vida real que lhe veio à mente, e quais são os traços que elas não compartilham, se é que existem). É frequente as figuras que aparecem em nossos sonhos serem compósitas. Quando um analisando indica que a pessoa do sonho era parecida com sua mãe, só que tinha olhos negros em vez dos olhos azuis da mãe, e perguntamos quem ele conhece que tem olhos negros, é comum ele pensar em outra pessoa.[56] Esse é um produto típico da *condensação*, da qual encontramos um excelente exemplo no sonho do próprio Freud sobre a injeção de Irma,[57] no qual Irma condensa em si meia dúzia de mulheres, inclusive a filha e a mulher do próprio Freud! Nos sonhos de muitas pessoas, as casas em que elas cresceram desempenham um papel importante e, diversas vezes, algumas cenas dos sonhos ocorrem em partes dessas casas; ainda assim, ao mesmo tempo, os cômodos parecem meio diferentes do que eram na realidade, com isso aludindo também a outras casas ou lugares. Nesses casos, dois ou mais lugares ou pessoas da vida do sonhador combinam-se num só; cada um deve ser elucidado, e é bem possível que eles revelem compartilhar uma característica que permitiu que fossem condensados, para começar. (Freud formula a hipótese de que duas coisas que se condensam num sonho têm sempre algum traço em comum.)

Como havemos de saber se devemos nos contentar com a primeira ou a segunda associação feita com uma pessoa ou lugar do sonho? Não há como termos firmeza absoluta, e recordemos que, como indica Freud, nunca podemos "ter certeza de que um sonho foi completamente interpretado",[58] pois há sempre outras associações possíveis, que ocorrerão ao analisando depois de passado um dia, uma semana ou até vários anos.[59] Nossa regra prática deve consistir em não necessariamente incentivar o analisando a passar para outra parte do sonho, até encontrarmos algo que pareça fazer algum sentido em termos do que soubemos de sua vida e sua história até esse momento ("[A coisa] se encaixa na cadeia de pensamentos do sonhador e sua interpretação é reconhecida pelo próprio sujeito"),[60] ou até depararmos com algo que pareça *transformar a ideia* que fazíamos de sua vida e sua história até então, trazendo consigo uma nova perspectiva.

Quando o analisando reconhece imediatamente alguém do sonho como uma mulher de seu trabalho, chamada Tess, de quem não sabe quase nada e sobre cuja aparência, voz, posição ou qualquer outra coisa tem pouco a dizer, diríamos que vale a pena perguntar: "Você conhece alguma outra pessoa chamada Tess?". A resposta bem pode ser "Bom, existe a minha tia Tess", e é provável que essa Tess tenha sido muito mais importante em sua vida do que a Tess do trabalho. Nesse caso, a censura do sonho usou um truque fácil, substituindo uma Tess por outra, a fim de disfarçar o conteúdo real do sonho — trata-se de um exemplo perfeito do que Freud chama de deslocamento, com uma Tess aparecendo em vez da outra. A *condensação* (como no sonho freudiano da injeção de Irma, no qual esta representa muitas mulheres diferentes) e o *deslocamento* são duas das principais formas de disfarce empregadas pelo trabalho do sonho/censura para garantir que os pensamentos inconscientes do sonho (isto é, os desejos) não se mostrem abertamente à consciência.[61]

Por que é tão comum os desejos dos sonhos serem contrários à intuição?

> A ideia de algo desejado é "objetificada" no sonho: é representada, ou, ao que nos parece, vivenciada como uma cena.
>
> Freud, *A interpretação dos sonhos*[62]

Tal como os sintomas, os sonhos são formações de compromisso: são um compromisso forjado, por assim dizer, entre (a) desejos inconscientes e (b) o tipo de consciência semidesperta que temos no decorrer do sonho (na medida em que parte de nós está ciente do que acontece enquanto sonhamos e, comumente, é capaz de se lembrar do que aconteceu, depois de acordarmos), a qual se assustaria com muitos de nossos desejos inconscientes, caso eles fossem apresentados e realizados sem nenhuma forma de disfarce. A outra parte desse compromisso — a parte de nós que assiste ao que acontece no cenário onírico e é imbuída de um sentido de certo e errado — é a razão daquilo a que Freud se refere como "a censura" que disfarça os desejos inconscientes. A censura age para que os desejos inconscientes (que não são imbuídos de nenhum senso de moral ou consciência moral) se tornem irreconhecíveis para a consciência semidesperta da outra parte. Assim, a censura constitui um intermediário, um mediador ou um terceiro na construção do sonho.

O modelo freudiano da mente humana, por conseguinte, diz que ela não é monolítica, e sim multifacetada, incluindo o consciente, o pré-consciente e o inconsciente (ou a consciência, a censura e o inconsciente, já que, em seu trabalho sobre os sonhos, Freud tende a equiparar o pré-consciente à censura). Para ilustrar a estrutura da psique, Freud constrói uma analogia entre o que se passa no sonhador e o que acontecia no sistema do mundo editorial e do mundo postal de sua época. A censura postal era tal que o autor de uma carta podia escrever o que quisesse dizer, mas, em seguida, um censor oficial examinava o que ele tinha escrito e cobria com uma tarja preta qualquer parte que pudesse ser considerada incendiária ou inaceitável para o regime vigente no poder, antes que a carta fosse entregue a seu destinatário.[63] Para evitar que seu trabalho fosse totalmente censurado, era comum o missivista ou jornalista ver-se forçado a disfarçar suas ideias, falando por meio de alusões, em vez de referências diretas, ou [ocultando] seus pronunciamentos objetáveis sob um disfarce aparentemente inocente: por exemplo, podia descrever uma disputa entre dois mandarins do Império do Meio quando as pessoas que de fato tinha em mente eram autoridades de seu país.[64]

Com isso, os autores eram impelidos a usar a alusão, a alegoria e o deslocamento para transmitir sua mensagem a quem a soubesse ler. Isso se aplicava tanto à época de Freud quanto à de Jonathan Swift (vide suas *Viagens de Gulliver*, de 1726) e a alguns países (como a China) mesmo no século XXI.

Esse estado de coisas pode ser representado da seguinte maneira, na qual vemos o censor situado entre o autor e seu público:

Público
———
Censor
———
Autor

Posto que o inconsciente é o "autor" do sonho, o pré-consciente desempenha o papel do censor que faz a triagem, o que distorce a mensagem original do autor, antes de permitir que ela chegue à atenção do sonhador (o pré-consciente, portanto, não é em si uma faculdade criativa, e sim defensiva).

Público	Consciente
Censor	Pré-consciente
Autor	Inconsciente

Terá Freud empregado essa analogia apenas para ilustrar seu modelo da mente? Ou será que, ao menos em parte, chegou à sua teoria das diferentes agências mentais (o alemão *Instanzen* também poderia traduzir-se por "instâncias" psíquicas; Freud também as chama, talvez numa denominação mais feliz, de "sistemas")[65] por causa do tipo de censura que havia em sua época?

Poderíamos fazer uma pergunta semelhante a propósito dos físicos Ernest Rutherford e Niels Bohr: será que eles chegaram independentemente à ideia de que o átomo tem um núcleo cercado por elétrons, ou será que o fizeram por analogia com a estrutura do sistema solar (isto é, o núcleo está para os elétrons do átomo assim como o Sol para os planetas que giram em torno dele)?

$$\frac{\text{Núcleo}}{\text{Elétrons}} \qquad \frac{\text{Sol}}{\text{Planetas}}$$

Seja qual for o caso, o raciocínio analógico é comum em muitos campos e, embora o modelo de Rutherford-Bohr tenha sido superado em muitos aspectos, certamente ajudou a fazer avançar o pensamento da física na época. No caso de Freud, as formas de censura pública, postal e outras podem ter sido decisivas para moldar seu pensamento sobre a estrutura da psique, ou ter simplesmente fornecido uma analogia útil com que ilustrar seu modelo da mente, ao apresentá-lo a seus leitores.

Voltando a fazer referência aos modelos que discutimos no Capítulo 1, poderíamos designar a barra entre dois conjuntos de lembranças ($M_1 - M_2 - M_3$ e $M_4 - M_5 - M_6$) como censura entre os desejos inconscientes (à esquerda) e a experiência consciente do sonho (à direita), sendo a distorção do sonho, sob a forma da condensação e do deslocamento, o que permite que a barra seja atravessada:

$$M_1 - M_2 - M_3 \quad | \quad M_4 - M_5 - M_6$$

E, na medida em que o sonho, como o ato falho ou o sintoma, é uma formação de compromisso,[66] também poderíamos representá-lo como produto de duas forças ou eus em conflito, sendo a censura necessária para conciliar as duas partes (numa espécie de tratado de paz intrincado, digamos, no qual a mão direita não sabe o que faz a esquerda):

(Desejo inconsciente) Força 1 $\Rightarrow$ Sonho $\Leftarrow$ Força 2 (Consciência moral)
"Eu mau" $\Rightarrow$ Sonho $\Leftarrow$ "Eu bom"

O que Freud acrescenta à analogia política da censura é que cada um de nós exerce todos os três papéis e, portanto, engaja-se na autocensura! Ao contrário da impressão do sonhador, que é a de ser (como consciência semi-desperta) um mero espectador ou testemunha do que se passa em seus sonhos, Freud afirma que devemos nos dar conta de que *somos, fundamentalmente, todas essas camadas diferentes* — autor, censor e público; inconsciente, pré-consciente e consciente. Não podemos nos furtar à responsabilidade por desejos inconvenientes e dizer: "*Eu* nunca chegaria nem mesmo a sonhar com uma coisa dessas!", pois de fato acabamos de sonhar com uma coisa dessas, e ninguém (ao que possamos supor) a colocou em nossa cabeça por nós.

Para o modo de pensar freudiano, a subjetividade inclui todas essas camadas diferentes. O sujeito é tudo isto: (a) os desejos, (b) a parte de nós que não quer tomar conhecimento desses desejos, e (c) a parte de nós que faria uma severa censura moral a esses desejos, se tivesse a infelicidade de ouvir falar deles. Muitos analisandos chegam à análise com a impressão de que não têm nada a ver com a forma assumida por seus sonhos e são, por assim dizer, espectadores inocentes do que acontece neles, ou vítimas deles, quando se trata de pesadelos ou "sonhos ruins". Como disse um de meus analisandos: "Os sonhos apenas acontecem comigo — não são uma coisa de que eu participe". E no dizer de outro: "Sou vítima dos meus sonhos". E, com efeito, nosso vernáculo incorpora essa visão, visto que é comum dizermos "Tive um sonho", e não "Fiz um sonho", como se diz em francês.

Essa impressão de sermos simples testemunhas de nossos sonhos é responsável pela recusa de muitas pessoas a crer que seus sonhos (e até muitos de seus pesadelos) satisfazem seus desejos, pois elas não se identificam com os desejos que parecem ser satisfeitos em seus sonhos — por exemplo, quando um sonho retrata abertamente a morte de alguém de quem elas acreditam gostar —, e acham que jamais poderiam desejar uma coisa dessas. Todavia, Freud nos mostra, em muitos textos diferentes, que todos nós nos *identificamos* com numerosas pessoas de nosso passado e com pessoas que nos cercam no presente,[67] e assumimos seus anseios e desejos como se fossem nossos. Falando em termos superficiais, passamos a desejar muitos dos mesmos bens de consumo, bairros sofisticados, faculdades "de primeira", restaurantes finos e experiências que elas nos dizem desejar; e podemos até passar a sentir atração por pessoas por quem elas se sentem atraídas, ainda que, inicialmente, não tenha havido nada que nos atraísse para elas. Isso é tão verdadeiro que bem poderíamos dizer que, às vezes, *os desejos realizados em nossos sonhos não são os nossos, e sim os das pessoas que nos cercam*.[68]

Lacan, seguindo o trabalho de Freud sobre a identificação, afirma isso de maneira ainda mais clara, ao dizer que "o desejo do homem é o desejo do Outro", com o que pretende dizer, ao menos em parte, que cada um de nós acaba desejando muitas das mesmas coisas desejadas pelos que nos cercam, e até por desejar essas coisas do mesmo modo que outras pessoas as desejam. É como se fôssemos — de um modo importante — essas outras pessoas, como se fôssemos iguais ou idênticos a elas. Visto que os desejos realizados em nossos sonhos parecem não ser nossos, e sim das pessoas à nossa volta, podemos concluir que assimilamos os desejos delas — ou seja, que *esses desejos se tornaram nossos, sem que o soubéssemos*.[69]

Ora, isso se aplica tanto aos desejos realizados em nossos sonhos quanto aos impulsos envolvidos (e, às vezes, até em guerra uns com os outros) em nossos sintomas. Esses desejos e impulsos nos parecem estranhos, pois não temos consciência de nos havermos identificado com aqueles de quem eles eram desejos e impulsos, originalmente, e é possível até que nos horrorizemos com a ideia de que possamos nos identificar com essas figuras tão odiadas! Isso é tão comum que eu proporia mantermos sempre em mente, ao interpretarmos sonhos e sintomas, as velhas expressões latinas — utilíssimas para os inspetores policiais e outros solucionadores de crimes — *cui bono* e *cui prodest*. Esta última abrevia a expressão *cui prodest scelus is fecit* (aquele que se beneficia do crime o cometeu), que se encontra na peça clássica de Sêneca intitulada *Medeia* (versos 499-501) e implica que o culpado é, com frequência, quem sai ganhando com o crime. *Cui bono* sugere que o autor do crime é aquele que tira proveito dele.[70] Os impulsos em nós que nos parecem tão estranhos, mas que são encenados e realizados em alguns sonhos, podem ter nos vindo de outras pessoas — de outros que, se pararmos para pensar, bem poderiam desfrutar vicariamente do que acontece em nossos sonhos (como se atrevem?).

Na medida em que muitos de nossos sintomas são visivelmente autossabotadores ou autodestrutivos — nos atrasarmos continuamente no trabalho, não prestarmos atenção ao que fazemos, nos machucarmos repetidamente, "sem querer" (o que às vezes recebe a descrição eufemística de "sermos desastrados"), dirigirmos de forma imprudente, bebermos demais, nos cortarmos de propósito, tomarmos doses cada vez maiores de remédios potencialmente letais, nos privarmos de alimentos, destruirmos a saúde por causa do excesso de trabalho, ou qualquer combinação dessas atividades —, *devemos sempre indagar quem à nossa volta ficaria ou teria ficado feliz* (e não me refiro a uma felicidade consciente ou explícita) *se nos destruíssemos*: por exemplo, se perdêssemos o emprego, definhássemos até sumir, morrêssemos de overdose ou contraíssemos uma doença potencialmente fatal, sexualmente transmissível ou de outra natureza.

Muitas vezes, um de nossos pais, um irmão ou outro membro da família nos comunicou, direta ou indiretamente, num ou noutro momento de nossa vida (talvez muitos anos antes), que preferiria que não estivéssemos presentes, e que nossa presença os incomoda, ou que os cerceia, ou que os leva à loucura. Para muitos de nós, uma ou mais pessoas do passado nos deram a nítida impressão, num ou noutro momento, de que prefeririam que não tivéssemos sucesso em nossos esforços (ou, pelo menos, que não as superássemos nem as deixássemos para trás), que fôssemos infelizes, que não nos desenvolvêssemos e até, talvez, que desaparecêssemos para sempre. (Dada a frequência com que nós mesmos desejamos, numa ou noutra ocasião, que outras pessoas fracassem ou sumam, não deve nos surpreender que nós mesmos tenhamos intuído a mesma coisa por parte de outras pessoas!) Por isso, quando o que cremos serem nossos maiores desejos é frustrado num sonho, devemos sempre considerar quem, entre aqueles que nos cercam, gostaria de nos sufocar, e devemos contemplar a possibilidade de que, querendo ou não, nós tenhamos nos identificado com o visível desejo deles de nos sufocar. Identificar quem foi ou é essa pessoa não resolve o problema, naturalmente, porém, com toda a certeza, ele não poderá ser resolvido enquanto não lidarmos pelo menos com o fato de sermos habitados pelo que acreditamos ter sido o desejo dos outros — com o fato de que esse desejo está dentro de nós, faz parte de nós.

Curiosamente, muitas vezes sucede nos identificarmos com os desejos nocivos ou os desejos de morte de outra pessoa em relação a nós e, com efeito, representarmos esses desejos em nossos sonhos e sintomas. Fazemos o mesmo com as críticas que eles nos fazem, às vezes implacáveis e passionais, e com sua vontade de nos castigar por nossas deficiências e/ou nossa desobediência; introduzimos em nós essa crítica e essa vontade de punir, sob a forma do supereu, que Freud considera que realiza seus desejos naquilo que chama de "sonhos de punição" masoquistas[71] e também em alguns sintomas. Freud comenta que os desejos realizados em sonhos

> devem dar prazer; mas surge então a pergunta: "A quem?". À pessoa que tem o desejo, é claro. Mas, como sabemos, a relação do sonhador com seus desejos é bem peculiar. Ele os repudia e os censura — não gosta deles, em suma. Assim, sua realização não lhe dá prazer algum, pelo contrário; e a experiência mostra que esse oposto aparece sob a forma de angústia. [...] Por isso, em sua relação com seus desejos do sonho, o sonhador só pode ser comparado a um amálgama de duas pessoas distintas. [...] [E quando] duas pessoas não estão de acordo, a realização do desejo de uma delas não pode trazer nada senão desprazer para a outra.[72]

Os sonhos que, à primeira vista, parecem autodestrutivos, bem como os sintomas que parecem autossabotadores, também podem *se destinar a frustrar os desejos daqueles que nos cercam*. Freud menciona um sonho de uma paciente que pareceu frustrar o desejo de uma amiga sua de ser convidada para um jantar na casa da sonhadora (esse sonho, contado pela "mulher do açougueiro", é bastante complexo e levou a comentários consideráveis);[73] a sensação dela, no sonho e ao contá-lo a Freud, foi a de que seu desejo (de oferecer um jantar) tinha sido frustrado; no entanto, poderíamos dizer que, no sonho, ela frustrou o desejo da amiga como se fosse o seu, ou frustrou seu desejo como se ele fosse de sua amiga.[74]

Um analisando meu conseguia ficar tão agitado quanto a se sair bem no trabalho que dormia pouco e acabava tendo um desempenho meio precário; como não é de surpreender, tinha a sensação de estar se derrubando, na tentativa de obter sucesso num campo de que não gostava, porque seus parentes queriam que fosse assim, por acreditarem que ele era particularmente bem-dotado para esse trabalho e predestinado a fazê-lo. Além disso, eles haviam usado sua influência para ajudá-lo a progredir nesse campo de um modo que ele achava não merecer, e seu sintoma (uma enorme angústia diante de minúsculos detalhes relacionados com o trabalho, que o impedia de dormir) parecia destinado a provar que eles estavam errados, a lhes frustrar os desejos e a reafirmar o controle sobre seu próprio destino, mesmo que isso significasse fracassar naquele emprego atual. O comportamento do analisando era sintomático, uma vez que o incomodava e que ele não conseguia compreender por que o praticava; acima de tudo, porém, essa conduta parecia destinar-se a frustrar os projetos daqueles que o haviam empurrado para sua carreira atual. Poderíamos dizer que essa conduta realizava um de seus desejos — o de frustrar o desejo deles —, ainda que, ao mesmo tempo, impedisse outros.

É comum os analisandos acharem um contrassenso os desejos expressados nesses sintomas e sonhos, por não terem nem mesmo uma vaga consciência, no início, de ainda guardarem tanto ressentimento contra aqueles que os empurraram para certas direções na vida. Muitas vezes acreditam, conscientemente, terem para com seus parentes uma dívida de gratidão, e não ódio, e ficam estarrecidos por parecerem querer (nos sonhos e nos sintomas) destruir-se para se vingar dos parentes, por assim dizer.

O desejo inconsciente é formulado numa frase completa (ou o inconsciente é estruturado como uma linguagem)

> A construção dos sonhos está sujeita à condição de que só pode representar algo que seja a realização de um desejo, e de que é apenas dos desejos que os sonhos podem derivar sua força motriz psíquica.
> FREUD, *A interpretação dos sonhos*[75]

> É muito fácil esquecer que [o desejo do] sonho, via de regra, é apenas um pensamento como qualquer outro.
> FREUD, "Comentários sobre a teoria e a prática da interpretação dos sonhos"[76]

Os sonhos malévolos e autopunitivos criam uma introdução pré-fabricada à ideia de que, muitas vezes, um desejo inconsciente realizado num sonho pode ser enunciado sob a forma de uma frase completa, como uma das que se seguem, as quais poderiam ser aplicadas ao próprio sonhador ou a outra pessoa retratada ou aludida no sonho:

- "Eu gostaria que ele quebrasse a cara!", ou "Tomara que ele seja um fiasco!"
- "Adoraria se ele caísse num bueiro e desaparecesse para sempre!", ou "Quem dera ele desaparecesse!"
- "Espero que ele tenha um ataque cardíaco e morra!"
- "Seria ótimo se alguém o agredisse e ele sofresse uma lesão fatal!"
- "Quem dera um tsunami arrastasse a casa dela, com ela dentro!"
- "Tomara que uma correnteza o arraste para o mar!"
- "Eu ia amar se ela, com todas as suas aventuras sexuais malucas, pegasse uma infecção sexualmente transmissível e sofresse uma morte horrível!"
- "Se eu pudesse matar meu pai e meu irmão, poderia ficar com minha mãe e minha irmã só para mim!" (Essa foi a conclusão formulada, com todas as letras, por um analisando que sonhou ter matado um soldado, depois outro, na mesma cena, e então, numa cena posterior, viu-se nos braços de uma mulher que lembrava sua mãe de um modo específico, pois fazia pouco tempo que ele trocara um "abraço coletivo" com ela e uma mulher mais jovem.)

Todos esses são desejos de sonhos que me foram contados por analisandos — eu poderia ampliar a lista quase ad infinitum — e vemos que tais desejos repudiados, inicialmente inconscientes, articulam-se na linguagem cotidiana, tal como nossos pensamentos e desejos conscientes. São formulados em termos de linguagem da mesmíssima forma que alguns de nossos desejos conscientes (com aberturas como "Se ao menos..." ou "Quem dera..."), por exemplo:

- "Ah, se eu ganhasse na loteria!
- "Tomara que meu professor não note que copiei metade do meu trabalho de um livro e a outra, de um site da internet!"
- "Quem dera ele finalmente me notasse e me convidasse para sair!"
- "Tomara que eu consiga entrar na faculdade que mais quero."
- "Espero que aquele guarda não tenha visto que não parei completamente no sinal, lá atrás."

Ao interpretarmos sonhos, procuramos justamente uma formulação assim de um ou mais desejos que entraram na construção do sonho, desejos esses que podem se expressar na linguagem do cotidiano, sob a forma de uma frase mais ou menos completa em termos gramaticais (às vezes a formulação pode ser um simples "ser x" — onde x é "rico", "famoso", "bonito", "jovem outra vez", "igual a fulano", "capaz de refazer as coisas" ou seja lá o que for —, ficando implícito que o analisando realmente gostaria disso: "Ah, poder recomeçar!"). Isso requer uma espécie de raciocínio sintético de nossa parte (depois de todo o raciocínio analítico envolvido em decompor o sonho em pequenas partes e fazer associações com cada uma delas), com o qual devemos agora tentar enxergar a floresta, e não simplesmente as árvores individuais. Lacan comentou, já em 1958, que os analistas não sabiam mais decifrar os desejos dos sonhos e que isso os levara a não se interessarem mais pelos sonhos.[77] Decifrar desejos é um processo criativo e, às vezes, pode mesmo ser bem desafiador! É quando não conseguimos formular nada do sonho sob a forma de um desejo que precisamos incentivar o analisando a continuar a fazer associações com o sonho, trabalhar com mais empenho na reconstrução do desejo que há nele, ou deixar esse sonho de lado e torcer para que o próximo seja mais produtivo, transparente ou inspirador.[78]

Foi o fato de, em muitas situações, *podermos* chegar à formulação de um ou mais desejos num sonho (bem como, aliás, nos devaneios, lapsos de linguagem e outros sintomas) que levou Lacan a afirmar que "o inconsciente é estruturado como uma linguagem",[79] pois os pensamentos e desejos inconscientes são feitos da mesma matéria que nossos pensamentos e desejos conscientes — ou seja, de linguagem (incluindo seus significantes e sua gramática). E também foi isso que permitiu a Freud fazer uma afirmação à época espantosa: o pensar pode ocorrer, e ocorre, num nível externo à consciência, e ideias e desejos plenamente formados passam a existir em nós sem que o saibamos.[80]

Por mais chocante e desolador que isso tenha sido e ainda seja, para certos filósofos, trata-se de algo reconhecido desde tempos imemoriais no discurso cotidiano, pois, ao depararmos com um dilema, podemos dizer *"Let me sleep on it"*, em inglês, *"La nuit porte conseil"*, em francês, e "O sono é bom conselheiro", em português, todas as expressões tendo o sentido, em termos mais figurados, de que a resposta ou solução nos virá enquanto estivermos dormindo.

Como *não* abordar um sonho

> Eu gostaria de fazer uma advertência expressa contra a superestimação da importância dos símbolos na interpretação dos sonhos, contra restringir-se o trabalho de tradução dos sonhos à mera tradução de símbolos, e contra o abandono da técnica de utilização das associações do sonhador.
>
> FREUD, *A interpretação dos sonhos*[81]

O método freudiano de interpretação dos sonhos não é o antigo "método simbólico" em que se toma o sonho como um todo e se cria uma história a partir dele, referente sobretudo ao futuro; esse método é ilustrado, no Velho Testamento, na interpretação do sonho do faraó com sete vacas gordas e sete vacas magras, tido como referência à vinda de sete anos de fartura, seguidos por sete anos de fome. Para a maioria de nós, hoje em dia, os sonhos não preveem o futuro, a não ser, talvez, na medida em que nos tornam cônscios de algumas coisas que desejamos e não sabíamos desejar, e a respeito das quais podemos então agir, no futuro.

Freud também não emprega o antigo "método de decodificação", segundo o qual a lua, por exemplo, funciona como uma espécie de símbolo universal e tem o mesmo significado para todos os sonhadores (independentemente de idade, cultura, situação na vida ou qualquer outra coisa). Para os que acreditassem nesse método, qualquer um que possuísse um exemplar do livro oficial de códigos poderia, em tese, consultar cada um dos símbolos e construir uma interpretação adequada de um sonho. O método da decodificação implicava que, quando duas pessoas diferentes tinham um sonho que incluía a maioria dos mesmos elementos, ele tinha o mesmo sentido para ambas. Sugeria também que a interpretação a que chegavam os diferentes intérpretes devia ser idêntica, já que todos usavam o mesmo livro de códigos. A única questão, portanto, concernia a determinar se o indivíduo tinha ou não o livro de códigos adequado, e se algum livro de códigos era melhor que outro.[82]

Freud rompeu total e rigorosamente com essa tradição ao afirmar que uma imagem da lua no sonho de alguém significa o que quer que essa pessoa associe a ela. E, ainda que muitas pessoas de uma mesma cultura possam associar quase as mesmas coisas à lua, não é necessariamente isso que acontece, pois algumas se inclinam mais a pensar em lobisomens, vampiros e zumbis, outras em menstruação e outras, ainda, em Neil Armstrong.

No entanto, visto que Freud recomenda que *não* confiemos em nossas associações pessoais com os elementos do sonho de alguém, e sim nas associações do próprio sonhador com eles, diferentes intérpretes ainda devem, pelo menos em tese, chegar mais ou menos às mesmas conclusões sobre o significado do sonho. Se a interpretação dependesse exclusiva ou primordialmente das associações do intérprete, cada intérprete proporia algo diferente. Trabalhar de forma quase exclusiva com as associações do sonhador retira um componente de *arbitrariedade* de nossas interpretações dos sonhos dos analisandos (é por isso que fazemos perguntas abertas, como "O que é que 'lua' lhe traz à mente?", ou "E quanto à lua?", ou "Por que você acha que a lua apareceu em seu sonho?"). Na prática, é óbvio que diferentes analistas dedicam um tempo maior ou menor ao trabalho com os analisandos sobre determinado sonho e às associações com qualquer significante específico do sonho, e por isso é bem possível que suas interpretações difiram, porque eles acabam trazendo à tona um material associativo diferente. Ainda assim, todos trabalham, ao menos primordialmente, a partir do mesmo texto do sonho e da maioria das mesmas associações.[83] Reconstruir o desejo ou desejos de um sonho, no entanto, é um trabalho desafiador, que requer muito raciocínio criativo por parte do analista, e é óbvio que alguns têm mais facilidade com isso do que outros. A melhor maneira (e a menos arbitrária) de trabalhar é, sem dúvida, uma vez obtidas numerosas associações, começar por perguntar ao analisando ou analisanda se agora ele/a consegue enxergar algum tipo de desejo no sonho.

Freud prestou um desserviço a si mesmo, eu diria, quando, sob a influência de alguns colegas,[84] começou a se afirmar capaz de interpretar os sonhos das pessoas com base no significado geral dos símbolos numa cultura — veja a esse respeito *A interpretação dos sonhos*, Capítulo VI, Seção E, "A representação por símbolos nos sonhos", que foi praticamente toda ela acrescentada depois da publicação original de 1909, e na qual Freud admite que "ficaremos tentados a redigir um novo 'livro dos sonhos' com base no princípio da decodificação".[85] Grande parte das críticas mais severas à psicanálise surgiu da tendência reducionista dos analistas a dispensar as associações dos pacientes e a interpretar tudo como uma espécie de símbolo universal: "Todos os objetos alongados, como pedaços de pau, troncos de árvores e guarda-chuvas [...], podem representar o órgão masculino, e também todas as armas compridas e afiadas, como facas, punhais e lanças".[86] Isso inspirou um verso irônico de Melanie Safka — "Uma coisa é um símbolo fálico quando é mais comprida que larga" — em sua canção popular antipsicanalítica de 1970, intitulada "Glory Glory Psychotherapy" [Glória, glória, psicoterapia].[87]

Às vezes, Freud também resvala, sobretudo nessa seção de *A interpretação dos sonhos* acrescentada bem depois da publicação inicial, para um tipo de interpretação que considera o seu trabalho feito assim que se chega a uma interpretação sexual de um elemento do sonho, ou assim que, ao fazer associações com uma parte do sonho, o/a analisando/a chega a alguma coisa ligada a seu pai ou sua mãe — como se o sexo, a mamãe e o papai fossem os "significados supremos" de tudo o que há nos sonhos (apesar de Freud nos falar sobre um sonho em que, embora "o sonho lide, normalmente, com a revolta contra outra pessoa, atrás da qual se esconde o pai do sonhador, aqui se constatou que a verdade era o oposto").[88] No entanto, o aparecimento de uma moita num sonho não alude sempre, ou talvez nem mesmo geralmente, a pelos pubianos; alguém pode estar à espreita em algum lugar atrás dessa moita, ou deixando de falar sobre algo que sabe, como também é possível que lá estejam palavras de sonoridade similar como "afoita", "monta" ou "noite". Da mesma forma, um suposto símbolo fálico, como o obelisco em homenagem a George Washington na capital dos Estados Unidos, pode levar a associações ligadas ao terrorismo e não (ou secundariamente) a temas sexuais.[89]

Muitos dos sonhos que Freud interpreta na *Interpretação dos sonhos* parecem não levar numa direção sexual ou edipiana, pelo menos até onde ele os conduz para nós nesse livro,[90] o que sugere que o estereótipo do analista reducionista talvez seja mais proveniente de clínicos posteriores que do próprio Freud. Quanto ao papel da sexualidade nos sonhos, Freud escreve o seguinte:

> A maioria dos sonhos dos adultos versa sobre material sexual, [porque] nenhuma outra pulsão foi tão submetida à supressão, desde a infância, quanto a pulsão sexual [...]; de nenhuma outra pulsão restam tantos e tão poderosos desejos inconscientes, prontos a produzir sonhos no estado de sono.[91]

E as pesquisas sobre o sono, nas últimas décadas, podem ser vistas como corroborativas da visão de Freud nesse ponto, uma vez que mostram que, durante o sono REM — o estado de sono mais estreitamente associado à atividade onírica —, as mulheres costumam experimentar uma excitação clitoridiana e os homens, ereções. No entanto, Freud acrescenta que "também devemos evitar, é claro, o exagero de atribuir uma importância exclusiva" aos impulsos sexuais. Na página seguinte, numa passagem acrescentada em 1919 (mencionada aqui numa nota de rodapé anterior), ele observa que "a afirmação de que todos os sonhos requerem uma interpretação sexual, contra a qual se enfurecem os críticos, incessantemente, não ocorre em parte alguma de minha *Interpretação dos sonhos*",[92] onde encontramos, ao contrário, muitos sonhos cujas interpretações nada têm a ver com a sexualidade.[93]

Da mesma forma, embora Freud afirme que, "quanto mais aprofundamos a análise de um sonho, maior a frequência com que esbarramos em vestígios de experiências infantis que desempenharam um papel entre as fontes do conteúdo latente desse sonho",[94] as palavras "maior a frequência" implicam "nem sempre", e Freud discute muitos sonhos que nunca são rastreados até origens infantis.[95] Todavia, no final de *A interpretação dos sonhos* ele se torna mais categórico e propõe que todo desejo envolve desejos que remontam à infância,[96] apesar do que ele mesmo havia mostrado ao longo de seu livro.

O ponto mais marcante em Freud — e o que, pessoalmente, considero ser de importância clínica mais duradoura — é que o significado de cada elemento onírico é diferente para cada indivíduo, e não temos como saber de antemão qual é esse significado antes de solicitar as associações desse indivíduo. Ainda assim, muitas pessoas de uma cultura específica e falantes da mesma língua tendem a associar coisas parecidas a certos símbolos. Por exemplo, a suástica tende a possuir pelo menos algumas das mesmas conotações para um grande número de pessoas da Europa. E cada idioma tem sua própria linguagem onírica, no sentido de que, quando um móvel conhecido como *stool* aparece no sonho de um falante nativo de inglês, é sempre possível que tenha ao menos dois significados (o de fezes e o de banqueta). Uma falante de inglês que se ouça descrevendo alguém de seu sonho como tendo se inclinado para trás [*having leaned over backward*] se lembrará, provavelmente, da expressão idiomática "fazer o possível e o impossível por alguém" [*to bend over backwards for someone*], associação esta que não ocorreria a uma brasileira que não falasse inglês (para quem a expressão idiomática mais ou menos equivalente, em termos de sentido, seria "multiplicar-se por mil").

Na melhor das hipóteses, os tipos de interpretações que Freud propunha com base em "símbolos" só eram feitos quando o/a sonhador/a não tinha nenhuma associação própria a oferecer;[97] e suas interpretações baseavam-se, em primeiro lugar, em expressões idiomáticas ou provérbios vienenses conhecidos por praticamente todas as pessoas com quem ele trabalhava (do mesmo modo que o eufemismo "deflorar" e a expressão "podre de rico" são conhecidos por praticamente todos os brasileiros de certa faixa etária e formação educacional).[98] Isso levou Freud a propor que "adotemos uma técnica combinada, que por um lado se apoie nas associações do sonhador e por outro, preencha as lacunas [nas associações do sonhador] com o conhecimento de símbolos do intérprete" — porém com a ressalva de que os símbolos oníricos "têm, com frequência, mais de um ou até vários sentidos, e, tal como acontece com a escrita chinesa, só se pode chegar à interpretação correta, em cada situação, a partir do contexto".[99] Também podemos notar que, quando Freud interpreta sonhos com os quais seus pacientes fizeram pouca ou nenhuma associação, em geral ele baseia suas conjecturas num vasto conhecimento do passado, da infância e da situação atual de vida dos pacientes, e não em símbolos universais.[100]

Num de meus casos, a sonhadora era uma ávida leitora de romances e sonhou com um gato que "arqueou as costas". Embora, de início, ela não fizesse nenhuma associação com o sonho, quando reiterei as palavras "arqueou as costas", fora de contexto, isto é, não ligadas a nenhuma outra coisa no sonho, ela pensou imediatamente em orgasmo (uma mulher arqueando as costas é, parece, uma imagem comum nos romances para uma mulher tendo um orgasmo, o que faz da imagem parte do que Freud chama de "uso linguístico solidamente estabelecido",[101] ao menos nesse contexto específico), e passou então a me falar de sua frustração com seu parceiro sexual; em seguida, outras coisas do sonho a fizeram lembrar desse mesmo parceiro frustrante.[102]

Sobredeterminação: um exemplo simples

> As produções do trabalho do sonho [...] *não são feitas com a intenção de serem compreendidas.*
>
> FREUD, *A interpretação dos sonhos*[103]

> Os sonhos, como todas as outras estruturas psicopatológicas, têm, regularmente, mais de um significado.
>
> FREUD, *A interpretação dos sonhos*[104]

Uma de minhas analisandas me contou o seguinte sonho brevíssimo: "Minha prima matou o marido, acidentalmente". Quando perguntei se não havia absolutamente nada de que ela se lembrasse além disso, a paciente acrescentou: "Ela o matou no banheiro".

Um primeiro nível de significação brotou do simples fato de que minha analisanda não gostava do marido da prima e gostaria de vê-lo sumir de cena (portanto, um desejo consciente de eliminação dele). Um segundo nível de sentido veio do fato — que se evidenciou assim que perguntei os nomes dos personagens do sonho — de que minha analisanda e a prima eram xarás. Antes do sonho, fazia algum tempo que essa analisanda vinha se queixando amargamente do próprio marido, o que sugeriu que o sonho havia também realizado seu desejo de matá-lo (um desejo bem menos reconhecido, conscientemente), com a assassina do sonho condensando duas figuras — a prima e ela —, enquanto a vítima condensava o marido da prima e o da própria analisanda.

Um terceiro nível de significação veio do local do assassinato. Quando perguntei pelo banheiro, a analisanda me disse que ele era parecido com o da casa em que ela havia morado na pré-adolescência. E teria acontecido alguma coisa memorável por lá?, perguntei. A analisanda lembrou-se então — pela primeira vez nuns vinte anos — que seu pai havia esbofeteado a mãe dela naquele banheiro. Por quê? De início ela não conseguiu se lembrar, mas depois lhe ocorreu que tinha sido porque sua irmã havia usado a lâmina de barbear do pai para raspar as pernas.

Isso levou a uma longa discussão sobre as iras do pai, o ódio que ela nutria pelo pai e o ódio que sua mãe nutria por ele. "Se mamãe tivesse matado meu pai (com a gilete) naquele banheiro", parecia dizer o sonho, "minha irmã e eu teríamos sofrido muito menos nas mãos dele e nas mãos de homens como ele." Nesse ponto, havíamos tropeçado num desejo ainda menos consciente, possivelmente inconsciente.

Todos os três desejos pareciam ter encontrado sua realização nesse sonho brevíssimo e sumamente condensado, no qual a assassina representava três mulheres diferentes e a vítima, três homens diferentes. A assassina e a vítima, portanto, eram "pontos nodais"[105] no conteúdo manifesto, para o qual convergiam vários e diferentes pensamentos oníricos do conteúdo latente. Seria possível dizermos que havia um significado último do sonho? Por que o faríamos, se todos os três significados pareceram relevantes e encontraram ressonância na analisanda? Isso corrobora a afirmação freudiana de que os sonhos, tal como outros sintomas, amiúde têm significados múltiplos — em suma, são "sobredeterminados".[106]

Ferramentas para a interpretação

> Não há como decidir, à primeira vista, se um elemento que admite seu contrário está presente nos pensamentos do sonho como positivo ou negativo.
>
> FREUD, *A interpretação dos sonhos*[107]

Freud forneceu numerosas ferramentas diferentes para localizarmos os desejos nos sonhos, com base no princípio fundamental de que o que explica o caráter irreconhecível dos desejos neles realizados é que eles estão disfarçados. Para não nos deixarmos enganar pelo conteúdo manifesto, devemos trabalhar de trás para frente, até chegar ao conteúdo latente, e para isso talvez tenhamos que encarar os elementos do sonho de modo diferente de como eles se apresentam de início: talvez precisemos vê-los em sentido figurado, em vez do literal; levantar a hipótese de que um elemento represente seu oposto (por exemplo, uma multidão em lugar de ninguém ou de apenas uma testemunha crucial, ou o amor em lugar do ódio); fazer associações com as próprias palavras (sua forma ou possíveis anagramas), e não com seus significados habituais, e assim por diante. Como diz Freud,

O sonho nunca nos diz se seus elementos devem ser interpretados de forma literal ou figurada, ou se devem ser ligados ao material dos pensamentos do sonho diretamente, ou por intermédio de alguma fraseologia intercalada. Na interpretação de qualquer elemento do sonho, em geral não fica claro

(a) se ele deve ser entendido num sentido positivo ou negativo [...],

(b) se deve ser interpretado em termos históricos (como recordação),

(c) se deve ser interpretado simbolicamente, ou

(d) se sua interpretação deve depender de sua formulação em palavras.[108]

Podemos ver aí uma lista de recursos heurísticos mediante os quais chegar a uma interpretação (acrescentando que o que mais se destaca para o sonhador bem pode ser um disfarce, revelando-se menos importante na interpretação do sonho do que outros elementos ou cenas),[109] mas também podemos ficar intrigados com a visível falta de regras rígidas sobre como interpretar elementos oníricos isolados — isto é, sobre como usar essas ferramentas e recursos.

Como clínico, eu diria que os vários analisandos tendem a empregar repetidamente o mesmo tipo de disfarces em seus sonhos — algo é transformado em seu oposto, por exemplo —, e que acabamos sabendo se a condensação, o deslocamento, a inversão no oposto ou os anagramas é que são mais pertinentes para interpretar os sonhos de determinado analisando (sem esquecer que, à medida que esses disfarces são desmascarados, vez após outra, com o tempo a censura pode recorrer a novas e diferentes máscaras; isso significa que os sonhos das pessoas não necessariamente se tornam mais fáceis de decifrar quanto mais tempo elas se demoram em análise). E convém notar, primeiro, que um conjunto semelhante de recursos interpretativos está à disposição de quem estuda literatura, poesia, cinema e outros produtos da criatividade humana, conhecidos por nomes como metáfora, metonímia, analogia, alegoria, simbolismo, hipérbole, parábola, perífrase, hipérbato, elipse, suspensão, antecipação, retração, negação, digressão, ironia, catacrese, lítotes, antonomásia e hipotipose (ver Lacan, *Escritos*, p. 525), sem que se estipule de antemão qual deles (se é que há algum) é empregado (conscientemente ou não) pelo artista criativo. O intérprete ou o crítico literário, de cinema ou de arte deve experimentar várias abordagens e ver qual delas dá frutos, o que, nesse contexto, significa que ela gera uma leitura provocadora e, talvez, até uma leitura convincente da obra criativa.

Em termos menos teóricos, podemos considerar como tentamos — de forma simples e meio improvisada — desmascarar as tentativas feitas pelas pessoas que nos cercam, quer se trate de amigos, conhecidos, colegas ou políticos, de disfarçar pensamentos e desejos na vida cotidiana. Alguns amigos, engajando-se na *projeção*, podem nos dizer que estamos parecendo cansados ou aborrecidos, quando são eles mesmos que estão cansados e abatidos. (Uma analisanda disse, certa vez, estar "com medo de que isso seja só uma aventura para ele" — seu novo parceiro —, quando, na verdade, estava preocupada em saber se aquilo era só uma aventura para ela mesma.) Outras pessoas nos dizem que está tudo "ótimo" quando as coisas não estão correndo nada bem (e, quanto piores estão, maior a frequência e a insistência com que elas repetem que está tudo "ótimo"); ou então dizem estar "muito contentes por nos ver" justamente quando não estão, e escondem a verdade por trás de seu oposto. Outras, ainda, reclamam amargamente dos políticos e das políticas de governo (sobre os quais há muito de que reclamar, com certeza), quando, na verdade, o que parece irritá-las é sua vida doméstica, e assim recorrem a um deslocamento banal.

Vejamos alguns exemplos específicos de conhecidos meus. Entre eles, há uma musicista que costuma se queixar muito de que, por causa das preferências do marido, fica presa no interior, onde *ele* gosta de morar, ao passo que, se estivesse no tipo de grande metrópole em que diz que gostaria de viver, ela poderia fazer muito sucesso no mundo da música. Curiosamente, quando teve a oportunidade de passar parte de todas as semanas numa grande metrópole, ela não tomou nenhuma providência a esse respeito. Noutra ocasião, num contexto não relacionado com o local de moradia, ao conversar sobre um amigo em comum, ela declarou que só uma pequena percentagem dos músicos consegue realmente fazer sucesso, e disse que nosso amigo comum não tinha certeza de possuir o talento necessário. Comecei a me perguntar se, na verdade, ela sentia medo de não se sair bem como musicista, mesmo que se mudasse para a cidade grande, e se achava mais seguro e mais satisfatório poder culpar o marido por sua falta de sucesso do que dar tudo de si e, potencialmente, quebrar a cara. Afinal, o mundo está cheio de pessoas que atribuem a culpa por seu fracasso e sua insatisfação a outras que não elas próprias. De que outra maneira essa minha conhecida poderia explicar o fato de não passar uma parte de todas as semanas numa grande cidade vizinha, quando surgiu essa oportunidade?

Outra conhecida queixou-se muito comigo de uma de suas noras, a casada com seu filho favorito. Afirmou que ninguém gostava dessa nora — e, de fato, a lista que me forneceu dos que antipatizavam com a moça foi muito longa, como se precisasse provar (e talvez, a rigor, exagerar na comprovação) que não era a única a se sentir assim a respeito dela. Essa conhecida acabou por me dizer que a tal nora tratava muito mal a própria filha, uma filha que se parecia bastante com minha conhecida. Não seria possível que ao menos parte de sua antipatia pela nora derivasse de sua identificação com a filha dela, que lhe parecia ser maltratada pela mãe — tal como minha conhecida julgava-se maltratada por sua própria mãe? Talvez possamos ver aí certa dose de *projeção* sobre a nora do que ela sentia a respeito da própria mãe.

Um analisando com quem fazia uns dois anos que eu trabalhava admitiu, a certa altura, que preferia sentir pena de si mesmo por ter tido uma infância difícil, em vista de sua ligação com certa igreja (e, quando adulto, escolheu passar a maior parte do tempo fazendo petições a essa igreja), a pôr à prova suas habilidades artísticas precocemente descobertas. Também indicou que preferia lamentar seu casamento pouco inspirador e sua esposa, que estava longe de ser perfeita, a descobrir se de fato poderia fazer as coisas funcionarem com as mulheres que realmente o inspiravam na vida. Aqui, mais uma vez, os medos ficam encobertos, quando a culpa pela insatisfação pessoal na vida é deslocada para terceiros. Essas distorções da verdade costumam enganar amigos e parentes e, às vezes, tapear até os que contam essas histórias, durante algum tempo, fazendo-os passar a acreditar em suas próprias versões sempre repetidas de sua história pessoal.

É comum governos e empresas fornecerem razões altruístas e/ou patrióticas para medidas que, na verdade, são motivadas por interesses que são tudo menos louváveis, e as tais razões se destinam a desviar nossa atenção dos motivos verdadeiros. Às vezes, uma criança pequena tem um chilique quando a mãe a deixa na creche ou na escola, mas se acalma e começa a se divertir assim que a mãe vai embora; sente que tem de dar um show para a mãe, por acreditar que esta quer que ela fique arrasada com seu afastamento (talvez para convencê-la de sua importância na vida da criança).[110] Como vimos no Capítulo 2, a preocupação com alguém indica, muitas vezes, o inverso do que se manifesta ostensivamente: indica impulsos agressivos, em vez de amorosos.[111] Da mesma forma, nos sonhos, o *medo* de ter saído de casa sem estar completamente vestido/a, ou de estar inteiramente nu/a, bem pode indicar o oposto: o *desejo* de exibir o próprio corpo aos outros, o tipo de desejo que as crianças amiúde satisfazem, espontaneamente, correndo nuas para lá e para cá.

Espero que esses exemplos ajudem um pouco a mostrar que os tipos de disfarces e distorções a que Freud nos recomenda estar atentos, quando interpretamos sonhos (e sintomas), são exatamente os mesmos disfarces e distorções que correm soltos no cotidiano. No palco da vida, assim como na "outra cena" (*andere Schauplatz*) do mundo dos sonhos,[112] é frequente as coisas não serem o que parecem e as pessoas viverem mentindo para as outras e para si mesmas!

Isto ainda não nos diz, de imediato, que forma de disfarce é usada em qual caso específico, e, portanto, há algo meio ad hoc no método psicanalítico: ora precisamos buscar um deslocamento (culpar o cônjuge, em vez de a si mesmo), ora uma projeção (ver a própria mãe na nora), ora, ainda, devemos notar que um show de desespero na despedida disfarça a alegria (numa criança sufocada, ao ser deixada na escola). Às vezes, temos que inverter um elemento em seu oposto para entender o que ele significa; por exemplo, a extrema raiva de meu irmão por mim num sonho pode ser um disfarce da raiva explosiva que sinto dele. Noutras ocasiões, porém, a própria inversão onírica de uma situação real significa "Que bom se fosse o contrário" — em outras palavras, implica o desejo de que o inverso fosse verdadeiro. "Quando um sonho evita obstinadamente revelar seu significado, sempre vale a pena verificar o efeito de inverter alguns elementos específicos de seu conteúdo manifesto, após o quê toda a situação, muitas vezes, torna-se imediatamente clara."[113] Se num sonho fico furioso com alguém, mas na vida cotidiana não consigo pensar em nenhuma razão por que ficaria furioso com essa pessoa, talvez devamos considerar que a fúria do sonho é um disfarce do amor e da atração (ou, como alternativa, pode refletir a forma como eu reagiria à rejeição que espero dela, se lhe demonstrar meu amor). É comum os meninos agirem com agressividade justamente com as meninas por quem se interessam, e, na vida profissional, às vezes somos mais deliberadamente polidos com as pessoas que nos desagradam mais completamente. Se, vez por outra, adotamos esses disfarces no dia a dia, por que não haveríamos de encontrá-los também nos sonhos?

Obviamente, portanto, a interpretação dos sonhos não é uma ciência abstrata em que empregamos exatamente o mesmo método em todas as situações. Não podemos usar as mesmas ferramentas em todos os casos, porém nosso objetivo, guardando em mente um número suficiente desses recursos heurísticos, é chegar ao ponto em que nossa interpretação de um sonho:

- torne-se internamente coerente, pelo menos em certo grau (mas pode haver *alguns significados alternativos ou complementares* que são coerentes, como vimos no sonho da prima que mata o marido no banheiro);
- torne-se convincente, dado o contexto em que o sonho tiver sido sonhado na vida do analisando, bem como tudo que tiver sido dito na análise até esse ponto;[114]
- combine com pelo menos alguns dos outros pensamentos e desejos do analisando, mesmo que isso inclua elementos novos e surpreendentes;
- combine com algum de nossos conceitos teóricos, como o fato de que a vergonha, o nojo e o medo indicam desejos recalcados, ou o de que o medo encobre um desejo, e assim por diante.[115]

Freud, portanto, propõe um tipo de "hermenêutica": uma abordagem da leitura dos sonhos que requer que seja alcançada ou adquirida uma espécie de "certeza subjetiva" que é de natureza contextual ("Só se pode chegar à interpretação correta, em cada ocasião, a partir do contexto").[116] Quando nossas associações com elementos amplamente distintos do sonho nos conduzem ao mesmo pequeno número de pessoas e de assuntos que se superpõem, isso sugere que estamos no caminho certo, que as associações se respaldam mutuamente.[117]

Ainda assim, desconfio que poucos analistas ou analisandos de hoje têm tanto interesse quanto tinha Freud em descobrir uma interpretação praticamente completa e rigorosamente coerente de um sonho (consideraremos sua preocupação com isso quando nos voltarmos para seu trabalho com Dora, no Capítulo 5). Nas melhores circunstâncias, esperamos que as interpretações a que chegamos encontrem *ressonância* nos sonhadores e ajudem a levar adiante suas análises, conduzindo à geração de um material novo e útil. A interpretação só é tão boa quanto o progresso a que conduz; revela-se completamente inútil quando, não importa quanto pareça completa e exaustiva, não traz em sua esteira nenhuma mudança nem material novo para o pensamento. Portanto, *o trabalho com os sonhos deve subordinar-se ao progresso da análise como um todo.*

Talvez o próprio fato de trabalharmos de certa maneira com os sonhos de alguém em análise afete sua maneira de formá-los, a partir daí, uma vez que a pessoa participa do diálogo com o/a analista. Afinal, à medida que são usados na análise, os sonhos tornam-se uma mensagem para o/a analista, passando a se dirigir a ele/a, a um tempo escondendo e revelando. Os símbolos e/ou imagens retornam de um sonho para outro, formando elos com sessões anteriores e ajudando a estabelecer uma linguagem comum entre analisando e analista. Essa linguagem, entretanto, nunca se torna transparente, e o próprio Freud indicou um limite para a legibilidade dos sonhos com seu conceito de "umbigo do sonho, o ponto em que ele mergulha no desconhecido",[118] pois há, em certo ponto do sonho, um denso emaranhado de fios associativos que desafia nossas tentativas de desenredá-lo.

Um de meus analisandos preocupa-se muito com lugares e espaços físicos, o que seus sonhos mostram com destaque. Como lhe perguntei várias vezes, no começo da análise, se ele se lembrava de alguma coisa em particular que houvesse acontecido nos lugares de que os cenários do sonho o faziam lembrar (o que, como já foi indicado, é uma boa pergunta a fazer sobre muitos sonhos, se não todos), seus sonhos começaram a se formar, ao que me parece, de modo a evocar diferentes experiências de vida que algo nele sentia necessidade de discutir, aludindo aos locais em que elas haviam ocorrido. À medida que a análise evoluiu, seus sonhos sobre lugares específicos levaram, quase sempre, à narrativa de algum incidente que ele havia esquecido desde longa data, ou que nunca havia mencionado para mim até então.

Será que absolutamente todo sonho realiza um desejo?

> O fato de que os sonhos realmente têm um significado secreto, que representa a realização de um desejo, precisa tornar a ser provado em cada caso particular.
>
> FREUD, *A interpretação dos sonhos*[119]

> Até onde sei, no momento, os sonhos que ocorrem nas neuroses traumáticas são as únicas exceções autênticas, e os sonhos de punição, as únicas exceções aparentes à regra de que os sonhos envolvem a realização de desejos.
>
> FREUD, "Comentários sobre a teoria e a prática da interpretação dos sonhos"[120]

Poucas pessoas, desconfio, discordariam de que *ao menos alguns de nossos sonhos são desejantes* — isto é, realizam um ou mais desejos —, dado que praticamente todo mundo, como mencionei antes, já se aborreceu ao ser despertado de "um sonho agradável" e tentou voltar a dormir para poder concluí-lo. E expressões idiomáticas antigas e recentes ligadas aos sonhos (muitas línguas têm as suas), como "É um sonho que se realizou", "Nem em meus sonhos mais delirantes eu imaginaria uma coisa dessas" ou "Vá sonhando!", implicam que, nos sonhos, imaginamos o acontecimento de coisas que acharíamos maravilhosas, ainda que improváveis. Freud menciona algumas expressões similares, bem como alguns provérbios ou ditados sobre animais: "Com que sonham os gansos? Com milho"; "Com que sonham os porcos? Com bolotas de azinheira".[121]

Ainda assim, em vários pontos da *Interpretação dos sonhos* Freud fez a afirmação universal de que todo sonho realiza um desejo.[122] Diante da objeção de que alguns sonhos não parecem realizar desejos reconhecíveis para o sonhador, Freud toma vários outros rumos distintos do que vimos acima, ao atribuir esse caráter irreconhecível à distorção onírica (que inclui o deslocamento, a condensação etc.). Por exemplo, afirma que os desejos realizados nos sonhos são desejos inconscientes, os quais, pelo menos de início, são sempre rejeitados pelo sonhador como algo que não lhe pertence. E esclarece casos em que o sonhador fica muito angustiado ao término do sonho, como um derradeiro esforço por parte da censura (cujo papel habitual é *"prevenir a geração de angústia ou outras formas de afeto aflitivo"*, mas que, às vezes, não exerce adequadamente esse seu papel),[123] a qual não conseguiu disfarçar suficientemente o conteúdo do sonho até esse ponto. A censura traz angústia, no final, como uma espécie de aceno destinado a mascarar o fato de que o ocorrido durante o sonho foi, na verdade, algo que era desejado por alguma parte do sonhador;[124] ao acordar, ele é então enganado ou tranquilizado pela angústia, que o leva a pensar que não queria que acontecesse o que aconteceu no sonho (em geral, esses sonhos são denominados *pesadelos*). Além disso, Freud afirma que os sonhos em que o sonhador é levado a sofrer ou é castigado ainda assim realizam um desejo: o da autopunição. A esses ele se refere como "sonhos de punição".

Em outras palavras, Freud parece ser sempre capaz de tirar um desejo da cartola, por assim dizer: por mais contrário à intuição que pareça o desejo realizado no sonho, Freud sempre parece encontrar um modo de explicá-lo como um desejo que realmente faz parte de algo em quem sonha.[125] Se o desejo não pertence à parte do sonhador que ele/a reconhece como sendo ele/a mesmo/a quando está acordado/a (se não pertence a seu eu, ou não combina com sua concepção de si, ou seja, se não é "egossintônico"), ele faz parte de seu inconsciente; e, se não pertence a seu inconsciente, talvez pertença a seu supereu (mesmo que boa parte deste último possa ser inconsciente).[126]

Portanto, parece haver algo de autoconfirmador na assertiva de Freud a esse respeito, de tal sorte que, seja qual for o exemplo contrário que apresentemos, ele sempre encontra um modo de trazê-lo de volta para o âmbito de sua teoria. Isso torna sua teoria infalsificável — em outras palavras, ela se afigura irrefutável. Karl Popper, o famoso filósofo da ciência, afirmou que *"deve haver possibilidade de que um sistema científico empírico seja refutado pela experiência"*.[127] Na opinião dele, devemos ao menos poder imaginar a existência de um fato ou experimento possível que seja capaz de refutar a teoria, ou, pelo menos, limitar seu campo de aplicação.

Aceitemos ou não o critério de falsificabilidade de Popper (e há um debate entre filósofos e cientistas quanto a sua validade), devemos assinalar que o próprio Freud acabou por restringir sua teoria de que todo sonho realiza um desejo. Vinte anos depois de escrever *A interpretação dos sonhos*, havendo trabalhado com vários soldados que tinham passado pelos bombardeios da Primeira Guerra Mundial, ele veio a aceitar a ideia de que algumas pessoas tinham sonhos que apresentavam, repetidamente, a mesma cena traumática de batalha, vez após outra, e que nela, por mais que tentasse, ele não conseguia localizar nenhum desejo específico, consciente ou inconsciente. Freud veio a reconhecer (e isso é longamente discutido em seu *Além do princípio de prazer*, de 1920) que algo sai terrivelmente errado e fica fundamentalmente desnorteado e disfuncional na psique, quando ela depara com certas formas de trauma: a psique simplesmente reproduz a cena traumática nos sonhos, vez após vez, e repetidamente o sonhador acorda aterrorizado.

Assim como veio a perceber que há algo de fundamentalmente disfuncional ou excessivo no recalcamento — graças a sua duração potencialmente infinita, que amiúde parece muito desproporcional ao que o ocasionou, e ao caráter implacável de seu retorno em nossa vida, sob a forma de sintomas ("o retorno do recalcado") —, Freud concluiu que o trauma tem um efeito desestabilizador. Enquanto o recalcamento se destina, inicialmente, a solucionar certo tipo de problema (a saber, um conflito na pessoa que quer fazer uma coisa mas, por outras razões, sente-se obrigada a fazer outra, como vimos com Anna O.), é frequente ele se tornar incapacitante, ir longe demais, por assim dizer, e criar uma miríade de novos problemas: "Apesar de ter servido a um fim útil, no começo, o recalcamento acaba levando a uma perda prejudicial da inibição [dos impulsos] e do controle mental".[128] De forma semelhante, Freud observa que há algo nas situações traumáticas que contradiz a lei que ele havia enunciado a respeito do funcionamento da psique no Capítulo 7 da *Interpretação dos sonhos* — a lei de que a psique sempre opera com base num desejo, sendo este entendido como a acumulação de um quantum de tensão que busca a descarga.[129] A repetição de uma cena traumática num sonho não leva à descarga da tensão, mas, antes, a um acúmulo reiterado dela (note-se também que, nesses sonhos, as cenas da realidade costumam ser reproduzidas exatamente como são lembradas, e não criativamente reelaboradas como são na maioria dos sonhos). Isso contraria o princípio de prazer, o que não significa que seja parte do chamado princípio de realidade. Parece indicar, antes, uma aberração, disfunção ou falha fundamental por parte da psique.[130]

Haverá algo que corresponda a tamanha aberração no reino animal? Os animais sonham repetidamente com situações traumáticas que tenham vivido? Ao que saibamos, parece que não,[131] o que implica que essa é uma aberração nitidamente humana. Será ela possibilitada pelo fato de sermos seres falantes — em outras palavras, de sermos os únicos conhecidos até hoje que estão inseridos na linguagem? Alguns talvez tentassem explicar essa aberração com base no tamanho do cérebro humano ou na existência da consciência de si, porém talvez ela se deva, mais diretamente, ao fato de sermos seres de linguagem, o que constitui uma de nossas diferenças fundamentais em relação ao restante do reino animal.

Seja qual for a razão dessa disfunção fundamental — e ela está na raiz do que veio a ser conhecido como *transtorno de estresse pós-traumático* (TEPT) —, Freud acabou finalmente aceitando que isso constitui uma exceção genuína à afirmação universal de que todo sonho realiza um desejo:

> Nas neuroses traumáticas, a situação é diferente. No caso delas, os sonhos terminam, regularmente, na geração de angústia. Creio que não devemos ter medo de admitir que, nesse caso, a função do sonho fracassa. Não invocarei o dito de que a exceção comprova a regra: sua sabedoria me parece sumamente questionável. Mas, sem dúvida, a exceção não invalida a regra [...]. Podemos continuar a dizer que o sonho é uma *tentativa* de realização de um desejo. [...] Em algumas circunstâncias, o sonho só consegue pôr sua intenção em prática de maneira muito incompleta, ou tem que abandoná-la inteiramente.[132]

Isto ao menos abre a porta para a possibilidade de que *nem todo sonho realize um desejo* e de que não devamos procurar, persistentemente, reconstruir um desejo por trás de cada sonho que nossos analisandos nos contam. Em vez disso, devemos, como regra prática, procurar desejos conscientes e inconscientes em todo sonho que nos seja contado, sem tomar por verdade bíblica a ideia de que encontraremos um desejo, se tentarmos com empenho e por tempo suficiente. O fato de não lograrmos encontrá-lo não significa, necessariamente, a inexistência de um desejo que tenha estado na origem do sonho; contudo, dada a nossa capacidade limitada, não podemos ter a expectativa de descobrir *todos* os desejos, em especial visto que muitos deles são inesperados e bem disfarçados, e só aos poucos vêm à tona no decorrer do tratamento.

Não devemos presumir, porém, que pelo simples fato de um analisando nos dizer que tem o mesmo sonho perturbador vez após outra seu sonho constitua necessariamente uma das exceções à regra freudiana. Em primeiro lugar, na maioria dos casos, quando os analisandos dizem ter o mesmo sonho repetidas vezes há, na verdade, numerosas variações nesses sonhos, e essas variações costumam ser bem significativas.[133] (O mesmo se pode dizer, com frequência, dos sonhos supostamente recorrentes da infância do analisando.) Em segundo lugar, um desejo que se expressa repetidamente costuma levar a uma série de sonhos, que são como variações musicais sobre um tema; e, mesmo que eles sejam idênticos, isso não necessariamente os torna réplicas de eventos traumáticos — ainda temos de indagar sobre o afeto que caracteriza os sonhos.[134] Se é de terror ou pavor completos, então, sim, é muito provável que estejamos lidando com exceções à regra.

Devaneios, fantasias, lapsos e atos falhos

> Toda atividade de pensar constitui meramente uma via indireta para a realização de desejos. [...] O pensamento, afinal, nada mais é que um substituto de um desejo alucinatório [posto que a experiência nos ensinou que o pensamento é necessário para que realizemos esse desejo]; é evidente que os sonhos devem ser realizações de desejo, uma vez que nada senão um desejo é capaz de acionar o trabalho de nosso aparelho psíquico.
>
> FREUD, *A interpretação dos sonhos*[135]

> A verdade tem que aparecer.
>
> SHAKESPEARE, *O mercador de Veneza*, Ato II, Cena 2[136]

> [Há ideias que são] isoladas da consciência e lutam por se expressar. [...] Os desejos inconscientes estão sempre em alerta, sempre prontos a encontrar um modo de se expressar.
>
> FREUD, *A interpretação dos sonhos*[137]

Embora Freud tenha escrito profusamente sobre devaneios, fantasias, lapsos de linguagem e muitas formas de atos falhos (ver suas *Lições introdutórias*, Capítulos 1-4, e *Psicopatologia da vida cotidiana*), farei apenas um brevíssimo comentário sobre eles, uma vez que os examinei longamente em outros textos.[138] Assim como os sonhos, muitos devaneios, fantasias e lapsos fazem um sentido imediato (com muitos lapsos de linguagem, basta "pegarmos o falante pela palavra" para captarmos seu sentido não inteiramente intencional),[139] e, quando despertam associações, fazem ainda mais sentido. Tal como os sonhos, eles são "atos psíquicos totalmente válidos",[140] e não falhas neuronais disparatadas, como quereriam alguns. Um de meus analisandos, certa vez, teve a intenção consciente de dizer que parecia curtir ficar chateado mas acabou dizendo "pareço ficar chateado quando me curtem". Percebeu que isso era bem diferente do que havia tencionado dizer, mas conseguiu, com pouquíssima instigação minha, falar de como ficava chateado quando as pessoas pareciam se comprazer com ele de algum modo. Outra analisanda saiu-se com "sob a mira de um revólver" [*at gun point*] quando pretendeu dizer "em certo momento" [*at one point*], e isso revelou sua sensação de ser "assaltada" e "forçada" por várias pessoas de sua vida a fazer coisas que não queria.

Freud indica explicitamente que os devaneios e fantasias assemelham-se aos sonhos em sua estrutura[141] e que todos esses fenômenos podem ser entendidos como baseados em desejos, tal como os sonhos, ainda que às vezes os desejos realizados por eles sejam contrários à intuição e, de início, irreconhecíveis ou inaceitáveis para quem os tem e para quem é afetado por eles: "Podemos dizer que a pessoa feliz nunca fantasia, só a insatisfeita o faz. A força motriz das fantasias são os desejos insatisfeitos, e toda fantasia é uma realização de desejo, uma correção da realidade insatisfatória".[142]

Tal como os sonhos, os devaneios e as fantasias passam-se no presente: imaginamos que, neles, nossos desejos se realizam aqui e agora.[143] E, tal como os sonhos, eles têm sentido, expressam intenções e têm seus próprios objetivos, permitindo que a verdade fale. Nos atos falhos, em particular, "os impulsos desejantes inconscientes tentam, claramente, ser postos em prática também durante o dia [...]; empenham-se [...] em obter controle do poder de movimento".[144] Lacan chega mesmo a dizer que o ato falho é o único ato que "é sempre bem-sucedido".[145]

Estimular os analisandos a levarem a sério e fazerem associações com seus lapsos e atos falhos — nos quais podemos pensar como atos de fala e atos físicos que *erram* o alvo, conduzindo a toda sorte de equívocos, entre eles ouvir mal ou interpretar mal o que as pessoas dizem, ler e/ou lembrar instruções erroneamente, cometer erros de grafia ou impressão de palavras, citar erroneamente as palavras de terceiros, errar o cálculo de somas simples, e assim por diante — é muito parecido com incentivá-los a recordar seus sonhos e trabalhar neles. Não basta mencionar uma vez, no início do tratamento, que queremos que eles prestem atenção a seus atos falhos, para que saibam o que fazer deles ou como pensar neles, e continuar a trabalhar com eles de forma produtiva durante a totalidade da análise. Alguns analisandos acham que os lapsos de linguagem e os atos falhos — que são, essencialmente, minissintomas, isto é, sintomas de curta duração, envolvendo pelo menos duas intenções coerentes que colidem e "interferem" uma na outra[146] — são marcantes e significativos desde o começo.[147] Outros têm que ser convencidos, pouco a pouco, de que esses fenômenos podem ser valiosos para a análise, e em geral os analistas têm muita facilidade de persuadi-los disto, não com lapsos de linguagem truncados, em que duas ou mais palavras parecem chocar-se umas com as outras, mas com "o tipo mais comum e, ao mesmo tempo, mais marcante de lapsos de linguagem: aqueles em que se diz exatamente o contrário do que se pretendia dizer".[148] Os analistas também podem ter bastante sucesso, desde cedo, com os lapsos que dizem algo que se pode apreender prontamente, mesmo que, a princípio, seja contrário à intuição dos analisandos, como quando um analisando tencionou me dizer que não conseguia deixar de achar que "os homens hétero queriam lhe dar um pontapé no rabo", mas disse "beijo" [*kiss*] em vez de "pontapé" [*kick*]; ou quando outro analisando disse que queria prosseguir num caminho que levasse à "renúncia [*renunciation*] dos instintos", mas, em vez disse, saiu-se com "enunciação [*enunciation*] dos instintos".

Como no caso dos sonhos, os analistas devem incentivar seus analisandos a interpretar os próprios lapsos, primeiro lhes perguntando, imediatamente, o que se passava em sua cabeça no momento em que cometeram o lapso. Alguns analisandos conseguem lembrar de duas palavras diferentes ou cadeias de pensamentos que entraram em choque e saíram enunciadas como uma terceira ou criaram uma misturada de letras ou sons, no caso de uma palavra ou palavras truncadas ("esquerda" e "direita" que saíram como "estreita", por exemplo, ou o duplo fascínio de um homem por solidez e retidão, enunciadas como "solidão"); alguns comentam que tentaram reprimir determinada palavra ou ideia que antes lhes viera à cabeça[149] e desconfiam que foi por isso que ela "escapuliu" no lapso de linguagem; e alguns riem espontaneamente da completa mudança de ideia produzida pelo que de fato lhes saiu da boca em lugar do que eles haviam pretendido. Às vezes, estes últimos podem endossar inteiramente a afirmação freudiana de que "quem já deixou a verdade escapar num momento desprevenido alegra-se, de fato, por se livrar da mentira".[150]

Com certos analisandos, os analistas têm que trabalhar muito para fazê-los superar a resistência a pensar em seus próprios estados psíquicos e processos de pensamento e, a cada novo equívoco, talvez tenham que tentar propor significados possíveis para o lapso de linguagem (sob a forma de perguntas como "Você acha que alguma parte sua poderia querer x?", onde x é o que foi efetivamente dito), com base no contexto em que a fala é proferida, na forma como saiu e no conhecimento provisório que o analista tenha da vida do analisando. No caso de palavras truncadas, nas quais o analisando afirma não ouvir nada, talvez o analista precise propor palavras possíveis que teriam sido condensadas no que foi efetivamente enunciado, na esperança de que o analisando as considere e, quem sabe, até as adote, por assim dizer. Com a maioria dos analisandos, constato que esse incentivo acaba dando frutos, e eles mesmos assumem o projeto. Alguns, porém, podem precisar que lhes seja assinalado que, se os lapsos são aleatórios ou meras "maneiras descuidadas de falar", por que não são cometidos o tempo todo, ou em todos os contextos? Por que ocorrem, especialmente, quando analisando e analista falam da mãe e do pai, e não quando discutem parentes distantes, ou colegas de trabalho raramente vistos? E, se os lapsos são aleatórios, por que o analisando disse "Tive vontade de matá-lo [kill him]", em vez de "Tive vontade de beijá-lo [kiss him]", quando poderia ter dito um sem-número de outras coisas no lugar disso?[151]

Por outro lado, diante de analisandos que cometem pouquíssimos lapsos de linguagem — supondo-se que o analista tenha se tornado perito em escutá-los, em praticamente todas as situações — e que nunca parecem encontrar neles nada de útil, o analista deve considerar seriamente um diagnóstico de psicose, uma vez que, na psicose, não há um inconsciente em luta por se expressar e que irrompe, periodicamente, sob a forma de lapsos de linguagem.[152] Mas é preciso ter cuidado para não tirar conclusões precipitadas a respeito do diagnóstico de um dado analisando, quando ainda não se tem enorme proficiência no trabalho com esses lapsos com a maioria dos outros pacientes (Freud afirmou, estranhamente, que "é comum não ouvirmos nossos próprios lapsos, mas nunca deixamos de ouvir os dos outros";[153] minha experiência na supervisão de clínicos, no entanto, sugere exatamente o inverso.)[154] O fato de um paciente cometer lapsos de linguagem com regularidade e acabar conseguindo trabalhar com eles de forma produtiva (sem simplesmente concordar com as interpretações que o analista faz deles) é de importância fundamental para a distinção entre neurose e psicose e, em minha experiência, isso é completamente desconsiderado, no momento atual, pela vasta maioria dos clínicos. Devemos guardar em mente que, na primeira página das *Conferências introdutórias sobre psicanálise*, que constitui uma espécie de resumo de toda a obra freudiana até 1915, Freud indica que "a psicanálise é um procedimento para tratamento de pacientes neuróticos"[155] — àquela altura, a psicanálise ainda não fora adaptada para poder trabalhar com psicóticos — e afirma que tudo o que ele discute nesse livro a respeito de atos falhos, sonhos e formação de sintomas baseia-se no conflito dinâmico entre consciente e inconsciente, tal como o encontramos na neurose, e que *não* encontramos na psicose.[156]

Sonhos e lembranças

> Pois Deus fala, ora de um modo, ora de outro, e não prestas atenção. Ele fala em sonhos, em visões noturnas, quando desce um sono profundo sobre os humanos adormecidos no leito. Então abre o ouvido do homem e o atemoriza com suas advertências.
>
> Jó, 33,14-16

Mencionei antes que, de acordo com Freud, os sonhos e fantasias não necessariamente reproduzem lembranças do passado da maneira exata como aconteceram ("Raras vezes o sonho é uma lembrança simples").[157] Isso é de extrema importância com respeito a uma teoria inicial de Freud, conhecida como "teoria da sedução", sobre a qual houve muitos debates mal informados nas últimas décadas.[158]

Durante seu trabalho inicial com histéricas e antes de trabalhar com sonhos, Freud formulou a hipótese de que todas as neuroses resultavam de um trauma sexual — ou seja, de alguma forma de contato sexual precoce, vivenciada pela criança como traumática. No fim dos *Estudos sobre a histeria*, ou mais ou menos nessa época (1895), Freud havia elaborado dois diagnósticos específicos: (a) neurose obsessiva, que envolve uma experiência precoce de prazer que, mais tarde, leva a autorrecriminações e à culpa, e (b) histeria, que envolve uma experiência precoce de desprazer devido à passividade ou ao desamparo da criança, que leva a um domínio opressivo sobre o eu, à descarga da excitação excessiva e à repugnância. A causa da neurose obsessiva e da histeria era, na visão de Freud na época, um evento específico: a "sedução" da criança por um dos pais, por um parente, um vizinho ou um cuidador — ou seja, algum tipo de contato sexual precoce entre um adulto (ou adolescente) e a criança, em geral iniciado pela pessoa mais velha (hoje é comum fazer-se referência a esse contato, de modo um tanto genérico demais, como *abuso sexual*), e que conduz à culpa, nos obsessivos, e ao nojo, nos histéricos. A culpa surgiria, supostamente, pelo fato de os obsessivos terem sido ativos no processo de sedução, ao passo que os histéricos teriam sido passivos. (Posteriormente, Freud modificou um pouco essa visão: tais experiências sexuais levariam, a seu ver, à aversão e à culpa nos obsessivos e à repugnância nos histéricos; a neurose obsessiva e a histeria serão detidamente discutidas nos Capítulos 4 e 5.)

Em 1895, Freud nos diz ter a expectativa de abordar os problemas criados por esses traumas, diretamente, ao avançar no nível teórico. Entretanto, foi no nível da prática — na análise dos sonhos — que ele fez novos avanços. A prática da análise dos sonhos o levou a rejeitar a teoria da sedução, por ele ter descoberto que os sonhos apresentavam cenários múltiplos: num sonho, o cenário evoluía de um modo, enquanto no sonho seguinte apresentava as coisas de outra maneira e, às vezes, até da maneira oposta.[159] Assim, Freud veio a crer que não podia acolher tudo o que acontecia nos sonhos (ou devaneios) das pessoas por seu valor aparente — isto é, como retratando eventos históricos exatamente como eles se haviam desenrolado na vida real —, uma vez que os sonhos se baseavam tanto nas fantasias das pessoas sobre o acontecido, ou no que elas gostariam que tivesse acontecido, quanto no que de fato ocorrera. Isso o levou a concluir que a realidade tinha que ser posta entre parênteses, em certo sentido, ou em suspenso, já que não podemos saber ao certo o que aconteceu com base no que transparece em nossos sonhos. Isso diz respeito não apenas ao material sexual dos sonhos, mas a qualquer material: não temos como saber se uma cena de um tipo qualquer, apresentada num sonho, refere-se a algo que de fato aconteceu na vida do sonhador, ou não.

Enquanto, anteriormente, não raro Freud tentava corroborar o que um paciente narrava num sonho, perguntando à família e ao círculo do paciente se certos acontecimentos haviam ocorrido ou não (e, em caso afirmativo, quando), ele veio a perceber que era comum os familiares não terem conhecimento de nenhuma ocorrência daquele tipo (cada um vendo os acontecimentos por sua própria perspectiva), ou, simplesmente, que não se podia confiar em que eles lhe dissessem a verdade sobre os fatos (na esperança, às vezes, de encobrir seus rastros, para não serem responsabilizados). Freud acabou concluindo que toda a questão *do que realmente havia acontecido* — se é que de fato houvera alguma coisa da ordem de um contato sexual — era menos importante do que os efeitos óbvios do evento, real ou fantasiado, na vida atual do paciente.

O fato de sonhos, devaneios e fantasias não necessariamente reproduzirem lembranças do passado tal qual os fatos ocorreram também assume enorme importância com respeito à suposição imediata, de muitos clínicos contemporâneos, de que a menor fantasia ou sonho de um paciente sobre um contato sexual ou violento com um parente ou um vizinho significa, automaticamente, que tal contato de fato ocorreu no passado do paciente. Isso tem levado a toda sorte de problemas em torno das chamadas lembranças recuperadas, que, muitas vezes, parecem não ter sido *recuperadas* da memória do paciente, mas serem *uma criação das fantasias e/ou projeções do próprio terapeuta* (abordagem que uma colega minha, Kristen Hennessy, chama de "caça ao trauma" por parte dos clínicos). Muitos pacientes foram levados por esses terapeutas a "confrontar" seus parentes com "delitos" do passado que, pelo menos de acordo com os parentes, nunca aconteceram; isso levou a muitos conflitos desnecessários nas famílias (já existem suficientes razões verdadeiras de conflito nas famílias, sem que a elas se acrescentem razões espúrias!) e a muitos processos judiciais contra os terapeutas que os estimularam. (Observe-se que alguns pais também responderam com processos contra os próprios filhos, simplesmente para desacreditá-los, quer os abusos houvessem ocorrido ou não.)

Às vezes nossas lembranças são muito nítidas, às vezes nem tanto; muitos leitores devem ter vivido a experiência de terem estado em algum lugar mas tido sua lembrança visual de lá suplantada e substituída por fotografias ou vídeos caseiros do local; e podem ter tido a experiência de haverem feito ou testemunhado alguma coisa, mas de sua lembrança disso ter sido praticamente apagada e substituída pelo relato de um dos pais sobre essa experiência. As crianças e até muitos adultos são bastante sugestionáveis e, às vezes, podem ser convencidos da ocorrência de algo do qual não têm nenhuma lembrança real!

No curso da análise, é frequente os analisandos se lembrarem de coisas de que haviam esquecido desde longa data, e é comum essas lembranças lhes ocorrerem em conexão com algo que aparece num sonho ou fantasia, mas não sob a forma de uma coisa *diretamente* representada no sonho ou fantasia. O meu paciente cujas fantasias sexuais incluem a dominação e a humilhação mais físicas praticadas por terceiros é, precisamente, o que parece ter sido menos castigado por alguma coisa ao longo de sua criação, embora achasse, muitas vezes, que estava fazendo coisas erradas, e *acreditasse que devia ter sido punido e severamente criticado por elas*. Muitas vezes, os sonhos e fantasias encenam o que gostaríamos que acontecesse ou tivesse acontecido, e não o que de fato aconteceu.

Como diz Freud em *A interpretação dos sonhos* (boa parte da qual foi escrita em 1898), "os sintomas histéricos não estão ligados a lembranças reais, mas a fantasias erigidas com base em lembranças";[160] e

> a análise [de um sonho] dá-nos apenas o *conteúdo* de um pensamento, e deixa a nosso encargo determinar sua realidade. Eventos reais e imaginários aparecem nos sonhos [...] como se tivessem igual validade, e isso se dá não apenas nos sonhos, mas também na produção de estruturas psíquicas mais importantes [como os sintomas].[161]

Não se deve achar que isso implica que, segundo a psicanálise, praticamente ninguém jamais foi submetido a traumas sexuais precoces: em muitos meios e em várias classes sociais, o uso e abuso sexuais de crianças ocorrem da maneira mais óbvia e têm múltiplas repercussões. Embora a psicanálise nos previna a não nos precipitarmos em conclusões sobre o que de fato aconteceu com uma criança a partir das produções fantasiosas ou oníricas (ou nas brincadeiras) dessa criança, ela não presume, de modo algum, que *todas* as lembranças das crianças são necessariamente distorcidas por suas fantasias. Uma criança pequena que, brincando no consultório do terapeuta em quem confia, faz um boneco ou uma figura grande infligir um gesto violento contra uma figura menor, ou encena atos sexuais entre os bonecos e comenta que o papai vive fazendo isso com ela em casa, merece ser levada a sério; abaixo de certa idade, poucas crianças são calculistas no que dizem aos terapeutas enquanto brincam, mesmo que já tenham aprendido a guardar segredo de muitas coisas, por insistência dos pais, quando estão apenas "conversando". Ainda assim, apesar das demandas de órgãos estatais que exigem que os terapeutas informem sobre todos os casos de abuso físico e sexual, os analistas devem sempre continuar a manter a "realidade" entre parênteses, até certo ponto, e estar preparados para ouvir da criança coisas que contradigam ou tornem mais complexo o relato inicial. Estritamente falando, não é tarefa do analista determinar o que realmente aconteceu e o que não aconteceu; isso deve ficar a cargo do paciente.

4. A neurose obsessiva e o caso do Homem dos Ratos (Ernst Langer)

> [Sem análise,] o efeito do recalcamento não pode ser desfeito.
>
> Freud, *Três ensaios sobre a teoria da sexualidade*[1]

Poucos estudos de caso na história da psicanálise levaram mais pessoas para tratamento do que o Homem dos Ratos. Mais gente viu traços de seu próprio pensamento e sua conduta no relato freudiano da vida e dos atos de Ernst Langer[2] do que em qualquer outra descrição de caso, e se impressionou com a natureza e a extensão de sua própria patologia ao ler sobre a dele.

A vida de Ernst Langer se caracterizava pela *indecisão* e pela *insegurança*: ele não conseguia se decidir sobre quase nada, em especial sobre com quem se casar. Mesmo em relação ao que pareceriam ser as coisas mais triviais ele entrava num dilema e num reiterado vaivém, tanto mental quanto em seus atos — por exemplo, para quitar a dívida com alguém que lhe emprestara dinheiro para retirar um pacote na agência do correio, entrou no dilema a respeito de como devolver o dinheiro, chegando a ponto de ter dúvidas, em alguns momentos, sobre a quem realmente devia. Essa indecisão, insegurança e *dúvida* continuam a ser a marca do que até hoje é chamado na psicanálise de neurose obsessiva (ou *estrutura obsessiva*, como a chamarei), e que, na psiquiatria, é hoje denominado *transtorno obsessivo-compulsivo* (toc).[3]

Ernst (como me referirei a ele aqui) era atormentado por preocupações com o que poderia acontecer com as pessoas a quem aparentemente amava. Muitas vezes, imaginava que as coisas mais terríveis — acidentes, doenças, humilhações etc. — aconteceriam com sua noiva, com a avó dela, com a sobrinha pequena dele (Ella) e com seu próprio pai, em decorrência dos atos dele ou de sua incapacidade de agir (por exemplo por negligência, descaso ou esquecimento). Essas fantasias assumiam a forma de pensamentos invasivos, isto é, ideias violentas que lhe passavam pela cabeça a uma velocidade incrível[4] e que o confundiam e afligiam, parecendo-lhe que surgiam do nada,[5] além de envolverem danos a pessoas que ele acreditava serem seus "entes queridos".[6] Ele dirigia às pessoas uma raiva que mal conseguia admitir até para si mesmo, sentia-se moral e intelectualmente superior a praticamente todo o mundo[7] e, apesar disso, via-se como um fracasso, uma fraude, um covarde e um vil canalha.[8] Estes últimos traços — ódio e sentimento de superioridade, aliados a temores de ser inferior[9] — são compartilhados por uma vasta camada da população de nossa época. Com efeito, nos consultórios psicanalíticos de hoje a crença em que se é melhor que todos e o medo de na verdade não ter valor algum são talvez a crença e o temor mais amplamente expressos dentre todos.

Outra característica do caso do Homem dos Ratos que tem ressonância em muitos adultos é o fato de ele já ter sido bastante neurótico desde pequeno, quando era sujeito a alguns medos e superstições (como nossa contemporânea "Chinelo virado, mãe morre") e tomava resoluções e fazia juramentos reiterados a si mesmo sobre o que sentia serem seus maus pensamentos e desejos, tanto sexuais quanto agressivos. A certa altura, convenceu-se de que uma menina de quem gostava o notaria mais se acontecesse um terrível infortúnio com ele — por exemplo, se seu pai morresse.[10] Os impulsos sexuais cedo se manifestaram em sua infância, como fazem em muitas pessoas; certa vez, Ernst chegou até a se queixar com a mãe sobre suas ereções,[11] embora tivesse consciência vaga de que elas se relacionavam com seus desejos de ver mulheres nuas. As notas originais de Freud nos informam sobre muitas ocasiões em que Ernst espiou mulheres nuas (inclusive sua mãe), apalpou criadas e até fez explorações sexuais com seus muitos irmãos, especialmente com uma das irmãs mais novas, Olga.[12]

Todas as relações importantes de Ernst caracterizaram-se, desde muito cedo em sua vida, por intensa ambivalência, incluindo um ódio consciente ao lado do amor (e/ou admiração) não reconhecido, ou um amor intenso e consciente ao lado de ódio não reconhecido.[13] Para nós, falantes de inglês, a raiva [*anger*] está oportunamente embutida em seu próprio sobrenome, Langer. Tal ambivalência é característica de uma larga faixa da população contemporânea, sendo a raiva e o ódio especialmente censurados e reprimidos, hoje, em países como os Estados Unidos, muito mais do que certas facetas da sexualidade.

Não fornecerei aqui nada que se pareça com uma descrição ou interpretação completa do caso do Homem dos Ratos (tarefa obsessiva!), porém farei um esforço para destacar aspectos dele que possam nos dar ensinamentos sobre a técnica psicanalítica.

A "causa precipitante" da doença de Ernst como adulto

> Como são ineptas as nossas tentativas de reproduzir uma análise; como é deplorável nossa maneira de rasgar em pedaços as grandes obras de arte que a natureza criou na esfera psíquica.
> FREUD, em carta a Jung sobre o caso do Homem dos Ratos[14]

Ao nos depararmos com um relato de caso tão ricamente detalhado e complexo quanto o do Homem dos Ratos,[15] é de extrema importância podermos distinguir o panorama completo dos pequenos detalhes — nesse caso, distinguir (a) a estrutura geral obsessiva que afligiu o paciente durante toda a sua vida de (b) aquilo a que Freud se refere como a "doença" que vinha consumindo Ernst nos anos anteriores ao início da análise (a qual, verdade seja dita, Freud teve o mérito de se deter para examinar de perto, o bastante para descobrir que era de origem psicológica, embora muitos de seus colegas neurologistas tenham prontamente estabelecido que era orgânica).[16] Uma estrutura geral é algo que só se pode amenizar aos poucos, reduzindo sua gravidade ao longo de um período de anos, sem que ela jamais desapareça por completo (falaremos mais disto no próximo capítulo), ao passo que a doença específica que se desenrola e vai estragando a vida de alguém é de acesso muito mais imediato para o tratamento analítico.

A que se refere Freud como a doença de Ernst na idade adulta (faltavam poucos meses para ele completar trinta anos quando foi se consultar pela primeira vez)? Apesar da importância dos ratos em sua neurose e numa de suas crises mais agudas (e de curta duração), é discutível que ele o tenha procurado por causa da crise específica relacionada com o "capitão cruel" e os ratos; pois, embora Ernst se refira a ela como "a experiência que deu ensejo imediato" a sua consulta com Freud,[17] convém assinalar que essa crise ocorreu em agosto de 1907, ao passo que Ernst parece só ter entrado em contato com Freud pela primeira vez dois meses depois.[18] A doença — o que talvez tenha realmente levado Ernst a procurar Freud, ou, pelo menos, o que lhe deu impulso para continuar, depois de ultrapassada a fase aguda da crise — foi identificada pelo próprio paciente como sua curiosa incapacidade de estudar e progredir na profissão que escolhera: ele "tinha desperdiçado anos"[19] sem conseguir trabalhar, disse a Freud em seu primeiro encontro, apesar de não haver nenhuma carência perceptível de agudeza intelectual.

Quando isso teria principiado? Trata-se de uma pergunta de importância vital, mas que não é fácil de responder. Em sua sessão com Freud em 5 de outubro de 1907, Ernst indicou que sua capacidade de trabalho havia começado a ficar seriamente comprometida um ano e meio depois da morte de seu pai, ou seja, mais ou menos em maio de 1901. Em 7 de outubro, contou a Freud que, a partir do começo de 1903, vinha tendo episódios de pensamentos aflitivos, que duravam de oito a dez dias, porém disse que, mais recentemente, esses pensamentos tinham se tornado constantes. E, na sessão seguinte, afirmou que ideias terríveis sobre seu pai o haviam atormentado por algum tempo aos doze anos, depois novamente aos vinte, e que o haviam assaltado incessantemente desde os 22 anos de idade, desviando-o de seus estudos.[20]

Se lermos criteriosamente o que Freud nos diz, estabelecendo — como ele próprio parece ter feito — uma cronologia dos principais acontecimentos e dos momentos decisivos cruciais na vida do Homem dos Ratos, veremos que as dificuldades de Ernst com o trabalho começaram na época — "após a morte de seu pai", em 1899 — em que sua mãe lhe disse que ela e um membro dos Saborsky, que a haviam criado, tinham discutido a possibilidade de Ernst se casar com uma das filhas da família, uma jovem "encantadora, rica e bem relacionada".[21] (Seu nome talvez fosse Lizzie; ela teria dezessete anos em 1907 e, por conseguinte, devia estar apenas com dez ou onze quando a união foi proposta pela primeira vez, enquanto Ernst tinha cerca de 22.)[22] O parente estava disposto a aprovar esse casamento, segundo lhe contou sua mãe, *quando o paciente concluísse seus estudos*. Ao falar disso com Freud, Ernst não fazia ideia de estar expondo uma coisa importante, mas certamente nunca a havia esquecido. Entretanto, Freud notou que, embora o paciente houvesse feito ao menos algum progresso nos estudos até aquele momento, tinha-se tornado subitamente incapaz de trabalhar e sido reprovado num exame após outro.

Observe-se que, como tantas vezes acontece, o paciente não estava cônscio de que o início de sua maior dificuldade de concentração nos estudos coincidia, exatamente, com a ocasião em que ele havia tomado conhecimento de que esse parente lhe permitiria casar-se com sua filha *assim que ele obtivesse seu diploma*; embora os pacientes raramente prestem atenção ao momento exato em que seus problemas começam, Freud parece ter sempre atentado muito para esses detalhes, tentando estabelecer mentalmente (se não no papel) uma cronologia, a fim de apreender quais eventos teriam levado a quais problemas na vida dos pacientes (para outro exemplo, ver sua datação da "apendicite" de Dora).[23] O estabelecimento dessa cronologia costuma ser crucial para determinar a causa e a origem dos sintomas, porém poucos clínicos de hoje parecem dedicar muito tempo e esforço a fazê-lo. E isso a despeito da facilidade com que podemos perguntar a nossos analisandos, com relação a acontecimentos específicos: "Mais ou menos quantos anos você tinha, na época?" ou "Você se lembra de quando isso aconteceu?", e a despeito de nossa óbvia capacidade de anotar os grandes acontecimentos e momentos decisivos de sua vida ao tomarmos conhecimento deles, pouco a pouco, no decorrer da análise, e de ampliar a lista à medida que novos acontecimentos vão vindo à luz (na minha experiência, fazer isso leva uns cinco minutos por mês em cada caso).

Por que Ernst tornou-se repentinamente incapaz de trabalhar? O que o paralisou nessa proposta específica feita por sua mãe e pelo parente dos Saborsky? Dois fatos são cruciais aqui: (a) durante a maior parte da década anterior, o Homem dos Ratos estivera mais ou menos enamorado de uma mulher chamada Gisa Adler,[24] a quem quase sempre se referia nas sessões como sua "dama" (recusou-se a dizer seu nome a Freud durante cerca de dois meses, e Freud a chamou, no relato publicado do caso, de Gisela);[25] além disso, em pelo menos duas ocasiões, Ernst a havia pedido diretamente em casamento; Gisa dispunha de pouco em matéria de posição social ou recursos financeiros, ao passo que a filha dos Saborsky era bem relacionada e rica.

Ter que escolher entre essas duas parceiras potenciais talvez fosse difícil para quase qualquer um, mas as coisas foram complicadas por um segundo fato: (b) Ernst soubera que seu pai, antes de se casar com sua mãe — a qual, aliás, vinha de uma família abastada e de posição relativamente alta, conforme o relato de caso publicado, mas, segundo as notas de Freud, era de "situação modesta" (muito provavelmente, o que hoje chamaríamos de "classe média") e, na verdade, *prima-irmã do marido*[26] —, sentira-se inclinado a se casar com a filha de um açougueiro, uma jovem de poucos recursos e relações ("uma moça bonita, mas de origem humilde e sem um tostão").[27]

Portanto, o pai do Homem dos Ratos, Heinrich Langer, tinha se casado não tanto por amor, mas por dinheiro, e talvez também por posição social, visto que seus familiares pareciam acreditar que só os Langer e seus parentes imediatos eram pessoas dignas.[28] Embora o casamento dos pais de Ernst fosse tido como "extremamente feliz",[29] o pai tinha feito uma escolha um tanto interesseira e "mercenária" — pela qual o Homem dos Ratos dificilmente poderia censurá-lo, em sã consciência, já que ele próprio nunca teria vindo ao mundo se o pai não tivesse feito essa escolha — e o Homem dos Ratos via-se nas garras de um dilema: estava diante de uma escolha quase idêntica entre uma mulher mais velha, "pobre, porém digna", e uma bela jovem (da mesma família que tinha criado sua mãe) com quem ele acreditava que quase qualquer homem ficaria feliz em se casar.[30]

Tudo isso se complicava pelos fatos de Gisa ser frequentemente fria com ele, já haver recusado sua primeira proposta de casamento, em dezembro de 1900, e uma segunda proposta, mais vaga, em 1903, e ter sido reprovada pelo pai de Ernst quando este notou que o filho vinha passando muito tempo com a moça.[31] Contudo o que parece ter sido mais paralisante para o paciente foi a sensação de que o destino o havia posto exatamente na mesma situação em que pusera seu pai, e de que ele não passava de um joguete do destino. E como reagiu a esse apuro? Adoecendo — não física, mas mentalmente. O que fez o adoecimento por ele? Serviu de *solução para o problema*: permitiu-lhe jamais concluir os estudos e, com isso, nunca fazer escolha alguma. Ao não concluir os estudos, não poderia se casar com Lizzie e, desse modo, poderia se manter indefinidamente num estado de ânimo suspenso, por assim dizer.[32] Ele também deu à mãe a herança a que teve direito por ocasião da morte do pai (pedindo apenas que ela lhe desse alguns trocados com regularidade), o que deve ter-lhe tornado impossível casar-se com qualquer das duas mulheres.[33]

Os efeitos paralisantes do "destino"

> Quem não se lembra do passado está condenado a repeti-lo.
> GEORGE SANTAYANA

Embora possamos nos inclinar a pensar que é altamente incomum alguém se ver numa situação como essa, trabalhei pessoalmente com pelo menos meia dúzia de homens cujas hesitações e incertezas no tocante ao casamento e a com quem se casar envolveram uma repetição quase exata da situação em que seu pai ou mãe tinha se visto quanto a sua própria condição marital. Descrevi detalhadamente um desses casos (no segundo volume de meu *Against Understanding*, Capítulo 11), no qual o que levou o paciente a me procurar foi o pânico por estar à beira de pedir em casamento uma moça com quem seus pais tinham dito, muitas vezes, que ele deveria se casar. Quando o paciente se identificava mais inteiramente com a mãe do que com o pai, as tribulações matrimoniais da mãe e o desenrolar posterior de seu casamento pareciam centrais para as dificuldades do analisando em seu relacionamento prolongado com uma parceira, quando adulto.

E, tal como no caso do Homem dos Ratos, em nenhum dos casos que tratei os pacientes se davam conta da repetição quase exata, em sua vida, do que chamarei de "coordenadas simbólicas" das dificuldades de um ou outro dos pais. Uma situação quase idêntica tinha se desenvolvido, como que sem qualquer ação ou vontade deles, e parecia envenenar sua vida, sem que eles soubessem por quê. Lacan (*Escritos*, p. 303) sugere que, ao menos em parte, Freud pôde detectar esse cenário repetitivo no caso do Homem dos Ratos por ter um dia se encontrado num aperto similar, supostamente quanto a sua decisão sobre com quem casar-se.[34] Embora muita gente pareça ansiar pela ideia de estar destinado/a a se casar com certa pessoa, e com mais ninguém, e lamente sua insegurança e sua impressão de que há algo de arbitrário na escolha, constatamos, em muitos casos, que a sensação de ser obrigado/a a casar com uma pessoa específica é vivenciada como um pesadelo.

Freud não nos diz que o Homem dos Ratos se libertou dessa repetição por se *conscientizar* de que estava repetindo os apuros do pai, mas insinua, em vez disso, que foi ao explorar e articular todos os parâmetros da situação e da decisão do pai, bem como seus paralelos com os do Homem dos Ratos, que houve uma melhora em sua doença e Ernst pôde voltar a trabalhar (o que se poderia chamar de *elaboração* do sintoma). Não sabemos o que se deu com ele no tocante a sua vida amorosa (não sabemos ao certo, por exemplo, se ele acabou casando com Lizzie, Gisa ou nenhuma das duas),[35] mas parece, de fato, que ele conseguiu ultrapassar a paralisia que o levara para a análise.

Dado que os analistas de hoje aparentam prestar cada vez menos atenção ao passado de seus pacientes, desconfio que poucos deles atentem para essas repetições involuntárias (o que é curioso, visto que a repetição é, ao que se presume, um dos principais conceitos da psicanálise).[36] No entanto, essas compulsões à repetição atuam, claramente, nas relações amorosas e de trabalho de inúmeras pessoas — que, sem saber, reproduzem os tipos de relações de que tomaram conhecimento ou que testemunharam em primeira mão na vida dos pais —, e muito do que elas fazem e dizem não pode ser apreendido nem avaliado em seu impacto sem que haja um levantamento e articulação dessas relações. Tudo isso deve ser posto em palavras, na fala, a fim de que pare de dirigir a vida das pessoas sem que elas o saibam.

O que ele estava fazendo em vez de trabalhar?

> A resistência é o sinal mais seguro de conflito. Deve haver aí uma força que busca expressar algo e outra que se empenha em impedir sua expressão.
>
> FREUD, *Novas conferências introdutórias sobre psicanálise*[37]

> Quero me desentender com você, polemizar com você.
>
> UM ANALISANDO

Voltemo-nos agora para o que vinha impossibilitando o Homem dos Ratos de trabalhar, pois era isso que estava em primeiro plano para ele, ao procurar Freud. Creio que Freud acertou ao ver a impossibilidade de trabalhar de que o paciente se queixava como a doença ou sintoma primário, e ao ver os pensamentos específicos que o assaltavam, quando deveria estar trabalhando, como em certo sentido secundários, pois estes só se tornavam particularmente intensos pela necessidade de não trabalhar. Ernst tinha sido atormentado por pensamentos invasivos durante grande parte de sua vida (desde os seis anos de idade, muito provavelmente), sem que eles jamais houvessem assumido as dimensões acachapantes que depois vieram a ter.

Como vimos acima, era importante para ele não trabalhar, pois, se o fizesse, concluiria os estudos e ficaria apto a se casar com a filha dos Saborsky. O que ele fazia em vez de trabalhar é secundário, até certo ponto, uma vez que *poderia fazer qualquer uma de um vasto número de coisas*. Na vida contemporânea e na prática clínica encontramos pessoas que se sentem compelidas, por exemplo, a:

- manter-se em dia com todos os detalhes do noticiário (ou de um tipo específico de notícias), verificando constantemente a primeira página ou os websites de alguns jornais ou revistas — e dizendo a si mesmas, muitas vezes, que trabalharão depois que terminarem de fazê-lo —, em busca não sabem de quê (notícia de alguma catástrofe, por exemplo, ou de alguma desgraça que tenha ocorrido com alguém que elas conhecem e detestam?);
- ver televisão, muitas vezes não importando o quê, desde que estejam assistindo a alguma coisa, ou até rodando entre dez canais diferentes (algumas dizem a si mesmas que só estão relaxando por alguns minutos, antes de se empenharem no trabalho, e algumas até afirmam estar se dedicando a um estudo sociológico importante);
- jogar video games (convencendo-se, às vezes, de com eles estarem aprendendo habilidades úteis, que as ajudarão em seu trabalho posterior);
- inspecionar vários tipos de redes sociais, Facebook, Twitter ou o que for, à procura não sabem de quê (da notícia de alguma desgraça que se tenha abatido sobre alguém que elas conhecem e odeiam, ou invejam?);
- ler toda a obra de um autor que tenha apenas uma relação tangencial com seu trabalho antes de poderem começar a estudar a área que deveriam estar estudando, ou de escrever o ensaio que deveriam estar escrevendo;
- masturbar-se, não raro múltiplas vezes (mais uma vez, podem dizer a si mesmas que essa é uma boa maneira de aliviar a tensão, ou de gastar o excesso de energia, e que isso lhes permitirá se concentrarem melhor depois).

O Homem dos Ratos dedicava-se a alguma forma desta última prática, principalmente tarde da noite, o que, por acaso, coincidia com seu principal horário de estudos, horário escolhido como que para ele se convencer e convencer o pai (que, diga-se de passagem, já tinha alguns anos de falecido, nessa ocasião, e havia morrido mais ou menos no mesmo horário noturno) de que estava de fato "queimando as pestanas" à noite — em outras palavras, trabalhando com afinco nos estudos até altas horas da madrugada.[38]

Todas as atividades procrastinatórias dos tipos listados acima constituem formas de rebelião, uma rebelião contra alguém ou algum grupo de pessoas que o procrastinador ache que querem que ele trabalhe, ou que o façam trabalhar. Mas por que, pergunta ele, haveria de fazer o que essas pessoas querem ou mandam fazer, quando são elas as responsáveis por terem-no privado de tantos de seus primeiros prazeres na vida? Ernst considerava que seu pai e mãe eram desmancha-prazeres, de diversas maneiras, e gastava muito mais tempo e energia pensando em desrespeitar as exigências deles e imaginando-os mortos ou até sofrendo na vida após a morte (especialmente no caso do pai) do que estudando para conquistar as metas que os dois haviam estabelecido para ele.[39]

Mas, quando se apanhava imaginando o pai morto ou sofrendo, ele se sentia compelido a se castigar, obrigando-se a rezar para que Deus conservasse a alma de Heinrich, jurando abandonar toda a masturbação[40] e até dando à sua mãe o dinheiro que o pai lhe havia legado (porque, como vimos, tinha desejado a morte do pai, a fim de possuir dinheiro suficiente para se casar com Gisa, que o pai reprovava). *Quanto mais queria que o pai morresse* (por exemplo, aos doze anos, por achar que isso faria uma garota em quem estava interessado apiedar-se dele), *mais se forçava a garantir a segurança do pai e sua saúde permanente*. Fazia o mesmo com outras pessoas a quem amasse e odiasse ao mesmo tempo — como Gisa (quanto mais desejava que lhe acontecesse uma desgraça, por ser fria com ele e por ter recusado suas propostas de casamento, mais tinha que rezar pelo bem-estar dela e maior era a probabilidade de que alguma palavra se intrometesse em suas orações, transformando-as em pragas). Aliás, é bastante claro que, em algum nível, Ernst reconhecia que ele próprio representava o maior perigo para essas pessoas e que, em primeiro lugar, elas precisavam ser protegidas dele!

A estrutura dos sintomas obsessivos

> Tudo o que se tenta rechaçar acaba sempre se infiltrando no próprio meio que se usa para rechaçá-lo.
>
> FREUD, "Notas sobre um caso de neurose obsessiva"[41]

Consideremos os sintomas de Ernst nos termos discutidos no Capítulo 1. Suas ânsias precoces de ver mulheres nuas classificam-se, é óbvio, como uma pulsão sexual (*escopofilia* — literalmente, "gostar de olhar"), e seu desejo de tirar o pai do caminho permanentemente, para poder satisfazer esses anseios, se classifica, claro, como uma pulsão de agressão. As duas coisas podem ser consideradas componentes da Força 1, a força associada ao "eu ruim" (a libido ou o isso), ao passo que os impulsos autopunitivos que apareciam — tão logo ele sentia os impulsos sexuais ou agressivos, ou logo depois de tê-los satisfeito, ao menos em parte — podem ser associados à Força 2: seu senso moral, seu "eu bom", ou o que Freud chamaria, mais tarde, de "supereu".[42]

$$\text{Força 1} \Rightarrow \text{Sintoma} \Leftarrow \text{Força 2}$$
$$\text{"Eu ruim"} \Rightarrow \text{Sintoma} \Leftarrow \text{"Eu bom"}$$

Observamos que, na histeria, o conflito entre as Forças 1 e 2 (isto é, entre o isso e o supereu) levou a uma formação de compromisso: um único sintoma (como uma tosse nervosa, ou a impossibilidade de beber água) que combinava os dois impulsos, ou que os embrulhava em algo irreconhecível para a pessoa portadora do sintoma, ou para seu círculo de relações. No caso do Homem dos Ratos, porém, o que encontramos, em vez disso, é uma oscilação entre a Força 1 e a Força 2, um vaivém cíclico de uma para a outra. Um impulso sexual ou agressivo surgia, ele se castigava mentalmente por isso (com a enunciação intrapsíquica de uma "sanção" ou uma "ordem" a si mesmo, e com uma *compulsão* a cortar a própria garganta, por exemplo), o mesmo desejo voltava, ou outro surgia, e ele se castigava também por esse desejo (ver o Apêndice III para uma exposição detalhada da estrutura do sintoma que o levou à análise — o que envolvia o pagamento devido por seu novo pincenê).

Em geral, seus desejos sexuais e agressivos eram óbvios para ele, o que era pelo menos uma das razões de ele se considerar um criminoso. Na histeria, vimos que esses desejos sexuais e agressivos são tão disfarçados nos sintomas que chegam a ficar irreconhecíveis para o paciente; na neurose obsessiva, não raro o paciente fica dolorosamente cônscio de seus impulsos sexuais e agressivos, mesmo quando, ao apresentá-los ao analista pela primeira vez, expressa-os em formulações negativas, como as que vimos no Capítulo 2 — tipo "Não é que eu preferisse que meu pai estivesse morto, é só que..." —, e mesmo que o próprio paciente diversas vezes não tenha consciência do como e do porquê de seus desejos. Vez por outra, no entanto, apesar de cônscios de seus desejos *sexuais*, os obsessivos só conseguem se conscientizar de seus impulsos *agressivos* de forma disfarçada, exatamente como vemos na neurose obsessiva plenamente formada do Homem dos Ratos aos seis anos, que poderia ser esquematizada da seguinte maneira:

1. Ele desejou ver uma menina nua (desejo sexual);
2. Lembrou-se da proibição paterna de comportamentos sexuais (referência a uma cena infantil que discutiremos mais adiante);
3. Teve vontade de matar o pai (o que permaneceu inconsciente e foi disfarçado sob a forma do número 4, abaixo);
4. Sentiu medo de que o pai morresse (foi isso que se tornou consciente);
5. Empenhou-se em medidas de proteção para rechaçar qualquer mal que pudesse cair sobre seu pai.[43]

Em casos assim, o obsessivo só tem consciência do *medo* de que aconteça algo terrível com alguém que ele ama, aparentemente (e das medidas que ele se sente obrigado a tomar para garantir que isso não aconteça). Vale notar que foi em seu relato de um caso de neurose obsessiva que Freud afirmou categoricamente, pela primeira vez, que todo medo encobre um desejo recalcado.[44]

É comum os pacientes terem pensamentos como "Se acontecesse alguma coisa com meus filhos, eu me mataria" e, dada a forma dessas ideias, serem enganados e levados a crer que elas expressam simplesmente preocupação. Não se dão conta de que *a ideia de acontecer algo ruim com alguém é muito mais importante e reveladora do que o modo como ela é revestida ou enunciada*.[45] Também não se dão conta de que várias etapas ficam fora dessas ideias (como na figura de retórica chamada elipse) e de que, quando são restauradas, as coisas ficam mais claras. Consideremos, por exemplo, o que foi elidido nesse pensamento invasivo ou obsessão do Homem dos Ratos: "Se eu me casar com minha dama, vai acontecer uma desgraça com meu pai". Freud nos diz:

> Se inserirmos as etapas intermediárias que foram saltadas, mas que conhecíamos a partir da análise, veremos a seguinte sequência de ideias: "Se meu pai ainda estivesse vivo, ficaria tão furioso comigo, por minha intenção de me casar com Gisa, quanto ficou na cena infantil [em que mordi minha babá]; isso tornaria a me deixar com raiva dele e eu lhe desejaria todo o mal possível; e, graças à onipotência dos meus desejos, seria inevitável que esse mal lhe acontecesse".[46]

Se todos esses pensamentos intermediários estivessem à disposição do Homem dos Ratos, dificilmente ele teria achado ininteligíveis os seus pensamentos invasivos.[47] Vemos aí que *uma das muitas formas de ação do recalcamento é por meio da elipse, elidindo as ideias que fazem as ligações.*

Note-se que o ciclo entre a Força 1 e a Força 2, no caso do Homem dos Ratos, nem sempre envolveu a autopunição; em certas ocasiões, envolveu a tentativa de desfazer o que ele tinha feito, como, por exemplo, quando ele tentou "desfazer a realidade da morte de seu pai",[48] o que seria patentemente impossível. Podemos dizer que um dos elementos do ciclo envolve o ódio, e o outro, o amor; e, em vez de as forças se condensarem numa única e mesma atividade ou sintoma, como na histeria, uma delas predomina momentaneamente e se expressa, depois a outra retorna a toda.[49] Consideremos, por exemplo, o que fez o Homem dos Ratos, um dia, ao saber que Gisa logo passaria de carruagem por determinada rua: ao dar uma topada numa pedra da rua, imaginou de imediato que a carruagem bateria nela e a retirou do caminho, para que o veículo não pudesse ser danificado; em seguida, porém, pensou melhor e repôs a pedra no lugar original. O primeiro ato demonstrou amor e carinho (ainda que o fato de ele imaginar a carruagem de Gisa batendo na pedra possa ter sido maldoso), enquanto o segundo mostrou raiva e agressividade,[50] um desfazendo o que fora feito pelo outro. Primeiro foi satisfeito um impulso (amoroso), depois o outro (de ódio).

Nem todos os casos de neurose obsessiva se desenrolam exatamente dessa maneira, é claro. Em muitos, as diferentes forças em guerra são igualmente intensas, em grande parte do tempo, o que leva a situações em que não acontece absolutamente nada por longos períodos. Como vimos no Capítulo 2, as pessoas em guerra consigo mesmas acabam gastando enormes quantidades de energia na luta contra suas próprias tendências e, para os observadores externos, amiúde parecem mortas, como que desprovidas de emoção (os clínicos contemporâneos as caracterizam, muitas vezes, como tendo um "embotamento afetivo", esquecidos das consideráveis forças afetivas que se encontram numa guerra interna). Essas pessoas se assustam quando uma força predomina, de súbito, e dá origem a um ato abrupto e aparentemente desproporcional — seja uma proposta de casamento (feita de repente, por impulso, sem que nada no relacionamento sugerisse essa eventualidade até então), seja uma explosão de violência (que costuma ser imediatamente lamentada e compensada por uma tentativa de fazê-la "desacontecer"). Quanto mais as forças libidinal e de proibição se equiparam, mais extrema tende a ser a ação repentina, quando essa finalmente chega. Daí, em Ernst, o "medo da violência de sua própria fúria".[51]

Nos casos de neurose obsessiva em que as forças libidinal e de proibição são muito equiparáveis e em que nenhuma decisão pode ser tomada sobre nada de importante, na vida ou no trabalho dos pacientes, *fica tudo por conta do destino*. Aceita-se um emprego, e não outro, como se ele caísse magicamente no colo do paciente, sem nenhuma iniciativa sua; e um relacionamento é preferido a outro quando o próprio paciente não precisa desempenhar papel algum para iniciá-lo ou consolidá-lo. Qualquer escolha que ele seja forçado a fazer fica entregue ao cara ou coroa, a um "sinal" dos céus (por mais supersticioso que isso pareça), ou às sugestões de terceiros; em muitos casos, porém, o obsessivo simplesmente adia a escolha por tanto tempo que uma das duas alternativas deixa de ficar disponível e já não há nenhuma escolha a ser feita! *Afinal, a evitação é um traço definidor da neurose*: os obsessivos evitam fazer escolhas e tomar decisões (dizendo-nos, por exemplo, que se sentem inclinados a fazer x, mas que y talvez seja a melhor opção, mas, por outro lado, talvez o melhor seja x, e assim por diante, ad infinitum); os fóbicos evitam situações e/ou animais e/ou insetos que provoquem angústia; e os histéricos evitam reconhecer o que eles mesmos querem.

O cenário psíquico do obsessivo é dominado pela dúvida, a qual "é, na realidade, uma dúvida de seu próprio amor", uma dúvida que passa a colorir ou permear todo o seu mundo, acabando "num grau crescente de indecisão, perda de energia e restrição da liberdade".[52] O que deveria ser o mais certo não o é, e por isso tudo o mais é questionado. Tudo o que ele pensa saber e recordar passa a ser posto em dúvida: "Será que tranquei a porta?", "Lembrei de fechar o gás?" (e ele passa a ter que fazer verificações reiteradas). Através de uma série mais longa ou mais curta de pensamentos intermediários perdidos, essas perguntas quase sempre dizem respeito à pessoa que ele ama e odeia (por exemplo, "Eu me lembrei de fechar o gás? Caso contrário, a próxima pessoa a entrar em meu apartamento pode ser minha 'amada' e, se ela acender um isqueiro ou fósforo poderá ir pelos ares"; em certo nível, ele continua desejando ter deixado o gás ligado, para que a "amada" morra na explosão).

Nos casos em que os impulsos de amor e ódio têm a mesma intensidade, as Forças 1 e 2 permanecem sempre no nível do pensamento, sem nunca poderem ser postas em ação. E, na medida em que cada força traz consigo uma grande quantidade de investimento — isto é, de energia ou excitação —, o próprio processo de pensar torna-se altamente investido e, a rigor, "libidinizado" ou sexualizado. A constante oscilação cíclica entre alternativas ("Eu a amo, eu a odeio, eu a amo, eu a odeio", como disse um de meus analisandos) transforma-se numa espécie de "masturbação mental" que, não raro, é caracterizada como dolorosa ou torturante, mas que, apesar disso, traz consigo alguma espécie de satisfação (a qual substitui o tipo de satisfação que seria mais tipicamente proporcionado pela ação).

Gozo e neurose obsessiva

> Comentei [com Ernst Langer] que tínhamos plena consciência de que os doentes derivam certa satisfação de seu sofrimento, de tal modo que, na verdade, até certo ponto todos resistem à própria recuperação.
> FREUD, "Notas sobre um caso de neurose obsessiva"[53]

Isto deve fazer-nos lembrar algo em que Freud repara quando Ernst lhe fala do tipo específico de tortura praticado em alguns países do Oriente (que envolve a introdução de ratos famintos no ânus da vítima), o que lhe fora relatado pelo capitão Nemeczek, o capitão citado no relato publicado do caso como "capitão cruel":

Em todos os momentos mais importantes, enquanto ele contava sua história, seu rosto assumia uma expressão muito estranha e composta. Só pude interpretá-la como sendo de *horror a seu próprio prazer, do qual ele mesmo não tinha conhecimento*. Ele prosseguiu com extrema dificuldade: "Naquele momento, chispou pela minha cabeça a ideia de que ela [a tortura dos ratos] estava acontecendo com uma pessoa que me era muito cara".[54]

Era óbvio que o Homem dos Ratos extraía certo prazer de imaginar a imposição dessa forma horrenda de tortura a Gisa (revelou-se que também imaginou a tortura sendo imposta a seu pai), mas ele não podia se permitir reconhecer esse prazer como seu. Tratava-se, precisamente, do que os franceses chamariam de *jouissance* [gozo] — a satisfação (em pensamento) de um impulso agressivo, a qual, ao mesmo tempo, era insuportável (até em pensamento), porque a consciência moral de Ernst não podia admitir nem mesmo pensar numa coisa dessas. Sem dúvida era excitante para ele imaginar algo assim acontecendo com uma pessoa querida, mas, ao mesmo tempo, ele ficava horrorizado com seu prazer ("Essas ideias me eram totalmente estranhas e repugnantes", disse).[55]

Por mais extremo que seja esse exemplo, é frequente observarmos pacientes que sorriem, dão risinhos de mofa ou até gargalham ao nos contarem toda sorte de coisas supostamente horríveis que aconteceram com eles ou com outras pessoas; seus sorrisos, risinhos ou risadas nos dão a dica de que há mais coisas acontecendo por trás das aparências e de que nos estão sendo revelados segredos que, ao mesmo tempo, são repudiados por esses pacientes. Eles nos informam sem querer que a Força 1 está encontrando alguma satisfação na história, enquanto a Força 2 (sob a forma de consciência moral, aqui) tenta manter a seriedade ou uma expressão respeitável. A compostura do tom de voz com que contam a história e suas expressões faciais lábeis deixam transparecer seus sentimentos contraditórios a respeito dela. Os termos que eles usam para descrever seus estados caracterizados por gozo variam consideravelmente, percorrendo toda a gama que vai desde "o que me instigou mesmo" (ou "me atiçou", "me agitou", "me enervou", "mexeu comigo", "me deixou tenso", "me deixou irado", "me deixou exaltado", "todo ouriçado", "muito nervoso" ou "fez meu sangue ferver") até "o que realmente me aborreceu" ("me emputeceu", "me irritou", "me deu nos nervos", "me enfureceu" etc.); em última instância, o que importa mesmo não é se eles descrevem a experiência como positiva ou negativa, mas a quantidade de carga (ou libido) ligada a ela.

O Homem dos Ratos parece ter vivido conflitos a respeito de praticamente todas as sensações ligadas a seu ânus, em parte por ter tido vermes muitas vezes, quando criança, e também em parte, sem dúvida, por causa das surras que sofreu nas mãos do pai. É comum o castigo físico levar a uma espécie de proximidade corporal e de paixão agressiva, entre quem bate e quem apanha, cuja relação com a sexualidade não é muito distante; e é frequente esses castigos terem como alvo as nádegas. O pai de Ernst ficava muito exaltado ao castigar os filhos — às vezes, deixava-se levar pela emoção, já não sabia o que estava fazendo, perdia o controle e ia longe demais ("Seu pai tivera um temperamento passional e, vez por outra, em sua violência, não soubera quando parar")[56] — e é comum as crianças ficarem excitadas com sua capacidade de provocar tamanha paixão nos pais. Para elas, há algo de cativante nisso. Vemos aí por que Freud diz que é tão comum o amor e o ódio serem inseparáveis. Até um simples carão ou uma crítica recebidos de um dos pais podem assumir implicações sexuais apaixonadas, e a criança pode começar a descobrir maneiras de provocar a ira parental, a fim de tornar a sentir aquela paixão, repetidamente, sobretudo na ausência de outras atenções dadas pelos pais. É comum os adolescentes fazerem, repetidas vezes, coisas pelas quais sabem que os pais vão castigá-los, principalmente quando a atenção negativa é o único tipo de atenção que sentem poder receber deles.

No caso do Homem dos Ratos, o que esse castigo corporal fez foi levar a que grande parte da sexualidade dele, se não toda, ficasse presa a seu pai. A cultura popular prefere retratar casos em que é a mãe que fica envolvida na sexualidade do filho — considere Woody Allen em *Oedipus Wrecks*, no episódio em que sua mãe aparece no céu da cidade de Nova York, como se fosse Deus, quando ele está prestes a ter relações sexuais com sua noiva, e o filme intitulado *Genie*, no qual o personagem principal mal começa a fazer amor com uma mulher de quem havia muito tentava se aproximar quando, em vez do rosto dela, de repente vê o da própria mãe. Em casos assim, transar com um membro do sexo oposto torna-se uma traição à mãe, o que serve de material para comédias. Raras vezes, porém, vemos imagens do pai entrarem nesse cenário, embora elas o façam com frequência na vida amorosa e nas fantasias de uma profusão de obsessivos. Para o Homem dos Ratos, transar significava trair o pai; note-se que, na primeira vez que ele teve relações sexuais, disse a si mesmo: *"Isto é magnífico, a gente seria capaz de matar o pai por isso!"*.⁵⁷

A neurose infantil do Homem dos Ratos

> Eu terceirizei minha sexualidade, entregando-a à masturbação.
> Um analisando

Quando começaram os pensamentos odientos de Ernst que envolviam seu pai? Foi por volta de seus seis anos de idade, até onde ele podia lembrar, disse a Freud. Antes disso, parecia ter sido capaz de expressar com muita franqueza sua afeição pelas mulheres da família, mas, aos seis anos, seus desejos de ver meninas nuas eram sempre acompanhados pela ideia de que algo terrível aconteceria com seu pai, ideia por sua vez acompanhada por alguma forma de autopunição. Freud formula a hipótese de que, obviamente, algo devia ter acontecido nesse intervalo — digamos, entre os três e os seis anos de idade. O Homem dos Ratos não conseguiu recordar nada que pudesse ter ocorrido, até Freud formular uma hipótese ou "construção" muito específica: o menino devia ter apanhado do pai por causa de alguma "pequena transgressão sexual ligada à masturbação".⁵⁸ Isso, conjecturou Freud, teria "posto fim a sua masturbação, mas [...] deixou um ressentimento inerradicável contra o pai".

A construção de Freud parece ter sido corroborada, ao menos em parte, pelo paciente, que então se lembrou de uma coisa que sua mãe lhe descrevera repetidas vezes: um incidente em que ele havia mordido alguém e, por isso, levara uma surra brutal do pai. Enquanto apanhava, "ele tivera um terrível acesso de raiva e gritara xingamentos dirigidos ao pai — coisas como 'Seu lampião! Seu toalha! Seu prato!'" — por não dispor de termos realmente insultuosos numa idade tão tenra, e talvez achando que seria um insulto, para alguém, ser chamado de objetos domésticos tão comuns.⁵⁹ Embora o próprio paciente não tivesse uma lembrança direta desse incidente, parecia cônscio de ter se tornado um covarde a partir daquele momento, "por medo da violência de sua própria ira" — em outras palavras, como se, de repente, houvesse passado a se sentir capaz de destruir alguém com suas palavras coléricas, e a achar que era melhor proteger os outros de sua raiva.

Desconfio que poucos analistas contemporâneos formulam hipóteses desse tipo, mesmo quando uma transição tão óbvia no temperamento ou no caráter de um paciente parece exigi-las. Seria possível esperar, intencionalmente, que esses eventos explicativos viessem à tona no decorrer da análise (e poderíamos argumentar que Freud não esperou nem de longe o suficiente), mas, na minha experiência, quando não surge nenhuma explicação desse tipo por um bom tempo, vale a pena arriscar uma hipótese ou construção incorreta, para estimular o analisando a nos corrigir. Por exemplo, num caso em que um homem não conseguia entender sua reação a um incidente traumático da infância (ver o tio brigar com sua mãe, sem intervir), propus que, em algum sentido, ele achava que a mãe merecia esse castigo e por isso não quisera ajudá-la (ele havia se queixado amargamente, muitas vezes, de coisas que ela o obrigava a fazer); isso se revelou simplista demais, porém levou a um grande volume de trabalho analítico por parte do analisando. No caso de Ernst, Freud parece haver errado ao supor que o menino teria estado praticando algum tipo de atividade *masturbatória* (hipótese que talvez ele tenha sido levado a formular por causa da inexistência praticamente total de masturbação na adolescência e na vida adulta do Homem dos Ratos, e por causa de suas várias resoluções e juramentos de não se masturbar), mas é bem possível que a mordida, que *devia ter envolvido sua "babá"*, tivesse sido tanto sexual quanto agressiva.[60] Em outras palavras, embora Freud possa ter batido na porta errada, ao menos bateu, e o fez na vizinhança correta.

Transferência e transferências

Isto nos leva ao tema da técnica freudiana da época, que continuou extremamente atuante, apesar de Freud afirmar que, em seu trabalho com o Homem dos Ratos, pela primeira vez realmente seguiu o método da associação livre, dando rédea solta ao paciente em matéria de como iniciar as sessões e do que falar no curso delas.[61] Percebemos que Freud se encarregava de resolver alguns problemas do analisando, à medida que eles surgiam e na ordem em que surgiam, em vez de deixar que acontecimentos da primeira infância, histórias contadas por familiares e fatos referentes a pessoas queridas emergissem aos poucos, no decorrer de um longo período de trabalho; é óbvio que esta última opção representa um desafio para o analista, que tem de se lembrar do que sabe e do que ainda não sabe e, muito provavelmente, manter um registro detalhado de incidentes que vêm à luz em momentos muito distantes entre si, para compor um quadro mais completo da vida do analisando.

Consideremos a que isso deu origem no tocante à transferência. Ernst começou a falar com Freud sobre a grave crise iniciada durante os exercícios do treinamento militar de que ele havia participado em agosto de 1907, e então mencionou o capitão Nemeczek,[62] cuja história sobre a tortura envolvendo ratos tivera enorme impacto no paciente. A certa altura da história, porém, aconteceu o seguinte:

> Nesse ponto, o paciente se interrompeu, levantou-se do divã e me pediu que o poupasse da narração dos detalhes. *Assegurei-lhe que, pessoalmente, eu não tinha a menor predileção pela crueldade e que, com certeza, não desejava atormentá-lo*, mas disse que, naturalmente, *não podia conceder-lhe algo que estava fora do meu alcance*. Seria o mesmo que ele me pedir para lhe dar o sol e a lua. Superar as resistências era *a lei do tratamento psicanalítico*, e por nenhuma razão poderia ser dispensada. [...] Em seguida eu lhe disse que faria todo o possível, no entanto, para tentar adivinhar o sentido completo de qualquer indício que ele me fornecesse.[63]

O primeiro "palpite" de Freud envolveu a empalação, e o segundo, o ânus. Um dos resultados imediatos de sua insistência em saber o que o paciente achava tão difícil dizer em voz alta foi que nessa mesma sessão Ernst começou a chamá-lo de "capitão",[64] supostamente por achar muito cruel a insistência de Freud em que ele superasse sua resistência, num ponto tão inicial do tratamento! A ressalva de Freud — "Eu lhe asseguro que não tenho nenhuma predileção pela crueldade" — foi desmentida por sua insistência, revelando-se uma negação tipicamente indigna de confiança.[65] O paciente sabia, sem dúvida, que Freud poderia esperar uma semana ou um mês para tomar conhecimento da natureza exata da tortura, e sabia que a suposta "lei" a que ele professava obediência era, na verdade, uma lei criada por ele mesmo (afinal, Ernst tinha lido parte da obra de Freud).

Nessa etapa de seu trabalho, Freud se referia a momentos como aquele em que Ernst o chamou de "capitão" como "transferências",[66] enfatizando sua natureza momentânea, posto que aconteciam em momentos específicos do tratamento. Contudo, eram tantos esses momentos no curso da análise — por exemplo o pedido de Freud para que Ernst lhe levasse uma fotografia de sua dama e sua insistência em que o paciente lhe dissesse o nome dela — que, de modo muito prolongado, na cabeça de Ernst Freud ficou associado ao "capitão cruel" e ao seu próprio pai punitivo.

O resultado disso foram vários períodos em que, em vez de recordar o que lhe acontecera no passado, o Homem dos Ratos transferiu para Freud toda sorte de sentimentos negativos que havia nutrido em relação ao pai (e a outras pessoas que tinham interferido em seus prazeres), e passou a cobri-lo de ofensas — a Freud, sua filha, sua mulher e qualquer outro membro da família de quem Ernst pensasse ter conhecimento! Ele ficava andando pelo consultório durante as sessões, mantendo distância de Freud, como se esperasse levar uma surra a qualquer momento por dizer toda sorte de coisas terríveis sobre ele e sua família;[67] e assim, foi pelo caminho doloroso da transferência que muitas coisas vieram à luz, e não pelo caminho mais demorado, porém mais suportável, da memória. Como nos diz Freud em sua obra posterior, o que não pode ser lembrado acaba por se repetir no tratamento — sob a forma da transferência e da atuação —, e algumas experiências, sobretudo as experiências mais precoces da primeira infância, talvez nunca possam vir à tona de outra maneira. Todavia, é claramente preferível, tanto para o analisando (embora isso exija dele uma enorme dose de paciência) quanto para o analista, que as experiências antigas sejam lembradas ligando-se a fantasias, sonhos e outros assuntos, e não por meio de transferências que ameacem pôr em perigo toda a continuação da análise.

Post mortem

> Os resultados científicos da psicanálise, no presente momento, são apenas um subproduto de seus objetivos terapêuticos, razão por que, muitas vezes, é precisamente nos casos em que o tratamento fracassa que se dá a maioria das descobertas.
>
> FREUD, "Notas sobre um caso de neurose obsessiva"[68]

Freud nos diz que o tratamento durou quase um ano[69] e estamos cientes de que, em geral, ele recebia os pacientes seis vezes por semana, o que sugere que houve um total de cerca de trezentas sessões. Poucos analistas ainda se dispõem a trabalhar seis dias por semana, e a maioria dos pacientes não tem como arcar com esse número de sessões, dados os honorários hoje cobrados por quase todos os analistas; mas podemos ver que Ernst e Freud conseguiram realizar muito num intervalo de tempo breve, apesar de Freud indicar que achava que a melhora da capacidade de trabalho de Ernst[70] levou-o a deixar a análise antes que vários fios da meada de sua neurose pudessem ser totalmente elucidados.

Nesse caso, assim como em outros, o rápido alívio trazido pela terapia (no qual Freud tanto se empenhou) deve ter inclinado o paciente a deixar o tratamento antes que alguns outros problemas de longa data pudessem ser abordados. Em outras palavras, o sucesso a curto prazo atrapalhou o sucesso a longo prazo, ou, como poderíamos dizer, o excesso precoce de alívio significou que o paciente não teve a motivação necessária para ir até o fim em sua análise, na medida em que exista algo como "ir até o fim".

Também podemos duvidar de que o paciente teria permanecido por mais tempo se Freud não o houvesse pressionado para obter informações em tantos pontos da terapia, nem insistido em que alguma coisa da qual Ernst não tinha como se lembrar devia ter acontecido, apesar de seu objetivo explícito de deixar o paciente conduzir cada sessão e fazer associações livres. A tentativa de Freud de convencer Ernst a expor inúmeras coisas às claras, rapidamente, e de lançar luz sobre episódios do passado, bem pode ter tirado as rédeas da análise das mãos do paciente, levando Ernst (assim como Dora, conforme veremos no próximo capítulo) a *acabar tendo a impressão de que a análise era de Freud, não dele*. Embora isto possa ter acelerado a resolução de alguns problemas (como o "complexo dos ratos"),[71] não conduziu à resolução de outros. Tentar elucidar rapidamente um problema específico pode ser muito útil para um paciente durante uma crise aguda ou um ataque de angústia, permitindo-lhe se acalmar, descansar um pouco e seguir adiante no restante da análise, mas acaba sendo contraproducente quando é adotado como uma estratégia regular para todas as análises e todas as sessões.[72]

Pelo lado positivo, podemos dizer que o trauma infantil de Ernst, proveniente de seu conflito precoce com o pai pelo fato de o menino ter mordido alguém, foi relacionado com outras experiências, pensamentos e acontecimentos de sua vida. Isso foi conseguido, ao menos em parte, por ter o paciente revivido esse conflito com Freud, desancando-o, cobrindo-o de impropérios, a ele e a sua família, e esperando ser castigado por ele. O Homem dos Ratos pôde expressar e articular sua raiva do pai através de Freud, no ambiente seguro do dispositivo analítico, sem que Freud fosse destruído por sua ira nem retaliasse violentamente. Na transferência, o conflito de Ernst entre o isso (agressão) e o supereu (condenação moral dos sentimentos agressivos) foi redirecionado do sintoma ligado ao pai para Freud, com quem foi elaborado, pelo menos em parte. Em um ano, podemos presumir, o Homem dos Ratos descobriu que já não precisava reprimir suas tendências para o ódio, como fizera antes. Em muitos casos contemporâneos, parece ser necessário muito mais tempo para se chegar a um resultado semelhante...

Algumas formas assumidas pela neurose obsessiva na atualidade: não fazer nada e "Nada feito!"

> Estou farto de jogar minha vida pelo ralo.
> Um analisando

> NÃO VOU investir nessa vida!
> Um analisando

Passando agora às formas em que a neurose obsessiva costuma se apresentar hoje, assinalemos que, no discurso cotidiano, tendemos a falar de pessoas que seriam "obcecadas", sobretudo no contexto do trabalho, quer isso envolva os estudos, a culinária, a arte, a música, a construção, a criação literária, o planejamento ou qualquer outro tipo de atividade intensa e, talvez, orientada para os detalhes. Falamos das pessoas que dedicam incontáveis horas a esse tipo de trabalho como obcecadas com seus projetos e resultados, quando, em alguns casos, talvez elas sejam mais *apaixonadas* por eles do que realmente "obcecadas". Ainda assim, no linguajar contemporâneo usual, é comum essas pessoas serem designadas por *anais* ou *obsessivo-compulsivas*.

Há uma categoria de pessoas em que talvez possamos pensar, mais apropriadamente, em termos de neurose obsessiva, e o Homem dos Ratos foi uma delas: pessoas que ficam diligentemente "sem fazer nada", que se ocupam e preocupam o dia inteiro com "não trabalhar". Como me disse um analisando, certa vez, "não trabalhar é um emprego de expediente integral para mim" — uma afirmação lindamente paradoxal, que indica que *não trabalhar é algo comumente feito* em nossa época (de fato, alguns se empenham arduamente em não trabalhar!), tratando-se não de um homem ou mulher da classe ociosa, criado/a no luxo, que nunca tenha precisado ganhar a vida e goste de fazer inúmeras coisas que não têm a ver com o trabalho remunerado, mas de *um protesto* contra alguma coisa, de uma afirmação ou o produto de algum tipo de conflito. Para alguns, dizer "não" é um estilo de vida — até uma escolha de carreira.[73]

Outro analisando meu declarou, certa vez: "Ganhar a vida não é uma prioridade na minha lista de coisas a fazer"; mais tarde, corrigiu isso, dizendo: "Na verdade, ganhar a vida nem entra na minha lista de coisas a fazer; está na minha lista de coisas para não fazer NUNCA". De fato, parecia bem claro que ele estava decidido a não ganhar a vida, a não fazer nada de si, e estava inflexivelmente determinado a enviar a seguinte mensagem a seus pais[74] e a qualquer outra pessoa que dele esperasse grande coisa: *"Nada feito!"*. (Como veremos no Capítulo 6, a vasta maioria dos sintomas "destina-se", secretamente ou sem querer, a enviar uma mensagem a uma ou mais pessoas, em geral um dos pais.) Ele estava dizendo, em suma, que não os deixaria fazer o que quisessem, que de jeito nenhum cederia aos desejos deles de que se tornasse um grande escritor, corretor de valores, professor ou qualquer outra coisa que eles houvessem mencionado ao longo dos anos. Vivia permanentemente em greve, por assim dizer, e numa greve ativa, não fazendo, de propósito, nada que pudesse sequer lembrar remotamente trabalho — como pagar suas contas, arrumar sua casa ou estudar alguma coisa que um dia pudesse levar a um trabalho remunerado. O analisando mencionado no parágrafo anterior (que disse que "Não trabalhar é um emprego de expediente integral para mim") relatou, certa vez, que uma de suas parceiras costumava reclamar de que ele a obrigava a fazer todo o trabalho durante o sexo; e disse, em seguida: "Meu pênis não tem qualquer ética de trabalho", uma vez que se recusava a funcionar de modo a dar prazer sexual às parceiras dele, acrescentando que *seu pênis estava "em greve"* (o que é uma bela indicação do componente subjetivo que encontramos com frequência na chamada disfunção erétil).[75]

Tenhamos em mente que, para todos nós, nossos primeiros cuidadores (em geral, pais ou parentes próximos) agem como desmancha-prazeres em vários momentos de nossa vida (é comum um dos pais ser percebido como mais desmancha-prazeres que o outro, quando há duas figuras parentais envolvidas na nossa criação). Se somos amamentados, chega a ocasião em que somos desmamados, e o desmame é uma experiência difícil para muitos de nós, especialmente dado que (a) a amamentação é nossa fonte primária de nutrição precoce e, muitas vezes, também de consolo (o que se aplica igualmente à alimentação por mamadeiras, dada a proximidade do/a genitor/a que costuma acompanhá-la, tipicamente), e (b) o desmame tende a ocorrer quando ainda somos muito pequenos, em diversas culturas ocidentais de hoje, ao passo que, em outras culturas e épocas, a amamentação durava de dois a cinco anos. Quando começamos a chupar o polegar ou outros dedos, como substituto do mamilo ou do bico da mamadeira, acabamos levando bronca de nossos pais por causa disso, e é comum haver uma luta para abrirmos mão do polegar, bem como do cobertor de estimação, do bicho de pelúcia ou de outro pedaço de tecido macio que costuma acompanhar esse hábito; alguns pais chegam a ponto de pôr pimenta nos dedos dos filhos ou de lhes dar um tapa toda vez que eles põem o dedo na boca. É óbvio que a amamentação/a mamadeira e o desmame correspondem ao que Freud chamou de "fase oral" do desenvolvimento da libido, na qual a boca é uma fonte primária de satisfação para o bebê e, em seguida, uma fonte considerável de conflito entre pais e filhos.

O treinamento para usar o banheiro é, sabidamente, um campo em que ocorrem muitos conflitos entre as crianças e os pais, pois é comum estes tentarem introduzir o uso do troninho cedo demais (antes que os filhos tenham muito controle dos esfíncteres) e, não raro, as crianças ficam com a impressão de que, para seus pais, é mais importante elas saberem usar o banheiro do que praticamente qualquer outra coisa. Às vezes as crianças têm a impressão de que a limpeza de sua urina e suas fezes é considerada uma chateação tão grande por seus cuidadores que eles lhes impõem praticamente qualquer tipo de treinamento que prometa acabar com essa função — inclusive táticas como assustar, envergonhar e fazer lavagens intestinais. O treinamento do controle dos esfíncteres corresponde, é claro, ao que Freud chamou de "fase anal" do desenvolvimento da libido, durante a qual o controle intestinal pode levar a uma luta significativa entre pais e filhos.

Note-se que, na maioria dos manuais de psicologia, as fases oral, anal e genital de Freud são mencionadas com pouca ou nenhuma discussão dos conflitos que se desenvolvem entre pais e filhos a propósito delas; em outras palavras, são apresentadas como se fossem etapas do desenvolvimento biológico da criança, sem corresponder a nada referente à socialização e/ou às demandas e desejos parentais.[76] Lacan enfatiza as relações complexas entre pais e filhos no tocante às fases oral e anal em numerosos seminários (ver, em especial, o *Seminário*, livro 8, Capítulos 14 e 15), indicando até que ponto elas envolvem uma dança potencialmente tensa e nociva entre os desejos dos pais e dos filhos.

Os pais também nos fazem parar de correr nus diante de amigos e familiares, como quase todos tendemos a fazer quando pequenos, e amiúde proíbem qualquer sinal de atividade masturbatória que detectem (ora em termos causticamente depreciativos, ora apenas nos dizendo para só fazer isso na intimidade). Em algum momento, eles costumam começar a tornar mais difícil nos agarrarmos ou até ficarmos muito perto daquele entre os pais que por muito tempo foi o maior objeto de nossas afeições (ou seja, dão início ao *complexo de Édipo*). E, muitas vezes, conseguem interromper a exploração sexual em que nos empenhamos quando pequenos (brincar de "médico" e outras coisas do gênero) e criticam com veemência, como sendo inadequados, as crianças ou adolescentes que escolhemos como nossos primeiros namorados ou namoradas (a masturbação e a exploração sexual correspondem, até certo ponto, ao que Freud chamou de *fase genital* do desenvolvimento da libido). Sem nem falarmos nas centenas de coisas que eles nos mandam fazer ou não fazer, entra dia, sai dia — acordar na hora, vestir a roupa, escovar os dentes, comer uma coisa e não outra, segurar o garfo e a faca assim ou assado, ficar quietos, sentar direito, cobrir a boca ao bocejar ou tossir, não soltar gases em público, ir à escola, fazer os deveres de casa, se vestir, se comportar, falar, ouvir ou aprumar o corpo de maneiras específicas... a lista é infindável —, não é exagero dizer que nossos pais nos mandam fazer uma pletora de coisas que não queremos fazer e nos proíbem de fazer inúmeras coisas prazerosas que realmente queremos fazer.

Eles nos impõem, portanto, um verdadeiro sacrifício ou perda de prazer — isto é, de gozo —, e, a partir daí, é comum virmos a ter um amargo ressentimento deles para sempre (estou falando dos que de fato fazem o sacrifício, não dos que se recusam a fazer um ou mais desses primeiros sacrifícios, sem jamais controlar os esfíncteres, sem nunca falar, ou não falar da maneira que os pais exigem, comendo o mínimo possível e certamente não o que os pais tentaram nos fazer comer etc.). Apesar de havermos cedido a tantas exigências deles e sacrificado inúmeros de nossos primeiros prazeres, muitos de nós achamos que recebemos bem pouco em troca — em termos de amor e/ou reconhecimento —, e com certeza não o bastante para que tenha valido a pena. Sentimos ter sido tratados com extrema injustiça, privados do que nos era devido, traídos, esbulhados, roubados, tapeados, iludidos, e ter tido nossos objetos mais preciosos arrancados de nós (por exemplo os seios maternos, nossos polegares e nossos cobertores de estimação). E vários de nós decidem traçar um limite em algum lugar, assumir uma posição e não concordar mais em ir adiante. "Já chega de sacrifícios!", parecemos gritar. Agora vocês querem que estudemos muito, em vez de irmos a festas; que nos atiremos no batente, em vez de vadiarmos por aí, bebendo ou fumando; que sigamos uma profissão que não tem o menor interesse para nós! "Nada feito!" "Deus nos livre de lhes darmos esse prazer e deixarmos que vocês achem que foram bons pais!" "Tudo, menos isso!"

Retratei as coisas aqui como se esse fosse um processo consciente — ou seja, como se estivéssemos cônscios de haver decidido estabelecer um limite e soubéssemos exatamente contra o que protestamos —, mas, com certeza, isso nem sempre acontece. Alguns de nós protestamos sem querer, acreditando que de fato queremos trabalhar mas temos uma impossibilidade disso (por "termos" os chamados TDAH, TOC ou dislexia, por exemplo), algum tipo de incapacidade constitutiva para o trabalho. Mas também queremos, inconscientemente, derrotar ou frustrar justo as pessoas que achamos que nos privaram de muitas coisas e nos impuseram inúmeros sacrifícios e atividades desagradáveis. Como o Homem dos Ratos, ao nos "preocuparmos" com a saúde de nossos entes queridos, ao nos masturbarmos e ao darmos a impressão de estar trabalhando (por exemplo, sentados diante dos livros escolares, lendo a mesma frase uma porção de vezes, ou simplesmente devaneando), frustramos as esperanças de carreira e casamento que eles têm para nós, desperdiçamos o dinheiro que eles gastam com nossas mensalidades universitárias e torpedeamos seu planos mais caprichados. Para nós, o que poderia ser mais recompensante? (Um de meus analisandos referiu-se à sua recusa a andar na linha como sendo o seu "'não' nuclear", achando que essa era a arma mais poderosa que possuía.)

Pouco nos importa que desperdicemos nossa vida nesse processo, que a "joguemos fora" ou a "joguemos no lixo", porque nosso objetivo primordial — quer o saibamos, quer não — é privar nossos pais do que achamos que eles querem de nós. (Ernst Langer, por exemplo, acreditava que sua mãe queria que ele se casasse com Lizzie, e sua resposta a ela era: "De jeito nenhum! É melhor nunca tirar meu diploma de direito e nunca me casar do que obedecer a você!".) Por mais debilitantes que essas posturas se tornem para nossa vida, *extraímos mais satisfação delas que de qualquer outra coisa*. O que não nos impede de reclamar de nossa falta de progresso na vida, de não fazermos nada de nós mesmos, em função de nossas supostas incapacidades — inadequações genéticas, desequilíbrios hormonais, deficiências dos neurotransmissores e coisas similares —, cuja responsabilidade hoje a ciência médica nos faz a gentileza de deixar que atribuamos aos genes defeituosos de nossos pais e/ou ao estado fisiológico abaixo do ideal de nossa mãe durante nosso crescimento intrauterino. Reclamar de tudo isso e sentir pena de nós mesmos tornam-se prazeres, por si sós, e poucas coisas na vida parecem tão doces, se comparadas a eles. Alguns de meus pacientes obsessivos me descreveram com grande detalhe os prazeres deliciosos que às vezes extraíam da autocomiseração![77]

Agir mecanicamente: Fazer algo como quem não quer fazê-lo

> À noite, fico acordado até tarde, para tentar arranjar uma coisinha extra para mim.
>
> Um analisando

Nem todos os obsessivos mantêm-se constantemente em greve — alguns se dedicam a uma forma de "operação tartaruga". Assim como, às vezes, os empregados em greve continuam a prestar serviços limitados (o que talvez seja especialmente comum em algumas partes da Europa) mas prejudicam o funcionamento regular de suas operações — metrô, ônibus, trens, coleta de lixo ou qualquer outra forma de serviço —, alguns obsessivos continuam a fingir que trabalham, mas o fazem de um modo que eles mesmos sabem ser ineficiente, totalmente ineficaz ou até contraproducente. Muitas vezes, supostamente para aumentar a velocidade, eles pulam etapas que a experiência lhes ensinou, vez após outra, que são cruciais, o que então exige adiante que voltem atrás e concluam as etapas omitidas, inutilizando boa parte de seu trabalho inicial. Desse modo, eles fazem, desfazem e refazem inúmeras coisas, *como se estivessem obrigados a executar certo projeto mas, ao mesmo tempo, a não executá-lo*. A conclusão do trabalho é adiada, às vezes quase indefinidamente. A desculpa explícita, dada com frequência, é que ele ainda não está "perfeito" (essas pessoas são às vezes designadas, no linguajar comum, de *perfeccionistas* ou *anais retentivas*).

Isso é um pouco diferente do tipo de procrastinação discutido na seção anterior, pois a procrastinação verdadeira é tal que a pessoa nunca chega realmente a iniciar o trabalho. Mas um tipo se confunde com o outro, na medida em que aqueles que fazem o trabalho como se não quisessem fazê-lo aparentam trabalhar, não raro em partes de um projeto que na verdade são supérfluas, o que, em última instância, é tão contraproducente quanto ver televisão ou navegar nas redes sociais em vez de trabalhar. Em ambos os casos, o conflito entre querer fazer algo (ou pelo menos agir como se fosse isso que se quer) e recusar-se a fazê-lo é bem claro. Num dos casos, ele leva a não se fazer coisa alguma; no outro, a fazer muitas coisas, porém nada que conduza a concluir o trabalho.

Nesse último caso, além disso, é comum as pessoas acharem que estão vivendo para os outros, fazendo tudo pelos outros significativos em sua vida (cônjuges, filhos, patrões etc.), e se apanharem tentando introduzir disfarçadamente um pouquinho de "gozo ilícito" para si mesmas tarde da noite ou num horário alongado de almoço. Quer isso envolva drogas, pornografia, álcool ou apenas circular pela internet, é comum comprometerem sua capacidade de trabalho à tarde ou no dia seguinte; no entanto, elas se sentem compelidas a extrair um tiquinho de gozo do dia ou da noite, "só para elas" e não para os outros (em geral, essas pessoas acham que vivem quase exclusivamente para o Outro, *"à l'heure de l'Autre"*, como diz Lacan no *Seminário 6*: no horário do Outro, por assim dizer, ou dançando conforme a música do Outro).[78]

Os obsessivos não são os únicos, decerto, a se recusar a fazer o que as figuras parentais (quer se trate dos próprios pais, quer de professores, chefes ou outras autoridades) lhes pedem, seja esse pedido explícito ou algo que obviamente querem que eles façam. Os fóbicos podem frustrar os planos de viagem dos pais, desenvolvendo um medo de avião; os histéricos podem se entupir de comer ou ficar anoréxicos, para não terem a aparência adequada ao papel que os pais querem que eles desempenhem na vida ("a encantadora filha modelo", por exemplo), ou como um protesto contra os desejos parentais de que eles se tornem vencedores de concursos de beleza, modelos, atores, cantores ou similares; os psicóticos podem ser entendidos como fazendo uma rejeição mais radical e abrangente (que Lacan chama de "foraclusão") das proibições e castigos dos pais; e algumas crianças categorizadas como autistas podem chegar a ponto de recusar a linguagem em que são enunciadas as ordens e proibições parentais (note-se que o que psicanalistas como Bruno Bettelheim[79] chamam de autismo não corresponde, necessariamente, ao que o *DSM-5* caracteriza como "transtorno do espectro autista"). Todas essas recusas e protestos podem ser entendidos como autolesivos, em certos sentidos, e como destrutivos de alguns componentes vitais da vida de quem faz a recusa, mas são praticados, ao menos de início, como medidas autoprotetoras. No entanto, o "eu" que elas se destinam a proteger acaba, com frequência, ficando extremamente limitado.

Nada mais importa

> Só quero o que não posso ter.
> Um analisando

> É isso a minha vida? Isso não é a minha vida.
> Um analisando

O protesto, tal como o vemos na neurose obsessiva, por exemplo, parece implicar que o que perdemos (por exemplo, o seio como "objeto perdido" da satisfação primária, ou a liberdade de urinar e defecar onde e quando quisermos)[80] era tão melhor do que qualquer coisa que possamos obter agora que nem vale a pena tentarmos conseguir novamente alguma coisa, um dia. A ninharia que hoje teríamos possibilidade de obter não vale nada, perto daquilo de que aquela gente terrível (nossos pais, professores etc.) nos fez abrir mão.

Todo e qualquer esforço que pudéssemos fazer para conseguir ou alcançar alguma coisa estaria condenado de antemão, pois jamais resgataríamos o objeto (a mamãe, por exemplo) ou o conforto, o calor humano e o gozo de que sentimos ter sido privados. Haverá para sempre algo de podre no reino da Dinamarca, e temos a impressão radical de que há algo errado, algo faltando em nossa vida, e de que não há esperança de corrigir as coisas, jamais.

Isso é fundamentalmente verdadeiro. Não podemos voltar para casa, não podemos ter novamente nosso/a cuidador/a primário/a e objeto de amor, tal como acreditamos que um dia o/a tivemos (isto é, no sentido de não haver nenhuma distinção entre nós, nenhuma fronteira em que terminasse um e começasse o outro) — depois que nos tornamos indivíduos ou sujeitos autônomos, essa sensação de plenitude, completude e jubilosa fusão com um outro já não é possível (exceto, talvez, com a ajuda de algumas drogas psicodélicas); desse ponto em diante, estamos fadados a sempre nos sentirmos separados, incompletos ou carentes em algum aspecto. A psicanálise pode atenuar a intensidade desse sentimento, mas nunca erradicá-lo por completo (na melhor das hipóteses, ela nos dá a sensação de que essa incompletude já não tem nenhum interesse, pois outras coisas que fazemos são muito mais cativantes).

Embora ninguém possa retornar a um estado anterior à sua separação de seus pais (ou de um deles), alguns de nós sentimos (mesmo sem fazer análise) que aquilo que recebemos de nossos pais, à guisa de amor e reconhecimento em troca de nos dispormos a ser desmamados, treinados a controlar os esfíncteres e socializados de uma infinidade de outras maneiras não foi tão incrivelmente terrível, de modo geral, e que a vida parece nos prometer algumas satisfações, talvez não inteiramente suficientes, porém ao menos necessárias (ainda que, parafraseando Mick Jagger, não possamos sempre ter o que queremos, se tentarmos às vezes talvez venhamos a descobrir que obtemos aquilo de que precisamos). Todos continuamos a sentir, durante nossa vida inteira, que há algo faltando, que sempre existe ainda alguma coisa que não obtivemos, atingimos ou realizamos, e isso nos mantém mudando de um campo de estudo ou esforço para outro, de um grupo de amigos para outro, de um escritor ou diretor favorito para outro, de um amor para outro, de um gadget para outro etc. A lacuna que sentimos entre o valor inestimável do que perdemos e o valor apenas relativo de cada coisa que achamos mantém-nos, eternamente, em busca de algo mais, de algo novo e diferente cujo valor possa chegar mais perto do valor do objeto perdido; Lacan (*Escritos*, p. 646) refere-se a isso como a "metonímia do desejo" (metonímia, aqui, no sentido do contínuo deslizamento ou movimento do desejo de um objeto para outros objetos relacionados), na medida em que continuamos procurando algo novo e diferente, em nossa interminável missão de preencher aquela lacuna.

Mas, entre os obsessivos extremos, uma das queixas mais comumente ouvidas é: "De que adianta?". Eles estão convencidos de antemão de que nunca poderão encontrar uma satisfação que venha a ser de algum modo proporcional à que eles pensam que perderam, que possa, de algum modo, fazer valer a pena a busca interminável conhecida como vida. Pouco adianta o analista tentar dizer-lhes que poderiam conseguir achar algo que valesse a pena, se tentassem. É como se já fosse sempre tarde demais para eles! O que quer que possam encontrar agora, o que quer que possam conseguir realizar agora, quer estejam com vinte, trinta, quarenta, cinquenta, sessenta ou setenta anos, nunca será suficiente, já que eles estão *muitos anos atrasados* em relação ao ponto em que estariam se tivessem começado mais cedo a tentar (*quando*, exatamente, é sempre bastante vago). Eles jamais conseguirão "pôr-se em dia", então de que adianta tentar? O obsessivo está sempre atrasado, sempre atrás de todas as outras pessoas, atrasado para a festa — tão atrasado, na verdade, que nem adianta aparecer.[81]

No que tem de pior, essa postura leva ao desejo impotente de uma "outra chance" (como dizem as crianças pequenas quando, numa brincadeira ou num esporte, queimam a largada, escorregam ou cometem um erro), como se os ponteiros do tempo pudessem voltar atrás para que o jogo recomeçasse do zero. Um de meus analisandos expressava repetidamente sua demanda de uma "vida de reposição", uma vida nova, que recomeçasse onde ele achava que a sua tinha dado terrivelmente errado. Os analisandos como ele — e são muitos! — nunca acham que possam mesmo ser tão velhos quanto diz sua certidão de nascimento, porque nunca habitaram realmente nenhuma das idades a que chegaram desde uma idade específica — muitas vezes desde os anos da adolescência, quando eles começaram a ficar muito ressentidos. É comum acharem que a vida que estão levando não é sua "vida real", e que sua vida real deve estar à sua espera em algum outro lugar. Às vezes, isso é acompanhado — e Freud já o havia assinalado,[82] mas não só quanto aos obsessivos — pela impressão de que os pais que os criaram não devem ser seus verdadeiros pais: em algum lugar eles devem ter pais muito melhores, de posição social mais elevada (o que é parte do "romance familiar", a reescrita novelesca de sua história).

Um homem em meados da casa dos cinquenta anos me procurou com a queixa de que não conseguia ser adulto — crescer e agir de acordo com sua idade (o que não foi sua única queixa). Apesar de ser um profissional competente no campo que havia escolhido, ele se achava incapaz de exercer o papel que lhe fora confiado, incapaz de assumir uma posição de autoridade com algum grau de seriedade. Durante algum tempo da análise, achou que, no fundo, ainda era uma criança — e não num sentido positivo — e só após vários anos começou a sentir que podia realmente ter a idade que tinha e começar a envelhecer com elegância, bem como a assumir os papéis destinados aos indivíduos mais velhos em sua cultura de origem.

Um de meus pacientes obsessivos indicou que, se não se engajava em atividades físicas e não competia com outras pessoas por reconhecimento, era porque, desse modo, (a) não podia perder e (b) o vencedor nunca poderia ter certeza de ser melhor do que ele, porque o paciente poderia tê-lo vencido, se houvesse entrado na competição. Com isso, ele baixava um pouco a bola de todos os que percebia como vencedores e se sentia meio vitorioso em relação a eles.

É a obsessão ou a fixação nas primeiras perdas que leva esses pacientes a porem a vida em suspenso, indefinidamente. Sua impressão fundamental de terem sido lesados pela família e pelo mundo em geral tem que ser elaborada, para que se tornem aptos a seguir adiante na vida e a tentar obter as satisfações que estiverem a seu alcance. Atualmente, a terapia cognitivo-comportamental (TCC) é considerada a "terapia preferida" para os que sofrem do chamado transtorno obsessivo-compulsivo. Entretanto, com seu foco no presente e na modificação dos pensamentos atuais, ela tende a passar longe da raiz mais profunda dos problemas suportados pelos que são considerados obsessivos, em termos psicanalíticos: a impressão básica de terem sido roubados, de terem sido privados da única coisa de valor.

5. Histeria e o caso Dora (Ida Bauer)

> Os casos dedicados desde o início a fins científicos e tratados em consonância com isso sofrem em seu desfecho: os casos mais bem-sucedidos são aqueles em que se procede por assim dizer sem nenhum objetivo em vista, em que se permite a si mesmo ser apanhado de surpresa por qualquer nova reviravolta que haja neles, e em que se vai a seu encontro sempre com a mente aberta, livre de qualquer pressuposto.
>
> FREUD, "Recomendações aos médicos que exercem a psicanálise"[1]

POR MAIS QUE O CASO do Homem dos Ratos tenha induzido gerações de leitores de psicanálise a se tornarem eles próprios analisandos, o trabalho de Freud com Dora, de dezoito anos, desagradou as pessoas e as levou a ficarem longe do tratamento analítico. (Abordo algumas críticas feitas ao trabalho de Freud com Dora no Apêndice 1, já que os leitores que ouviram essas críticas talvez as considerem tão condenatórias que se inclinem a não estudar o caso; eu os incentivaria a examinarem o apêndice antes de prosseguirem aqui.) O trabalho de Freud com Dora representou uma forma precoce de técnica analítica, que depois ele rejeitou com muita firmeza, em seus *Artigos sobre técnica*, de 1911-5 ("Resultados infelizes levaram-me a abandonar métodos anteriores"),[2] e que até afirmou rejeitar na época em que estava trabalhando com Dora, cujo nome verdadeiro era Ida Bauer e a quem me referirei como Ida em todo este capítulo.[3] Todavia, está claro que Freud teve dificuldade de renunciar a alguns de seus próprios maus hábitos: o de tentar *deduzir tudo sozinho*, o mais rápido possível, fosse qual fosse o caso, e o de *querer muito ter razão*, mesmo quando isso fazia pouquíssimo bem ao paciente.

Havendo desempenhado o papel da figura magistral infalível em seu trabalho de hipnotizador — que não devia ser muito diferente do papel desempenhado por muitos médicos e psiquiatras (os "neurologistas" ou "especialistas dos nervos") da época, a despeito de quão insuficientes fossem seus conhecimentos médicos, e não importando a frequência com que a orientação dos médicos era ridicularizada por romancistas (como Dumas) e dramaturgos (como Molière), especialmente pelo fato de não haver dois deles que fossem capazes de concordar entre si —, Freud continuou a se esforçar, durante anos, por desempenhar o papel do *perfeito senhor do saber* em sua prática "analítica" inicial. Vimos alguns exemplos disso no capítulo anterior, a respeito de seu trabalho com o Homem dos Ratos (1907-8), o que prova que essa abordagem da prática se manteve por muito mais tempo em seu consultório do que lhe agradaria, em algum nível.

Consideremos o que ele diz em suas "Notas preliminares" do estudo do caso Dora: "Os leitores familiarizados com a técnica da análise, tal como exposta nos *Estudos sobre a histeria*, talvez se surpreendam por não ter sido possível, em três meses", a duração aproximada do tratamento de Dora,

> encontrar uma solução completa ao menos para os sintomas que foram abordados. Isso se tornará compreensível mediante minha explicação de que, desde os *Estudos* [1895], a técnica psicanalítica sofreu uma revolução radical. Naquela época, o trabalho da análise partia dos sintomas e almejava esclarecê-los um a um. Posteriormente, abandonei essa técnica, por achá-la totalmente inadequada para lidar com a estrutura mais fina da neurose. Agora, deixo o próprio paciente escolher o tema do trabalho cotidiano e, desse modo, parto de qualquer superfície que seu inconsciente exponha à sua atenção naquele momento. Seguindo esse plano, entretanto, tudo o que se refere ao esclarecimento de determinado sintoma emerge pouco a pouco, entremeado com vários contextos e distribuído por períodos amplamente dispersos. Apesar dessa aparente desvantagem, a nova técnica é muito superior à antiga e, sem dúvida, é a única possível.[4]

Apesar dessa declaração, encontramos uma situação após outra em que Freud parece ter *orientado* Ida a continuar a falar de um sonho (por exemplo, um sonho já discutido por eles com algum detalhe na sessão anterior) e interpretado praticamente todos os seus aspectos para ela, em vez de estimulá-la a fazer livres associações com o sonho e a interpretá-lo ela mesma;[5] ter-

-lhe pedido para falar da carta que ela estivera lendo na sala de espera, antes que ele lhe abrisse a porta, sem esperar para ver se a própria Ida lhe falaria disso; e fazer tudo menos esperar pacientemente que emergissem as chaves de determinado sintoma, "pouco a pouco, entremeado com vários contextos e distribuído por períodos amplamente dispersos". Ao contrário, às vezes ele parece ter mais ou menos aberto a pontapés as portas trancadas, forçado Ida a fazer revelações como se estivesse num confessionário e se precipitado a tirar conclusões que, em seguida, tentava obrigá-la a confirmar.[6]

Ao compararmos a abordagem de Freud no trabalho com Ida — tal como descrita em seu resumo do caso, pelo menos — e um comentário feito por ele, tempos depois, em seus *Artigos sobre técnica*, no sentido de que *o analista só deve fazer uma interpretação quando o analisando estiver a "apenas um pequeno passo" de chegar por si só à mesma conclusão*,[7] vemos que, em 1913, ele se dera conta da insensatez de suas condutas anteriores. As interpretações a que chegou sobre a situação problemática de Ida, por mais brilhantes ou equivocadas que possam ter sido, surtiram apenas um efeito moderado na saúde mental da paciente (ao que saibamos), porque ela não havia chegado sozinha a praticamente nenhuma daquelas conclusões nem as havia articulado — ou assim pretendo argumentar.

Convém ter em mente que tudo o que Freud nos recomendou não fazer, nos *Artigos sobre técnica*, ele próprio fez, numa ou noutra ocasião! Até certo ponto, ele aprendeu por tentativa e erro e explorou numerosos caminhos diferentes, até topar com a abordagem que nos apresentou nesses artigos. E, como ocorre com todos os moralistas, as advertências contidas nesses textos dirigiam-se com frequência a ele mesmo, pois eram exatamente o tipo de coisa que ele (e outros como ele) vivia a constante tentação de fazer. Essencialmente, o que Freud nos pede é "faça o que eu digo, mas não faça o que eu faço". Lembrem-se de que não há necessidade de criar advertências ou formular regras sobre algo que ninguém se sente tentado a fazer. Se os clínicos nunca se envolvessem com seus analisandos em termos românticos ou sexuais, por exemplo, não haveria razão para estipular que os terapeutas nunca devem ter envolvimentos românticos ou sexuais com seus pacientes![8]

O resultado do estilo freudiano de clinicar em 1900 foi que a análise de Ida tornou-se menos dela que de Freud. Isso é indicado pelo seguinte:

- ele se refere ao tratamento de Ida como "meu tratamento", em certo momento, e menciona "minhas conclusões" e o fato de haver informado à paciente "as conclusões a que havia chegado";[9]
- ele diz haver "decidido fazer uma investigação particularmente criteriosa" do primeiro sonho dela, e afirma que suas "expectativas de esclarecimento desse sonho se elevaram, naturalmente [...], mas primeiro [ele] queria descobrir qual fora a causa instigante de sua repetição recente"; isso implica, é óbvio, que Freud tinha seus planos pessoais, que consistiam em provar, no contexto de um caso clínico real, as teorias que havia exposto em *A interpretação dos sonhos*, como as de que todos os sonhos realizam desejos e realizam também desejos infantis;[10]
- ele diz que queria "dar uma explicação completa desse caso de *petite hystérie*", mas nos informa não ter podido fazê-lo porque o processo foi interrompido cedo demais para que fosse considerado uma análise completa, e por isso suas lacunas tinham que ser preenchidas com base em "outros casos submetidos a uma análise minuciosa", o que nos leva a indagar por que ele relatou esse caso e não os outros (tendo a resposta a ver, ao que parece, com os dois sonhos que ele analisou no caso, mas talvez também com outros fatores, para os quais nos voltaremos mais adiante);[11]
- ele manifestou sua "satisfação" a Ida ao final do que acreditou ter sido uma sessão particularmente fecunda (o que tem um significado especial, à luz do fato de que a paciente interrompeu a análise na sessão imediatamente seguinte);[12]
- e, no final do estudo de caso, quando ficamos sabendo que Ida voltou a procurá-lo, quinze meses depois, para recomeçar a análise, Freud, em vez de retomar o trabalho com ela em circunstâncias diferentes, convenceu-se de imediato de que "ela não falava sério" e indicou que "prometeu perdoá-la por [tê-lo] privado da satisfação de lhe proporcionar uma cura muito mais radical de seus problemas" — em outras palavras, por ter frustrado suas esperanças de chegar a uma explicação completa para tudo na vida dela e levar a análise a um final glorioso, "justamente quando as esperanças [dele] de um término exitoso do tratamento estavam mais elevadas".[13]

Obviamente, era importante demais para Freud na época mostrar ao mundo, através da análise de Ida, que seu método psicoterápico era simplesmente maravilhoso, e demonstrar que sua abordagem da interpretação dos sonhos, tal como encontrada em seu livro *A interpretação dos sonhos*, era a verdade absoluta.

Apesar das afirmações posteriores de que a análise não deveria se subordinar a "objetivos científicos",[14] parece bem claro que Freud subordinou o tratamento de Ida, ao menos as últimas semanas dele, a uma demonstração de sua teoria do sonho; aliás, a princípio ele tencionara intitular esse estudo de caso de "Sonhos e histeria".[15] Afinal, é difícil acreditar que Ida dedicasse duas ou três sessões completas e consecutivas, espontaneamente, à discussão de um sonho, se Freud não a tivesse estimulado vivamente a fazê-lo.[16] Note-se também que Freud adiou a publicação desse estudo de caso por cinco anos — a princípio, talvez, porque o texto foi rejeitado pelo editor a quem ele o havia remetido (Brodmann, editor do *Journal für Psychologie und Neurologie*), sob a alegação de que continha um excesso de informações pessoais ou identificadoras, mas também, talvez, por certas apreensões que Freud tinha a respeito do trabalho que fizera com Ida.[17] Afora isso, fica difícil explicar por que, apesar de o texto ter sido prontamente aceito para inclusão em outra revista, Freud o reteve e esperou mais quatro anos para enfim publicá-lo.[18]

Sinopse da situação de Ida

> Sendo [os históricos de caso de Freud] as obras literárias vivas que são, o material que contêm é sempre mais rico do que a análise e a interpretação originais que o acompanham.
>
> MARCUS, *Representations*[19]

Feito esse preâmbulo, passemos agora a um breve resumo da situação de Ida. Seu pai contraíra sífilis (ou uma doença de tipo sifilítico) antes do casamento com sua mãe e acreditava-se que teria transmitido sintomas "luéticos" (isto é, sifilíticos) à mulher e, possivelmente, também à filha (o que incluía, ao que parece, secreções vaginais que elas achavam muito desagradáveis e vexatórias).[20] Quando Ida tinha uns doze anos, seu pai — que já sofria de um bom número de mazelas, inclusive respiração ofegante (dispneia), desde que ela contava cerca de seis anos — estava novamente mal de saúde e consultou Freud, que reconheceu a infecção sexualmente transmitida e conseguiu ajudá-lo, o que outros médicos não haviam logrado.[21]

Fazia muitos anos que as relações entre o pai e a mãe de Ida não eram boas (é possível que a mãe tivesse desenvolvido o que Freud chamou de "psicose da dona de casa", tendo se tornado obcecada com a limpeza do lar, talvez por causa de suas secreções sifilíticas "sujas",[22] ou por ser essa a única parte de sua vida sobre a qual ela sentia exercer algum controle). O pai, embora supunha-se que fosse sexualmente impotente, vinha mantendo uma relação romântica e sexual com a metade feminina de um casal — o sr. e a sra. K — que a família de Ida conhecera quando, por causa da tuberculose paterna, tinha ido morar numa cidadezinha a que Freud se refere como B- (eles haviam se mudado para o resort alpino que na Itália de hoje conhecemos como Merano quando Dora tinha uns seis anos).[23]

Ida e a sra. K tornaram-se amigas íntimas, aliás, confidentes uma da outra, dormindo no mesmo quarto quando se visitavam e discutindo detalhes de técnicas sexuais — talvez do tipo usado quando um homem tinha o que veio a ficar conhecido como "disfunção erétil" (cunilíngua e felação).[24] A sra. K e seu marido não se davam bem e haviam considerado divorciar-se, mas, até aquele momento, tinham permanecido juntos, supostamente por causa dos filhos; e Ida, ao que parece, tinha servido de "conselheira em todas as dificuldades da vida conjugal" da sra. K.[25]

A "entrada" de Ida em análise

> Essencialmente, a estrutura de uma neurose é essencialmente uma questão [que o sujeito faz a si mesmo].
>
> LACAN, *O Seminário*, livro 3[26]

Uma questão de interesse predominante para qualquer terapeuta seria, creio eu, o fato de Ida, que ainda era adolescente, *não ter procurado Freud por vontade própria* e, a rigor, não querer falar com ninguém de seus problemas. Havia sido examinada por dezenas de médicos, desde pequena, por uma variedade de mazelas (respiração ofegante, enxaquecas, tosse nervosa e perda da voz, entre outras), e aprendera a rir dos esforços inúteis dos profissionais de curá-la de qualquer desses problemas.[27] Não confiava nos médicos, e foi somente por insistência do pai e graças à "autoridade" dele que, "apesar de sua relutância", foi à consulta com Freud.[28]

Pior ainda, talvez, é que ela não manifestava qualquer interesse em mudar! *O pai é que queria que ela mudasse.* Queria que ela mudasse por estar extremamente incomodado com a atitude cada vez mais negativa da filha para com o que ele dizia ser sua "amizade" inocente com a sra. K, uma mulher que havia cuidado dele com dedicação durante várias de suas doenças, ao longo de um bom número de anos. No passado, Ida tinha sido muito apegada à sra. K (a contar, talvez, já dos seus seis anos, quando a família tinha se mudado para Merano, e assim prosseguira até os dezesseis);[29] além disso, no começo não tinha feito nenhuma objeção a que a sra. K passasse um tempo enorme com seu pai — mas a partir dos dezesseis anos, depois de um acontecimento para o qual logo nos voltaremos, a atitude da jovem se modificara e ela havia ficado decepcionada com a sra. K e furiosa com o pai.

Foi o pai de Ida que entrou em contato com Freud, supostamente em nome dela, e tentou convencê-lo de sua versão do que estava acontecendo entre ele próprio e a sra. K, bem como do que "tinha realmente acontecido" entre o marido dela, o sr. K, e Ida. Aos dezesseis anos, a jovem tinha se queixado de que o sr. K lhe fizera uma proposta indecorosa; quando o pai e o tio dela examinaram a questão, o sr. K negou tudo com veemência (a veemência dessa negação poderia facilmente ser entendida pelo pai de Ida como um sinal revelador da mentira, mas o pai não era psicólogo, com certeza, e preferiu acreditar que a tal proposta indecente nunca fora feita).[30] Para piorar ainda mais a situação, o sr. K afirmou que Ida andava lendo toda sorte de livros sobre sexo (como a *Fisiologia do amor*, de Mantegazza) que eles tinham em sua casa do lago, e que, obviamente, havia imaginado tudo.[31] Ora, a única maneira de ele saber que a jovem andara devorando essa literatura seria a sra. K ter contado ao marido o que ela e Ida conversavam em particular — em outras palavras, ficou claro para Ida que a sra. K havia traído sua confiança,[32] tendo revelado ao marido (um homem de quem, muitas vezes, ela afirmara querer se divorciar) parte ou tudo o que Ida lhe dissera em particular. O pai de Ida contentou-se em acreditar que a "proposta indecente" havia ocorrido apenas na cabeça da filha e queria confiar a Freud a incumbência de convencê-la de que ela havia inventado toda aquela cena!

Praticamente qualquer clínico, desconfio, concordaria que esses eram péssimos auspícios para se iniciar um trabalho psicoterapêutico com alguém. A paciente não tinha interesse em mudar nem confiança na terapia; estava sendo forçada a se consultar com um clínico porque seu pai queria que este a convencesse de que tudo vinha correndo às mil maravilhas: de que a relação do pai com a tal "outra" não era uma aventura amorosa do coração ou do corpo; de que seu amigo, o sr. K, nunca fizera propostas indecorosas a Ida; de que os dois nunca haviam feito nenhum tipo de acordo (explícito ou tácito) mediante o qual o pai ficaria com a sra. K em troca de o sr. K ficar com Ida; e de que, portanto, tudo corria bem no melhor dos mundos possíveis, não havendo razão para que o pai abrisse mão da sra. K.

Obviamente, Freud se recusou a assumir a missão proposta pelo pai de Ida, mas concordou em receber a moça para conversar.[33]

A primeira tarefa com que o clínico depara numa situação assim é *verificar se há algum modo de despertar a curiosidade do/a paciente, para que ele/a encontre uma razão própria para querer se engajar no tratamento.* A terapia feita para agradar ou acalmar uma outra pessoa — ou seja, para o terapeuta cair nas graças de alguém, ou para fazer essa pessoa parar de pegar no seu pé — está fadada a não chegar a lugar nenhum, e por isso o paciente que comparece porque outra pessoa assim o quer extrai pouquíssima coisa do trabalho e não encontra rapidamente uma inspiração nele. No começo, alguns podem se interessar pela relação com o terapeuta como uma nova pessoa em sua vida, por achá-lo bonito, inteligente, simpático, atencioso ou interessante em algum outro sentido, e isso, durante certo tempo, pode alimentar sua disposição de comparecer fisicamente às sessões. Mas, quando o clínico é incapaz de encontrar um modo de inspirar no paciente uma curiosidade própria sobre como foi parar na situação em que se encontra (curiosidade que pode brotar do contato com a curiosidade do terapeuta sobre ele, e o terapeuta deve pensar em destacar as contradições e paradoxos no que a pessoa diz, pois é possível que esses a incitem a se interessar por explorar sua própria história e entender o que está acontecendo), a terapia não pode senão soçobrar, uma vez que o trabalho terapêutico autêntico é sempre alimentado pelo desejo do paciente de descobrir alguma coisa, de decifrar algo, ou de encontrar uma nova maneira de seguir em frente. Na psicanálise, é o desejo do analisando que serve de força motriz suprema da análise (no dizer de Freud, "o desejo de recuperação do paciente, que o induziu a participar conosco de nosso trabalho conjunto").[34] E, embora o desejo do analista deva respaldar e sustentar o desejo do analisando (e, vez por outra, até representá-lo, quando o analisando perde temporariamente o entusiasmo pelo projeto de análise), não há análise, estritamente falando, quando não se destaca no analisando nenhum desejo de explorar e de seguir adiante na vida. Ele acaba, caso permaneça na análise, apenas "cumprindo tabela".[35]

Nesse sentido, podemos considerar meio assombroso que Freud tenha conseguido manter Ida ao menos um pouco envolvida no projeto durante três meses, num total de aproximadamente setenta sessões. Há até alguns indícios, no relato do caso, de que ela teria começado a levantar suas próprias questões: Freud nos diz que (a) no tocante ao bilhete de suicídio que Ida havia escrito, quando não podia mais suportar a relação entre o pai e a sra. K e tinha considerado a ideia de acabar com tudo, ela se perguntou como os pais poderiam ter descoberto a carta, uma vez que ela a havia trancado em sua escrivaninha;[36] (b) antes do primeiro sonho, ela se perguntara por que havia adoecido e (sem a ajuda de Freud) concluíra que a culpa era de seu pai, por ter lhe transmitido a doença que tinha;[37] (c) antes do segundo sonho, "a própria Dora vinha levantando várias questões sobre a ligação entre alguns de seus atos e os motivos que se podia presumir que lhes eram subjacentes",[38] em especial sobre por que não tinha contado imediatamente aos pais a proposta indecorosa do sr. K (que talvez pretendesse propor deixar a mulher e se casar com ela, mas Ida o esbofeteou e não lhe permitiu terminar de falar), feita junto ao lago na cidade de L- (proposta que a havia ofendido sumamente) e sobre por que de repente havia contado isso aos pais, algum tempo depois.[39]

O leitor do relato do caso, entretanto, fica com a impressão de que, em vez de incentivar esse autoquestionamento de Ida — e de alimentar o desejo dela, visto que o desejo (como nos diz Lacan) é uma pergunta —, em vez de lhe dar espaço para fazer suas próprias ponderações e seguir suas linhas de pensamento, Freud insiste em trazê-la de volta para o que *ele* considera ser a tarefa em pauta — a qual, nesse ponto, ele parece formular como sendo a de fazer Ida *lhe* revelar todas as suas motivações e maquinações mais ocultas e mais profundas.

Naquela época, era raro Freud trabalhar com alguém por mais de um ano seguido, e ele já parecia ter sentido necessidade de moderar a convicção, no público leitor alvo de seu relato de caso, de que ele devia ter sido capaz de curar Ida de todos os seus males naquele curto espaço de três meses.[40] Tempos depois, quando começou a trabalhar com as pessoas por alguns anos de cada vez e, ocasionalmente, até por muitos anos, Freud talvez tenha começado a ver as coisas de modo um pouco diferente, reconhecendo que era muito mais importante cultivar no analisando o desejo autossustentado de descobrir algo — um desejo como que autônomo, que o analista podia simplesmente acompanhar — do que trabalhar em prol de "confissões completas" e imediatas daquilo que ele estava convencido de ser o caso (por exemplo, confissões de que Ida havia urinado na cama muito depois da idade habitual, de que havia se masturbado quando criança e de que estava apaixonada pelo sr. K e tinha procurado se vingar dele),[41] e do que trabalhar em prol de explicações exaustivas.

Uma consequência da meta inflexível de Freud é que ele parece haver se empenhado demais! Em vez de convidar Ida a iniciar as sessões como lhe aprouvesse, a seguir por uma direção ou outra e a juntar as coisas no seu próprio ritmo, a mente de Freud parece ter estado hiperconcentrada, dia após dia, na tentativa de deduzir tudo com o mínimo de ajuda possível da paciente (ele chega a nos dizer que, em certa ocasião, sua capacidade intelectual estava realmente "em baixa", porque ele não conseguiu captar imediatamente uma coisa e a "[deixou] continuar falando", o que a levou a juntar dois mais dois sozinha).[42] Poderíamos dizer que todo esse brilhantismo foi desperdiçado por sua insistência em chegar sozinho ao fundo de tudo e em estar infalivelmente certo.[43] Que bem poderia fazer a alguém o fato de Freud estar certo, se Ida não era ajudada pelas interpretações dele?[44] E como poderíamos nós sequer saber se ele estava certo, se Ida não era ajudada por elas? Não é a ajuda prestada a um paciente a única prova suprema de uma interpretação acertada?[45]

Enquanto os pacientes obsessivos amiúde preferem fazer sozinhos todo o trabalho interpretativo, sem nenhuma contribuição do analista (são capazes de ignorar o que este diz, fingir que não ouviram, menosprezar sua fala ou atropelá-la sem cerimônia), os pacientes histéricos acabam, com frequência, em situações em que o analista faz praticamente todo o trabalho, seja porque os histéricos se apresentam como incapazes de fazê-lo — isto é, como necessitados de ajuda —, seja porque os próprios analistas deixam-se apanhar na armadilha de vê-los dessa maneira (ou as duas coisas).[46] Embora o analista deva garantir que os pacientes obsessivos parem de falar por tempo suficiente para tomar conhecimento do que ele disse (e deva, às vezes, interromper meio à força os monólogos dos obsessivos, em vez de concordar em ser silenciado e ficar sentado, sem nada fazer), ele deve tentar encontrar um modo de garantir que os histéricos façam o grosso do trabalho na análise. Desconfio que a maioria dos atuais supervisores de psicanálise consideraria que Freud investiu demais no tratamento, ficando excessivamente ofendido com o que entendeu como sendo o "ato inequívoco de vingança"[47] de Ida e trabalhando demais ao longo de toda a análise, na tentativa de impressionar a paciente com o brilhantismo de suas deduções, à la Sherlock Holmes (ver, em especial, sua descrição da última sessão dos dois, na qual tem-se a impressão de que ele não conseguia calar-se e simplesmente permitir que ela falasse).[48]

Muito do que Freud acaba deduzindo — a respeito da masturbação infantil de Ida, de seu amor pelo pai, do amor pela sra. K, do significado de seus sonhos etc. —[49] é, em última instância, inútil, na medida em que ele mesmo o deduz, em vez de levá-la às deduções de um modo que fosse convincente para ela e tivesse impacto em sua vida.[50] Na verdade, às vezes ele a atormenta, tentando obrigá-la a admitir que está certo sobre coisas com as quais Ida não concorda (por exemplo, quanto à retícula ou bolsinha que ela leva para a sessão, um dia, e a respeito da qual Freud parece policiar o comportamento da paciente).[51] Consideremos como teria sido mais simples se ele apenas lhe perguntasse se *Schmuckkästchen* ("caixa de joias" ou "estojo de joias") — palavra usada por Ida para descrever um objeto de seu primeiro sonho que sua mãe fazia questão de salvar de uma casa em chamas — tinha algum outro significado ou conotação para ela, ou se a fazia pensar em alguma outra coisa, em vez de lhe dizer, imediatamente, ter certeza de que ela sabia que *Schmuckkästchen* era "uma expressão favorita" para designar a genitália feminina! Como se viu, Ida não conhecia essa expressão e, provavelmente, teria achado muito mais convincente estabelecer essa ligação ela mesma do que tê-la "enfiada goela abaixo" por Freud, por assim dizer.

O desenrolar da análise de Ida

> É impressionante que ninguém tenha acentuado, até o momento, que o caso de Dora é exposto por Freud sob a forma de uma série de inversões dialéticas.
>
> LACAN, *Escritos*[52]

> Uma sucessão de censuras a outras pessoas leva a que se suspeite da existência de uma sucessão de autocensuras do mesmo teor.
>
> FREUD, "Fragmento da análise de um caso de histeria"[53]

De início, Ida não ofereceu muitas informações a Freud sobre a história e o desenvolvimento de suas relações com a sra. K e o sr. K, pois *seu interesse (se é que havia algum), no começo do tratamento, era queixar-se da relação entre seu pai e a sra. K*. É sempre útil considerar qual é a queixa do paciente no início do tratamento, especialmente quando ele não chegou à terapia por vontade própria; e, embora o pai de Ida houvesse deixado amplamente claro a Freud qual era a queixa *dele* — que Ida o vinha tratando com raiva, o tempo todo, e tentando fazê-lo romper relações com a sra. K —, *é a queixa do paciente* (e não do pai) *que tem o potencial de se tornar a força propulsora da análise*. A queixa de Ida consistia em que ela fora lançada numa situação odiosa — que era mais complexa que um triângulo amoroso, por se parecer mais com um quadrilátero, ou com uma figura geométrica ainda mais complexa (ver a Figura 5.1, onde as linhas marcadas por uma barra dupla indicam uma relação bloqueada ou fracassada) —, situação em que ela era dada pelo pai ao sr. K, em troca da disposição deste último de fechar os olhos para o romance entre sua esposa e o pai de Ida, e na qual não passava de um peão (Ida não tinha conhecimento de nenhum pacto *explícito* entre os dois homens, já que, às vezes, o sr. K até se queixava com a mãe de Ida da relação entre seus respectivos cônjuges). Freud, ao ouvir a queixa de Ida, teve a impressão de que a conclusão da jovem, depois de vê-lo umas duas vezes, era que ela estava diante de um *fait accompli*, um fato consumado: "Sabe, é assim que são as coisas. Como hei de mudar alguma delas? Não posso fazer nada a esse respeito".[54]

Histeria e o caso Dora (Ida Bauer)

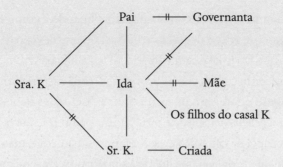

FIGURA 5.1. Ida na posição do meio.

Somente quando Ida discutiu os detalhes da situação com Freud é que veio à tona que, na verdade, ela havia passado anos se acumpliciando com a relação entre seu pai e a sra. K. Quando as famílias saíam juntas para passear, o pai de Ida e a sra. K sempre achavam um jeito de se deixarem ficar para trás, longe dos outros, para poderem conversar em particular, e muitas vezes Ida se via sozinha com o sr. K. Ela passou a se interessar vivamente pelos filhos dele, tornando-se "quase uma mãe para eles",[55] o que levou ao início de uma ligação bastante próxima entre ela e o sr. K. Ocasionalmente, quando notava que o pai e a sra. K haviam partido juntos para algum lugar, ela tomava os filhos dos K pela mão, de propósito, e os conduzia numa direção em que tivesse certeza de que as crianças não atrapalhariam os encontros idílicos de seu pai com a sra. K. E ela nunca visitava a sra. K quando achava que o pai estava com ela.[56]

Antes mesmo de indagarmos por que Ida fazia essas coisas, convém assinalarmos que *isso implica uma mudança radical de perspectiva*. Será que esses detalhes foram sendo expostos espontaneamente? Ou terão (conforme a hipótese de Lacan) sido solicitados por Freud — por ele ter a visão de que, embora as pessoas, sobretudo as histéricas, de início comumente falem como se tudo o que há de errado em sua vida fosse culpa dos outros[57] (sendo elas mesmas "santas almas" puras e inocentes que vivem numa família de classe baixa, na roça ou num mundo cruel e indigno delas), elas costumam ter contribuído, pelo menos de algum modo, para a enrascada em que se encontram? É provável que nunca venhamos a saber, pois Freud não indica se encorajou Ida a entrar em todos os detalhes por estar desconfiado de alguma contribuição dela, ou, simplesmente, por estar tentando obter um quadro mais completo da situação, nem tampouco sabemos exatamente quando e como esses detalhes surgiram. Mas, sim, Freud deixa claro que achou que devia haver mais coisas na história do que Ida inicialmente implicou[58] — e não há sempre? A sabedoria popular não reconhece isso com a expressão "Toda história tem dois lados"?

Lacan sugere que Freud inspirou-se nas discussões hegelianas sobre a "bela alma", na *Fenomenologia do espírito*, ao suspeitar que Ida havia desempenhado algum papel na causação de seu próprio sofrimento, mas me parece ao menos igualmente provável que lhe tenha ocorrido a ideia de que as censuras dirigidas a outras pessoas são, com frequência, indicativas de *auto*censuras, a partir de seu trabalho sobre a paranoia e de sua própria "autoanálise". Em muitos lugares de sua obra, Freud indica que, quando as pessoas censuram alguém por algo, costumam ter boas razões para se censurar pela mesma coisa (e não sei de nenhum lugar em que ele tenha afirmado explicitamente saber algo sobre Hegel além do fato de que este influenciou Marx).[59]

Seja como for, ainda que nunca venhamos a saber se essa perspectiva radicalmente nova surgiu por Freud ter "virado a mesa" contra Ida, deliberadamente, creio que se trata de um gesto importante a ter em mente: sempre devemos desconfiar que os pacientes tiveram algum papel, não inteiramente passivo, em sua chegada à confusão em que se encontram (seja num sonho específico, seja em sua vida em geral) e da qual se queixam, amiúde com amargura, no começo do tratamento. Nunca devemos transformar isso numa acusação (como "E o que você fez para chegar a essa dificuldade?"), mas essa suspeita deve instrumentar as perguntas e pontuações do terapeuta.[60] Em termos esquemáticos, podemos representar a situação da seguinte maneira (colocando na parte superior o que é consciente e na inferior o que é inconsciente, e com o ponto de interrogação indicando que ainda não sabemos o que seria inconsciente):

Os outros são culpados por este estado de coisas lamentável.

?

Aqui, o "movimento dialético" está, simplesmente, em presumir que há mais coisas na história do que indicam as aparências, e que há um outro material ou motivação escondido por trás da história consciente narrada, a qual assume a forma de lançar a culpa sobre terceiros.⁶¹ O que amiúde constatamos é que o ponto de interrogação pode ser substituído mais ou menos da seguinte maneira:

A culpa é dos outros.

A culpa é minha.

Aqui, como já vimos no Capítulo 2, o pensamento inconsciente — "A culpa é minha" — é o exato oposto do pensamento consciente — "A culpa é dos outros" (um modo mais simples de formular o inverso do pensamento consciente seria "A culpa *não é* dos outros", o que suscitaria a pergunta: "Então, é de quem?").⁶²

As novas informações surgidas sobre como Ida favorecera a relação entre seu pai e a sra. K (Lacan refere-se a isso como "desenvolvimento da verdade")⁶³ levam-nos a ver que, ao contrário de um peão, Ida tinha sido o *esteio* voluntário do relacionamento dos dois, justamente a pessoa que havia possibilitado seus encontros amorosos. Sem ela, a relação poderia ter soçobrado ou se desintegrado muito depressa. Ela fora cúmplice, ao permitir que o quarteto, que incluía o sr. K, funcionasse como tinha funcionado; havia até aceitado presentes do sr. K, talvez vendo-os como sinais de sua estima, e do pai, talvez vendo-os como um pagamento pelos serviços que ela prestava a todos os outros três participantes da dança.

Sua autocensura, portanto, devia relacionar-se com o fato de ela ter se permitido exercer esse papel e, quem sabe, até gostado de alguns aspectos dele — por exemplo, da atenção extra que recebia do sr. K (a qual talvez houvesse compensado, em parte, a perda da atenção do pai quando ele começou a cortejar a sra. K) e da intimidade desenvolvida com a sra. K, um tipo de intimidade que, aparentemente, Ida nunca havia experimentado com sua mãe, ou que pelo menos fazia muito tempo que não experimentava com ela, visto que a relação das duas "era inamistosa fazia anos".⁶⁴

Os porquês da acusação de Ida

> Em anos anteriores, não raro tive a oportunidade de constatar que a comunicação prematura de uma solução levou o tratamento a um término intempestivo.
>
> FREUD, "Recomendações aos médicos que exercem a psicanálise"[65]

Obviamente, deu-se então algo que abalou a estabilidade do quarteto e levou Ida a acusar primeiro o sr. K, por cortejá-la abertamente, e depois seu pai, por ter um caso amoroso com a sra. K. O que aconteceu?

É claro que o evento ocorrido foi a proposta indecorosa ou de casamento do sr. K, às margens do lago, a qual Ida nem o deixou concluir, antes de lhe dar uma bofetada no rosto.[66] Note-se que, durante um bom tempo, Freud parece ter ficado perplexo com a reação dela a essa proposta: fora apresentado ao sr. K e, tendo-o considerado jovem, afável e bem-apessoado — o que possivelmente era como Freud gostava de pensar em si mesmo, na época —, acreditou que a proposta feita por ele teria sido bem-intencionada, sem dúvida: na verdade, uma proposta de se divorciar de sua mulher e se casar com Ida. E, de acordo com Freud, devia ser exatamente isso que Ida havia desejado desde sempre! "Como é que uma jovem apaixonada poderia se sentir ofendida por uma proposta feita de um modo não desprovido de tato nem ofensivo?", escreveu ele.[67] (Convém lembrar que era Freud quem continuava a afirmar que Ida estivera e ainda devia estar apaixonada pelo sr. K, afirmação esta que ela jamais confirmou com verdadeira convicção,[68] e que era ele quem acreditava que a proposta não fora "desprovida de tato nem ofensiva", o que, como veremos, foi muito equivocado.)

O que Freud não percebeu — porque, apesar de ter sabido da proposta do sr. K logo no início do tratamento, *só perguntou por seus detalhes* nas três últimas sessões, quando já era tarde demais —[69] foi a significação do que o sr. K dissera a Ida junto ao lago, naquele dia, algo cujas nuances não são propriamente fáceis de traduzir. No preâmbulo de sua proposta, o sr. K disse: *"Ich habe nichts an meiner Frau"*,[70] frase habitualmente traduzida nas edições de Freud como "Não tenho nada com minha mulher" ou "Não recebo nada de minha mulher"; nessas versões, a implicação parece ser que fazia muito tempo que o sr. K não obtinha amor nem satisfação sexual de sua mulher —

uma interpretação do alemão que é confirmada pela nota de rodapé de Freud nessa passagem; Lacan a traduz por "Minha mulher não é (ou não significa) nada para mim", cuja ênfase parece incidir menos no sexo do que em sua falta geral de estima ou amor por ela, como se o sr. K dissesse: "Pouco me importo com minha mulher", ou "Minha mulher não tem valor".[71]

Esta última versão estaria fadada a perturbar uma jovem que havia tomado a mulher do sr. K por modelo e, a rigor, por ídolo! Ida tinha grande admiração pela sra. K, por sua "beleza", por seu "adorável corpo alvo", por sua capacidade de atrair o pai dela, por seu conhecimento e experiência no amor e nas questões sexuais, e assim por diante.[72] Portanto, ouvi-la caracterizada como sem valor, ou como indigna de amor ou estima, seria naturalmente perturbador. E, para uma jovem cujo desejo necessitava de um terceiro termo ou estrutura triangular para se sustentar, ouvir esse terceiro idealizado ser rotulado de inútil era ameaçar de colapso a própria estrutura de seu desejo.[73] Também poderíamos imaginar que Ida foi confrontada, subitamente, com uma alusão ao desejo sexual do sr. K, enquanto antes disso as atenções dele tinham se situado quase sempre apenas no nível do amor romântico, já que ele lhe oferecera presentes e lhe mandara flores todos os dias, durante um ano inteiro.[74]

Somente uma vez, antes disso, Ida se vira diante do desejo sexual dele — aos catorze anos, quando o sr. K lhe deu um beijo ardente em sua loja —, e (como é discutido no Apêndice 1, sob o título de "Ideias preconcebidas") isto levou a repugnância por parte dela. Amor e desejo são, com frequência, dois registros bem separados,[75] que podem ou não pousar no mesmo objeto ou pessoa (aliás, no caso de Ida, poderíamos levantar a hipótese de que ela amava um membro do casal K e desejava o outro, embora talvez amasse e desejasse a sra. K);[76] e algo que Ida talvez admirasse na sra. K, mas que também a intrigava, era ela parecer à vontade ao ser situada como objeto de amor *e* de desejo do pai de Ida.[77] É possível que a sra. K representasse, para ela, uma resposta à pergunta "O que significa uma mulher ser amada e desejada por um homem?". (No entanto, visto que seu pai era sexualmente impotente, talvez ela admirasse, em vez disso, a solução encontrada pela sra. K para o que Ida considerava desagradável no desejo sexual masculino, por haver encontrado um homem que não podia "possuí-la" sexualmente mas podia "dar-lhe prazer".)[78]

No entanto, em vez de perguntar imediatamente a Ida o que ela havia entendido do comentário do sr. K — *Ich habe nichts an meiner Frau* — e por que isso tinha surtido tamanho efeito nela, Freud parece ter prosseguido em sua tentativa de esclarecer melhor o que havia acontecido naquele dia com o sr. K, junto ao lago. E, assim, só na última sessão com ela é que emerge o verdadeiro significado do comentário do sr. K! Ocorre que, pouco antes de o sr. K fazer sua proposta a Ida, ela ouvira o seguinte de uma jovem governanta da casa dos K:

> O sr. K tinha feito algumas investidas [na governanta], numa ocasião em que sua mulher estivera ausente por várias semanas, havendo-a assediado com insistência e implorado que ela cedesse a seus apelos, dizendo que não tinha nada com sua mulher, e assim por diante.[79]

Em seguida, Freud comentou: "Ora, são as mesmas palavras que ele usou, tempos depois, quando lhe fez sua proposta e você o esbofeteou". Ida prosseguiu: "Sim. Ela [a governanta] cedeu, mas em pouco tempo ele deixou de lhe dar importância e, desde então, ela passou a detestá-lo". Freud perguntou: "E essa governanta deu aviso-prévio?" (fez essa pergunta porque, minutos antes, Ida lhe dissera ter decidido, fazia duas semanas, que aquela seria a última sessão dos dois, e Freud brincara dizendo que aquilo parecia "um aviso-prévio de quinze dias de uma criada ou uma governanta").[80] Ida respondeu:

> Não. Pretendia dá-lo. Disse-me que, assim que se sentiu descartada, contou aos pais o que havia acontecido. Eles eram pessoas respeitáveis, que moravam em algum lugar da Alemanha. Os pais disseram que ela devia deixar a casa imediatamente e, como isso não foi feito, escreveram dizendo que não queriam mais saber dela, e que ela nunca mais deveria voltar para casa. [...] Ela me disse que pretendia esperar um pouco mais [antes de ir embora], para ver se não haveria alguma mudança no sr. K. Disse que não suportava mais viver daquele jeito e que, se não visse mudança, daria o aviso-prévio e iria embora.[81]

Temos aí um material claramente relacionado com a maneira de Ida reagir à proposta do sr. K! Embora Freud — que obviamente identificava-se com o sr. K (ambos, a seu ver, eram ainda relativamente moços, bem-apessoados e fumantes por quem Ida poderia querer ser beijada) — tenha considerado que a proposta dele fora séria, honrada e não desprovida de tato, Ida sabia perfeitamente que o sr. K fizera uma proposta muito parecida a uma criada de sua casa — incluindo exatamente o mesmo comentário depreciativo sobre a esposa que fizera a Ida —, que tivera relações sexuais com a moça por algum tempo e que depois a havia abandonado, em vez de deixar a esposa por ela.[82] Portanto, o sr. K estava longe de haver escolhido Ida como sua "eleita", como o objeto precioso e singular de seu amor imorredouro; para ele, Ida bem poderia ser apenas uma numa série de amantes substituíveis.[83]

Ora, em vez de deixar a própria Ida deduzir as consequências dessa história, Freud parece ter se apossado dessa informação para inundá-la de interpretações,[84] que devem ter durado quase dez minutos: sobre seu ciúme da governanta (e também sua identificação com ela); sobre sua raiva do sr. K por tê-la tratado como uma criada; por só haver alertado os pais sobre o ocorrido à beira do lago depois de duas semanas, já que havia esperado, nesse intervalo, que o sr. K entrasse novamente em contato com ela e provasse que a proposta que lhe fizera era mais séria do que a feita à governanta; sobre realmente querer se casar com o sr. K e acreditar que ele queria casar-se com ela; sobre ter facilitado o relacionamento entre seu pai e a sra. K para que esta, com mais certeza ainda, consentisse em se divorciar; e sobre ter se decepcionado quando o sr. K, em vez de renovar a proposta, ter negado tudo quando ela a contou aos pais e a ter caluniado, dizendo que ela inventara a história toda.

O fato de Ida ter "escutado [Freud] sem as objeções de costume" e de ter "parecido emocionada"[85] por esse discurso incrivelmente detalhado não nos diz grande coisa, na verdade. É possível que estivesse cansada de contradizê-lo, já que ele parecia dar pouco crédito a suas objeções, ou que não se tenha dado a esse trabalho pelo simples fato de já haver decidido que aquela seria sua última sessão. E pode ser que se tenha comovido com o simples fato de Freud mostrar-se tão interessado nela, ou pelo menos no seu caso, que estava quebrando a cabeça na tentativa de juntar tudo o que ela lhe havia contado numa história coerente e gigantesca. O fato de ela ter se comovido e de não ter tentado contradizê-lo não é, com certeza, prova da veracidade da história. Tampouco é prova do contrário, pois poderia significar diversas coisas diferentes.

Mistérios adicionais

> Até hoje, jamais conduzi uma só psicanálise de um homem ou uma mulher sem ter que levar em conta uma corrente muito considerável de homossexualidade.
>
> FREUD, "Fragmento da análise de um caso de histeria"[86]

Vimos agora que foi só na última sessão que Freud se deu conta da razão por que Ida havia reagido como reagiu à proposta do sr. K e demorado a contar isso a seus pais. Devia estar furiosa com o sr. K por ter lhe feito sua proposta exatamente como a fizera a uma simples governanta da família, e por não haver comprovado seu interesse inabalável por Ida declarando aos pais dela sua disposição de lhe fazer uma proposta honesta de casamento. Embora, ao ser questionado pelo pai de Ida sobre o que havia acontecido entre sua filha e ele à beira do lago, o sr. K houvesse expressado, de início, "sentimentos da mais alta estima" pela jovem, propondo-se ir à cidade em que se encontrava a família dela "para esclarecer qualquer mal-entendido",[87] ao conversar com os pais de Ida, semanas depois, ele a caluniou e lhes disse saber que ela havia discutido "assuntos proibidos" e lia o tipo de literatura "indecente" que envenenava o pensamento, tornando-a propensa a inventar toda aquela situação fantasiosa. Como vimos, essas eram informações que ele só poderia ter recebido de uma fonte, a saber, a sra. K, a qual, portanto, havia obviamente traído a confiança de Ida.

Estranhamente, porém, *Ida estava zangada com todos menos a sra. K*! Ficou furiosa com o sr. K, pelas razões mencionadas há pouco (apesar de haver "admitido achar impossível ficar tão zangada com o sr. K quanto ele merecia"),[88] e furiosa com o pai por ter preferido acreditar no sr. K e não na própria filha (o que então a levou a se enfurecer com o pai por causa de seu romance contínuo com a sra. K). Mas nunca parece haver culpado ou atacado diretamente a sra. K por não ter guardado seus segredos e a haver acusado de mentir — isto é, de inventar toda a história da "proposta indecente". Por que não o fez?

Freud apresenta isso como uma espécie de mistério e como uma "complicação" que um escritor ficcionista teria deixado fora da trama.[89] Ida, na visão dele, teria tido um súbito confronto com o fato de que "a sra. K nunca a havia amado por ela mesma, e sim apenas por causa do pai. A sra. K a havia sacrificado sem um momento de hesitação, para que suas relações com o pai [de Ida] não fossem perturbadas".[90] Isso me parece um raciocínio bastante simplista por parte de Freud, pois, dada a intimidade entre a sra. K e Ida por tantos anos, parece improvável que a primeira não nutrisse sentimentos sinceramente positivos pela jovem e que pudesse jogá-la na fogueira (como dizem muitos, hoje em dia) "sem um momento de hesitação"; parece mais provável que, pesado na balança das afeições e interesses da sra. K, o pai de Ida tenha simplesmente levado a melhor em relação à filha.

Ora, isso fez Ida lembrar de algo que lhe havia acontecido alguns anos antes. Ela própria tivera uma governanta que lhe demonstrava grande interesse, "dando-se esplendidamente" com ela, mas apenas por querer se aproximar de seu pai. Toda vez que o pai estava por perto, a governanta era gentil com a menina e lhe demonstrava afeição, mas, sempre que ele viajava, "não tinha tempo para ela, não a levava para passear e não se interessava por seus estudos". Logo que notou esse padrão, Ida insistiu em que ela fosse despedida.[91]

A situação com a sra. K também fez eco a outra amizade de Ida no passado: apesar de ela ter sido muito próxima de uma de suas primas, "e de ter compartilhado toda sorte de segredos com ela",[92] a relação havia esfriado desde o momento em que a prima aceitou um convite para viajar sozinha a Merano (onde moravam os K) com o pai de Ida, quando esta se recusou a acompanhá-lo em razão da proposta não contada do sr. K. Não sabemos se a prima estava ciente da acusação de Ida contra o sr. K e, portanto, se Ida achava que ela havia tomado o partido de seu pai (com quem estava furiosa) contra ela; mas é provável que tenha visto a disposição da prima de viajar a Merano sozinha com seu pai como sinal de uma afeição especial por ele, ou, talvez, como sinal de uma afeição maior por ele do que por ela própria. Qualquer que tenha sido o caso, Ida esnobou a prima a partir desse momento, na impossibilidade de despachá-la como tinha feito com a antiga governanta.

O que encontramos aí, portanto, são *três grandes amizades com mulheres*, que acabaram quando estas evidenciaram (ou foram tidas como evidenciando, no caso da prima) uma preferência pelo pai de Ida e não por ela.

Para Freud, o mistério estava em por que Ida não falava da sra. K como uma rival (pelas afeições de seu pai) a ser odiada e eliminada, caso possível; não falava da sra. K nos mesmos termos em que falava da governanta despedida, por exemplo, e sim "num tom mais típico de uma amante que de uma rival derrotada".[93] Elogiava o "adorável corpo alvo" da sra. K, reconhecia o bom gosto dela em alguns presentes que havia recebido do pai e, nos termos de Freud, "nunca dizia uma palavra áspera ou raivosa contra essa mulher, embora, do ponto de vista de seu pensamento prevalente, devesse ver nela a principal responsável por suas desventuras".[94]

Seu "fluxo hipervalente de ideias", como o chama Freud,[95] aquele que Ida não conseguia tirar da cabeça — a saber, a ideia de que *não podia perdoar seu pai por tê-la sacrificado* para prosseguir em seu romance secreto com a sra. K —[96] parecia deixar fora do panorama os sentimentos de Ida pela sra. K. A conclusão de Freud foi que as coisas não deviam ter sido como ele se convencera de que eram, inicialmente — Freud havia acreditado que Ida sentia ciúme da sra. K *por esta receber do pai dela a atenção que a própria Ida queria, e que antes havia recebido*. Freud tinha se precipitado para uma conclusão errada (como costumamos fazer quando nos precipitamos). O que ocorre é que Ida queria o amor da sra. K para si própria.[97]

Entretanto, ao trair Ida (dando munição para o marido, sob a forma de segredos comprometedores que as duas haviam trocado em confiança), a sra. K tinha demonstrado haver outra pessoa (se não outras, caso incluamos seu marido) a quem ela amava mais do que à jovem. Ida não invejava a sra. K, e sim o próprio pai! Queria ser a primeira para a sra. K, a pessoa mais amada pela sra. K.

Lacan refere-se a isso como a "segunda inversão dialética"[98] do caso; Ida tinha ciúme do pai, no sentido de que "invejava o pai pelo amor da sra. K".[99] Não invejava a sra. K pelo fato de o pai preferi-la à própria filha; queria a sra. K para si, queria que a sra. K a preferisse ao pai, e queria que a sra. K se aliasse a ela contra todos os acusadores. O que o aparente ciúme da relação entre seu pai e a sra. K escondia era *o desejo de Ida pela sra. K*.

Ciúme
———
Desejo

Note-se que, embora encerre a Parte 1 do relato de caso com essa conclusão, Freud faz pouco ou nada com ela na Parte 2, exceto para nos dizer, numa nota de rodapé,[100] que o grande erro cometido por ele no curso desse tratamento foi não ter visto como era importante o amor de Ida pela sra. K. Em outras palavras, ele admite que pensa ter deixado de usar adequadamente a principal conclusão a que havia chegado no final da Parte 1, o que nos levaria ao momento imediatamente anterior ao primeiro grande sonho — ou seja, a cerca de duas semanas antes do término do tratamento.

Por que Freud não levou adiante a investigação de sua aparente descoberta? Na nota de rodapé mencionada há pouco, ele diz: "Antes de reconhecer a importância da corrente homossexual de sentimentos nos neuróticos, era comum eu ficar paralisado no tratamento de meus casos, ou me apanhar numa situação de completa perplexidade".[101] Lacan interpreta esse comentário da seguinte maneira:

> Freud reconhece que, durante muito tempo, não pôde deparar com essa tendência homossexual [...] sem cair num desavoramento que o tornava incapaz de agir quanto a esse ponto de maneira satisfatória.
>
> Isso decorre, diríamos, de um preconceito, justo aquele que falseia inicialmente a concepção do complexo de Édipo, fazendo-o considerar como natural, e não como normativa, a primazia do personagem paterno.[102]

O que Freud, em sua nota de rodapé, enuncia como um problema de conhecimento insuficiente — ainda não havia "aprendido a importância da corrente homossexual de sentimentos dos neuróticos" e ficava "perplexo" — é visto por Lacan como decorrente de uma *inquietação subjetiva* em Freud, ou, em outras palavras, decorrente de algo insuficientemente analisado no próprio Freud.

Decerto não nos surpreenderia descobrir que Freud não foi suficientemente analisado, já que fez apenas uma autoanálise. A autoanálise (a despeito das afirmações de Karen Horney)[103] é incapaz de ir muito longe, por numerosas razões — precisamos de outra pessoa para questionar nossas conclusões precipitadas e/ou convenientes, outra pessoa em quem projetar nossas dúvidas e autocríticas, alguém que escute e nos repita nossos lapsos e nossos ditos de duplo sentido e assim por diante —, e Freud, que não teria como fazer uma análise real em 1900, por ser o único analista do planeta na época, pode ainda assim ser criticado por *nunca ter feito uma análise adequada* com alguém a quem ele mesmo (ou um de seus supervisionandos) tivesse dado formação, quando teve essa oportunidade, tempos depois.[104] Suas próprias correntes homossexuais eram bastante patentes em seu relacionamento, hoje muito divulgado. com Wilhelm Fliess, e em sua tendência a se encantar rapidamente com médicos de ar inteligente e que a princípio demonstravam grande interesse em seu trabalho e a, depois, se sentir abandonado, traído e descartado por eles (tal como Ida pela sra. K), como se eles tivessem sido seus amantes.[105] O que permanece não analisado no analista tende a se manter como um ponto cego em seu trabalho com os analisandos![106]

Não havendo reconhecido adequadamente seus apegos homossexuais (supomos), Freud adotou a crença convencional (baseada na pretensa atração biológica natural entre seres femininos e masculinos)[107] que diz que *a afeição mais intensa* da menina é sempre, naturalmente, pelo pai, e a buscou de modo constante na prática — em outras palavras, em todos os seus casos.[108] Assim, considerou que Ida estaria enfrentando dificuldades na transição do pai como objeto de amor primário para outro homem semelhante a seu pai (o que veio a formular, posteriormente, como uma das principais tarefas enfrentadas pelas meninas).[109] Sua própria inquietação subjetiva, quando se tratava de se interessar por membros de seu próprio sexo, levou à cegueira em matéria de teoria, o que se manifestou num preconceito ou numa parcialidade que atuou em sua prática.

Pode-se presumir que Ida sentisse amor por pelo menos três das pessoas que a cercavam. Ela admitiu ter sido apaixonada pelo pai durante muitos anos (havendo cuidado dele em algumas de suas doenças e sido transformada por ele em "sua confidente, quando ainda era pequena")[110] e ter desejado contar cada vez mais com a atenção dele — o que levara, ao menos em parte, à relação muito precária com a própria mãe, com quem parece ter se desentendido durante anos (Freud menciona que Ida "afastou-se completamente da influência materna", o que implica que talvez, um dia, houvesse mantido uma relação mais amistosa com ela, mas é possível que Freud nunca tenha investido grande trabalho em explorar as relações de Ida com a mãe na fase inicial de sua vida).[111] Ida passava muito tempo com o sr. K e, por mais inoportunas e implacáveis que tenham sido as interpretações freudianas, é provável que ela *também* houvesse nutrido algum amor por ele (o fato de seus sintomas semelhantes à apendicite terem surgido nove meses depois da proposta do sr. K no lago parece apontar para fantasias sobre ele; e houve uma ocasião em que

Ida assentiu com a cabeça a uma interpretação de Freud de que ela havia esperado semanas para contar aos pais sobre a proposta do sr. K por ansiar que ele a repetisse; para outra interpretação dos sintomas específicos de apendicite de Ida, ver o Apêndice IV).[112]

Entretanto, talvez o seu amor pela sra. K tenha sido mais significativo, quer por ele mesmo, quer por ter sido o mais recalcado de todos; afinal, quando algo é recalcado, torna-se muito mais potente do que seria se não houvesse recalcamento. "A ação do afeto ligado a uma ideia inconsciente é mais intensa e, como ele não pode ser inibido, mais prejudicial que a do afeto ligado a uma ideia consciente."[113]

Lacan sugere que, se a inquietação subjetiva de Freud e a tendenciosidade a que ela levou não houvessem entrado em ação, Freud poderia ter sabido levar Ida a uma

> *terceira inversão dialética*, aquela que nos forneceria o valor real do objeto que é a sra. K para Dora. Isto é, não o de um indivíduo, mas o de um mistério, o mistério de sua própria feminilidade, quer dizer, de sua feminilidade corporal.[114]

Ida parecia admirar a sra. K por muitas razões: a "adorável" alvura de seu corpo, seu conhecimento de assuntos sexuais, a atração que ela exercia sobre o pai de Ida e outros homens[115] — em suma, sua encarnação da feminilidade como tal (e cabe assinalar que, ao contrário de uma infinidade de comentadores de Freud e ao contrário do próprio Freud, Lacan nunca se deixa cair na armadilha sumamente simplista de equiparar feminilidade e histeria).[116] A mãe de Ida era, para a filha, um modelo bastante precário do que significava ser mulher, já que, obviamente, fazia anos que o sr. K (ou qualquer outro homem ou mulher, ao que parece) não lhe prestava grande atenção.[117] A sra. K, por outro lado, conseguira atrair tanto o sr. K quanto o pai de Ida, servindo para esta, portanto, enquanto um modelo de como ser um sucesso como mulher no contexto social e histórico específico de ambas. Ida a admirava, identificava-se com ela, visto que queria ser desejada como era a sra. K (e talvez desejar como a sra. K desejava), e queria ser igual a ela.

Feminilidade

> Os conceitos de "masculinidade" e "feminilidade", cujo significado parece tão inequívoco para as pessoas comuns, estão entre os mais confusos que ocorrem na ciência.
>
> FREUD, *Três ensaios sobre a teoria da sexualidade*[118]

A feminilidade, ao que parece, é uma espécie de mistério para a maior parte das mulheres. Enquanto para a maioria dos homens não há nada terrivelmente misterioso na masculinidade, no sentido de todos parecerem saber mais ou menos o que ela é, o mesmo não se dá com a feminilidade. A masculinidade costuma ser definida, em nossa cultura, como tudo o que se associa ao poder: força física, força de caráter, excesso de autoconfiança, indomabilidade, sucesso social e econômico, segurança e independência. É conhecida por expressões como "ter iniciativa", ou "ter colhões", ou ser ousado, atrevido, macho, audacioso, arrojado, metido e outras, várias das quais fazem referência explícita à genitália masculina. No jargão mais técnico, a masculinidade é associada ao falo — ou seja, a algum tipo de atributo fálico potente. Talvez nem sempre os meninos consigam se sentir ou agir como homens (de maneira corajosa, imperativa etc.), mas a natureza da masculinidade em si não costuma ser segredo para eles — que a veem representada por toda parte, à sua volta: nos heróis de nossa época e dos últimos milênios, heróis que compartilham muitas das mesmas características de uma geração para outra.

Seria possível argumentar que a feminilidade, por outro lado, pode assumir tantas formas diferentes que, durante muito tempo, continua a ser um mistério para muitas meninas e moças. O que é uma mulher de verdade? O que significa ser mulher?[119] Quem, se é que alguém, foi ou é uma verdadeira mulher? Catherine, de *A megera domada*, de Shakespeare? Medeia, da peça homônima de Eurípedes? Mae West? Madonna? A Virgem Maria? (Pense na admiração extasiada que Ida sentiu durante duas horas diante da *Madona Sistina*, o quadro de Rafael Sanzio, num museu de arte de Dresden.)[120] Será que se é mulher de verdade quando se é autoconfiante e, quem sabe, até impertinentemente atrevida, ou quando se é como a esposa estereotipadamente mansa, discreta, obediente, apoiadora e atenciosa que é celebrada em algumas culturas tradicionais (como a dos amish)? (Pense no voto matrimonial, antes canônico, em que a noiva prometia "amar, respeitar e obedecer" o marido, para nem falarmos em "honrar".)

Que tipo de mulher celebramos na cultura contemporânea? As mulheres que pomos no centro do palco, em romances, filmes e programas de televisão, vão desde as escandalosas, engraçadas, irreverentes, sensuais, sedutoras e provocadoras até as meigas, gentis, carinhosas, sentimentais e virginais — e praticamente tudo o que há de permeio. De que jeito uma menina há de aprender o que ser? Muitas são levadas a buscar modelos fora de casa, especialmente quando suas mães, como a de Ida, não foram propriamente bem-sucedidas em matéria de atrair muito amor e atenção para si.

Muitos tipos de mulheres diferentes inspiram moças e rapazes, por terem algo a que só é possível nos referirmos como um certo não sei quê que as torna fascinantes para os outros. Como diz Lacan no livro 20 do *Seminário*, não podemos "falar de *A* mulher"[121] porque *a* mulher não existe; não existe Mulher com M maiúsculo, a mulher *em si*; há apenas mulheres, no plural, com sua variedade considerável, e por isso há sempre algo de misterioso ou opaco na feminilidade e na condição de mulher adulta. Isso deveria — mas nunca parece — ser entendido como implicando que a psicanálise não tem nada que tentar *definir* a feminilidade, porque esse não é, estritamente falando, um conceito psicanalítico; o máximo que a psicanálise pode dizer é que parece não haver possibilidade dessa definição. Outra maneira de Lacan formular essa ideia é dizer que não existe significante específico d*a* mulher, ao passo que existe um significante do homem, por assim dizer: o falo (Φ).[122] Mas isso não impede as pessoas de procurarem tal significante, definição ou modelo a seguir, de qualquer modo. Para Ida, ao menos quando adolescente, "a sra. K é [...] a encarnação desta questão, *o que é uma mulher?*";[123] em outras palavras, Ida buscava na sra. K uma resposta à pergunta "O que é uma mulher?" e, portanto, à pergunta "Como posso ser mulher?", ou "Que tipo de mulher devo ser?". (Talvez ela também houvesse buscado uma resposta na *Madona Sistina*.)

Se Lacan tem razão ao dizer que a feminilidade é frequentemente vivenciada como uma espécie de mistério por muitas meninas e moças, sua afirmação, aqui, pode ser entendida como dizendo que Ida bem poderia estar menos interessada na sra. K em si do que no modelo de feminilidade que ela parecia encarnar, o qual Ida, por sua vez, gostaria de abraçar e encarnar. Dito de outra maneira, é bem possível que Ida estivesse mais interessada em entrar na cabeça da sra. K do que em sua cama; talvez quisesse penetrar na pele da sra. K e descobrir como era *ser* ela, mais do que desejaria dormir com ela.[124] (O que não significa que não tivesse nenhum interesse em dormir com ela, e sim que sua motivação para dormir com ela também seria, ao menos em parte, entrar na cabeça dela e saber como era estar no mundo tal como ela.)

Por outro lado, mesmo que Lacan esteja certo sobre a feminilidade ser sempre um mistério, não está necessariamente certo a respeito de Ida. O trabalho de Freud com ela não foi longe o bastante para sabermos muito sobre os desejos e as motivações da paciente. Na verdade, apesar de todas as deduções e interpretações supostamente brilhantes de Freud, e apesar de todas as afeições aparentemente complicadas de Ida, o caso dela parece, no relato freudiano, muito mais direto do que praticamente qualquer caso de histeria encontrado pelos analistas de hoje, que costumam trabalhar com seus pacientes neuróticos por vinte a cinquenta vezes mais tempo do que Freud trabalhou com Ida. Nas análises conduzidas hoje, esperamos ter que levar em conta e explorar centenas, se não milhares, de acontecimentos que marcaram os analisandos e ajudaram a moldá-los como as pessoas que eles são. Em seu trabalho com Ida, Freud lidou apenas com umas duas dezenas de experiências e lembranças da infância; hoje em dia, estamos acostumados a trabalhar com muito mais e a descobrir que os vários fios dos amores, ódios, atrações e repulsas dos analisandos são muito mais numerosos, e atados de maneiras que, não raro, são extremamente difíceis de deslindar. As coisas raramente são tão simples quanto podem parecer ao lermos um relato de caso que abrange apenas uns poucos e curtos meses de tratamento.

Lacan tece o que julgo ser um comentário estranho, num ponto de sua discussão sobre o caso de Ida, ao fazer uma pergunta retórica: "Numa observação de Freud, mesmo como que interrompida aqui, porventura não continuam todas as chaves a lhe cair nas mãos?";[125] Lacan está se referindo à lembrança infantil de Ida de chupar o polegar e puxar a orelha do irmão, o que acredita ser a chave da fantasia fundamental de Ida e de seu gozo.[126] Mas como poderia ele saber que não havia outras chaves ainda por descobrir? Creio que devemos supor, em vez disso, que *nunca dispomos de todas as chaves*. Porque, mesmo que, por algum milagre, tivéssemos todas, nunca poderíamos efetivamente saber que as tínhamos!

Freud caiu na armadilha de se acreditar dono da situação; e Lacan talvez tenha caído na armadilha, em 1951, de pensar que (graças a seu modelo dialético) podia ver a totalidade da situação, ali onde Freud não o pudera fazer. Outros analistas caem em outras armadilhas — que talvez não estejam tão intimamente ligadas à crença em que se possui pleno conhecimento da situação[127] — porque há muitas ciladas potenciais enfrentadas pelos analistas, como o desejo de ser pai, mãe, melhor amigo, pregador, treinador, reformador etc. do analisando (talvez eu também tenha caído aqui em uma ou mais dessas armadilhas). Nenhuma dessas posições tem nada a ver com o papel adequado do analista.

No fim do relato do caso Dora, Freud nos diz que não soube "dominar a transferência" a tempo.[128] Essa admissão, aparentemente humilde, dissimula uma ambição desmedida (talvez teórica e terapêutica, um "*furor sanandi*")[129] que equivale a uma ilusão, pois *nunca se domina a transferência*. Não existe algo como "dominar a transferência", e é um erro até mesmo adotar isso como um objetivo.

Freud e outras figuras analíticas de importância histórica não foram os únicos a ser seduzidos pela fantasia de serem senhores de seus consultórios e dos relatos de seu trabalho: *praticamente todos os terapeutas*, em especial em início de carreira, *imaginam que farão descobertas e, de modo mágico e majestoso, solucionarão os problemas de seus pacientes para eles*. Alguns clínicos, tolamente, continuam a alimentar essas fantasias por décadas, acreditando em seus "divinos poderes de intuição",[130] e com isso simplificam os problemas dos analisandos, para fazê-los bater com suas expectativas e conceituações pré-formadas.

Os clínicos mais realistas aprendem, através da experiência prolongada (e amiúde dolorosa), que não podem se adiantar aos pacientes e prever onde os problemas destes se encontram e como "consertá-los", estando aptos apenas a acompanhar os pacientes e tentar apreender aos poucos as facetas dos problemas. Raramente temos uma visão panorâmica da floresta, permanecendo, em geral, atolados entre as diversas árvores, e quase sempre precisamos do auxílio de colegas e/ou de um supervisor qualificado para nos ajudar a pensar nas coisas com uma visão mais ampla. A análise — quando praticada como deve ser — é uma profissão que constitui uma lição de humildade, e devemos desconfiar dos clínicos que afirmam ter descoberto tudo e se professam capazes de enxergar as soluções muito antes de seus analisandos. Esses clínicos acabam monopolizando a bola, em vez de passá-la para o campo dos analisandos, onde ela deve ficar: se há algum tipo de mestre no contexto analítico (e realmente não há), é o inconsciente do analisando!

Transferência revisitada e decomposição da análise

> Prefiro deixar à noção de transferência sua totalidade empírica, marcando, entretanto, que ela é plurivalente e que se exerce ao mesmo tempo em vários registros, o simbólico, o imaginário e o real.
> LACAN, *O Seminário*, livro I[131]

O que é a transferência, exatamente? Fiz uma longa discussão desse tema em outro livro,[132] porque parece haver muita confusão, mesmo entre os psicanalistas praticantes, a respeito do que ela é. De acordo com muitos clínicos de hoje, a transferência diz respeito ao que o analisando *sente* em relação ao analista, sobretudo quando esse sentimento deriva do que o analisando sente (ou sentiu, em algum momento) por outra pessoa que não o analista; o sentimento, em outras palavras, desloca-se do objeto original para o analista.

É muito comum isso levar clínicos contemporâneos a falarem em "transferências maternas" e "transferências paternas", mediante as quais os pacientes projetam, deslocam ou transferem seus sentimentos atuais ou passados por um dos pais (ou avós, ou outros parentes) para o analista — achando, por exemplo, que o analista não merece confiança, ou está tentando seduzi-los, exatamente como fazia um de seus cuidadores primários (quando não ambos) durante sua infância. O próprio Freud consente nesse modo de pensar, em alguns momentos do caso de Ida, quando opina que, no início, a paciente desconfiou que ele seria tão desonesto e dissimulado quanto era seu pai ("Ele sempre preferiu o segredo e os circunlóquios"),[133] e que, mais tarde, vingou-se de Freud como gostaria de ter se vingado do sr. K (e talvez também de seu pai). Aliás, Freud postula que foi sua incapacidade de perceber que Ida transferia para ele sua raiva do sr. K que levou ao término intempestivo da análise; no entanto, é possível que ele tenha percebido vagamente a transferência e tenha "ficado surdo a essa advertência".[134]

Sem dúvida, tinha certa veracidade a visão freudiana de que havia nele, Freud, "algo desconhecido que fazia Dora [Ida] se lembrar do sr. K",[135] mas sugiro que era apenas *alguma* veracidade, pois, mesmo pela definição freudiana de transferência em 1905, a situação transferencial era muito mais complicada. Por sua idade e sexo, Freud não tinha como não ser associado por Ida, em alguns momentos, ao pai dela e ao sr. K;[136] e, dado o envolvimento sexual desses dois homens com mulheres mais jovens e a dissimulação deles a respeito dessas aventuras, era ainda mais importante que Freud evitasse associar-se a eles. Em vez disso, ele incentivou Ida a considerá-lo parecido com ambos — por exemplo, no contexto da impressão dela de haver cheiro de fumaça no ar, quando despertou do primeiro sonho, Freud declarou "Eu sou fumante", assim se introduzindo numa cadeia que incluía o pai de Ida e o sr. K.[137] Além disso, deixou óbvio para a paciente que simpatizava com o sr. K, a quem considerava um pretendente honrado e um belo par para ela, e talvez tenha até comentado acreditar que Ida quisera que ele próprio a beijasse, durante uma sessão, tal como o sr. K a tinha beijado na loja, quando ela contava catorze anos.[138]

Tais comentários e crenças por parte de Freud só podiam inclinar a paciente a desconfiar que ele tinha segundas intenções — talvez também quisesse usá-la ou seduzi-la — e as dissimulava. Freud esforçou-se muito, como nos diz logo no início do relato do caso, para não cair na armadilha de acreditar nas histórias que o pai de Ida lhe contava sobre o que vinha "realmente" acontecendo, porém não se esforçou por se distanciar de algum outro modo dos homens problemáticos da vida da paciente.[139] Com isso, talvez tenha se transformado, para Ida, em apenas outro homem mais velho que evidenciava interesse nela, por alguma razão obscura.[140] (Isto não quer dizer que os analistas devam lutar, deliberadamente, para se diferenciar de figuras detestadas da vida do analisando em todos os pontos da análise, já que isso também pode ser problemático — impedindo as projeções que o analisando talvez precise fazer em certas ocasiões[141] —, porém devem pelo menos evitar se identificar com figuras hipócritas e desonestas.)

Nesse sentido, diríamos que Freud simplesmente se tornou mais um ator no carrossel — ou na ciranda, com Ida no centro — que vimos antes, e que atualizamos na Figura 5.2:

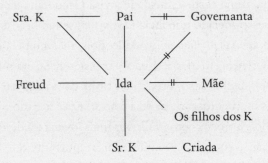

FIGURA 5.2. Ida na posição do meio.

A configuração[142] permaneceu intacta durante a análise e só foi desfeita por Ida algum tempo depois de seu término, como ficamos sabendo quando ela voltou a procurar Freud, passados quinze meses.[143] Nessa ocasião, ela indicou a ele que estivera com a família K uns cinco meses após o término da análise (quando da morte de um dos filhos dos K) e que havia aproveitado a oportunidade para confrontar o sr. K e obrigá-lo a admitir o que havia acontecido, e para dizer à sra. K, da maneira mais direta, que sabia perfeitamente que ela vinha tendo um caso com seu pai. Em seguida, havia relatado ao pai a admissão do sr. K e cortado todas as relações com essa família.[144]

Poderíamos ver isso, como Freud obviamente desejaria, como o tipo de melhora que ocorre na vida dos pacientes — não durante a análise em si, mas logo após o término do tratamento, quando o paciente já não está tão envolvido com a pessoa do analista.[145] A análise decerto deixou claras muitas facetas da situação de Ida, e o fato de Freud levar a sério o que ela dizia talvez tenha contribuído para fazê-la achar que poderia enfrentar aqueles que a cercavam e a difamavam. Freud também parece ter querido ver o fato de Ida se casar como um benefício que ela teria derivado da análise, mas isso foi muito especulativo da parte dele.

A definição freudiana de transferência

> Fui surpreendido pela transferência.
> FREUD, "Fragmento da análise de um caso de histeria"[146]

Freud foi a primeira pessoa a formular a ideia de transferência e sempre a definiu de modo muito mais amplo do que faz a maioria dos clínicos atuais: como *a reprodução de toda uma situação ou configuração* — talvez não muito distinta da encontrada na Figura 5.2 — que inclui a posição da pessoa numa rede de relações e envolve sentimentos, fantasias, ideias, impulsos, experiências e assim por diante.

"O que são transferências?", pergunta ele em seu estudo do caso de Ida.

> São reedições ou reproduções de impulsos e fantasias despertados e tornados conscientes com o prosseguimento da análise, mas têm a peculiaridade de substituir uma pessoa anterior pela pessoa do médico. Dito de outra maneira, toda uma série de experiências psíquicas é revivida, não como algo pertencente ao passado, mas como algo que se aplica ao médico no presente.[147]

Em seguida, Freud diz que algumas transferências são "simples reimpressões — isto é, reedições inalteradas — da mesma história", enquanto outras são "edições revistas, não meras reimpressões".[148] Em outras palavras, a reprodução da situação pode ser apenas parcial, em vez de completa (isto é, pode não ser idêntica à situação anterior). Convém notar que "o tratamento psicanalítico não cria transferências, meramente as traz à luz";[149] encontram-se transferências em muitos outros contextos da vida: nas relações de amizade e amorosas, na escola, no trabalho, nas Forças Armadas e assim por diante. Na maioria das vezes, contudo, é apenas no contexto psicanalítico que elas são reconhecidas e explicitamente trabalhadas.

Em 1914, Freud acrescentou o seguinte à sua definição: "A transferência em si é apenas uma repetição, e a repetição é uma transferência do passado esquecido não apenas para o médico, mas também para todos os outros aspectos da situação atual".[150] "A situação atual" é uma ideia muito geral, que nos permite imaginar que a angústia de alguém, ao entrar numa sala de aula universitária, pode remontar a uma experiência de humilhação ocorrida numa aula da escola primária, e que Ida poderia sentir-se constrangida ao ficar sozinha com um homem em seu "local de trabalho" (por exemplo, um consultório médico), independentemente da personalidade, idade ou aparência bondosa ou caseira do profissional, em função do que acontecera com o sr. K em seu "local de trabalho" (como é indicado no Apêndice I, ele havia enganado Ida, fazendo-a crer que haveria outras pessoas presentes, e então a havia emboscado com um beijo repentino e premente).[151] O susto, a desorientação, a impossibilidade de pensar e a impossibilidade de falar são manifestações de transferência, não apenas sentimentos positivos ou negativos.

Como é possível lidar com a transferência?

> Todos os impulsos do paciente, inclusive os hostis, são despertados; em seguida, mediante sua conscientização, são utilizados para fins de análise e, desse modo, a transferência é repetidamente destruída. A transferência, que parece fadada a constituir o maior obstáculo à psicanálise, torna-se sua mais poderosa aliada quando se consegue detectar sua presença a cada surgimento e explicá-la ao paciente.
>
> FREUD, "Fragmento da análise de um caso de histeria"[152]

Durante muitos anos, se não até o fim de sua vida, Freud parece ter vivido com a ilusão de que bastava levar uma dada transferência à atenção consciente do paciente para fazê-la desaparecer. Como se bastasse apenas dizer a um paciente que ele desconfia de nós como desconfiava de sua mãe, quando criança, para que ele pare de desconfiar de nós! Esses comentários podem proporcionar certa dose de alívio temporário e desanuviar momentaneamente o clima da sessão, mas é óbvio que não dissipam a desconfiança prolongada de terceiros. Bem que gostaríamos que fosse fácil assim![153]

Aliás, tais comentários, aponta Lacan,[154] costumam ser ouvidos pelo paciente como enunciados pelo tipo de pessoa que, em função de sua transferência, ele já acha que somos — no caso, alguém indigno de confiança —, e, portanto, como afirmações falsas e não confiáveis![155] O paciente tende a ouvir esse tipo de interpretação ("Você desconfia de mim como desconfiava de sua mãe quando era pequeno/a") como uma tentativa nossa de tapeá-lo, como era comum sua mãe fazer, para fazê-lo supor que podia confiar nela. Muitas vezes, as interpretações que fazemos da transferência são vistas pelos pacientes como uma confirmação de sua visão anterior de nós como não confiáveis, calculistas, condescendentes, manipuladores etc. Elas não nos permitem sair momentaneamente da transferência e ter uma verdadeira "conversa franca" com o paciente, como alguns parecem supor; ao contrário, as evidências mostram que é comum piorarem as coisas, reforçando as projeções dos pacientes em nós.[156]

Freud nos oferece uma dica mais produtiva ao nos dizer que devemos lidar com as transferências não apontando-as explicitamente para os pacientes, mas "levantando suas origens"[157] — ou seja, tentando identificar seus antecedentes históricos, as situações e relações mais antigas que se estariam repetindo no presente, supomos, tanto dentro quanto fora do consultório (e deixando o analisando deduzir a ligação entre o passado e a situação analítica atual, presumindo-se que ele esteja pronto para isso).[158] Poucos analistas atuais parecem dar-se o trabalho de rastrear essas transferências até suas origens, talvez porque esse costume ser um processo difícil e trabalhoso, já que é bem possível que haja origens múltiplas e uma pletora de facetas em cada fonte individual. Não obstante, uma dada transferência específica tende a continuar a aparecer e reaparecer em vários pontos, no decorrer do trabalho analítico, até suas origens serem exaustivamente articuladas (ou seja, elaboradas) pelo analisando. (Até onde a interpretação desempenha um papel nesse processo, trata-se da interpretação do *conteúdo* da transferência, e não da *realidade* da transferência.)

Muitas vezes, o analisando que acha que o analista está tentando dominá-lo, sufocá-lo e submetê-lo à sua vontade (como disse um de meus analisandos) pode — se o analista reservar tempo para explorar quem foi, no passado do analisando, a pessoa que este sentiu que queria ou tentava dominá-lo — apontar o genitor ou outro parente (irmãos, tios, avós etc.) que tentou pela primeira vez submetê-lo à sua vontade. Presumindo que o analista tenha se mantido perfeitamente neutro nesse aspecto, e que não tenha tentado dominar o analisando (quanto a horários, pagamento e/ou interpretações), boa parte da energia/libido aprisionada nessa transferência — o que pode ser bem desgastante para os dois participantes da terapia — dissipa-se depois que a ligação com uma figura anterior na vida do analisando é detectada e discutida em profundidade. Por mais simples que seja isso — exigindo que o analista comece por perguntas básicas, como "Você tem lembrança de já haver sentido isso em relação a alguma outra pessoa?", ou "Algum dia você já teve a impressão de que alguém queria subjugá-lo à sua vontade?" —, trata-se da maneira mais eficaz de fazer as transferências remontarem a suas fontes e de iniciar a tarefa, às vezes árdua, de elaborá-las, explorando as relações do analisando com essas figuras anteriores, numa harmonia a quatro vozes que inclua todos os detalhes possíveis de suas interações.[159]

Nas últimas décadas, os clínicos têm buscado atalhos nesse processo trabalhoso, e muitos analistas de hoje veem as transferências apenas como algo a ser levado à atenção do paciente — na esperança, presume-se, de que o "eu observador" do paciente integre essa observação e o impeça de fazer o que faz (por exemplo, desconfiar do analista). Para levar as transferências à atenção dos pacientes, é comum os analistas contemporâneos revelarem sua própria reação contratransferencial às atitudes e/ou atos dos pacientes (e, de fato, é comum esses analistas acreditarem que sua contratransferência vem dos pacientes e foi "introduzida neles" pelos pacientes, o que implicaria que todos os analistas acabariam, inevitavelmente, respondendo ou reagindo a esses pacientes do mesmo modo, ideia que é flagrantemente falsa).[160]

Tentemos imaginar o que aconteceria se Freud, como afirma que deveria ter feito, houvesse levado à atenção de Ida o que acreditava ser a transferência dela. Freud escreveu:

> Eu deveria ter lhe dito: "Foi do sr. K que você fez uma transferência para mim. Notou alguma coisa que a leve a suspeitar que tenho más intenções semelhantes [...] às do sr. K? Ou será que algo em mim chamou sua atenção, ou você soube de alguma coisa a meu respeito que a impressionou, fazendo-a inclinar-se a se afeiçoar a mim como se afeiçoou ao sr. K?".[161]

As perguntas que Freud imagina que poderia ter feito são extremamente diretas e poderiam ser entendidas como excessivamente *tendenciosas*,[162] do tipo que bem poderia desconcertar a paciente, ou fazê-la achar que devia dizer que não, nunca havia notado nada que a fizesse desconfiar de más intenções dele a seu respeito. Mas Freud poderia remediar isso com facilidade, simplesmente perguntando se ele a fazia lembrar o sr. K em algum aspecto, e, caso ela desse uma resposta afirmativa (o que parece bastante provável, dado que eles tinham em comum ao menos a idade, o sexo e o tabagismo), perguntando se Ida pensava nele ou se sentia a respeito dele de algum dos modos que pensava no sr. K ou se sentia em relação a ele.

O que teria acontecido?

> Em vez de deixar Dora apropriar-se de sua história, Freud tornou-se o apropriador dela.
>
> Marcus, *Representations*[163]

Vamos supor, a bem da discussão, que Freud tivesse podido guiar Ida ao reconhecimento de que ela o vinha considerando e tratando do mesmo modo que considerava e tratava (ou gostaria de tratar) o sr. K. Qual seria o resultado provável disso? Ida poderia passar a crer que era injusto da parte dela agir assim, e, a partir daí, sempre que tivesse um impulso de fazê-lo numa sessão, é bem possível que o suprimisse. Poderia começar a se conter quando estivesse prestes a fazer um comentário sarcástico ou responder a Freud como talvez quisesse dirigir-se ao sr. K, e começasse a se obrigar a falar ou agir de outra maneira. Trocando em miúdos, *o impulso de tratar Freud como ela tratava o sr. K não diminuiria nem desapareceria; Ida simplesmente começaria a suprimi-lo toda vez que surgisse.* Com isso, talvez Freud se sentisse mais bem tratado por ela, tratado de modo menos "injusto", como se fosse outra pessoa, porém nada teria mudado para Ida, fundamentalmente; e Freud perderia o acesso a informações sobre os impulsos dela que poderiam ser cruciais para o tratamento.

Se, de algum modo, Freud deixasse transparecer que se sentia magoado quando a paciente o tratava como havia tratado o sr. K, é bem possível que Ida começasse a medir praticamente tudo o que lhe dizia, em termos de ser ou não provável que ele se magoasse com o que ela ia dizer, e com isso passasse a censurar grande parte daquilo de que falaria de modo mais espontâneo, para não ferir os sentimentos de Freud, nem mesmo potencialmente. Quanto mais um paciente sabe das susceptibilidades e reações emocionais de seu analista, mais tende a suprimir certos assuntos e a refrear certas ideias e impulsos. *Em última instância, nada pode ter um efeito mais deletério na análise do que isso!* E esse é o resultado típico de todas as formas de revelação pessoal, sejam elas feitas ou não, supostamente, em prol de trazer à tona algo que se passe na transferência. É também esse o resultado típico das tentativas dos analistas de levar as pretensas transferências dos pacientes à atenção consciente deles: na medida em que os pacientes aceitam a ideia de realmente estarem agindo como o analista lhes diz que estão, eles começam a fazer um esforço consciente para agir de outro modo, contendo propositalmente as ideias que lhes vêm à cabeça e suprimindo os impulsos que surgem.[164]

Freud parece ter acreditado ser capaz de descobrir a origem da transferência negativa de Ida (a decisão que ela tomou, duas semanas antes do fim de 1900, de encerrar a análise no dia 31 de dezembro daquele ano, só o dizendo a Freud no próprio dia 31),[165] e a atribuiu:

1. ao desejo dela, aos dezesseis anos (após a proposta do lago), de se vingar do sr. K por tratá-la como a uma criada de sua casa — na verdade, como ele havia tratado a jovem governanta que trabalhara para ele e que relutara em lhe dar duas semanas de aviso-prévio, depois de ele a haver seduzido e em seguida ter-lhe demonstrado frieza; e
2. a seu desejo, aos dezesseis anos, de fugir do sr. K, por não se achar segura enquanto permanecesse na casa dele, visto que ele havia retirado a chave que antes permitia a Ida trancar a porta do quarto de hóspedes quando se vestia, se despia ou cochilava,[166] e que tinha aparecido de repente no quarto dela, um dia, e parado junto à cama enquanto ela dormia.

Ida mencionou o perigo em que se sentira na casa do sr. K durante a conversa com Freud[167] sobre o primeiro sonho, que ocorreu cerca de duas ou três semanas antes do fim do tratamento e, portanto, correspondeu mais ou menos à época em que ela tomou a decisão de encerrá-lo dali a "uma quinzena".[168]

O perigo de ser violentada em que Ida se sentiu, caso permanecesse na casa dos K depois de o sr. K tirar-lhe a chave, pode ter contribuído de algum modo para sua impressão de que continuar a se consultar com Freud seria colocar-se em perigo (ou seja, pode ter havido aí um componente transferencial). Parece provável que ela temesse tanto a ameaça de penetração *psíquica* por Freud quanto havia temido a de penetração *física* pelo sr. K, dois anos antes;[169] não há como sabermos com certeza, uma vez que Freud não lhe perguntou em que a palavra "quinzena" a fazia pensar — talvez lhe evocasse a discussão dos dois sobre o sonho anterior, ou as duas semanas que ela havia esperado para contar aos pais a proposta do sr. K à margem do lago —;[170] ao contrário, ele afirmou prontamente que isso *soava a ele* como o aviso-prévio dado por uma criada ou governanta.[171] Mais tarde, Freud se censurou por haver ficado surdo à advertência contida no primeiro sonho, na qual pensou como um aviso de que ela logo abandonaria a análise (tal como, no sonho, havia precisado abandonar a casa?). Ao que parece, chegou até a lhe dizer, de maneira mais ou menos direta,[172] que, assim como Ida tivera medo do perigo representado pelo sr. K e de sua própria tentação de ceder a ele, agora ela sentia medo de alguma coisa relacionada com Freud e com o tratamento (seria sua tentação de ceder ao analista?); e talvez tenha sido essa a primeira coisa a pôr na cabeça da paciente a ideia de interromper a análise!

Curiosamente, em momento algum Freud parece ter pedido a Ida para lhe falar da advertência feita a ele — a que, segundo sua convicção, estaria contida no primeiro sonho —, o que ao menos teria posto às claras qualquer intenção incipiente de abandono da terapia e teria permitido que ela dissesse por quê. Talvez Freud não quisesse saber por quê... Se houve algum tipo de advertência a ele no sonho — e, para mim, não está claro que tenha havido —, não foi o aviso de que Ida estava transferindo para ele ou projetando nele sua impressão de estar em perigo com o sr. K, ou seu desejo de se vingar do sr. K (em outras palavras, não se tratava de transferência). Foi a advertência de que o próprio Freud vinha agindo de modo ameaçador.

Nunca foi dada a Ida — ou assim parece, na narrativa de Freud — a chance de analisar, ela mesma, alguma parte do sonho.[173] Freud se apresentou como um mágico, fazendo uma deslumbrante transformação de tudo em seu oposto, introduzindo tudo o que sabia sobre a vida dela que pudesse ter alguma relação com o sonho e criando uma história complexa. Curiosamente, não usou o sonho para descobrir algo novo, o que é toda a finalidade da discussão de sonhos na psicanálise, como ele nos diz em outro texto,[174] e sim para confirmar aquilo em que já acreditava com firmeza, a saber, que Ida estava perdidamente apaixonada pelo sr. K.[175] Em vez de deixá-la ou incentivá-la a fazer livres associações com elementos de seus sonhos, Freud mencionou, logo de saída, suas próprias associações e se precipitou a tirar algumas conclusões que pareceram bastante abusivas.[176] Apesar de ele nos dizer que seu objetivo era tornar consciente o inconsciente,[177] fica claro que isso não bastou para promover mudanças;[178] *sua tentativa de tornar conscientes as ideias inconscientes de Ida dizendo-lhe como achava que eram levou-a a abandonar a terapia, não a melhorar.* Se quisermos manter o objetivo de tornar o inconsciente consciente, deve ser o analisando a fazer a maior parte desse trabalho e, como indiquei em outro texto, é mais importante trazer o inconsciente para a fala do que levá-lo à consciência.[179] E mais importante que tudo é não sequestrar a análise e torná-la uma análise do analista e não do analisando![180]

Vemos aí como é fácil os analistas tirarem conclusões equivocadas: a transferência negativa de Ida não parece ter sido uma simples repetição com Freud de algo ocorrido (ou que ela gostaria que tivesse ocorrido) com o sr. K. Na tentativa freudiana de "penetrar nos segredos dela"[181] em tempo recorde, o próprio Freud lhe infligiu uma forma de violência — de fato, uma forma de estupro mental. Poderíamos postular que, como todos os pacientes, Ida tinha certo medo de se curar, ou não estava disposta a abrir mão do gozo que extraía de seus sintomas e de sua situação. Mas podemos igualmente propor que ela também temia perder sua capacidade de pensar por si e ser como que esmagada por um rolo compressor, ou submetida a uma lavagem cerebral, por um homem que, por mais lúcido que fosse, sem dúvida, afirmava conhecer melhor a mente dela do que ela mesma — o que, ainda que no início seja intrigante e excitante, costuma ser bem assustador a longo prazo. Como disse Winnicott,

> é muito importante [...] que o analista *não* saiba as respostas, a não ser na medida em que o paciente dê as pistas. O analista recolhe as pistas e faz interpretações, e é comum acontecer que os pacientes não forneçam as pistas, certificando-se assim de que o analista não possa fazer nada. Essa limitação do poder do analista é importante para o paciente.[182]

Mas Freud se gaba:

> Quando me propus a tarefa de trazer à luz o que os seres humanos guardam escondido dentro de si, não pela força irresistível da hipnose, porém observando o que eles dizem e mostram, achei que essa tarefa seria mais difícil do que realmente é. Quem tem olhos para ver e ouvidos para ouvir pode

convencer-se de que nenhum mortal é capaz de guardar segredos.[183] Quando os lábios se calam, ele tagarela com as pontas dos dedos; exala traição por todos os poros. E assim a tarefa de tornar conscientes os recessos mais ocultos da mente é perfeitamente exequível.[184]

A abordagem "penetrante" de Freud foi tal que, provavelmente, ele não deve ser considerado vítima de uma transferência negativa e particularmente incômoda de Ida, calcada no sr. K. É mais provável que a análise tenha malogrado por ele a haver exercido de modo inoportuno, não conducente a ajudar a paciente a solucionar seus problemas. Às vezes, é muito fácil os clínicos atribuírem à transferência seus próprios equívocos no encontro analítico, e rastrearem a postura dos pacientes perante os terapeutas até encontrarem "sua origem" em algo fora do consultório, e não na conduta dos próprios analistas dentro dele.

Segundo seu relato, Freud caiu na mesma cilada em que acreditava que o sr. K tinha caído: achou que o sr. K deveria ter ido atrás de Ida, depois que ela o esbofeteou, e declarado suas intenções honradas a ela e a sua família, pois isso teria permitido que lograsse êxito em sua corte e conquistasse a jovem.[185] Quando Ida "esbofeteou" Freud, ao lhe dizer que havia decidido terminar a análise, ele não afirmou com clareza que queria que ela continuasse. No relato de caso, ele justifica essa postura com algo que cheira a racionalização, dizendo que detestava fingir ou representar papéis, o que envolveria "exagerar [...] o valor de sua permanência para mim" (embora essa permanência, é claro, fosse de enorme importância para ele!), e lhe dizendo, em vez disso, que Ida tinha "sempre a liberdade de se retirar".[186] Diz ele: "Há que estabelecer limites para o uso da influência psíquica, e respeito como tais à vontade e à compreensão do paciente".

Em seus *Artigos sobre técnica*, uns oito anos depois, ele nos diz como é importante, para o analista, insistir para que os pacientes deem continuidade ao que é, muitas vezes, um trabalho analítico difícil e laborioso, demonstrando um "sério interesse" neles.[187] Aqui, porém, temos a impressão de que ele ficou tão magoado com a decisão de Ida de ir embora, e talvez tão perturbado por seu próprio interesse desproporcional no caso — o que o inclinaria a insistir na permanência dela —, que teve uma reação exagerada, deixando-a partir sem o menor protesto, nem mesmo dizendo o tipo de coisa que hoje é tão clássica: "Bem, por que não conversamos ao menos mais uma vez sobre isso, na semana que vem?".

Vemos aí, com bastante clareza, que a resistência primordial na terapia é a do analista. Pensando bem, talvez tenha sido melhor Freud não insistir em que Ida continuasse na análise, uma vez que não parecia capaz de ver os erros de sua conduta na época. Lacan adotou esse ponto de vista em 1951, mas afirmou que Freud deveria ter interpretado a transferência (ou o que ele supunha ser a transferência), não por ser esse o melhor procedimento, mas porque às vezes é algo que pode ser feito, como um último recurso para sair de um bloqueio ou impasse no tratamento. Quando tudo o mais falha, o analista pode tentar proferir uma interpretação da transferência; é quase inevitável que ela seja incorreta ou erre o alvo, mas, *ainda assim, pode inspirar o analisando a corrigir o analista*.[188]

Teria Ida dito a Freud que ele estava redondamente enganado em suas alusões ao sr. K, porque o verdadeiro amor da vida dela era a sra. K? Teria dito a ele que havia decidido largar a análise por estar muito claro que ele não tinha a menor ideia do verdadeiro objeto das afeições de sua paciente? Lembremos que foi assim que, numa de suas notas de rodapé do caso de Ida, em 1905, Freud caracterizou seu erro, dizendo não haver percebido que, na verdade, Ida amava a sra. K.

Observe-se que essa é *mais uma tentativa de Freud de definir seu fracasso não no nível de sua técnica falha e intimidante, mas estritamente em termos de conhecimento e discernimento*. Assim como, em 1900, ele acreditou ter deixado de captar o fato de que Ida estava transferindo para ele sua raiva do sr. K, em 1905 ele postulou ter deixado escapar a importância do interesse homossexual dela. Lacan, em 1951, pareceu aceitar a conclusão freudiana de 1905 e opinou que, ao interpretar incorretamente a transferência, Freud teria incitado a paciente a conduzi-lo na direção certa, que, na visão de Lacan, não era tanto o amor de Ida pela sra. K, propriamente, mas suas indagações sobre sua própria feminilidade, a qual ela estivera explorando através da sra. K. Portanto, Freud e Lacan (em 1951)[189] interpretam o problema freudiano na análise de Ida em termos de precisão: de acertar alguma coisa no nível do conhecimento. Mas poderíamos argumentar, em vez disso, que *a precisão se resolveria por si se Freud houvesse corrigido sua técnica* — deixando-a mais alinhada com seus artigos posteriores sobre técnica, nos quais é o analisando que faz a maior parte do trabalho e o grosso das associações e interpretações.

Assim, seria bom nos esforçarmos para não seguir o exemplo de Freud no caso de Ida e, em vez disso, seguirmos o conselho que ele nos deu após outros dez ou quinze anos de experiência, nos quais procurou aprender com seus erros anteriores. Podemos ir muito longe na psicanálise abraçando não o exemplo pessoal de Freud mas suas recomendações, pois é lícito dizer que ele foi muito melhor na formulação de uma teoria convincente da prática psicanalítica do que na observância pessoal dessa teoria — muito melhor teórico do que clínico, sobretudo no começo de seu trabalho (como a maioria dos inovadores, ele aprendeu muito por tentativa e erro).[190] Conforme vimos no caso do Homem dos Ratos, *a prática psicanalítica pode ir muito além do Freud clínico*, com todas as suas tendenciosidades e defeitos pessoais, e com frequência o faz, felizmente.

Contratransferência

> Quem, como eu, invoca os mais maléficos e semidomados demônios que habitam o âmago do ser humano, e com eles trava combate, não pode ter a expectativa de sair ileso dessa luta.
>
> FREUD, "Fragmento da análise de um caso de histeria"[191]

Muitas das críticas que estamos fazendo ao trabalho de Freud com Ida (aqui e no Apêndice I) podem ser agrupadas sob a denominação de contratransferência freudiana. Mas isso só se dará se não restringirmos a contratransferência a ser a simples contrapartida da ideia reducionista de transferência já mencionada neste capítulo, segundo a qual a transferência nada mais é do que aquilo que o paciente *sente* pelo analista num dado momento. Assim como a transferência, a contratransferência é um bicho muito mais complexo, que envolve a repetição de situações e configurações anteriores. Tal como a transferência, poderíamos dizer (se substituirmos "analista" por "analisando") que ela envolve

> reedições ou reproduções de impulsos e fantasias despertados [...] com o prosseguimento da análise, mas tem a peculiaridade de substituir uma pessoa

anterior pelo [analisando]. Dito de outra maneira, toda uma série de experiências psíquicas é revivida, não como algo pertencente ao passado, mas como algo que se aplica ao [analisando] no presente.[192]

Seguindo a definição freudiana posterior de transferência, poderíamos acrescentar: a contratransferência "em si é apenas uma repetição, e a repetição é uma transferência do passado esquecido não apenas para o [analisando], mas também para todos os outros aspectos da situação em curso".[193]

Como mencionado no Apêndice I, é provável que Freud tenha sentido atração por Ida, pelo menos no começo, tanto fisicamente quanto por sua inteligência e sua personalidade bastante independente; e, em outros momentos, aborreceu-se com a falta de cooperação dela e com sua recusa a confirmar suas interpretações e a responder a inúmeras perguntas dele (nem mesmo fingindo tentar lembrar-se de coisas sobre as quais ele indagava e, em vez disso, respondendo, quase de imediato, "não sei"). É óbvio que o fato de Freud se ressentir pessoalmente da falta de cooperação de Ida diz mais sobre ele do que sobre a paciente, porque foi somente a autoridade paterna[194] que a levou a consultá-lo, para começo de conversa, e era de esperar que ela não cooperasse. O que isso diz sobre Freud não é, simplesmente, que ele queria ajudar Ida a melhorar, mas que estava ansioso por resolver os problemas dela, como parte de sua ambição maior de estabelecer a veracidade de suas teorias da histeria e da interpretação dos sonhos.[195] Em outras palavras, sua irritação com Ida — é óbvio que ela o irritou, assim como o relato freudiano do trabalho dela irritou numerosos comentaristas, especialmente nas últimas décadas (ver Apêndice I) — não passou de uma manifestação de sua vasta ambição intelectual de conquistar o mundo, por assim dizer, com o brilhantismo e a eficiência de sua recém-nascida técnica psicanalítica; assim, ser contrariado por ela era ser contrariado como uma autoridade onisciente.[196]

Os psicobiógrafos de Freud aludiriam aqui, sem dúvida, à sua impressão de não haver feito um grande nome para si com seus primeiros escritos médicos/neurológicos e à sua frustração por não haver recebido uma cátedra universitária durante tanto tempo; mas, seja como for, podemos ver que ao menos parte de sua frustração com Ida teve uma origem claramente externa a ela como ser humano vivo, de carne e osso. Seus biógrafos — sobretudo Jones, que foi o único a ver a íntegra das cartas trocadas entre Freud e sua mulher durante seu longo noivado, que envolveu morarem em cidades separadas por três anos — talvez também opinassem que a relação de Freud com as mulheres, até ele chegar a seus 44 anos, teve repercussões em seu trabalho com Ida, e que sem dúvida ele repetiu com ela, no consultório, algumas relações anteriores com mulheres, em especial, talvez, através de sua identificação com o sr. K como um pretendente que Freud considerava "tratado injustamente" por Ida.

Quanto à postura contratransferencial de Freud com Ida, consideremos agora a definição lacaniana de contratransferência: "a soma dos preconceitos, das paixões, dos embaraços e até mesmo da informação insuficiente do analista num dado momento do processo dialético".[197] Isso nos permite agrupar na categoria de contratransferência (a) as ideias preconcebidas (isto é, preconceitos) de Freud quanto ao que uma adolescente deveria ou não deveria saber e sentir; (b) sua determinação (ou seja, sua paixão) de acertar sempre em seus palpites e construções; (c) sua perplexidade ou inquietação (isto é, embaraço) ao deparar com impulsos homossexuais; e até (d) sua crença equivocada (isto é, informação insuficiente) — oriunda do estado subdesenvolvido dos conhecimentos médicos da época — em que o pai de Ida poderia ter transmitido uma doença venérea à filha. Tudo isso contribuiu para inclinar o tratamento em certas direções, ora de maneira sutil, ora flagrantemente.

Também devemos incluir na categoria da contratransferência de Freud a sua ideia tola de que o sr. K era um "bom partido";[198] a sua ambição de curar a paciente, em vez de ajudá-la a curar a si mesma; sua ambição de que ela se casasse (Freud torceu para Ida se casar com o engenheiro que escreveu para ela da Alemanha durante o tratamento, o que ela não fez, acabando por se casar com um músico vagabundo, chamado Ernst Adler); e seu desejo de que o pai dela não abrisse mão da sra. K em nome da saúde da filha,[199] por achar que isso, no futuro, levaria Ida a usar a doença ou ameaças de suicídio para chantagear outros homens e ter suas vontades atendidas.

É frequente os clínicos que superviosino mencionarem que têm desejos ou ambições em relação a seus pacientes, todos os quais se enquadram na categoria de contratransferência, na medida em que se desviam do ideal da "neutralidade" psicanalítica (isto é, do ideal de deixar os pacientes explorarem opções diferentes, sem expressarmos ou impormos nossas ideias sobre o que seria bom para eles), mesmo quando elas coincidem, num ou noutro grau, com os desejos ou ambições dos próprios pacientes. Quando os terapeutas descobrem que têm ambições secretas, ou nem tão secretas, a respeito de seus pacientes — a esperança de que eles consigam tal ou qual emprego, se casem com seus parceiros atuais ou se divorciem deles, e assim por diante —, é bom que as discutam com seus supervisores ou com colegas de confiança, pois é fatal que elas acabem sendo transmitidas a seus pacientes, de maneiras sutis ou nem tão sutis, e tendam a influenciá-los (quer eles endossem ou rejeitem as ideias de seus analistas sobre o que mais lhes conviria); muitas vezes, os pacientes sentem-se pressionados por seus terapeutas a fazer isso ou aquilo, e se ressentem deles quando tais ações não dão bom resultado. Isso fica muito longe do ideal analítico de permitir que os analisandos encontrem seu caminho, tomem suas decisões e façam suas próprias escolhas na vida.

Freud, como vimos, tinha várias dessas ambições a respeito de Ida. Além disso, tinha ambições pessoais ligadas a seu trabalho com ela e à redação do relato posterior do caso; em particular, ele queria:

- mostrar ao mundo como a interpretação dos sonhos podia ser útil no tratamento;
- "estimular o interesse" na histeria, pois até então "ninguém, creio eu, pode ter tido uma concepção verdadeira da complexidade dos eventos psicológicos de um caso de histeria"; e
- mostrar que a sexualidade "fornece a força motriz de todo e qualquer sintoma" de histeria.[200]

Essas suas ambições foram destroçadas "no momento em que [suas] esperanças de um término feliz do tratamento estavam no auge".[201] É óbvio que Freud ficou muito magoado com a partida de Ida, e talvez, ao menos em parte, tenha decidido redigir o relato do caso para compreender o que saíra errado e encontrar um modo de superar a situação. Talvez não tenha escrito esse estudo propriamente por ele conter um bom material sobre a interpretação dos sonhos, pois convém assinalar que, afinal, os dois sonhos principais de Ida não foram completamente interpretados durante a análise em si; prova disso é que Freud anexou longas notas de rodapé ao final de cada sonho, na tentativa de fornecer algum tipo de síntese, o que admitiu ainda não poder fornecer quanto ao segundo sonho.[202] Por isso, ficamos com a impressão de que, assim como Freud afirmou haver trabalhado com outras histéricas cujas análises foram mais completas, também havia trabalhado com sonhos de outras histéricas cujas análises tinham sido mais completas. Então, por que escreveu *este* relato de caso?

Terá sido uma simples inverdade, como afirmaram alguns críticos, que ele havia trabalhado com outras histéricas cujos casos tinham sido solucionados (razão por que este era o melhor que podia oferecer)? Ou será que ele redigiu o caso de Ida para se ajudar a fazer o luto da perda de uma paciente inteligente e atraente, na qual, ao menos em parte, ele havia apostado sua reputação? Uma jovem por quem se sentira atraído, mas que não ficara tão atraída por ele.

Importância e conclusões

> O caso Dora é, acima de tudo, um texto extraordinário [...]. Trata-se de um histórico de caso, uma espécie de gênero literário — um modo particular de conceber e delinear a experiência humana e a linguagem escrita — que, nas mãos de Freud, tornou-se algo que nunca fora até então.
>
> MARCUS, *Representations*[203]

> Nada é mais literário [...] do que a negação de qualquer intenção literária.
>
> MARCUS, *Representations*[204]

A histeria continua muito disseminada na atualidade, embora hoje costume ser chamada por vários nomes novos e diferentes.[205] Sua extinção foi prematuramente anunciada, tanto por psiquiatras quanto por psicólogos que, *confundindo sintomas com estrutura*, viram o declínio (não o desaparecimento total) de sintomas que chamavam atenção, como a paralisia psicossomática, a claudicação, o mutismo e a cegueira, característicos da histeria no século XIX, como um sinal de morte certa.[206] Supondo que nos lembremos de que a histeria (um modo específico de lidar com o conflito) pode manifestar-se de uma infinidade de maneiras, poderíamos afirmar que ela está no cerne de numerosos casos do que é classificado nas clínicas de hoje como anorexia nervosa, bulimia nervosa, síndrome da fadiga crônica, transtorno de sintomas somáticos, transtorno conversivo, fibromialgia, transtorno de estresse pós--traumático (TEPT, incluindo a síndrome da Guerra do Golfo e a síndrome de

Porto Rico, das quais uma denominação mais antiga era *choque pós-traumático*, ou neurose de guerra etc.), depressão, vaginismo, transtorno bipolar (antes depressão maníaca), transtorno da personalidade fronteiriça (borderline), agorafobia, transtorno de ansiedade generalizada, transtorno de ansiedade social, transtorno de identidade dissociativa (antes conhecido como transtorno de múltiplas personalidades), transtorno de personalidade histriônica, transtorno de personalidade dependente — e talvez também outros que deixei escapar nessa longa lista (ver Apêndice v).[207] Embora a neurose obsessiva tenha continuado presente em nossos manuais de diagnóstico mais recentes, sob a forma truncada do transtorno obsessivo-compulsivo (TOC), que é exclusivamente definido em termos de sintomatologia, em vez da estrutura (o que significa que alguns casos de histeria acabam incluídos nele),[208] a histeria foi abolida do *DSM* já em 1980, pelo menos em parte, talvez graças à dor de cabeça que continuava — e continua — a dar aos clínicos, por ser multiforme e extremamente variável, fazendo com que, por exemplo, novos sintomas corporais surjam quase tão logo os antigos são articulados e desapareçem.

Remanescentes da histeria sobrevivem nos muitos distúrbios que acabei de mencionar nessa lista, mas nenhum desses diagnósticos, diria eu, fornece muita orientação aos terapeutas. A esperança dos redatores do manual de diagnósticos talvez tenha sido que, dividindo, eles poderiam governar — em outras palavras, a ideia de que, ao fragmentar diferentes sintomas histéricos em diferentes categorias diagnósticas, seria possível encontrar subgrupos que se mostrassem menos resistentes a certas formas de tratamentos psicoterapêuticos ou psicofarmacológicos (note-se que grande parte das pesquisas conduzidas pela maioria desses redatores do manual foi e continua a ser, até hoje, financiada por companhias farmacêuticas, e que nem um único autor do *DSM-5* era clínico praticante). Ao que eu saiba, isso nunca foi alcançado, por mais novas subcategorias que se tenha acrescentado.

Neste capítulo, discutimos tanto o que não fazer em matéria de tratamento da histeria (ou de qualquer outra neurose, aliás) quanto o que deve ser feito. Antes de mais nada, vimos que nunca devemos supor, de imediato, que algo que suspeitamos estar acontecendo numa análise se baseie na transferência; poderia ser o caso, mas, por outro lado, talvez se baseie em algo que nós mesmos estejamos fazendo. (Não devemos presumir, como fez Freud, que esse algo diga respeito ao sr. K, quando diz respeito a nós.) Quando baseamos essa suspeita em algo que nós mesmos estamos sentindo — pressionados, imprensados na parede, desamparados, impotentes, vazios, nervosos, ou seja lá o que for —, devemos primeiro examinar nossa experiência passada e presente para ver:

- se já sentimos isso alguma vez e, em caso afirmativo, quando e em que circunstâncias. Será que o analisando nos lembra de algum modo (aparência, atitude, inteligência, estilo de vestuário, voz, olhar etc.) uma outra pessoa e, portanto, coisas que aconteceram com essa pessoa?
- se nos sentimos do mesmo modo com vários de nossos pacientes, ou apenas com esse. Quando há mais de um, talvez isso diga mais sobre como reagimos a certos tipos de pessoas, ou a um dado atributo que algumas pessoas têm, do que ao analisando específico que está diante de nós.

Talvez seja necessário discutir essas questões sobre *nossa* experiência com nossos analistas, supervisores ou colegas, a fim de realmente explorá-las de maneira fecunda — nunca devemos esquecer como é importante falarmos de nós com *outras* pessoas, dada a facilidade com que *nos* contentamos com a primeira explicação que nos vem à cabeça (o que aponta, mais uma vez, para a inutilidade geral da autoanálise). As discussões francas com outras pessoas podem ajudar a pôr em foco nossas maneiras características de reagir a certos tipos de pessoas (que achemos, vamos dizer, intimidantes, sedutoras ou exasperantes), o que se relaciona com nossos "preconceitos, paixões e embaraços" e até com nossas "informações insuficientes". A supervisão, que inclui (a) a discussão das histórias dos pacientes e do que acontece no tratamento e (b) um fórum aberto em que revelar nossos sentimentos contratransferenciais a respeito dos pacientes — inclusive o que desejamos para eles e nossas frustrações com eles, nossa sensação de não sabermos o que está havendo, ou de estarmos acuados num canto, ou travados em todos os nossos esforços, por exemplo — deve ser vista como crucial ao longo da carreira analítica, e não como algo que dure uns dois anos e depois se torne supérfluo. Quando os analistas se sentem bloqueados, acham que o tratamento não está chegando a lugar nenhum ou se incomodam com a transferência erótica ou negativa dos pacientes, a supervisão é um elemento essencial para obter uma visão externa e, espera-se, mais ampla sobre os casos. Caso ela se revele insuficiente, os analistas devem considerar seriamente seu próprio retorno à análise; trabalhei com muitos clínicos que acabaram optando por isso, depois de fazerem supervisão comigo durante um ou dois anos, na esperança de que a supervisão lhes bastasse para lidarem com as dificuldades que vinham surgindo em sua prática cotidiana. Eles se deram conta de que ouvir a perspectiva de outra pessoa não era suficiente para livrá-los de certos hábitos arraigados e permitir que eles deixassem de vivenciar certas reações crônicas a seus analisandos.

Vimos também neste capítulo que, como Freud concluiu uns dez anos após o término de seu trabalho com Ida, *o analista só deve fazer uma interpretação quando o analisando estiver a "apenas um pequeno passo" de chegar por si só à mesma conclusão*:

> [Devemos condenar] qualquer linha de conduta que nos leve a dar ao paciente uma tradução de seus sintomas tão logo nós mesmos a tenhamos adivinhado, ou a considerar como uma vitória especial lançar-lhe essas "soluções" no rosto no primeiro encontro. Para o analista habilitado, não é difícil ler claramente os desejos secretos dos pacientes nas entrelinhas de suas queixas e na história de sua doença; mas quanta presunção e desconsideração precisa ter alguém que seja capaz, ao mais breve contato inicial, de informar a um estranho, totalmente desconhecedor dos princípios da análise, que ele se acha ligado a sua mãe por laços incestuosos, que abriga desejos de morte em relação à esposa, a quem parece amar, que esconde a intenção de trair seu chefe e assim por diante! Ouvi dizer que há analistas que se orgulham de fazer esse tipo de diagnóstico-relâmpago e tratamento "expresso", mas devo desaconselhar todos de seguirem tais exemplos. Esse tipo de conduta desacredita completamente o profissional e o tratamento aos olhos do paciente, e despertará neste a mais violenta oposição, quer o palpite do analista esteja certo, quer não; aliás, quanto mais certo for o palpite, mais violenta será a resistência.
>
> Em geral, o efeito terapêutico é nulo, mas o desestímulo do paciente para a análise será definitivo. Mesmo nas fases finais da análise, deve-se ter o cuidado de não fornecer ao paciente a solução de um sintoma ou a tradução de um desejo, até ele já estar tão próximo delas que lhe falte apenas um pequeno passo para se apoderar da explicação por si só. Em anos anteriores, tive com frequência a oportunidade de constatar que a comunicação prematura de

uma solução levava o tratamento a um fim intempestivo, não só pelas resistências subitamente despertadas por ela, mas também pelo alívio trazido pela solução.[209]

Talvez haja aí uma alusão ao "fim intempestivo" da análise de Ida, mas sem dúvida houve outros pacientes que fugiram diante da blitzkrieg interpretativa de Freud. O método pelo qual ele vislumbrava, presumia e interpretava implacavelmente o recalcado (isto é, o que ficava abaixo da barra, tal como retratei acima na seção "O desenrolar da análise de Ida") deu lugar, nos anos posteriores, a um método em que, pelo menos em tese, ele deixava cada vez mais a critério do analisando dizer o que havia abaixo da barra. (Mas convém notar que, em 1912, Freud continuava a falar com extremo orgulho, como se soubesse o que realmente se passava até com pacientes recentíssimos; contudo, percebia que, por razões pragmáticas, tinha que esperar para lhes dizer do que se tratava.)

Reconhecemos um sinal certeiro de excesso de interpretações por parte dos analistas quando eles se veem gastando um tempo enorme fora das sessões para conceber interpretações que possam apresentar a um paciente na sessão seguinte. E os pacientes histéricos são o tipo que mais comumente inspira esse tipo de cogitação desproporcional nos analistas, levando-os a solucionar os problemas do analisando, em vez de fazê-lo discernir seu próprio papel na criação da confusão em que se encontra, perceber o que tem extraído dela e solucionar seus problemas. Assim como os alunos costumam trabalhar mais nas aulas em que os professores não fornecem todas as respostas, os analisandos costumam fazer uma parte muito maior do trabalho interpretativo, pessoalmente, quando os analistas se abstêm de responder a todas as perguntas e de interpretar cada pequena parte do material que vem à baila no correr da análise.

Uma das consequências de deixar a feitura do trabalho mais a cargo do paciente é que *a análise demora mais*! Agora que os analistas, em sua maioria, pararam de "penetrar" intelectualmente nos pacientes (pelo menos da maneira que Freud parece ter feito, em algumas ocasiões), alguns pacientes reclamam de que os depenamos, já que o processo de análise se torna ainda mais caro, por causa de sua duração.

Não se pode ganhar todas...[210]

Como poderíamos caracterizar as críticas ao trabalho de Freud com Ida que proponho aqui (e no Apêndice 1) em termos dos três registros lacanianos do imaginário, do simbólico e do real? Algumas poderiam ser entendidas como situadas no nível simbólico, na medida em que envolvem uma mudança de perspectiva teórica que brota da autocrítica de Freud, por assim dizer, em seus *Artigos sobre técnica*, nos quais ele passa a ver que *o engajamento dos analisandos no trabalho terapêutico* (e seu sentimento de que a análise é deles) deve ter precedência sobre qualquer tentativa, por parte do analista, de levá-los a fazer confissões completas e imediatas, de solucionar qualquer sintoma específico de que eles sofram e de demonstrar um brilhante "discernimento" dos sonhos, fantasias, lapsos e vida dos analisandos. Sem abdicar de toda a "direção do tratamento", o analista deve parar de "dirigir o paciente" (como diz Lacan nos *Escritos,* p. 592) e garantir que a bola continue essencialmente com este.

Outras críticas que propus aqui poderiam ser entendidas como situadas no nível do imaginário — por exemplo, na medida em que Freud se viu no sr. K ou se identificou com ele (ou até com a própria Ida, ou com o pai dela) e agiu na terapia como quem parecesse precisar sentir-se *senhor* da situação ou no controle dela. Outras, ainda, envolvem o real, que é definido por Lacan, neste contexto, não como a chamada realidade, mas como concernindo a satisfações psíquicas e/ou corporais (ou gozos). Nesse aspecto, estaríamos especulando sobre as satisfações que Freud parece haver extraído do trabalho com Ida. Esse é um assunto delicado, em muitos sentidos, pois a satisfação ou satisfações que os analistas extraem de seu trabalho com os pacientes raramente são discutidas na literatura especializada, ao que eu saiba, ainda que esteja claro que poucos analistas, provavelmente, diriam que sua única forma de satisfação ao trabalharem com pacientes é a remuneração que recebem por seus serviços. Ouvimos sobre casos em que analistas particularmente falantes parecem tentar curar a si mesmos e resolver seus próprios problemas enquanto aparentemente tratam dos analisandos, e suas próprias neuroses têm precedência sobre as dos pacientes — uma deturpação evidente. E suspeito que ao menos a maioria dos psicanalistas visse com maus olhos os clínicos que extraem grande satisfação de haverem orientado seus pacientes a fazerem justo as coisas que esses clínicos creem que eles devem fazer — por exemplo romper com determinados parceiros, casar-se com outros, ter filhos, obter certos diplomas ou seguir certas carreiras, tornar-se psicanalistas e assim por diante. Nesses casos, o gozo que tais psicanalistas parecem obter do trabalho com os analisandos assemelha-se à autossatisfação narcísica que alguns pais mandões derivam de guiar os filhos recalcitrantes para objetivos que são parentais (o que está longe da "neutralidade" psicanalítica), ao passo que a meta da psicanálise é ajudar os analisandos a atingirem suas próprias metas e ultrapassarem seus obstáculos neuróticos na busca desses objetivos.

Freud, ao que parece, adotou com Ida um papel que eu caracterizaria como uma mescla dos papéis de pai e pretendente (que acaba por se tornar um amante desprezado). Tal como um pai, ele queria que Ida parasse de achar todos os homens "detestáveis" (mentirosos e hipócritas como seu pai e o sr. K), que se casasse e tivesse filhos. E, como pretendente, parecia querer deslumbrá-la com seu brilhantismo, seu discernimento do que a motivava e suas referências culturais prontas, que Freud suspeitava que os dois compartilhavam. Não a havendo conquistado, ele pareceu começar a extrair satisfação de atormentá-la para que confessasse coisas, de se acreditar sempre com a razão (uma forma empobrecida do que poderíamos chamar de "gozo fálico") e de intimidá-la a confirmar suas ideias, ou, pelo menos, a aquiescer nelas.

O tipo de satisfação envolvido no gozo nem sempre é bonito. Freud parece ter se sentido como um amante desprezado, sobretudo no final do trabalho com Ida, e — como muitos de nós soubemos, numa ou noutra ocasião — sentir-se desprezado é uma experiência emocional significativa, que pode incluir raiva, ódio, autocomiseração, uma profunda ferida narcísica, desejo de vingança e por aí vai. Todos são sentimentos que não esperaríamos encontrar nos psicanalistas em seu trabalho com os analisandos.

6. Formação de sintomas

> Eu achava que sabia quem eu era e o que pretendia. Agora percebo que há alguma outra coisa dirigindo minha vida. Com certeza, não sou eu que dirijo minha vida — não sei mesmo o que estou fazendo.
>
> Um analisando

> Os sintomas falam até com quem não sabe escutá-los. E não contam a história toda nem mesmo aos que sabem.
>
> Lacan[1]

Em capítulos anteriores, discutimos várias características distintas dos sintomas neuróticos, desde sua origem em impulsos conflitantes — um dos quais costuma ser sexual ou agressivo, enquanto o outro tenta suprimir o primeiro, por razões moralistas, práticas ou de autopreservação — até a curiosa forma de satisfação que não satisfaz, satisfação disfarçada de sofrimento, ou satisfação na insatisfação proporcionada, todas as quais podem ser incluídas na categoria do gozo.[2] Vamos explorar essas e outras características em maior detalhe neste capítulo, mas, primeiro, quero reiterar que tudo o que "dissemos aqui sobre recalcamento e sobre formação e significado dos sintomas derivou de três formas de neurose — histeria de angústia", correspondente à fobia,[3] "histeria de conversão e neurose obsessiva — e é válido unicamente para essas formas".[4]

É importante frisar esse ponto, creio eu, pois aquilo a que às vezes se faz referência como "sintoma" de psicose — por exemplo, alucinações, delírios e pensamento "concreto" (que melhor denominaríamos de pensamento *não metafórico*) — não se estrutura da mesma forma que os sintomas psicanalíticos mais "clássicos". Lacan se refere às alucinações e aos delírios não como sintomas e sim como "fenômenos elementares" de psicose.[5] Dito em termos um pouco mais técnicos, enquanto os sintomas neuróticos são produto do mecanismo de negação conhecido como recalcamento ("O recalcamento é o mecanismo atuante no desenvolvimento das neuroses"),[6] os fenômenos psicóticos resultam de um mecanismo diferente, que Freud chamou de *Verwerfung* — isto é, foraclusão.[7] Não entraremos no como e no porquê da foraclusão neste livro, pois isso nos afastaria muito do tema central e porque já o fiz noutras obras.[8] Portanto, restringiremos nossa atenção, aqui — como fez o próprio Freud, na maioria dos textos — aos sintomas neuróticos.

Não se deve considerar que isso implica que nossa discussão sobre a formação dos sintomas não terá relação alguma com os sintomas apresentados pelos que são comumente diagnosticados, em nossos dias, como fronteiriços (bordeline), narcisistas ou bipolares. No mundo psicoterapêutico contemporâneo, o diagnóstico renunciou, em grande parte, a qualquer vestígio do modelo estrutural brevemente mencionado nos Capítulos 4 e 5, modelo este que distingue neurose, perversão e psicose, na medida em que cada uma dessas estruturas clínicas é caracterizada por um mecanismo diferente de negação — recalcamento, na neurose; renegação (o que Freud chamou de *Verleugnung*), na perversão;[9] e foraclusão, na psicose. O diagnóstico, tal como consta dos manuais padronizados usados na maioria dos consultórios, clínicas e hospitais de hoje, baseia-se quase exclusivamente em critérios descritivos, mediante os quais, por exemplo, pessoas são diagnosticadas como fronteiriças quando, por um certo mínimo de tempo, enquadram-se em pelo menos cinco de uma lista bastante extensa de "critérios" tidos como constitutivos da "entidade clínica" conhecida como transtorno de personalidade fronteiriça. Isso implica que hoje o diagnóstico é determinado por "grupos" ou "constelações" supostamente significativos do que os clínicos julgam ser sintomas, os quais podem mudar com o tempo, o que significa que um paciente pode ser diagnosticado como fronteiriço num dado momento, bipolar alguns anos depois e, adiante, como portador de transtorno generalizado de ansiedade (parecendo encaixar-se em apenas dois de cinco critérios de um dado diagnóstico, numa consulta ao médico, e em todos os critérios, posteriormente), isso quando não recebe dois desses três diagnósticos ao mesmo tempo. Na verdade, atualmente, cada vez mais pacientes aparecem nos consultórios ou centros de tratamento dos terapeutas com um arquivo psiquiátrico que inclui meia dúzia de diagnósticos diferentes, ou até mais (alguns propostos por médicos diferentes, que receberam o paciente com poucos dias de intervalo, e que discordam entre si quanto a quais são os critérios em que o paciente se encaixa de maneira mais próxima e duradoura). Não surpreende — considerando-se que o manual predominante, o *DSM*, que surgiu em 1952 com 130 páginas e incluía 106 doenças mentais, cresceu em sua última reedição para cerca de mil páginas, que incluem 265 transtornos,[10] muitos dos quais obviamente se superpõem (compare-se isso com a psicanálise, que costuma incluir menos de uma dúzia de estruturas clínicas diferentes; ver Apêndice v).

Acima e além do fato de que esse tipo de nomenclatura psiquiátrica, baseada nessas "entidades clínicas" vagas, costuma ser de valor duvidoso para os clínicos que têm esperança de aprender a orientar o tratamento com populações diversas de pacientes (existem mesmo tantos transtornos diferentes, para os quais devamos adotar abordagens diferentes de tratamento?),[11] friso mais uma vez que os psicanalistas — quando de fato funcionam como psicanalistas, e não como psiquiatras, psicólogos clínicos ou assistentes sociais — não afirmam decidir o que se qualifica como sintoma para uma dada pessoa: na psicanálise, *sintoma é tudo aquilo de que alguém se queixa*. As pessoas se portam de uma infinidade de maneiras que incomodam imensamente seu círculo de convívio, e que seus cônjuges, parentes, amigos e colegas de trabalho acreditam ser altamente sintomáticas (dizendo coisas como "Você nunca dá ouvidos a ninguém", "Você não tolera críticas", "Você faz exatamente o contrário do que lhe digo que quero" e assim por diante), mas, como mencionei no Capítulo 3, nenhuma delas é tida como constituindo um sintoma, do ponto de vista psicanalítico. *Uma coisa só é sintoma e potencialmente acessível ao tratamento analítico quando é o próprio paciente que se queixa dela* e a considera problemática, e não quando a queixa vem das pessoas que o cercam. Não cabe ao analista dizer ao paciente o que acha ser sintomático no comportamento dele; ao contrário, deve deixar o paciente formular o que ele mesmo considera problemático em sua vida.[12] Algumas perguntas simples — como "O que o/a traz aqui?", "O que o/a levou a entrar em contato comigo?" ou "Do que gostaria de falar (ou o que gostaria de trabalhar)?" — costumam ser suficientes para provocar um primeiro esboço do que o paciente considera sintomático em sua vida. Isso costuma ser designado por "problema apresentado", pois é o que o paciente se dispõe a assumir logo de saída, e só com o tempo vêm a emergir esboços mais completos. A maioria dos pacientes questiona sozinha um número cada vez maior de aspectos de sua vida, à medida que a terapia aprofundada avança.

O ponto de vista estrutural

> A pesquisa psicanalítica não encontra nenhuma distinção fundamental, apenas quantitativa, entre a vida normal e a vida neurótica.
> FREUD, *A interpretação dos sonhos*[13]

> A fronteira entre a norma e a anormalidade nervosas é fluida, e todos somos [pelo menos] um pouco neuróticos.
> FREUD, *A psicopatologia da vida cotidiana*[14]

> Se adotarem um ponto de vista teórico e desconsiderarem a questão da quantidade, os senhores poderão muito bem dizer que somos todos doentes — isto é, neuróticos —, já que as precondições da formação de sintomas também podem ser observadas em pessoas normais.
> FREUD, *Conferências introdutórias sobre psicanálise*[15]

Não se deve supor que os analistas creem que as pessoas que não se queixam de nada do que pensam, sentem ou fazem estão livres de sintomas e, por conseguinte, são "normais". *Não há nada que se possa chamar de normalidade, falando em termos psicanalíticos*, "já que as precondições da formação de sintomas" são encontradas em todas as pessoas; e não só as precondições: até "uma pessoa sadia é virtualmente neurótica", e "quem submeter sua vida de vigília a um exame mais rigoroso descobrirá [...] que essa vida, ostensivamente sadia, é entremeada de um grande número de sintomas".[16] Os sintomas ganham vida assim que ocorre o recalcamento — ou seja, assim que nasce o inconsciente. Nos recém-nascidos "não há distinção entre consciente e inconsciente",[17] mas, quando o inconsciente se forma, o próprio processo de sua formação dá origem, inevitavelmente, a um ou mais sintomas.

Assim que alguém passa a existir da maneira neurótica habitual — em outras palavras, desistindo de certo número de prazeres e tendo posto de lado (isto é, recalcado)[18] os desejos associados a eles —, forma-se algo a que podemos chamar sintoma, como parte do esforço de resgatar alguns desses prazeres, ainda que de maneira disfarçada ou irreconhecível. Como nos diz Freud, as pessoas têm enorme dificuldade de abrir mão de seus prazeres e, constantemente, buscam maneiras indiretas de obter ao menos alguma satisfação, justo dos desejos que recalcaram: "O homem é um 'incansável buscador do prazer' [...] e qualquer renúncia a um prazer já desfrutado lhe é sumamente difícil";[19] e "Os homens sempre tiveram dificuldade de renunciar ao prazer; não conseguem levar-se a fazê-lo sem alguma forma de compensação".[20]

As pessoas que não se queixam de um sintoma (ou sintomas) costumam ser aquelas cujas maneiras de tentar obter essa compensação combinam com a cultura ou subcultura em que elas atuam e vivem. Por exemplo, um homem que tenha recalcado a fúria que sente em relação ao pai (por um sem-número de coisas possíveis que o pai tenha feito, ou que esse homem ache que ele fez) não terá dificuldade de encontrar saídas para essa fúria numa cultura em que o futebol americano, o boxe e outros esportes de combate como esses sejam amplamente aceitos (sem falar na guerra). Uma mulher que tenha recalcado a rivalidade com a mãe pelas atenções do pai pode canalizar toda a sua energia para a superação da mãe de uma pletora de maneiras das quais seu pai se orgulharia, ou que dezenas de outros homens poderiam admirar: instrução, realizações artísticas, beleza, elegância, humor, sucesso nos negócios etc. Os viciados em trabalho, por mais destrutivos que possam ser para si mesmos em certos aspectos, costumam alcançar um status social elevado no mundo ocidental; e a compulsão a restringir a ingestão de alimentos pode levar uma mulher a saltar para o estrelato como supermodelo, num mundo em que, ao menos por enquanto, "é impossível ser magra demais ou rica demais", como teria dito a duquesa de Windsor. Os que encontram compensações como dinheiro, posição social, fama e admiração quase universal — o que lhes granjeia, às vezes, a bajulação, a corte, a atenção e até o amor de outras pessoas — têm, obviamente, menos probabilidade de se queixar daquilo que estão fazendo sem saber (por exemplo, ainda tentando superar o papai ou a mamãe, ou ainda tentando vingar-se deles).[21]

Estar "livre de sintomas" significa, portanto, uma de pelo menos duas coisas possíveis: ou o indivíduo não sofre de sintomas tipicamente neuróticos (podendo, assim, ser perverso ou psicótico), ou não é especialmente incomodado pelo modo como tenta, sem o saber, recuperar um pouco do prazer a que renunciou ostensivamente quando era criança. Os analistas podem crer que estão detectando essas estratégias sintomáticas de recuperação do prazer (isto é, sintomas) em seus analisandos, mas é bom se absterem de mencioná-las até que os próprios analisandos se queixem delas.

Como se formam os sintomas

> Buscamos não apenas descrever e classificar fenômenos, mas compreendê-los como sinais de uma interação de forças na mente, como manifestação de intenções deliberadas que funcionam ao mesmo tempo ou em oposição recíproca. Estamos interessados numa visão dinâmica dos fenômenos mentais.
>
> FREUD, *Conferências introdutórias sobre psicanálise*[22]

Passando agora aos que, *sim*, queixam-se de seus pensamentos, atos e sentimentos, recordemos que os sintomas neuróticos geralmente se formam graças a um conflito entre duas forças rivais, que chamamos de Força 1 e Força 2. Lembremos da paciente que mencionei no Capítulo 2, que sofria com sensações de frio impossíveis de aliviar mediante a ingestão de bebidas quentes ou com banhos fumegantes, sintoma este cuja origem rastreamos até uma noite em que ela ouviu ruídos provenientes do quarto dos pais, foi ao corredor e, parada sobre o piso frio de lajotas, viu o pai em cima da mãe na cama do casal, com o pênis ereto. Nesse sintoma específico de friagem, como num sem-número de seus outros sintomas físicos (por exemplo um aperto no peito), ela parecia identificar-se com a mãe e desejar ocupar o lugar dela na cena da cama com o pai. Podemos pensar nesse desejo como a Força 1, pois se tratava da ânsia de ser tão importante para o pai quanto sua mãe era, e de expulsar a mãe desse papel de destaque para o pai. A Força 2 poderia então ser entendida como os escrúpulos morais que ela sentia diante desse desejo, na medida em que ele era incestuoso e envolvia uma traição a sua mãe (que era ao menos um pouco amada).

Nessa evidente repetição de uma experiência do passado — e os leitores hão de recordar que as sensações de frio dessa mulher surgiram no próprio curso da análise —, havia forças conflitantes em ação. Rastrear essa repetição até sua origem, que tinha sido a noite em que ela viu os pais tendo relações sexuais, levou à eliminação do sintoma, porém não ao fim do conflito em si; esse conflito continuou a produzir outros sintomas, até serem explicitados muitos dos desejos e anseios da analisanda em relação ao pai (que, a princípio, ela declarara simplesmente execrar) e até se articular grande parte de sua raiva da mãe e sua rivalidade com ela (a quem, de início, ela afirmara absolutamente adorar). O resultado foi que a Força 1 teve uma diminuição considerável, o que significou que não mais teve de ser cansativamente combatida pela Força 2.[23]

Os sintomas apresentados pelos analisandos do século XXI podem ser entendidos, com base nesse "modelo de conflito", com a mesma facilidade com que o eram os sintomas de que sofriam os analisandos de Freud. Em outro caso, um analisando meu ia atrás de mulheres que considerava ao menos tão bonitas quanto tinha sido sua mãe e, assim que as fazia se comprometerem totalmente com ele, rompia o namoro, e então fazia tudo que havia de imaginável para trazê-las de volta (o que, quando tinha êxito, reiniciava todo o processo). Ele era totalmente incapaz de compreender por que fazia isso e, nem é preciso dizer, suas parceiras ficavam totalmente angustiadas. Revelou-se que ele tivera uma relação exageradamente estreita com a mãe, que se divorciara do pai do analisando quando este era pequeno, e que ele tinha sido o único filho a sobreviver. Para ele, houvera algo de emocionante, mas perturbador, em seu acesso praticamente ilimitado à mãe, e isso o levou a pensar — com base em alguns comentários e insinuações paternos — que seu pai reprovava essa intimidade dele com a mãe, observando que a mãe era "sinal de encrenca" e coisas similares.

O resultado não foi um sintoma do tipo formação de compromisso, como vimos no exemplo anterior das sensações de frio, e sim um *sintoma em alternância*, no qual prevalecia, inicialmente, seu desejo de estar com uma mulher considerada tão bonita quanto sua mãe (Força 1), mas no qual seu sentimento da necessidade de prestar atenção às advertências do pai (Força 2) ocupava, depois, o centro do palco, num ciclo interminável entre uma coisa e a outra. Com algumas mulheres, numa fase posterior da vida, o ciclo se abreviava a tal ponto que ele nem ao menos conseguia dar o passo inicial de se envolver com alguém que achasse linda, pois lhe vinha a sensação quase imediata de que "não tinha permissão" de estar com ela.[24]

Em mais outro caso, um homem cuja mente era extremamente ativa nunca punha em prática nenhum dos infindáveis projetos que concebia, e se queixava com amargura de estar desperdiçando a vida, sem fazer nada. Fazia muito tempo que era fixado na mãe, a qual achava ter perdido para o irmão caçula no nascimento deste; desde cedo, esse paciente parecia haver se apoiado numa política de ressentimento: se a mãe ia lhe tirar o amor que ele queria, com certeza ele nunca, em nenhuma circunstância, faria nada que ela sugerisse querer dele ou para ele. Essa continuou a ser sua política da vida inteira: nunca fazer nada que a mãe pudesse aprovar ou querer que ele fizesse; nunca conquistar nada de que ela pudesse vir a desfrutar, vicariamente. Enquanto seu desejo do amor materno (Força 1) continuou inabalável, foi acompanhado por uma ânsia de vingança (Força 2) que levava à paralisia total em sua vida, em matéria de trabalho e carreira. Em suas fantasias sexuais, ele imaginava mulheres que resistiriam a suas investidas, de início, mas acabariam cedendo a seu encanto, o que indicava a que ponto ele ainda fantasiava reconquistar a mãe.

Essa "política" — como muitas que os neuróticos descobrem, propositalmente ou não — revelou-se um "mau negócio" para o paciente, pois ele mesmo sentia estar pagando "caro demais por um alívio do conflito". Parte da angústia gerada pelo conflito entre as Forças 1 e 2 costuma ser "limitada" ou aliviada pela adoção de uma política (isto é, pela formação de um sintoma) — afinal, os sintomas se formam "para fugir do que, de outro modo, seria uma geração inevitável de angústia" —, mas o preço pago pela pessoa, ao longo da vida, ultrapassa em muito essa fuga da angústia (a qual, além disso, costuma retornar em outros campos).[25]

O "sentido" dos sintomas

Eu não tenho sexo, tenho psoríase.
Um analisando

Nos capítulos finais de suas *Conferências introdutórias sobre psicanálise*, Freud nos lembra várias outras facetas dos sintomas que havia descrito em seus textos anteriores. Tal como os sonhos, os sintomas não são eventos ou ocorrências "aleatórios" na vida de uma pessoa, sendo, antes, dotados de sentido.[26] Ademais, *não é apenas o sintoma como um todo que é significativo, e sim cada um de seus aspectos.*

No caso de Anna O., por exemplo, vimos que, durante seis semanas, ela ficou impossibilitada de beber água. Conseguia ingerir outros tipos de líquidos e comer frutas, mas era incapaz de beber água num copo. Isso resultava, lembremos, de um dia ela ter visto o cachorro de sua dama de companhia beber água no mesmo copo dessa moça. Se o conteúdo do copo tivesse sido vinho, é bem possível que Anna O. ficasse apta a beber qualquer coisa menos vinho, e não tivesse problema algum com a água; e, se a água houvesse estado numa tigela (como uma bacia), em vez de um copo, talvez Anna O. ficasse impossibilitada de lavar as mãos numa cuba parecida, mas não tivesse problema algum para beber um copo de água. Em suma, cada detalhe da cena que ela havia testemunhado desempenhava um papel importante no sintoma exato que veio a se formar.[27] Os clínicos, portanto, devem indagar sobre todos os detalhes possíveis de um sintoma: se uma paciente se empanturra e, depois, vomita, por exemplo, é importante perguntar o que a leva à comilança, de que ela se empanturra (em geral são doces, mas nem sempre) e quando e como vem o vômito (é autoinduzido ou espontâneo? Ela vomita no vaso sanitário? Ou em potes de vidro que, depois, esconde no armário, onde é bem possível que um dos pais os encontre?). Tudo isso deve ser examinado, se quisermos ter impacto no sintoma; os clínicos que não investigam as minúcias dos sintomas constatam que exercem pouquíssimo poder sobre eles.

Pois bem, ao discutir o significado ou "sentido" (*Sinn*) de um sintoma, Freud inclui duas coisas nessa categoria: "sua procedência e seu propósito — ou seja, as impressões e experiências de que ele surgiu e as intenções a que serve".[28] A impossibilidade de Anna O. beber água em copos resultou de ela ter visto o cachorro beber água no copo da dama de companhia — em outras palavras, era esse o "de onde", o lugar de que ele vinha. O "para onde" ou "para quê" de um sintoma introduz uma pergunta diferente: a que finalidade ele serve? O pensamento comum tende a acolher a visão do sofredor de que seu sintoma não serve a finalidade alguma, já que constitui um obstáculo para inúmeros de seus objetivos e propósitos conscientes. Na verdade, a pessoa tende a crer que ele é uma completa aberração e totalmente "disfuncional". No entanto, os psicanalistas poderiam levantar a hipótese, nesse caso, de que o sintoma servia para esconder da consciência de Anna O. os seus impulsos de ódio em relação à dama de companhia (e, possivelmente, à própria mãe) — era essa a sua razão de ser.

Consideremos um exemplo mais complicado, que discutimos no Capítulo 1. Lembremos que, na tentativa de tomar um cuidado impecável e completo com o pai, Anna O. esgotou-se a ponto de ter que passar cerca de quatro meses acamada. Se entendermos que o principal conflito de sua vida, nessa época, dava-se entre seu dever filial e seu desejo de ter vida própria, poderemos formular a hipótese de que, adoecendo, ela encontrou um modo de descumprir seu dever filial. Seu "estado de fraqueza, anemia e aversão aos alimentos agravou-se tanto que, para sua grande desolação, ela não mais pôde continuar a tratar do paciente";[29] essa "solução" específica para seu conflito teve a vantagem da autoridade médica, pois foram os médicos que informaram à família que ela não poderia mais cuidar do pai — Anna O. não teve que se recusar pessoalmente. Poderíamos entender esse resultado como tendo sido um "lucro secundário" de sua doença, ou talvez até seu objetivo primordial, embora inconsciente. (Como vimos em relação à tosse nervosa de Anna, diríamos que, em muitos casos, o que é efetivamente alcançado pelo sintoma — como abafar a música ritmada, que a faria pensar em seu desejo de dançar — não é apenas uma função aleatória servida por ele, e sim seu próprio objetivo.) É presumível que o estado deteriorado de Anna tenha forçado a mãe dela a se encarregar da maior parte do trabalho de enfermagem, nos últimos quatro meses de vida do marido, o que Anna talvez também desejasse, em algum nível.

Nesse sentido, é comum podermos captar ao menos parte do significado de um sintoma ao examinar o que ele efetivamente realiza — ou seja, o estado de coisas que consegue acarretar. Neste ponto, podemos postular que a tentativa de Anna de cuidar do pai à perfeição destinou-se a transmitir uma mensagem a sua mãe — "Mamãe, isso é o que você deveria estar fazendo" —, e que seu colapso posterior teve como objetivo, ao menos em parte, tentar obrigar a mãe a fazer o que, na opinião de Anna, ela deveria ter feito o tempo todo. Em casos desse tipo, podemos ver que *é frequente os sintomas serem concebidos de modo a transmitir uma mensagem, direta ou indiretamente, a uma dada pessoa ou pessoas*, mensagem essa que costuma ser transmitida a um enorme custo pessoal para o remetente. É bem possível que mandar essa mensagem para a mãe fosse mais importante para Anna do que sua própria saúde.[30]

Formação de sintomas

Como se chega ao objetivo de um sintoma? Perguntando ao analisando a que o sintoma levou em sua vida e na vida dos que o cercam, e a que ele tinha expectativa ou até esperança de que levasse. Esse aspecto dos sintomas, entretanto, costuma ser lamentavelmente desconsiderado pelos clínicos, que depois acham difícil entender por que um sintoma não desaparece, apesar de suas origens históricas terem sido extensamente examinadas.

Os sintomas envolvem desejos

> A teoria que rege todos os sintomas psiconeuróticos culmina numa única proposição, que afirma que também eles devem ser encarados como realizações de desejos inconscientes. [...] Uma parte do sintoma corresponde à realização do desejo inconsciente, e outra, à estrutura mental que reage contra o desejo.
>
> FREUD, *A interpretação dos sonhos*[31]

> Nada na vida é tão dispendioso quanto a doença — e a estupidez.
>
> FREUD, *Três ensaios sobre a teoria da sexualidade*[32]

Freud também postula que *os desejos atuam na formação dos sintomas*: os sintomas nos apresentam a realização de um desejo no presente.[33] Dissemos que, toda vez que Anna O. tentava beber um copo d'água, lembrava-se de suas ideias sobre as doenças transmitidas pelos cães e de seus desejos raivosos em relação à dama de companhia (e/ou a sua mãe). O desejo de que acontecesse algo ruim a essa mulher parece ter estado no cerne desse sintoma, e ela se esforçou por afastar ao máximo esse desejo da cabeça, o que implica a existência de um desejo contrário. Em outras palavras, *para que um sintoma se desenvolva, sempre deve haver pelo menos dois desejos diferentes em oposição*, se não em guerra. Lembremos aqui um sintoma do Homem dos Ratos que teve curta duração (um ato compulsivo): o de retirar uma pedra da rua em que sua amada logo passaria, para que ela não se machucasse quando sua carruagem viesse por ali, mas de então recolocar a pedra no lugar original. O primeiro ato demonstrava um desejo do bem-estar da moça; o segundo, o desejo de que ela se machucasse.[34]

Os sintomas envolvem a repetição, mas com uma peculiaridade

> Aquilo por que [os neuróticos] anseiam mais intensamente em suas fantasias é justamente aquilo de que fogem quando lhes é apresentado pela realidade, e com maior gosto se entregam a suas fantasias quando já não precisam temer sua realização.
>
> FREUD, "Fragmento da análise de um caso de histeria"[35]

Para ilustrar algumas outras afirmações de Freud sobre os sintomas, examinemos o caso de uma paciente supostamente obsessiva, discutida por ele no Capítulo 17 de suas *Conferências introdutórias sobre psicanálise*.[36] Essa mulher de trinta anos praticava o seguinte ato, muitas vezes por dia: "Corria do seu quarto para o cômodo ao lado, parava num ponto específico, junto a uma mesa colocada no centro desse cômodo, tocava a sineta para chamar a empregada, mandava-a fazer uma tarefa banal, ou a despachava sem tarefa alguma, e corria de volta para seu quarto". O significado desse ritual repetitivo permaneceu opaco para Freud e a paciente, até ela discutir sua noite de núpcias, uns dez anos antes, quando seu marido, muito mais velho, havia corrido várias vezes entre os quartos dos dois, indo e vindo, na tentativa de manter relações sexuais com a mulher, mas acabara por se revelar impotente. Na manhã seguinte, ele lhe disse que "se sentiria envergonhado diante da empregada, quando ela fizesse a cama", por não haver sangue nos lençóis, e neles derramou tinta vermelha, criando uma mancha no que a mulher julgou ser o lugar errado.

E eis que havia uma mancha sumamente visível na toalha da mesa ao lado da qual ela parava, numerosas vezes por dia, ao praticar seu ritual intrigante, dez anos depois — uma mancha que, a seu ver, a empregada não poderia deixar de notar. Assim, graças a alguns deslocamentos (por exemplo da cama para a mesa, dos lençóis para a toalha e do sangue para outro tipo de mancha), ela estava, em certo sentido, *corrigindo* o que acontecera em sua noite de núpcias: era como se mostrasse à empregada que seu marido tinha, sim, dado conta do recado e, portanto, ela já não era virgem. Vemos aí que seu ritual repetia o que, para ela, obviamente fora uma experiência algo traumática no passado, com o detalhe de que não se tratava de uma simples repetição, mas também do que poderíamos chamar de uma retificação — ou seja, algo que, simbolicamente, desfaria ou redimiria o fiasco da noite de núpcias, algo que faria parecer que o trauma nunca tinha acontecido. Como disse Freud, o objetivo do ritual era corrigir "uma parte aflitiva do passado".[37]

Às vezes, portanto, os sintomas podem repetir experiências aflitivas ou até traumáticas do passado (resultam de "uma experiência cuja coloração afetiva foi excessivamente intensa", e por isso a melhor maneira de entendê-los é, não raro, como um eco ou repetição de um encontro traumático precoce com o gozo),[38] sem que a repetição seja imediatamente óbvia para o paciente ou para seu meio, devido a algumas distorções ou deslocamentos. Mas os clínicos devem ficar atentos a essas repetições, que são muito comuns na vida das pessoas, e não devem deixar de chamar a atenção dos pacientes para elas, incentivando-os a pensar no "de onde" e no "para onde" de cada uma (ou em seu "para quê"). Um ato ritualizado, portanto, pode servir de representação de uma cena anterior, ainda que a ligação com essa cena permaneça irreconhecível para aquele que o pratica. E certa satisfação pode ser extraída da realização do ritual, sem que o praticante tenha ideia do que está fazendo. A satisfação, no caso citado, era multifacetada: (a) por um lado, a paciente preservava a reputação do marido (e convém notar que eles haviam continuado casados por uma década, apesar de viverem separados, e que, mesmo após os dez anos, ela não conseguia decidir se queria ou não se divorciar); (b) ela parecia poupar-se de certa dose de ridículo, por ter-se casado com um homem tão velho e impotente; e (c) podemos postular que, ao manter a atenção e a libido concentradas no marido, ela se impedia de voltar a se casar e de, quem sabe, ter que enfrentar um marido novo e diferente, talvez mais próximo de sua idade e longe de ser impotente.[39]

Para começar, não sabemos por que ela havia concordado em se casar com um homem tão mais velho — presume-se que tivesse mais ou menos a idade do pai dela —, mas é bem possível imaginarmos que ela houvesse idealizado o pai e buscado uma espécie de figura paterna ou objeto de amor paternal como companheiro para sua vida, o que raras vezes é totalmente compatível com a paixão sexual. Isso não significa que ela fosse desprovida de todo e qualquer interesse na sexualidade — Freud decerto não nos diz o bastante para fazermos essa dedução —, mas não me parece exagero sugerir que, ao se manter fixada dessa maneira no marido distante, ela havia encontrado um modo de criar para si *um desejo insatisfeito*, um desejo que sentia ser impossível de satisfazer sem manchar a reputação do marido; ao mesmo tempo, tratava-se de um desejo que ela talvez temesse um pouco em si mesma e achasse mais fácil, ou mais seguro, manter na condição de simples fantasia, em vez de algo a ser ativamente buscado.

O divórcio era legal em Viena na época e, apesar de não sabermos de nenhum escrúpulo religioso que a paciente pudesse ter a esse respeito, sabemos que ela ao menos contemplou o divórcio, o que significa que isso não lhe era inteiramente impensável. No entanto, durante uma década, parece haver preferido manter-se legalmente vinculada ao marido, apesar de os dois viverem separados. Ficaríamos tentados a ver isso como uma forma de ascetismo ou autopunição por parte dela, dos quais lhe seria impossível derivar alguma satisfação pessoal. Mas, por outro lado, é lícito considerarmos a possibilidade de que ela derivasse alguma satisfação de manter vivo, dentro de si, o desejo ou anseio de alguma coisa, sem ter de enfrentar a realidade de um novo parceiro que pudesse revelar-se tão decepcionante quanto o primeiro marido, ou que pudesse vir a despertar nela a paixão sexual, o que talvez trouxesse em sua esteira toda sorte de angústias e/ou autorrecriminações.[40]

O sintoma não é equivalente à estrutura

> As duas forças que entraram em luta reencontram-se no sintoma e se reconciliam, por assim dizer, mediante o compromisso construído através do sintoma. É também por essa razão que o sintoma é tão resistente: ele recebe apoio das duas partes.
>
> FREUD, *Conferências introdutórias sobre psicanálise*[41]

> A linguagem de uma neurose obsessiva — os meios pelos quais ela expressa seus pensamentos secretos — é, por assim dizer, apenas um dialeto da linguagem da histeria.
>
> FREUD, "Notas sobre um caso de neurose obsessiva"[42]

Freud assinala que, em seu ritual repetitivo, a mulher desempenhava o papel do marido, que havia corrido de um lado para outro entre os dois quartos na noite de núpcias do casal. E Lacan assinala que é comum as histéricas fazerem papel de homem (*"l'hystérique fait l'homme"* [a histérica banca o homem]),[43] graças à identificação, em alguns casos, ou graças à sua impressão de que o varão de sua vida não desempenha adequadamente esse papel, ou precisa que lhe mostrem como exercê-lo de maneira apropriada. Isso — em conjunto com o que mencionei há pouco a respeito do desejo que a paciente de Freud talvez preferisse não satisfazer, e também em conjunto com o fato de que ela parecia muito interessada em proteger a imagem do marido, como se o achasse fraco demais para manter sozinho uma posição social respeitável (ou seja, respaldá--lo era mais ou menos equivalente, em sua cabeça, a respaldar seu próprio pai, que talvez ela visse como bem fraco) — sugeriria que, na verdade, a paciente de Freud era histérica, não obsessiva, como ele alega.[44]

Diríamos que Freud, nesse ponto, confundiu um sintoma de aparência obsessiva com um diagnóstico geral de neurose obsessiva, como fazem muitos terapeutas em nossa época. Ele parece ter se concentrado demais na faceta ritualística do sintoma, e não no segundo componente do "sentido" desse sintoma na paciente — ou seja, em seu "para quê": o propósito a que ele servia, que era manter afastados um novo relacionamento e, talvez, a própria sexualidade (o primeiro componente desse "sentido", o "de onde", era obviamente a noite de núpcias). Não devemos nos deixar enganar pela aparência externa de um sintoma — isto é, pelo tanto que ele parece tipicamente histérico (por exemplo vômitos)[45] ou obsessivo (por exemplo rituais repetitivos) —, mas devemos, na tentativa de determinar a estrutura clínica mais profunda do paciente, nos orientar pelo que mantém o sintoma instalado. Essa é, com efeito, uma faceta importantíssima de seu "sentido".[46]

Um mesmo sintoma pode ser encontrado em pessoas com estruturas clínicas diferentes. Isso me ficou muito claro, um dia, num curso de pós--graduação sobre formulação de casos que lecionei durante muitos anos na Universidade Duquesne, em Pittsburgh. Nessa aula específica, dois alunos do doutorado apresentaram casos de pacientes suas, uma na primeira metade da aula, outra na segunda, e as duas praticavam aquilo a que os terapeutas em formação se referiram como uma vigilância "obsessiva" de sua alimentação, no que dizia respeito à ingestão de calorias. Os dois estudantes inclinavam-se a diagnosticar suas pacientes como obsessivas, graças à natureza compulsiva dos rituais de ambas em torno da alimentação, pois ainda não se tinham dado conta de que *praticamente toda sintomatologia envolve a compulsão*, quer a fazer algo, quer a não fazer algo. Termos como "compulsão obsessiva" e "transtorno obsessivo-compulsivo" confundem a questão, fazendo as pessoas associarem o comportamento compulsivo com a estrutura obsessiva, quando é comum os histéricos se sentirem compelidos a fazer um sem-número de coisas (comer, vomitar, tossir) e se sentirem compelidos a não fazer um sem-número de outras coisas (falar, alimentar-se, se comprazer com o sexo). Na aula específica que mencionei, foi olhando além dos comportamentos praticados pelas pacientes e examinando suas razões radicalmente diferentes para praticá-los (o sentido deles, ou seja, seus "de onde" e "para quê") que pudemos concluir que uma das pacientes devia ser obsessiva, enquanto a outra devia ser histérica.

Uma estrutura clínica como a neurose obsessiva é capaz de produzir uma ampla variedade de sintomas — uns mentais, outros psicossomáticos —, e a estrutura persiste, mesmo quando um ou todos os sintomas antes visíveis são eliminados. Como nos diz Freud:

> Para os leigos, os sintomas constituem a essência de uma doença, e a cura consiste na eliminação dos sintomas. Os médicos dão importância à distinção entre sintomas e doença, e afirmam que livrar o paciente dos sintomas não equivale a curar a doença. Mas a única coisa tangível que resta da doença, depois de eliminados os sintomas, é sua capacidade de formar novos sintomas.[47]

Diversas doenças, inclusive certas infecções por estafilococos e algumas infecções sexualmente transmissíveis, podem persistir no corpo, mesmo depois de todos os seus sinais externos desaparecerem, e continuar a produzir novos sintomas, meses ou até anos depois. Similarmente, a estrutura clínica do indivíduo costuma ser permanente, a partir de certa faixa etária (talvez seis a nove anos de idade), e pode dar origem a sintomas sumamente variados, ao longo da vida. Um mesmo conflito na vida de uma mulher pode manifestar-se sob a forma de vômitos na infância, anorexia na adolescência, furtos em lojas no começo da casa dos vinte anos e negociações de alta tensão e grande volume, como na corretagem de valores, em anos posteriores.

Freud às vezes confunde estrutura e sintoma, ao dizer, por exemplo, que "são os sintomas típicos que nos orientam, ao fazermos nossos diagnósticos".[48] Ele nos guia com mais segurança ao indicar que "a terapia analítica não faz da eliminação dos sintomas a sua tarefa primordial",[49] pois sua tarefa primordial é investigar as causas deles — ou seja, o conflito que dá origem aos sintomas, antes de mais nada. A obsessão da psicoterapia contemporânea com a "redução de sintomas", a "eliminação de sintomas" e o "alívio dos sintomas", embora talvez bem-intencionada, no começo, tende a perder de vista a floresta (o conflito fundamental entre forças em guerra na psique do paciente) em favor das árvores (os sintomas individuais de que ele se queixa). Isso não quer dizer que a obsessão da psicanálise contemporânea com o discernimento e a compreensão, às vezes à custa da redução dos sintomas, tenha necessariamente uma orientação melhor. Faria bem às duas trabalhar para causar um impacto nas forças em guerra, de modo a atenuar o conflito, em vez de se esforçarem para "compreender" o conflito ou eliminar sintomas específicos gerados por ele.

Como já vimos, um modo de causar impacto nessas forças é explorar as fontes — com frequência, forças libidinais ou agressivas — que os pacientes acham tão desagradáveis neles mesmos; isso costuma levar a uma diminuição da potência ou da intensidade dessas forças. Outro modo é explorar a autocondenação — em geral relacionada com a moral ou o supereu — que surge por causa das forças agressivas, e questionar a ideia quintessencialmente norte-americana de que todos os sentimentos e pensamentos agressivos são inaceitáveis e têm que ser esmagados, bem como explorar a condenação social mais ou menos disseminada de muitos de nossos impulsos lascivos. (É possível questioná-las fazendo perguntas simples — vamos supor que nos estejamos dirigindo à paciente freudiana do ritual relacionado com a noite de núpcias —, do tipo "O que há de tão terrível em querer que seu marido tivesse sido mais homem?", ou "O que há de tão terrível em desejar que ele ficasse fora de sua vida, agora que vocês estão separados há dez anos?", ou "Será que esses desejos são tão repreensíveis, depois de tudo pelo que você passou?")

Um sintoma bastante difundido que encontramos em diversas estruturas clínicas diferentes é o medo de andar de avião. Os fóbicos costumam temer o espaço confinado da cabine da aeronave, assim como podem temer outros espaços confinados. Os histéricos frequentemente têm medo de que o avião caia, seja ou não no mar, e que isso leve uma ou várias pessoas importantes de sua vida a perdê-los — ou seja, a se separarem deles, o que, não raro, eles desejam ardorosamente, embora sintam pavor disso! É bem possível que os obsessivos se queixem de não estar no controle do avião e achem muito inquietante ter que entregar o controle de quase qualquer meio de transporte a outra pessoa. Não estou sugerindo que sejam essas as razões mais profundas pelas quais alguns fóbicos, histéricos e obsessivos têm medo de voar, mas já vemos aí ao menos maneiras superficiais de "o mesmo medo", por assim dizer, ter causas primordiais diferentes e funcionar para eles de maneiras distintas. Esse exemplo simples será, esperamos, uma ilustração suficiente de que *o sintoma não constitui a estrutura*: o fato de alguém ter medo de avião não significa que ele seja fundamentalmente fóbico.

Tampouco o fato de alguém elaborar uma fobia significa que deixe de ser estruturalmente fóbico (supondo-se que já o fosse no começo): o alívio de um sintoma não faz com que a estrutura diagnóstica da pessoa, como um todo, seja modificada, pois essa estrutura pode produzir novos sintomas, mais adiante.[50] A "posição subjetiva" dominante de alguém em sua vida de obsessivo, digamos, como no caso do Homem dos Ratos, e sua "fantasia fundamental" podem manter-se predominantemente inalteradas, apesar da dissolução de algo como o "complexo dos ratos". Por outro lado, se o sintoma aliviado era o principal sintoma da vida de alguém, além de um sintoma de longa data, pode ser que o alívio seja acompanhado por uma mudança significativa na posição subjetiva dessa pessoa e em sua fantasia fundamental,[51] mesmo que não haja mudança em seu diagnóstico clínico: o sujeito torna-se menos obsessivo, não algo diferente de obsessivo (como "normal").

Embora Freud tente, em diferentes momentos, distinguir os sintomas histéricos dos sintomas obsessivos, indicando que na histeria as Forças 1 e 2 se condensam numa mesma tosse ou dor, por exemplo, ao passo que na neurose obsessiva primeiro a Força 1 consegue se expressar, depois a Força 2, o ciclo de farra/expiação que costumamos ver na bulimia (no qual a pessoa primeiro se empanturra e depois vomita) parece ser uma exceção a essa regra básica, e a bulimia geralmente é vista como um sintoma histérico. O mesmo poderíamos dizer da tentativa freudiana de distinguir os sintomas histéricos dos sintomas obsessivos indicando que, na histeria, os eventos precoces altamente carregados costumam ser esquecidos (levando à "amnésia") e o afeto ligado a eles vai para o corpo, formando sintomas psicossomáticos,[52] ao passo que, na neurose obsessiva, os eventos precoces altamente carregados não são esquecidos, mas o afeto ligado a eles não vai para o corpo, deslocando-se, em vez disso, no campo mental. Contudo essa regra prática, frequentemente útil, é desmentida pelos múltiplos sintomas psicossomáticos que hoje encontramos nos obsessivos, entre eles a síndrome de irritação intestinal, o refluxo ácido e assim por diante, alguns dos quais eram simplesmente agrupados sob o nome de *indigestão*, nos velhos tempos. Em suma, *devemos tomar cuidado para não associar muito de perto um dado tipo de sintoma a um diagnóstico clínico específico, estrutural ou psicanalítico.*[53]

Os sintomas trazem consigo o gozo

> O tipo de satisfação trazido por um sintoma tem muito de estranho. [...] O sujeito vivencia a suposta satisfação como sofrimento e se queixa deste.
>
> FREUD, *Conferências introdutórias sobre psicanálise*[54]

> Defino o sintoma como o modo de cada pessoa gozar com o inconsciente.
>
> LACAN, *O Seminário*, livro 21[55]

Freud postula que os sintomas nos proporcionam uma forma de satisfação, a qual costumamos vivenciar como sofrimento, e não satisfação. Seguindo Lacan, referi-me a esse tipo de satisfação como *jouissance* [gozo]. Freud sugere, além disso, que o gozo trazido pelos sintomas é uma satisfação substitutiva: podemos não ter muitas outras satisfações na vida, se é que as temos, porém conseguimos extrair alguma de nossos sintomas.[56] É sabido, por exemplo, que algumas pessoas adoram reclamar; diríamos que reclamar é seu maior prazer na vida. Nesse sentido, diríamos que a mentalidade popular reconhece que reclamar, azucrinar, discutir e brigar levam a certas pessoas a pouca satisfação que elas conseguem ter na vida (na verdade, isso parece manter numerosos casais unidos, mais ou menos indefinidamente); fica claro, para muitos dos que as cercam, que elas extraem satisfação de situações que elas mesmas caracterizam como estagnadas ou impossíveis de modificar. Os clínicos devem ficar sempre atentos ao que os pacientes podem estar tirando de situações das quais se queixam e que dizem não poder modificar de nenhum modo imaginável, pois talvez algo nesses pacientes não queira, em última instância, imaginar saída alguma.

Freud vai um passo além ao formular a hipótese de que o tipo de satisfação que os sintomas nos trazem é, bem especificamente, um substituto da *satis-*

fação sexual, que muitos de nós sentimos faltar em nossa vida. É certo que a maneira como algumas pessoas se agitam em certas situações às vezes sugere a excitação sexual; consideremos, por exemplo, o que as pessoas costumam dizer que lhes acontece no decorrer do que antes se conhecia como "ataques histéricos" e que hoje é mais comumente chamado de "ataques de pânico", ou até "convulsões": o coração começa a disparar, a respiração se acelera (ainda que amiúde seja superficial), as pessoas se sentem prestes a estourar ou explodir, de algum modo, e assim por diante. Na época de Freud, os observadores atentos comumente notavam que, às vezes, os ataques histéricos eram espantosamente parecidos com a excitação sexual ("a dispneia e as palpitações da histeria e da neurose de angústia são apenas fragmentos isolados do ato do coito");[57] e, em nossa época, vez por outra podemos até ouvir os analisandos admitirem que seus ataques ou convulsões terminam em orgasmo.

Na maioria dos casos, porém, as pessoas vivenciam esses acessos, ataques ou convulsões como assustadores e dolorosos, acima de tudo, e a forma contraintuitiva de prazer que talvez extraiam deles lhes é disfarçada, ainda que possa ser meio ou flagrantemente óbvia para alguns observadores. Freud complica sua descrição do gozo que os sintomas trazem em si ao dizer "que os sintomas visam a uma satisfação sexual ou o rechaço dela, e que, em geral, o caráter positivo de realização de desejo prevalece na histeria e o negativo, ascético, na neurose obsessiva".[58] Ele também é de opinião que "quase todos os sintomas histéricos, uma vez plenamente desenvolvidos, representam uma fantasia de uma situação sexual — como uma cena de relações sexuais, gravidez, parto, resguardo, ou outra cena similar".[59]

Não parece grande exagero dizer que *ao menos alguns sintomas trazem uma satisfação que serve de substituta da satisfação sexual*, a qual é comum os indivíduos terem em pouquíssima quantidade na vida cotidiana. Mas será que isso significa que *todos* os sintomas a trazem? Freud chega ao ponto de dizer que, quando as pessoas têm satisfação sexual regular na vida, não desenvolvem sintomas — o que me parece desmentido por grande parte de minha experiência clínica e parece contradizer a ideia de que, num exame rigoroso, todos temos pelo menos alguns sintomas (ao menos aqueles dentre nós que são neuróticos), como vimos anteriormente. Freud também sugere que as crianças não podem formar sintomas antes de tomarem conhecimento da sexualidade, o que, mais uma vez, vai longe demais no estabelecimento de uma ligação íntima, "biunívoca" ou exclusiva entre o sexo e os sintomas, ao menos na histeria: "Quando não há conhecimento dos processos sexuais no próprio inconsciente, nenhum sintoma histérico pode surgir".[60]

Todavia, na medida em que, em outros textos, Freud considera que a libido tem dois componentes distintos — o sexo e a agressão (ou, em termos mitológicos, Eros e Tânatos),[61] bem podemos indagar-nos o que impediria os sintomas de fornecerem um substituto da agressão. E, de fato, os tipos de tiques nervosos, contrações musculares e movimentos bruscos ou espasmódicos que discutimos no Capítulo 2, os quais se desenvolvem em crianças que teriam recalcado uma raiva terrível de um ou mais de seus cuidadores primários, parecem "falar" dessa raiva, uma raiva expressada de maneira distorcida ou deslocada, que não raro envolve um voltar-se contra a própria criança. Isso também acontece com adultos, é claro, em quem encontramos a mesma ânsia de agredir alguém e uma tentativa simultânea de recalcar essa ânsia (por razões morais, práticas ou de outra ordem), levando a um aumento da tensão interna que pode, como afirmei no Capítulo 2, ser "autodestrutiva, levando a pressão alta, problemas musculares e ósseos e [...] ao bruxismo".

Outros sintomas que não os tiques também podem proporcionar uma satisfação substituta de nossos impulsos agressivos, levando-nos a praticar atos em que nossa agressividade em relação aos outros aparece disfarçada, sob a forma de solicitude ou preocupação exageradas, gestos estabanados, acidentes, inépcia, esquecimento de compromissos ou encontros marcados, ou uma ampla variedade de outras coisas. Em tais casos, tentamos esconder de nós mesmos e dos outros o fato de estarmos deliberadamente fazendo mal a determinadas pessoas, revestindo a agressão de um véu de boas intenções que, sempre da maneira mais inesperada, levam a consequências indesejadas calamitosas. Esses sintomas nos proporcionam uma satisfação *indireta* de alguns de nossos impulsos agressivos.

Os clínicos podem tentar desvendar impulsos potencialmente agressivos em episódios de inação — como esquecer de fazer algo ou de aparecer num dado lugar quando se assumiu o compromisso de fazê-lo — perguntando aos pacientes se não foi o caso de alguma coisa dentro deles não querer comparecer ao encontro, ou se temia ver alguém num dado almoço, ou preferia estar noutro lugar naquela hora. E podem procurar desencavar impulsos potencialmente agressivos em atos acidentais "desastrados" perguntando aos pacientes se, na verdade, algo neles não estava com raiva daquela pessoa e, de certa maneira, ficou contente por manchar seu paletó ou sua blusa, estragar suas férias ou deixá-la preocupada, ou até fisicamente ferida. (Essas perguntas não são do tipo que devamos fazer, em geral, logo no começo do tratamento, e sim só depois de os pacientes terem passado a confiar em nós, visto que podem ser tomadas como acusações em vez de indagações bem-intencionadas.)

Os sintomas são sobredeterminados

> Agora me sinto capaz de extrair muito mais satisfação das coisas.
> Um analisando (após boa dose de análise)

Freud também assinala que muitos sintomas são "sobredeterminados",[62] no sentido de que diferentes eventos ou relações contribuem para sua formação — em outras palavras, há razões múltiplas para eles se haverem formado (seu "porquê" ou "a partir de quê" é multifacetado) e, talvez com o tempo, eles passam a cumprir várias funções diferentes (seu "para quê" é multifacetado).[63] Além disso, os sintomas podem ser reforçados por outras razões (porquês) e objetivos (para quês) com o correr do tempo — "Ao longo dos anos, um sintoma pode mudar de sentido ou de sentido principal, ou o papel principal pode passar de um significado para outro" —, os quais não precisam "ser compatíveis entre si, isto é, enquadrar-se num todo coerente".[64] Essa é uma das razões pelas quais os sintomas antigos na vida da pessoa costumam exigir uma imensa quantidade de trabalho analítico para obter alívio, pelo fato de tantas meadas diferentes terem se ligado a eles no correr do tempo, sendo preciso rastrear sua origem e articulá-los plenamente.

O "complexo dos ratos" do Homem dos Ratos tinha muitos determinantes diferentes (os quais não tivemos tempo de explorar no Capítulo 4) e, como discutiremos no Apêndice III, o sintoma que aparentemente o levou à análise com Freud — todas as condutas meio doidas ligadas ao dinheiro que ele devia pelos óculos novos (seu pincenê) — talvez fosse ainda mais complexo e sobredeterminado que o "complexo dos ratos". (No apêndice, procuro esclarecer a misturada confusa dos múltiplos determinantes do episódio do pincenê.)

Certa vez, uma jovem entrou em análise comigo queixando-se de uma antiga claustrofobia, que piorava cada vez mais e surgia em toda sorte de espaços fechados (inclusive na cabine de aviões), mas sobretudo em elevadores. Foram necessários muitos anos para desemaranhar a miríade de fios diferentes que havia constituído a trama de seu sintoma, fios estes que envolviam pelo menos três importantes figuras diferentes de sua vida, de três gerações familiares distintas: (a) uma mãe excessivamente angustiada, que a aconselhava a não pegar elevadores em que não pudesse alcançar o botão de emergência, caso o elevador ficasse preso entre dois andares, e a não pegá-los sozinha com homens que não fossem membros da família; (b) uma irmã que se recusava a dar ouvidos a essas mesmas advertências da mesma mãe, e de quem a paciente havia decidido distinguir-se usando as escadas, em vez de elevadores, embora as escadas pudessem ser muito escuras e desertas (e além disso, o edifício em que seu pai morava não tinha elevador, apenas escadas); e (c) um parente mais velho com quem era frequente ela pegar elevadores, alguém que a deixava brincar de apertar alguns botões para adiar a volta ao apartamento dele, onde os dois tornariam a ficar na presença da esposa desse homem, que a paciente via como uma concorrente em diversos aspectos.

É fácil imaginar que ela associava os elevadores a experiências prazerosas com o parente mais velho (ainda que elas fossem carregadas de certas rivalidades edipianas), experiências estas que depois foram maculadas pelas preocupações angustiadas da mãe com a possibilidade de ela ficar a sós com um homem. Na verdade, a preocupação materna com a possibilidade de a filha ser estuprada ou molestada, uma preocupação possivelmente realista, era ofuscada pelo excessivo prazer que essa mãe expressava, no tom de voz e nas posturas corporais, ao fazer tais advertências à filha (e ofuscada pelo fato de ela afirmar que era o síndico do prédio que não queria que a garotada baixa demais para alcançar o botão de alarme usasse o elevador, quando a filha sabia perfeitamente que ele nunca dissera isso). Assim, pegar o elevador, aos olhos da filha, era matar a mãe, quase que literalmente (matá-la de preocupação e angústia), algo que, inconscientemente, ela gostaria de fazer naquela época, mas que tinha voltado contra si mesma, com isso entrando em pânico em elevadores, como se ela própria se desintegrasse e desmoronasse. Some-se a isso a relação complexa com uma irmã caçula de quem se esperava que ela cuidasse, mas que desdenhava as advertências maternas, afirmando sua própria vontade, e passa a ser compreensível que a história da vida infantil e das relações mais íntimas dessa analisanda tivesse que ser demoradamente explorada, com detalhes exaustivos, para desenredar os fios incrivelmente entrelaçados que por tanto tempo haviam constituído a trama do sintoma.

Os sintomas assinalam o retorno do recalcado

> Eu sempre ficava contente sendo infeliz.
> UM ANALISANDO

Nos capítulos anteriores, vimos que, embora o recalcamento permita à criança solucionar certo tipo de conflito dentro de si, ou entre ela e seus cuidadores, esse recalcamento não significa que esses pensamentos e desejos amorosos ou agressivos desapareçam de sua vida em caráter completo e definitivo: eles quase sempre retornam (chamamos a isso "retorno do recalcado") sob forma disfarçada, interferindo na vida de modos que não raro parecem muito piores que o conflito inicial, e gerando sintomas incompreensíveis, que podem durar a vida inteira. Como vimos, há algo de fundamentalmente disfuncional ou exagerado no recalcamento, visto que é comum ele dar origem a problemas que parecem desproporcionais ao conflito que o ocasionou, problemas que nunca desaparecem. O recalcamento pode se tornar paralisante: "Apesar de ter servido a um propósito útil, de início, o recalcamento acaba levando a uma perda prejudicial da inibição [dos sintomas] e do controle mental".[65]

Como já foi mencionado, os sintomas se formam "para fugir a uma geração de angústia que, de outro modo, seria inevitável",[66] angústia esta proveniente do conflito na própria criança ou entre ela e os entes queridos. Essa angústia pode ser temporariamente limitada ou aliviada pela formação de um sintoma — por exemplo, um medo de elevadores pode ajudar a criança, temporariamente, a esquecer alguns conflitos de sua vida, já que, na maioria dos casos, não é muito difícil apenas evitar o uso de elevadores. No entanto, o que tende a acontecer é esse medo de elevadores começar a se ampliar, transformando-se num medo de toda sorte de espaços fechados, e assim por diante. Em outras palavras, é muito frequente a angústia de que a criança de início escapou retornar aos poucos, depois da formação do sintoma.

Isto pode ser visto com bastante clareza no caso do "Pequeno Hans", menino cujo pai era admirador do trabalho de Freud e tentou tratar o próprio filho, seguindo o que julgava haver entendido dos escritos freudianos, somado a alguma orientação direta fornecida pelo próprio Freud. Este, tendo visto o menino apenas uma vez, no curso desse chamado tratamento, redigiu um longo estudo do caso do Pequeno Hans.[67] No relato freudiano, parece bastante claro que Hans, sumamente conflitado pelos sentimentos incestuosos que nutria pela mãe e pelo amor que nutria pelo pai nada autoritário, logrou uma redução significativa da angústia ao desenvolver sua fobia dos cavalos. Sua angústia, diríamos, ficou "atada" ou isolada através da formação desse sintoma — em outras palavras, ele parou de se angustiar o tempo todo, passando a sentir angústia apenas quando saía de casa e deparava com cavalos de antolhos (que lembravam os óculos de seu pai) e que tinham uma coisa preta, talvez parte dos arreios ou da focinheira, ao redor da boca (o que lembrava o bigode paterno), achando que eles poderiam mordê-lo.[68] Esse não era o mais conveniente dos sintomas para se formar numa época da história em que as cidades eram cheias de cavalos puxando carroças e carruagens, mas, desde que o menino ficasse em casa (com a mãe), não se sentia angustiado. Entretanto, com o correr do tempo, ele começou a pensar nos cavalos mesmo quando estava em casa, e passou a ter medo de mais e mais coisas relacionadas com cavalos (medo de que empinassem de repente, quando parados, trotassem depressa, dobrassem esquinas e caíssem, e de que os veículos puxados também caíssem,[69] além de ter medo de ferrovias. Portanto, embora a fobia aos cavalos de início tenha realizado certo volume de trabalho para ele, levando a uma fixação da angústia e a uma aparente eliminação da maior parte de seu desconforto em quase todas as situações diárias, Hans acabou por se tornar fóbico a tantas coisas que sua vida foi gravemente cerceada por seu sintoma. O que fora recalcado por ele retornou, inevitavelmente, sob a forma de uma angústia que se infiltrou em cada vez mais facetas de sua vida cotidiana.

A causa psíquica dos sintomas

> Os atos falhos resultam de um acordo: constituem um meio-sucesso e um meio-fracasso de cada uma das duas intenções envolvidas.
>
> FREUD, *Conferências introdutórias sobre psicanálise*[70]

Nos *Estudos sobre a histeria*, Freud e Breuer falaram de um novo tipo de relação entre o sintoma ("o fenômeno patológico") e sua causa precipitante, uma relação diferente de tudo o que já se vira até então nas "ciências naturais": uma relação simbólica.[71] Os ocidentais costumam crer, por exemplo, que o pensamento se dá no cérebro, e às vezes as pessoas sentem dor de cabeça (comumente chamada de cefaleia ou cefalalgia, no jargão médico) quando vivenciam uma angústia mental — digamos, quando lutam com uma decisão difícil, na qual inúmeros fatores têm que ser levados em conta, ou em que duas posturas importantes têm que ser ponderadas e nenhuma supera facilmente a outra (tomamos conhecimento desses fatores e posturas diferentes perguntando aos pacientes no que estão pensando ou com que se preocupam quando surge a dor de cabeça). Muitos de nós tivemos a experiência, com amigos ou familiares, de tocar num assunto que eles têm horror a discutir e, quando chegam no ponto em que não querem mais pensar ou falar disso, ficam com dor de cabeça. Há aí uma associação de ideias: seus circuitos ficam sobrecarregados, ou eles sentem uma espécie de tortura conceitual, e isso se manifesta como dor de cabeça. Visto que, em países como a Coreia do Sul, acredita-se que o pensar se dá no coração, seria improvável os falantes coreanos natos terem dor de cabeça nessas situações, uma vez que não associariam a tortura mental a uma dor craniana.

Similarmente, quando alguém fica com o coração partido, como dizemos metaforicamente, é possível que sinta dores no peito ou palpitações. E, quando alguém não consegue engolir o tratamento que lhe é dado por um chefe ou um cônjuge, essa pessoa pode ter a sensação de um aperto na garganta, ou de sufocar ou engasgar. Tais sintomas corporais (apesar de terem curta duração, em sua maioria) só podem desenvolver-se como o fazem graças às *ideias* específicas — obviamente físicas — do sofredor sobre onde do corpo o pensamento ocorre, de onde brota o amor e por qual orifício são absorvidos os maus-tratos. E é frequente essas ideias diferirem de um país para outro e de uma língua para outra. (Naturalmente, bilíngues nativos podem desenvolver sintomas típicos dos falantes de suas duas línguas maternas, além de sintomas híbridos.)

Freud nos dá um exemplo notável da "causa psíquica" de um sintoma nos *Estudos sobre a histeria*, na discussão de seu trabalho com Frau Cäcilie:

> Chegamos, por fim, ao reaparecimento de sua nevralgia facial. [...] Eu tinha curiosidade de descobrir se também ela revelaria ter uma causa psíquica. Quando comecei a evocar a cena traumática [na qual a dor facial havia surgido pela primeira vez], a paciente lembrou-se de um período de grande irritação mental com o marido. Descreveu uma conversa dos dois em que ele havia feito um comentário que ela achara terrivelmente ofensivo. De repente, ela levou a mão ao rosto, soltou um grito alto de dor e disse: "Foi como uma bofetada". Com isso, sua dor e seu ataque evaporaram.[72]

Obviamente tal sintoma — a nevralgia facial — não teria sido um resultado possível da conversa acalorada com o marido se Frau Cäcilie não falasse uma língua em que os insultos são figurativamente caracterizados, às vezes, como "um tapa na cara". Com base num idiomatismo de uma língua materna diferente, outro sintoma poderia ter se formado, mas não a dor na face.

Num caso meu do século XXI, um homem passou umas duas sessões falando de sua "obsessão", mais ou menos recente, "com o Unix", o sistema operacional de computadores. Quando vim a comentar que o som da palavra "Unix" poderia ter uma grafia diferente, ele deu uma gargalhada histérica — obviamente, por ter-se dado conta, súbito, de que ela poderia ter a grafia *eunuchs* [eunucos] — e, na sessão seguinte, disse-me que eu tinha "matado" sua obsessão com a aprendizagem de linguagens de computador. Conscientemente, o sistema operacional Unix era o que mais se destacava em sua mente, como um objeto de estudo compulsivo, mas a motivação desse estudo parecia estar em sua ressonância ou associação inconsciente com a *emasculação*. (Discuti longamente esse caso em meu *Against Understanding*, volume 2, Capítulo 11). Se ele não estivesse familiarizado com a palavra "*eunuch*" e com o papel dos eunucos em algumas culturas antigas, é provável que essa obsessão não se houvesse formado naquele ponto de sua vida; comentei que o som da palavra "Unix" poderia ter uma grafia diferente por saber muito bem do seu conhecimento dessas culturas.

Nunca encontramos essas relações linguísticas simbólicas de causa e efeito no mundo natural ou animal; é óbvio que elas se relacionam com o fato de sermos seres falantes e de nossas ideias e desejos serem feitos do material da linguagem, e de muitos de nossos sentimentos terem uma coloração similar, se é que não são diretamente criados por expressões idiomáticas. Como mencionei há pouco, a ligação entre angústia mental e dor de cabeça é uma conexão linguística de algumas línguas, não uma conexão fisiológica. Outras línguas não têm as mesmas expressões e podem não facilitar as mesmas ligações ou vínculos. Cada língua, portanto, tem propensão para gerar sintomas à sua maneira. Os franceses, por exemplo, vivenciam a angústia principalmente na garganta e têm uma multiplicidade de expressões idiomáticas que indicam isso (entre elas, *ça me prend à la gorge, j'ai la gorge nouée, ça m'est resté en travers de la gorge, j'ai une boule dans la gorge e j'ai les boules*).[73] Os norte-americanos, em contraste, vivenciam a angústia sobretudo na região abdominal e tendem a ficar com um nó no estômago, a ter refluxos ácidos, azia ou diarreia. Em suma, o mesmo tipo de aflição ou conflito mental, sofrido por duas pessoas de línguas maternas diferentes, pode expressar-se por sintomas corporais diferentes.

A psicologia, portanto, tem sua forma singular de relações de causa e efeito. A princípio, Freud e Breuer subestimaram a importância de sua descoberta, em 1895, da existência de uma "causalidade psíquica", de uma causalidade linguística/ideativa ou simbólica. Em vez de se aperceberem de que haviam tropeçado na causa simbólica dos sintomas, os dois continuaram a ver essas conexões linguísticas como epifenômenos, meros correlatos psíquicos de processos biológicos subjacentes. Mas poderíamos afirmar que, com o correr do tempo, Freud veio a perceber que as mudanças psíquicas — como a aquisição de novos conhecimentos, ou a aprendizagem de ideias novas — podiam levar a mudanças biológicas, que a fala e as ideias afetavam o corpo, que a forma afetava a matéria e que os símbolos e expressões idiomáticas afetavam nosso gozo.

Ocasionalmente, Freud continuou a defender, da boca para fora, a ideia de que um dia a ciência descobriria o substrato fisiológico de toda a ideação e afeto humanos — por exemplo, a dizer que, "um dia, [a psicanálise] terá que se erguer sobre sua fundação orgânica",[74] mas talvez não tenha sido nada além disso: uma confiança pro forma. É possível que Freud, vez por outra, tenha visto a biologia como uma derradeira explicação para fatos clínicos aparentemente inexplicáveis (muitas vezes, evocou "fatores constitucionais" para explicar por que as pulsões de algumas pessoas pareciam mais fortes ou menos controláveis que as de outras), e/ou que, de vez em quando, tenha procurado agradar colegas médicos, dando-lhes a impressão de acreditar em muitas das mesmas coisas que eles.

Ainda assim, Freud indica, em vários pontos, haver se empenhado em formular os conceitos fundamentais da psicanálise não com base nos conhecimentos de biologia ou química aceitos em sua época, mas "independentemente das descobertas da biologia".[75] Tentou descrever a psique tal como a encontrou em seu trabalho analítico, apoiando-se o mínimo possível em seus conhecimentos anteriores de neurologia e fisiologia.[76] De nossa perspectiva, cem anos depois, podemos dizer que Freud fez bem em agir assim, pois, a despeito de um século adicional de pesquisas médicas e de "um vasto investimento em pesquisas básicas de neurociências", nas palavras de Richard A. Friedman, professor de psiquiatria clínica da Faculdade de Medicina Weill Cornell da Universidade Cornell, temos "muito pouco a mostrar no campo do tratamento". No dizer de Friedman:

> A multiplicação das pesquisas básicas em neurociências parece refletir a premissa de que, se pudermos deslindar o funcionamento do cérebro, possuiremos uma compreensão definitiva da mente e das causas dos grandes distúrbios psiquiátricos. Aliás, um editorial de maio numa das publicações mais respeitadas de nosso campo,[77] o *JAMA Psychiatry*, fez eco a esta visão: "As doenças que tratamos são doenças do cérebro", escreveram os autores.
>
> Mesmo que essa premissa fosse verdadeira — e muitos a considerariam reducionista e simplista —, é muito provável que uma empreitada tão ambiciosa quanto deslindar o funcionamento do cérebro levasse muitos anos [ou até séculos]. [...] Quem pensar de outra maneira deve lembrar-se da Década do Cérebro, que se encerrou há quinze anos sem gerar uma só pista significativa sobre as causas subjacentes das doenças psiquiátricas. [...]
>
> Em termos mais fundamentais, o fato de todos os sentimentos, pensamentos e comportamentos exigirem a ocorrência de atividade cerebral não significa que a única ou melhor maneira de modificá-los — ou compreendê-los

— seja com a medicina. Sabemos, por exemplo, que nem todos os transtornos psiquiátricos podem ser adequadamente tratados com uma terapia biológica. [Muitos transtornos] respondem mal aos medicamentos psicotrópicos, mas são sumamente tratáveis com várias formas de psicoterapia.[78]

Friedman diz ainda que "a psicoterapia mostrou, em numerosos ensaios clínicos bem controlados, ser tão eficaz quanto a medicação psicotrópica em doenças psiquiátricas muito comuns, como a depressão grave e os transtornos de angústia", e mostrou, em segundo lugar, que "a maioria dos norte-americanos prefere a psicoterapia ao uso de medicação". Friedman aponta ainda resultados indicativos de que, segundo alguns estudos,[79] o transtorno de estresse pós-traumático (TEPT) mostrou um índice de resposta de aproximadamente dois terços à psicoterapia, o que é maior que o de qualquer outro tratamento conhecido. E, como relatou Jonathan Shedler, o "tamanho do efeito" (ou eficácia) da maioria dos psicotrópicos conhecidos (incluindo Prozac, Zoloft, Celexa, Lexapro e Cymbalta) é muito inferior ao das psicoterapias psicodinâmicas.[80]

Tudo isso sugere que mente e corpo podem, em inúmeros casos, ser adequadamente tratados mediante a conversa com alguém. E, se a fala pode curar o que nos adoece, talvez não seja grande exagero levantar a hipótese de que *a causa de muitos sintomas mentais e corporais não está* nos chamados "desequilíbrios químicos do cérebro", e sim *na própria fala* — seja na fala que ouvimos dos outros, seja em coisas que nós mesmos dizemos (ou em que até apenas pensamos).

Sobre outras ditas neuroses

É verdade que a psiquiatria, como parte da medicina, se empenha em descrever os distúrbios mentais que observa e em agrupá-los em entidades clínicas, mas, em momentos favoráveis, os próprios psiquiatras duvidam que suas hipóteses puramente descritivas mereçam o nome de ciência. Nada se sabe sobre a origem, o mecanismo ou as relações mútuas dos sintomas de que essas entidades clínicas são compostas; ou não há no cérebro mudanças observáveis que lhes sejam correspondentes, ou há mudanças que nada esclarecem sobre eles. Esses distúrbios mentais só são acessíveis à influência terapêutica quando se revelam efeitos secundários de doenças orgânicas.

É essa lacuna que a psicanálise busca preencher. Ela tenta dar à psiquiatria a base psicológica que lhe falta. Espera descobrir um terreno comum com base no qual a convergência dos transtornos físicos e mentais se torne inteligível. Com esse objetivo em vista, a psicanálise deve manter-se livre de qualquer hipótese que lhe seja estranha, de natureza quer anatômica, química ou fisiológica, e deve operar unicamente com ideias psicológicas.

FREUD, *Conferências introdutórias sobre psicanálise*[81]

Alguns comentários podem ser úteis, neste ponto, sobre o uso freudiano meio arcaico de termos relacionados com a neurose. A própria palavra "neurose" vem do termo grego designativo de nervo e, portanto, originalmente, referia-se a *tudo* o que se supunha enquadrar-se na categoria dos "distúrbios nervosos" — isto é, distúrbios do sistema nervoso central —, fosse qual fosse sua causa. Especialmente no começo de seu trabalho, Freud foi levado a fazer uma distinção entre dois tipos diferentes de distúrbios nervosos:

- o que ele chamava de "psiconeuroses" e, às vezes, de "neuropsicoses",[82] distúrbios nervosos cuja causa era psicológica;
- e o que chamava de "neuroses atuais", distúrbios nervosos cuja causa *não* era psicológica.[83]

O adjetivo "atuais" em "neuroses atuais" sugere que tais distúrbios nervosos surgem em decorrência de algo que está acontecendo no presente na vida de alguém, como um esgotamento resultante de uma doença física, do uso de drogas (tanto medicamentos controlados quanto não controlados), do excesso de trabalho ou de práticas sexuais geradoras de tensão, como o coito interrompido. É bem possível que haja razões psicológicas pelas quais a pessoa trabalha tanto, ou se dedica a essas práticas sexuais frustrantes, mas é o estado físico resultante delas (seja o esgotamento nervoso, seja o nervosismo) que dá origem, mais diretamente, ao distúrbio nervoso em questão.

Esse distúrbio nervoso pode fazer lembrar uma psiconeurose, mas nem sua causa nem seu possível tratamento situam-se no campo psíquico. Freud, por exemplo, classifica a "neurose de angústia", que envolve uma angústia generalizada ou "flutuante" (talvez correspondente ao que é hoje chamado de *transtorno de ansiedade generalizada*), de "neurose atual",[84] e na aparência ela pode não se afigurar muito diferente de certos estados de angústia que às vezes encontramos na histeria ou na fobia. Entretanto, na medida em que sua causa (determinada prática comportamental, como a abstinência ou o coito interrompido) é física, ela não é *"passível de psicoterapia"*.[85] Envolve *"um desvio da excitação sexual somática da esfera psíquica e um consequente emprego anormal dessa excitação"*.[86] Cessada essa prática — por exemplo, quando a pessoa para de se engajar numa prática (ou não prática) sexual que não permite a descarga da tensão sexual e sim, ao contrário, leva a um acúmulo de tensão na pessoa —, cessa a chamada neurose de angústia. Quando a pessoa para de trabalhar até chegar à exaustão, sua neurose de angústia desaparece.

Foi isso que levou Freud a dizer que as neuroses atuais não eram acessíveis ao tratamento psicanalítico em si.[87] Elas podem ser acessíveis à persuasão pelos que cercam a pessoa esgotada ou demasiadamente tensa — em outras palavras, ela pode aceitar os conselhos de seu círculo, ou até de um médico, de reduzir o ritmo de trabalho, tirar férias ou encontrar um método diferente de controle da natalidade, e, quando o faz, seu problema desaparece. Nesse momento, ela poderá beneficiar-se de uma exploração dos motivos que a levaram a tais extremos, para começo de conversa, mas tal exploração se destinaria a prevenir uma recorrência do problema, não a solucioná-lo.

Hoje praticamente ninguém se refere a essas doenças como neuroses; se é que chegam a ser discutidas, elas tendem a ser chamadas de *estados de nervosismo, doenças nervosas* e/ou problemas resultantes de um *colapso nervoso* ou de *estafa*, sendo que nenhum desses termos tem grande precisão. Menciono isso porque, recentemente, alguns psicanalistas tentaram ressuscitar o termo "neurose atual" na literatura analítica.[88]

Freud introduziu outro termo potencialmente gerador de confusão: as "neuroses narcísicas". O que gera confusão é ele haver incluído a demência precoce (antiga denominação do que hoje se costuma chamar de esquizofrenia) e a paranoia entre essas supostas neuroses, embora a esquizofrenia e a paranoia sejam largamente reconhecidas como psicoses.[89] Em alguns pontos, ele também incluiu a melancolia na categoria das neuroses narcísicas, apesar de, muito comumente, ela ser uma forma de psicose.[90]

Quanto àquilo a que ele se refere como "neuroses de transferência", elas incluem a histeria e a neurose obsessiva;[91] em outras palavras, poderíamos dizer que correspondem às neuroses propriamente ditas.

Para Freud, o termo "neurose" significa simplesmente distúrbio nervoso, e por isso ele classificava quase todos os tipos de distúrbios nervosos (exceto, ao que parece, as perversões) na categoria das neuroses. A reconstrução seguinte do significado dos antigos termos de Freud, comparados aos rótulos dos diagnósticos psicanalíticos mais contemporâneos, poderá ajudar alguns leitores em seu trato direto com a obra freudiana:

- "neuroses de transferência": histeria e neurose obsessiva (talvez também a fobia), que hoje consideramos como neuroses propriamente ditas;[92]
- "neuroses narcísicas": paranoia, esquizofrenia e melancolia, hoje agrupadas na categoria das psicoses;
- "neuroses atuais": neurose de angústia e neurastenia (que não recebem denominações específicas em nossa época e, às vezes, podem ser citadas simplesmente como estados ou doenças nervosos), e alguns estados traumáticos, hoje às vezes classificados como transtornos de estresse pós-traumático.[93]

7. Além de Freud?

> No fundo, todos sabem o quanto se esquece tudo o que tem a ver com o inconsciente.
>
> LACAN, *O Seminário*, livro 6[1]

SERIA IMPOSSÍVEL MENCIONAR AQUI tudo o que hoje se pensa e faz em psicanálise com a pretensão de ir além de Freud. Muitos praticantes e escolas de psicanálise acreditam haver corrigido e retificado algumas facetas da abordagem freudiana, e dentro em pouco nos voltaremos para algumas dessas facetas. Primeiro, no entanto, consideremos as visões e afirmações dos não analistas que proclamam em voz mais alta, há várias décadas, que foram muito além de Freud.

A psiquiatria faz soar prematuramente o dobre de finados da psicanálise

> Nem a filosofia especulativa nem a psicologia descritiva, tampouco a chamada psicologia experimental [...], estão em condições de lhes dizer algo de proveitoso sobre a relação entre corpo e mente, ou de lhes proporcionar uma chave para a compreensão de possíveis distúrbios do funcionamento mental.
>
> FREUD, *Conferências introdutórias sobre psicanálise*[2]

A psiquiatria declarou oficiosamente a destituição da psicanálise, no fim da década de 1960 e início da de 1970, ao deixar de contratar analistas experientes como membros do corpo docente de muitos cursos de formação (permitindo que os analistas mais velhos se aposentassem sem ser substituídos). E declarou guerra oficialmente a todas as formas de psicoterapia, com suas afirmações reiteradas de que todos os problemas psicológicos eram de base biológica e de que a ciência médica isolaria muito em breve os genes, as redes neuronais do cérebro e os "desequilíbrios" dos neurotransmissores responsáveis por qualquer "anormalidade" psíquica e comportamental (afirmações que continuam a ser repetidas pelos autores do *DSM-5*, passados cerca de cinquenta anos).

Sem entrar na situação atual da genética e da neurociência e em sua incapacidade, ao menos hoje, de localizar a vasta maioria dos fenômenos psicológicos ou comportamentais em qualquer lugar específico do genoma, ou em redes neuronais específicas, permitam-me apenas dizer uma palavra sobre as chamadas curas das doenças mentais que a ciência médica disponibilizou até agora. Um exame criterioso da eficácia da maioria dos medicamentos psicotrópicos atualmente receitados pelos médicos, quando tal exame é efetuado *não* por aqueles cujas pesquisas são predominantemente financiadas por companhias farmacêuticas (que, obviamente, têm um interesse direto em fazer seus produtos parecerem eficientes aos olhos do público — e não nos esqueçamos de que as pesquisas conduzidas pela maioria dos autores do *DSM-5* é financiada, pelo menos em parte, pela "Big Farma", isto é, pelas grandes empresas farmacêuticas),[3] mostra o seguinte:

- Desses medicamentos, não são muitos os que podem alegar ter uma eficácia maior do que os placebos — em outras palavras, eles ajudam através do poder da sugestão, tal como fazia a hipnose.[4]
- Comumente, os medicamentos que podem alegar alguma eficácia só são úteis por cerca de duas ou três semanas, depois das quais o corpo e o cérebro encontram um novo equilíbrio, que anula os efeitos paliativos dos remédios.
- É comum os efeitos colaterais dos medicamentos serem piores do que a doença, incluindo-se entre os efeitos colaterais de curto prazo, com frequência, a "diminuição da libido" — o que, dito em termos mais francos, significa a perda do interesse pela vida, do impulso sexual e da vontade de viver —, a redução da energia e (por conseguinte, o que não chega a surpreender) maior tendência ao suicídio. Os efeitos colaterais a longo prazo amiúde incluem a discinesia tardia e um declínio progressivo do funcionamento geral motor e cerebral, levando à demência prematura.[5]

Tais resultados parecem estar longe de justificar as afirmações ambiciosas feitas por médicos e farmacologistas. Além disso, convém notar que, quando determinado medicamento realmente ajuda os pacientes, é comum ser necessário tomar esse medicamento pelo resto da vida, o que sugere não estarmos falando de uma cura real — uma vez que cura costuma ser entendida como algo que, em algum momento, liberta os pacientes da forma de terapia empregada.

O objetivo evidente de praticamente todas as formas de psicoterapia é levar os pacientes longe o bastante para que eles não mais necessitem voltar à psicoterapia, ou, pelo menos, para que não necessitem dela por muitos anos. Como disse Freud,

> O tratamento psicanalítico exige do médico e do paciente a realização de um trabalho sério, que é empregado na retirada das resistências internas. Mediante a superação dessas resistências, a vida mental do paciente é permanentemente modificada, elevada a um nível superior de desenvolvimento, e permanece protegida contra novas possibilidades de adoecimento.[6]

Se alguma forma de psicoterapia tem ou não um bom histórico na condução dos pacientes a um resultado tão positivo quanto esse é uma questão em aberto, porém ao menos isso permanece como um objetivo (por mais distante que possa ser). Um tratamento (como o uso vitalício de drogas psicotrópicas) que tem que ser constantemente usado, ou periodicamente retomado, é, claro, de baixa qualidade e muito inferior ao que se poderia esperar. Quando Freud recomendou que os analistas voltassem à análise, eles próprios, a cada "cinco anos, aproximadamente",[7] foi por reconhecer as exigências inusitadas que lhes são feitas por seu trabalho intenso com os analisandos, e não algo aplicável a todos os analisandos; e convém entender essa recomendação num contexto em que as análises da formação duravam cerca de seis meses, ao todo, e não quatro a quinze anos, como é hoje muito mais comum.

Apesar dos benefícios bastante precários e de curta duração dos tratamentos medicamentosos atuais, a vitória da psiquiatria sobre a psicanálise é comumente anunciada com grande fanfarra. Por exemplo, o diretor do poderoso Instituto Nacional de Saúde Mental, em Washington, afirmou em julho de 1990 que a medicina tenderia a "dominar" praticamente todas as doenças mentais no ano 2000 (conforme reportagem de 12 de julho de 1990 no *San Diego Union*) — o que não poderia ser um exemplo maior de arrogância, e que, por comparação, faz empalidecerem as afirmações ocasionalmente exageradas de alguns analistas a respeito da eficácia da psicanálise. Sem a menor vergonha, o público foi informado de que os cientistas e os médicos encontrariam eficientes curas químicas, ou de outra ordem, para todas as formas de doença mental, em curtíssimo prazo. O fato de tais afirmações nunca se haverem confirmado não impede que médicos e cientistas declarem que, apesar de seus pronunciamentos anteriores terem sido talvez um pouco prematuros, as décadas vindouras haverão de trazer a infalível confirmação deles. A esperança (ou seria a ilusão?) prossegue por toda a eternidade...

Escolas psicanalíticas: Além de Freud?

> A leitura de Freud por si só nos forma.
> LACAN[8]

Observamos no Capítulo 5 que a abordagem da prática psicanalítica por Freud raramente ou nunca parecia acompanhar sua própria *teoria da prática*. Apesar de estipular que o analista não devia ser mais do que um espelho, refletindo para o paciente apenas o que este lhe mostrava, Freud não parece ter sido capaz, em muitas ocasiões, de evitar se colocar em seu trabalho com os pacientes como alguém dotado de personalidade, tendências, preferências e referências culturais próprias. E, apesar de sua recomendação de que os analistas não fizessem interpretações até que seus pacientes estivessem a um pequeno passo de chegar sozinhos às mesmas interpretações, fica claro, pelo material clínico apresentado por Freud em 1915-6, que ele continuava a interpretar muitas coisas para seus pacientes bem antes de eles estarem preparados para ouvir e assimilar o que tinha a dizer.[9]

Como não tenho conhecimento de relatos de análises com Freud escritos por pacientes comuns (com uma única exceção, a ser publicada proximamente),[10] tecerei aqui um comentário sucinto sobre o que podemos depreender de algumas descrições curiosas de breves análises com ele, escritas por médicos, psiquiatras e analistas em formação, cada qual por suas próprias razões, sem dúvida, e nenhum deles incluindo muita coisa sobre sua própria estrutura psicológica, como se estivessem mais interessados em apresentar e atestar a vida e a abordagem de Freud do que sua própria aventura psicanalítica.

Se é possível darmos crédito a Joseph Wortis, em *Fragments of an Analysis with Freud*, sua narrativa de 1954 sobre sua suposta "análise didática" com Freud em 1934-5, ao longo de quatro meses (ele nos diz ter feito extensas anotações após cada "sessão"), pelo menos em alguns momentos (a) Freud mordia a isca que lhe era lançada por pacientes intelectualizados e passava longas horas discutindo com eles sobre teoria psicanalítica, questões sociais, econômicas e políticas, medicina, literatura, ópera, música, casamento e a natureza das mulheres norte-americanas (sem falar em mexericos sobre pessoas que eram suas conhecidas em comum),[11] resistindo à analise tanto quanto seus pacientes, por não os levar a falarem realmente deles próprios e por até falar de si mesmo, em algumas ocasiões ("Eu mesmo tive três ou quatro fobias", teria dito a Wortis; p. 38); (b) resvalava para a formulação de juízos diretos sobre as aptidões intelectuais e o caráter pessoal dos pacientes (juízos ora elogiosos, ora ofensivos, mas que, na totalidade dos casos, eram prejudiciais às análises, gerando mais resistência nos pacientes do que a já presente; ver, por exemplo, pp. 58 e 75), e juízos sobre se um dado sonho contado por eles era importante (p. 33) e se os pacientes tinham ou não feito um bom trabalho durante determinada sessão (p. 67); e (c) parecia interessar-se mais pela "verdade", tal como a entendia, e pela concisão dos comentários que fazia a seus analisandos do que pelo efeito provável que a revelação da "verdade" e esses comentários contundentes teriam sobre eles (ver, por exemplo, p. 24). Felizmente, Freud deixou claro a Wortis que o considerava despreparado para trabalhar como analista, após um período tão curto de formação (e sugeriu que seriam necessários dois ou três anos de formação, além de aulas e de consultas a pacientes sob supervisão, p. 128); mas, se era esse o tipo de formação rápida recebida por muitos dos primeiros analistas norte-americanos, não é de admirar que eles estivessem deploravelmente despreparados para trabalhar com analisandos.[12]

O livro de Smiley Blanton *Diário de minha análise com Sigmund Freud*, de 1971, sugere praticamente a mesma coisa, embora ele afirme ter extraído muito do seu trabalho com Freud ("Foi a coisa mais proveitosa — no que concerne à compreensão pessoal — que já me aconteceu", p. 62) e ter achado

Freud descontraído e "pouco dominador" (p. 31), o que permitiu a Blanton fazer a maior parte da fala, em algumas ocasiões, mas, em outras, falando aos borbotões ele próprio (pp. 34 e 43). É bem possível que a técnica de Freud com os analistas em formação diferisse consideravelmente da técnica empregada por ele com outros pacientes, e talvez ele até rompesse algumas de suas regras para mostrar a esses profissionais em formação os tipos de problemas a que levava o desrespeito às regras (embora, talvez, ele simplesmente não conseguisse impedir-se de rompê-las e tentasse, a posteriori, transformar seus erros em aulas para os analisandos.[13] Por exemplo, em certa ocasião, ele presenteou Blanton com alguns de seus livros, o que depois levou a uma dificuldade na transferência (p. 42).[14] E interpretou o fato de Blanton haver consultado repetidamente seu relógio, na sessão anterior, como um sinal de tédio ou como a preocupação de Blanton de que Freud não lhe estivesse concedendo uma hora inteira, até o analisando explicar que seu relógio havia parado durante a sessão. Nesse ponto, Freud comentou: "Você pode ver como me é difícil entender o significado das coisas, a menos que eu tenha as associações. Elas podem ter inúmeros significados" (p. 69). Justiça seja feita, ele supostamente disse a Blanton que a técnica não podia ser aprendida nos livros e que os analistas "devem aprender a desenvolver sua própria técnica" (p. 48); Freud também opinou que Blanton parecia ansioso demais quanto a seus pacientes e precisava aprender a "deixá-los vagar. Deixe que eles elaborem sua própria salvação" (p. 76).

No cômputo geral, parece-me que, em matéria de trabalho clínico com neuróticos (e analistas em formação), dificilmente Freud nos serviria de terapeuta-modelo, havendo talvez praticado em raras ocasiões o que pregava.[15] Isso não deve ser considerado uma implicação de que os psicanalistas posteriores sempre se empenharam em pôr em prática, de modo mais rigoroso, as técnicas recomendadas por Freud, ou que aprimoraram necessariamente as técnicas sugeridas por ele. Na verdade, bem podemos indagar se as gerações posteriores de psicanalistas, à guisa de aprimorar ou "atualizar" a psicanálise, muitas vezes não terão desperdiçado o essencial, na tentativa de se livrarem do supérfluo.

Os psicólogos do ego, por exemplo, nas décadas de 1940 e 1950, começaram a enfocar mais diretamente as defesas ("análise da defesa") como algo que precisava ser feito *antes* que se pudesse abordar o inconsciente; mas é comum sua prática clínica efetiva sugerir que eles ficaram tão obcecados com as defesas que, essencialmente, esqueceram-se do inconsciente.[16]

Os kleinianos, os relacionalistas e os intersubjetivistas (juntando-os aqui de modo supersimplificado e segundo meu melhor conhecimento — confessadamente limitado — de seu trabalho) começaram a se concentrar intensamente no "aqui e agora" da relação analítica, tentando atrair tudo de que os pacientes falavam para a relação transferencial com o analista. Poderíamos argumentar que estavam simplesmente levando a sério o modelo freudiano que diz que redirecionar para o analista os problemas com os outros, na vida do paciente e no passado do paciente, transforma a neurose preexistente do analisando numa "neurose de transferência";[17] supostamente, essa postura permite que nós, analistas, "nos apoderemos de toda a libido que foi retirada da dominação do eu, atraindo uma parte dela para nós mesmos, por meio da transferência",[18] e permite resolver a luta entre a libido e o eu (Forças 1 e 2) no "campo de batalha"[19] da transferência (observe-se a metáfora militar).[20]

Mas, ao que parece, eles descartaram ao mesmo tempo (a) a recomendação freudiana de que, tanto quanto possível, os analistas funcionassem como um espelho, em vez de revelarem muito sobre si mesmos, direta ou indiretamente,[21] e (b) a ideia freudiana de que, no decorrer da análise, as lacunas ou hiatos na lembrança que o paciente tem do passado devem ser progressivamente preenchidos.[22] Para muitos, nessas escolas mais novas de psicanálise, o passado passou, por assim dizer, e é hoje considerado basicamente irrelevante. Na verdade, eles parecem crer que tudo o que pode ter tido alguma importância no passado será encenado no aqui e agora da relação transferencial, e que encontraram modos mais eficientes do que Freud para trabalhar com a transferência (vimos que, às vezes, Freud tinha dificuldade até para simplesmente reconhecer a transferência, que dirá para trabalhar com ela). Esta última tarefa costuma envolver a crença em que eles e seus analisandos podem sair momentaneamente da transferência para examiná-la juntos, como se pudessem se tornar por um tempo "observadores objetivos externos" do que se passa na transferência.[23]

Uma das inovações mais valorizadas dos analistas contemporâneos em relação à transferência é algo a que eles se referem como *identificação projetiva*, segundo a qual — para simplificá-la um pouco, já que existem diversas formulações diferentes dela na literatura corrente,[24] para dizer o mínimo — praticamente tudo o que os analistas pensam, sentem ou vivenciam durante uma consulta é considerado "introduzido" neles pelos pacientes. Ao que eu saiba, nunca se forneceu uma explicação abrangente ou satisfatória de como isso poderia acontecer (isto é, do mecanismo de transmissão), e a crença dos analistas nessa identificação parece beirar uma crença na percepção extrassensorial (ou em alguma espécie de "grokagem" à moda de Robert Heinlein em *Um estranho numa terra estranha*).* Seria interessante e útil, na minha opinião, verificar se seria possível conceber e conduzir um estudo empírico em que analistas que acreditam na identificação projetiva fizessem sessões com voluntários, nas quais se *abstivessem* de lhes transmitir o que acreditavam que esses voluntários haviam projetado neles, em vários pontos da sessão. Em seguida, analistas e voluntários seriam entrevistados, *separadamente*, sobre aquilo que se lembravam de ter sentido e pensado em vários momentos da consulta (talvez reproduzindo a sessão com a ajuda de gravações de áudio ou vídeo), e depois se faria uma comparação de seus relatos separados.

Embora fosse difícil combinar os detalhes práticos de tal estudo, desconfio que encontraríamos pouca correspondência entre o que os analistas diriam estar sendo projetado neles e o que os voluntários diriam estar sentindo e pensando. Talvez se constatasse haver uma correspondência maior entre os relatos de analistas e pacientes quando eles já estivessem trabalhando juntos há algum tempo, porém isso seria mais bem explicado pela *familiaridade* dos analistas com esses pacientes, graças a inúmeras pistas reais fornecidas por eles — inclusive a fala, os sons não verbais, o ritmo da fala, a postura, a linguagem corporal, e assim por diante — do que pela "identificação projetiva".

O foco dessas escolas mais novas de psicanálise no aqui e agora da relação transferencial poderia ser entendido como um modo de privilegiar a atuação [*acting out*], em vez da recordação; houve analistas que chegaram a cunhar o termo *atuação interna* [*acting in*] para indicar que ela se dá "dentro" da sessão, bem como fora do consultório. Freud já havia indicado que o que não pode ser lembrado pelos pacientes é encenado — ou seja, repetido — na transferência (bem como em suas vidas cotidianas), mas advertiu que, apesar de algumas

---

* O neologismo *grokar*, de Heinlein, significa entender algo tão completa e profundamente que o observador e o objeto observado se tornam um só. (N. T.)

situações ocasionais de atuação serem inevitáveis no curso de uma análise (como, por exemplo, quando os pacientes esquecem as sessões, aparecem na hora errada ou no dia errado, telefonam para o analista quando pretendiam ligar para a mãe, ou se esquecem de pagar sua terapia), certas formas mais sérias de atuação podem ser muito prejudiciais, visto que tais repetições costumam ser algo com que é mais difícil pacientes e analistas lidarem. Em outras palavras, no modo de pensar freudiano, *é muito melhor fomentar a recordação do que a repetição*. Lacan fez eco ao ponto de vista freudiano ao opinar que a atuação por parte do paciente implica que o analista precisa adotar uma postura ou uma posição diferente no tratamento (por exemplo parar de fazer o papel de um dos genitores, ou de um parceiro, como se poderia afirmar que fez Freud em seu trabalho com Dora).

No mundo psicanalítico contemporâneo, muitos parecem ter invertido essa recomendação, clinicando como se fosse mais desejável os pacientes repetirem do que recordarem. Deve-se considerar isso como um modo de ir além de Freud ou de simplesmente esquecer Freud? Cabe aos leitores decidir...

Abordagens psicanalíticas do trabalho com a psicose

Não há dúvida de que numerosas escolas de psicanálise aperfeiçoaram o tratamento psicanalítico das psicoses, quando o próprio Freud havia acreditado "que a paranoia e a demência precoce [sua denominação do que é hoje mais comumente chamado de esquizofrenia], em formas fortemente acentuadas, são inacessíveis" à terapia analítica, por não haver nelas o que ele reconhecia como transferência.[25] Em sua prática clínica, Freud tendia a ver qualquer pessoa inteligente e predominantemente bem-sucedida na vida, quando julgada por padrões bastante convencionais (o termo usado hoje em dia é *de alto desempenho*), como neurótica e, portanto, capaz de fazer um trabalho interpretativo profundo na análise. Essa tendência ainda é encontrada num número demasiadamente grande de clínicos na atualidade, embora não haja nenhuma correlação conhecida entre a chamada inteligência de alguém e sua categoria diagnóstica, ou sua estrutura clínica. Muitas vezes, Freud não se dá conta de que muitos indivíduos inteligentes e bem-sucedidos têm, na verdade, não uma estrutura neurótica, mas uma estrutura psicótica,[26] e que a tentativa de atingir o inconsciente no trabalho feito com essas pessoas exerce sobre elas um efeito profundamente desestabilizador. Como vimos no Capítulo 6, era frequente ele usar o termo "neuroses narcísicas" ao se referir à paranoia, à esquizofrenia e à melancolia, o que é enganoso, na medida em que pode dar a impressão de que elas são simplesmente subconjuntos de neuroses mais difíceis de tratar (sendo as mais fáceis a neurose obsessiva, a histeria e a fobia), e não algo fundamentalmente diferente; e ele afirmava que certos processos atuantes na esquizofrenia eram "quase idênticos aos do recalcamento",[27] o que parece bastante implausível.

Em outros textos, porém, Freud levantou a hipótese de que, na esquizofrenia, o inconsciente é desinvestido e de que, "com respeito à esquizofrenia, [...] deve nos ocorrer uma dúvida quanto a saber se o processo aqui denominado de 'recalcamento' tem alguma coisa em comum com o recalcamento que ocorre nas neuroses de transferência".[28] Em seu trabalho inicial, Lacan, dando um passo a mais, disse: "Nosso ponto de partida é o seguinte — o inconsciente está aí, presente na psicose. [...] O inconsciente está ali, *mas isso não funciona*".[29] Passados uns vinte anos, ele falou em "rechaço do inconsciente" na psicose,[30] usando essa expressão como uma espécie de sinônimo do ato ou processo do que ele chama de foraclusão. Lacan também se refere a James Joyce "se assim posso dizer, desabonado do inconsciente".[31] Eu mesmo disse isso de modo mais categórico do que Freud ou Lacan: em termos estritos, não há inconsciente na psicose, e isso altera fundamentalmente o modo como devemos exercer nosso trabalho com os psicóticos.[32]

Um exemplo conhecido da incapacidade de Freud reconhecer a psicose num paciente é o do Homem dos Lobos; após quatro anos de análise com Freud, o Homem dos Lobos foi trabalhar com Ruth Mack Brunswick, uma das associadas mais íntimas de Freud na época, e com Muriel Gardiner, e elas atestaram o que é, claramente, uma estrutura psicótica.[33] Um exemplo menos conhecido é o de Horace Frink, um médico norte-americano encaminhado a Freud por Abraham Brill (o primeiro psicanalista dos Estados Unidos), depois de Brill haver trabalhado com Frink por algum tempo, numa "'psicanálise' de uma vez por semana".[34] Freud parece haver presumido que, como Brill achava que Frink era um bom candidato para a análise didática com ele (na época, 1921-2, Freud considerava que seis meses eram suficientes), e como o homem parecia inteligente e coerente no começo, devia ser um neurótico obsessivo típico. Mas Frink já tinha sofrido depressões agudas em 1908 e 1918, e tivera que se licenciar de suas atividades profissionais em Nova York para se submeter à "reabilitação" num rancho no Novo México, a fim de tratar o que chamava de suas "dores de cabeça tóxicas" (expressão que, por si só, deveria ter levantado a bandeira vermelha). É possível que Frink não tenha mencionado essas experiências a Freud, na esperança de causar uma boa impressão e cair nas graças dele — o que funcionou, visto que Freud passou a recomendar que ele se tornasse "o novo líder da Sociedade Psicanalítica de Nova York" e não discerniu os sinais da fragilidade e da longa psicose de Frink. O trabalho conjunto dos dois levou a uma "descompensação" de Frink e a uma vida que foi pelo menos tão difícil após o trabalho com Freud quanto tinha sido antes dele.[35]

Os analistas de hoje aprimoraram o trabalho de Freud com psicóticos de duas maneiras bem diferentes. Os não lacanianos adotaram, com frequência, uma abordagem da técnica psicanalítica que usam com neuróticos e psicóticos. Na verdade, é comum não fazerem grande distinção entre os dois, e seus diagnósticos favoritos são os distúrbios fronteiriços de personalidade e os distúrbios narcísicos de personalidade, os quais tendem a embotar a distinção entre neurose e psicose, o que também é feito por sua crença em que é possível o indivíduo ser psicótico em alguns momentos e voltar a ser neurótico — o que é tudo, menos um ponto de vista estrutural. Essa nova abordagem, ao se concentrar no aqui e agora e amiúde beirar uma psicoterapia de apoio, acaba, em muitos casos, deixando de lado o inconsciente. Isso não chega a ser auspicioso no trabalho com neuróticos, mas é precisamente o que se faz necessário no trabalho com psicóticos.

Os lacanianos, por outro lado, tornaram-se muito hábeis em detectar a psicose mesmo quando não há sinais evidentes dela (como alucinações, delírios, "pensamento concreto" e assim por diante). Em anos mais recentes, até formularam a noção de "psicose ordinária",[36] em que é possível que nunca apareça nenhum sinal extravagante ou flagrante, mas na qual fica claro, ainda assim, que o paciente não tem um inconsciente que funcione da maneira neurótica usual.[37] Os lacanianos formularam uma abordagem para os psicóticos que é totalmente diferente da técnica usada com neuróticos, continuando a pesquisar o inconsciente com os neuróticos, mas trabalhando de modo muito diferente com os psicóticos.

Assim, seria lícito dizer que, em geral, tanto os psicanalistas lacanianos quanto os não lacanianos têm hoje mais sucesso no trabalho com psicóticos do que teve Freud, mesmo quando não os reconhecem como psicóticos.

Além dos preconceitos de Freud no campo da sexualidade

Analistas de muitas tendências afirmariam ter ido além dos preconceitos de Freud no tocante à atração "natural" entre os sexos (percebendo plenamente a que ponto a atração tem muito de um produto do meio familiar, da instrução e da cultura) e além de sua visão de atividade e passividade como base da masculinidade e da feminilidade, respectivamente, apesar das reiteradas afirmações de Freud de que tais ideias eram insatisfatórias. Erraríamos ao pensar que essas são considerações meramente teóricas, de pouco impacto sobre como os analistas efetivamente exercem a profissão. É frequente os preconceitos teóricos terem um efeito sutil, mas insidioso, no que os psicanalistas efetivamente fazem no consultório.

Na mesma linha, os lacanianos diriam que foram além da ideia convencional de Freud (recebida de braços abertos em Hollywood) de que o amor, o desejo e a satisfação sexual devem sempre acabar convergindo para um mesmo objeto, e de que todo relacionamento deve levar a algum tipo de conexão harmoniosa "de genitália com genitália" (ver, por exemplo, *O Seminário*, livro 20, e os *Escritos* de Lacan). Em outras palavras, os lacanianos rejeitam a crença freudiana na unificação das pulsões parciais (por exemplo, oral e anal) no curso do desenvolvimento humano "normal", sob a "tirania" da pulsão genital.[38]

Além da compreensão

> Não tenho mais que ser o Super-Homem, só tenho que fazer o melhor possível.
>
> Um analisando

Os lacanianos diriam ainda ter reconhecido algo que o próprio Freud reconheceu, mas além do qual jamais conseguiu realmente avançar: a esterilidade da preocupação com a "compreensão consciente" que cada um tem de seus próprios problemas. Durante muito tempo, Freud acreditou que os efeitos curativos eram garantidos pela passagem dos pensamentos do inconsciente para o consciente, mas, em muitos textos, admitiu que o reconhecimento consciente dos anseios, desejos e premências do passado e do presente pelos pacientes não necessariamente os fazia desaparecerem, e muito menos eliminava os sintomas ligados a eles. Freud veio a se dar conta de que havia um poderoso fator econômico em jogo e de que, muitas vezes, era preciso mais do que "compreender" uma ligação entre o passado e o presente, por exemplo, para que a libido (ou gozo) ligada a um sintoma deixasse sua fixação e ficasse livre para outros propósitos na vida. Os lacanianos afirmariam que tentaram ir além da compreensão e deslocaram sua abordagem para uma interpretação tal que contorna a compreensão e almeja surtir um efeito que não está no nível do eu ou da consciência, porém visa mais diretamente o inconsciente e o gozo. Eles se referem a isso como *ato analítico* (*l'acte analytique*), e o tipo de ato que têm em mente inclui a pontuação, a interpretação oracular e a escansão.[39]

"Autoanálise"

> A verdadeira autoanálise é impossível, caso contrário, não haveria doença [neurótica].
>
> FREUD, carta a Wilhelm Fliess, 14 de novembro de 1897[40]

Embora, vez por outra, Freud recomendasse aos médicos que o procuravam para uma "análise didática" de poucos meses de duração, vindos de longe, que eles dessem continuidade ao trabalho feito em conjunto dedicando-se à autoanálise, não raro ele reconhecia as sérias limitações da autoanálise. E qualquer um (inclusive eu) que tenha tentado analisar-se e tenha depois feito análise com um analista de carne e osso é capaz de dizer que a autoanálise não vai muito longe. "Na autoanálise", dizia Freud, "o perigo de fazer coisas incompletas é particularmente grande. A pessoa se satisfaz muito cedo com uma explicação parcial, por trás da qual é fácil a resistência ocultar algo mais importante."[41] O próprio Freud não teve o luxo de fazer análise com outra pessoa, no começo, de modo que não teve outra opção, mas, para a maioria das pessoas de hoje, é possível encontrar analistas com quem trabalhar, seja nas imediações, seja por telefone ou videoconferência.

Em nossa época, insistir em que a autoanálise é possível reduz-se à evitação — do encontro com o inconsciente que só pode ocorrer no trabalho com outra pessoa. Dado que a evitação é uma das características que definem a neurose, deve-se reunir coragem para superá-la. Como indica Freud, a "coragem moral" é importante para enfrentar os desejos e impulsos que nos habitam, e a "covardia moral" desempenha um papel na formação dos sintomas;[42] Lacan faz eco a essa postura em *Televisão*, onde indica que é preciso ter coragem moral para ter disposição de encontrar o próprio caminho no inconsciente.[43]

O divã analítico

> Um número particularmente grande de pacientes objeta à solicitação de se deitarem enquanto o médico se instala atrás deles, fora do seu campo visual. Eles pedem que lhes seja permitido fazer o tratamento em outra posição, na maioria dos casos por não quererem ser privados da visão do médico. A permissão é habitualmente recusada.
>
> FREUD, "Sobre o início do tratamento"[44]

Fazer os pacientes se deitarem no divã foi um remanescente do método hipnótico de tratamento que Freud havia experimentado nas décadas de 1880 e 1890, mas ele continuou a usar o divã na psicanálise por razões pessoais: "Não suporto ser fixamente encarado por outras pessoas durante oito horas por dia (ou mais)".[45] Freud chegava a pôr no divã até analisandos recém-chegados, logo na primeira sessão.[46] Apesar disso, nunca declarou que todas as outras pessoas deveriam fazer o mesmo. No entanto, tal como Freud, muitos analistas de hoje orientam até pacientes inteiramente novatos na análise a se deitarem de imediato no divã, apesar de poucos pacientes considerarem tolerável iniciar o trabalho com alguém de maneira tão pouco familiar, e sentirem que necessitam de pistas visuais do interlocutor para poderem continuar a dizer o que estão dizendo e para se disporem a revelar coisas cuja discussão lhes é difícil.

Muitas vezes, os pacientes colocados imediatamente no divã acabam ficando sentados, em vez de se deitarem, contorcendo-se para olhar para o analista, ou, vez por outra, pedindo para se mudar para a poltrona; e isso pode levar a uma situação confusa para as duas partes, na qual nenhuma das duas sabe onde estará o analisando em determinado dia.

Alguns analistas contemporâneos parecem pensar que as principais diferenças entre psicanálise e psicoterapia são a frequência das sessões (alguns afirmam que quatro ou mais vezes por semana são análise e que um número menor é terapia) e a posição em que fica o paciente (deitado no divã, na análise, e sentado na poltrona, na terapia). Isso implica *uma confusão entre certas aparências externas da situação e a psicanálise propriamente dita*. Seria mais sensato definir a psicanálise (pelo menos com neuróticos) como envolvendo um tipo de trabalho em que o foco é o inconsciente, independentemente de quantas vezes por semana o analista e o analisando se encontrem (admitindo-se que é mais difícil, embora não impossível, trabalhar com o inconsciente numa frequência de apenas uma sessão por semana) e independentemente de o analisando ficar sentado ou deitado.

Os lacanianos, em sua maioria, pararam por completo de usar o divã com psicóticos (já que a impossibilidade de ver o analista pode acarretar ideias paranoides sobre o que o profissional está fazendo "lá atrás" e transformá-lo num outro ameaçadoramente abstrato para o paciente), e adotaram a política de que todos os novos analisandos iniciem seu trabalho psicanalítico sentados numa poltrona, de frente para o analista. Eles podem permanecer indefinidamente na poltrona, se o analista continuar não convencido de que são neuróticos. No entanto, não basta o analista se convencer de que eles *são* neuróticos para transferi-los automaticamente para o divã. Em geral, os lacanianos esperam até sentir que seus analisandos formularam para si mesmos uma pergunta que impulsionará a análise, que sentiram um desejo autônomo de explorar seus sonhos, devaneios e fantasias, em vez de perguntarem ao analista do que ele quer que falem em cada seção. Só quando os analisandos começam a retomar sistematicamente o fio da meada das sessões anteriores e a aprofundar a exploração de sua psique sem a ajuda e/ou aprovação constantes do analista, quer sob forma verbal, quer sob a de um encorajamento visual, é que eles são orientados a se deitar no divã. Os lacanianos comumente falam dessas sessões cara a cara usando a expressão freudiana "encontros preliminares" (ou "entrevistas preliminares", como às vezes são chamadas),[47] e elas podem durar até um ano ou mais, mesmo com uma frequência de cinco sessões por semana.

Na minha experiência, essa política tem a vantagem de evitar o tipo de vai e volta entre a poltrona e o divã que já vi ocorrerem, repetidas vezes, quando os analistas orientam depressa demais os seus pacientes a se deitarem no divã. E, por parte dos analisandos, leva à sensação de eles terem dado um passo decisivo em suas análises (alguns até se referem a isso como "ser aprovados para o divã") — um passo do qual raramente desejam recuar. Além disso, essa política pode moderar o tipo de transferência erótica perturbadora que às vezes surge quando se orienta os pacientes com muita pressa a se deitarem, o que leva alguns a interpretarem de imediato a situação analítica como uma espécie de cena de sedução, e não um encontro profissional entre duas pessoas.

Políticas de marcação e cancelamento de sessões

> Tudo o que interrompe o progresso do trabalho analítico é uma resistência.
>
> FREUD, *A interpretação dos sonhos*[48]

> A cada paciente é reservada uma hora específica do meu dia de trabalho disponível; ela lhe pertence e ele é responsável por ela, mesmo que não a utilize. [...] Haverá quem tenda a objetar que muitos acidentes podem impedir o paciente de comparecer todos os dias no mesmo horário, e haverá uma expectativa de que eu leve em conta as numerosas indisposições intervenientes que podem surgir no curso de uma análise um tanto prolongada. Mas minha resposta é: nenhum outro caminho é viável. Com uma política menos rigorosa, as faltas "ocasionais" às sessões aumentam tanto que o médico vê sua existência material ameaçada; ao passo que, quando se adere a esse acordo, constata-se que os impedimentos acidentais não ocorrem e que as doenças diruptivas só muito raramente acontecem. [...] Nada faz compreender com tanta clareza a importância do fator psicogênico na vida cotidiana dos homens, a frequência da simulação de doenças e a inexistência do acaso quanto a prática de alguns anos de psicanálise com base no princípio estrito da hora marcada.
>
> FREUD, "Sobre o início do tratamento"[49]

Embora Freud cobrasse dos pacientes as sessões a que eles faltavam por adoecerem, e apesar de ter observado que, com isso, seus pacientes perdiam pouquíssimas sessões em função de doenças, ele nunca afirmou que todos deveriam agir assim. Também nunca disse que os analistas deviam cobrar dos pacientes as férias que tirassem sem coincidir com as férias do analista. Curiosamente, porém, muitos psicanalistas parecem haver adotado uma política bastante estranha de cancelamento de horários, que parece remontar à década de 1960, quando a maioria dos analistas, pelo menos na cidade de Nova York, tirava férias durante todo o mês de agosto e talvez uma ou duas semanas na época do Natal, mas esperava que seus pacientes pagassem por qualquer sessão a que faltassem em função de suas próprias férias em qualquer outro período do ano. Essa prática parece ter se destinado, na época, a compensar os psicanalistas formados em medicina (e a Associação Norte-Americana de Psicanálise, ao contrário da Associação Psicanalítica Internacional, recusou-se durante muitos anos a permitir que outros profissionais que não médicos fizessem formação em psicanálise e trabalhassem como analistas) pela renda inferior que eles recebiam, comparados a seus colegas que decidiam continuar na medicina; isso lhes dava uma renda fixa mais ou menos garantida, que não variava conforme as programações de férias potencialmente erráticas dos pacientes. Era algo claramente destinado a atender aos interesses dos analistas, e não aos de seus analisandos.

Hoje em dia, quase ninguém tira um mês corrido de férias nos Estados Unidos e é comum as férias serem curtas e muito espaçadas, somando no máximo duas ou três semanas inteiras por ano. Em geral, os norte-americanos tiram férias quando seus empregos o permitem, e os que têm filhos costumam tentar coordená-las com as férias escolares, que variam de uma parte do país para outra e, às vezes, até de um distrito escolar para outro, numa mesma cidade. Quase todos os psicanalistas que conheço contentam-se em tirar um período de folga quando isso lhes apraz e também quando comparecem a conferências, adoecem ou têm emergências familiares ou outras obrigações. Acho difícil entender, portanto, o que poderia levá-los a penalizar seus analisandos por fazerem a mesma coisa, a não ser a simples cobiça. Parece-me muito autoritário (um jogo de poder bastante óbvio) dizer aos analisandos que eles têm que ou coordenar suas férias com as do analista ou pagar a diferença.

É claro que, de vez em quando, sucede a um analisando específico tirar tantas folgas que o trabalho analítico é sistematicamente interrompido e o analista é obrigado a manter um horário aberto em sua agenda para alguém que falta a uma percentagem muito grande das sessões; isso se torna especialmente problemático quando, por causa da agenda e dos compromissos do analisando ou do analista, eles não conseguem compensar as sessões perdidas antes e/ou depois das férias. Na maioria dos outros casos, porém, uma pequena dose de flexibilidade por parte do analista pareceria fazer mais sentido. E, dado que, na atualidade, cada vez mais pessoas são levadas a fazer viagens ocasionais a trabalho, às vezes até frequentes, a inflexibilidade do analista tende a impossibilitar que um grande número de pacientes em potencial faça qualquer análise. Na minha experiência, é comum os pacientes poderem fazer suas sessões por telefone quando estão viajando a trabalho, e, embora haja um debate considerável na comunidade analítica sobre a eficácia dessas sessões telefônicas, praticamente todos os analistas que conheço chegaram à conclusão de que elas são úteis e amiúde necessárias para manter o avanço do trabalho analítico.[50]

Quanto às sessões a que os analisandos faltam por doença, é evidente que há ocasiões em que é preferível eles ficarem em casa, em vez de disseminarem suas doenças potencialmente infecciosas, inclusive para o analista; e há ocasiões em que seu adoecimento é tal que eles não conseguem sair de casa ou nem sequer falar ao telefone de forma coerente. Para os analistas, isso nem sempre é fácil de avaliar, mas eu recomendaria que não se adote uma linha especialmente rígida para impor aos pacientes o pagamento pelas faltas sob a alegação de doença, a menos que se estabeleça um padrão nessas faltas, por exemplo: o analisando parece perfeitamente bem logo no dia seguinte (ou talvez conte, sem querer, que saiu para fazer outras coisas no dia da sessão a que faltou por causa da suposta doença); o analisando sempre parece faltar logo depois que surge alguma coisa importante na terapia; o analisando relata uma história de fingir doenças na escola e/ou no trabalho; ou acontece alguma outra situação que levanta a bandeira vermelha. Uma coisa é transmitir aos analisandos o nosso desejo de que eles compareçam a suas sessões e se comprometam da maneira mais plena possível com o trabalho analítico; outra coisa é penalizá-los por faltarem às sessões quando é bem possível que nós mesmos cancelássemos um dia de trabalho, se nos sentíssemos tão mal quanto eles. Ainda que, teoricamente, tudo o que "interrompe o progresso do trabalho analítico" possa ser considerado uma resistência,[51] *nem tudo precisa ser automaticamente tratado como resistência.*

Embora a maioria dos analistas procure ver seus analisandos com regularidade — duas, três, quatro, cinco vezes por semana —, mais ou menos no mesmo horário dos mesmos dias da semana, a vida e o trabalho de alguns analisandos podem tornar essa rotina difícil, se não impossível. Assim, ou os analistas têm que se adaptar, ou têm que rejeitar um grande número de estudantes, artistas, músicos, médicos e pessoas do mundo dos negócios. A maioria dos clínicos pede aos pacientes que paguem suas sessões por dia, por semana ou por mês, mas, nos últimos anos, ouvi falar de algumas "inovações" que soam curiosas por parte dos analistas, inovações em que eles pedem aos pacientes que paguem o mesmo valor mensal, independentemente do número de sessões perdidas por ausência do paciente ou do analista durante o mês; e eu soube até de uma analista que disse a um paciente rico que ele poderia ter sessões sete dias por semana, dentro de uma faixa de três horas consecutivas (por exemplo, das oito às onze da manhã) e *ficar o tempo que desejasse*, e ela lhe cobraria um valor mensal incrivelmente alto, independentemente do número de sessões ou da duração das que fossem realizadas. Tais arranjos parecem sugerir que o analista está mais interessado na regularidade do fluxo de sua renda do que no comparecimento efetivo do analisando às sessões e em seu trabalho nelas. A duração das sessões tornou-se um assunto acaloradamente debatido desde que Lacan introduziu o que se tornou conhecido como *tempo lógico* (ou sessão de duração variável), na década de 1950, mas, como mostra o exemplo acima, há muitos analistas que variam a duração da sessão (às vezes por apenas alguns minutos, às vezes por horas; o famoso analista norte-americano Ralph Greenson, por exemplo, às vezes fazia sessões de quatro horas com Marilyn Monroe).[52] O próprio Freud indicou que, "ocasionalmente, encontram-se pacientes aos quais é preciso dar mais do que o tempo médio de uma hora por dia, porque a maior parte da hora se passa antes que eles comecem a se abrir e a se tornar comunicativos de alguma forma".[53]

Uma prática muito difundida entre os clínicos é cobrar dos pacientes as sessões canceladas com menos de 24 horas de antecedência (em geral, por emergências médicas). Entretanto, alguns analistas — talvez os que têm agendas particularmente fixas — adotam uma política de cancelamento com 48 horas de antecedência, e outros propõem uma antecedência ainda maior. É comum seus analisandos se mostrarem ressentidos com isso, especialmente nos primeiros anos de trabalho em conjunto, achando que os analistas estão sendo autoritários como poucos outros prestadores de serviços (embora, hoje em dia, alguns médicos cobrem um honorário parcial dos pacientes que não desmarcam suas consultas com 24 horas de antecedência; é comum os consultórios médicos tentarem prevenir esses conflitos com os pacientes telefonando-lhes um ou dois dias antes). Essas políticas rigorosas podem funcionar bem, desde que os analistas que as adotam não se ausentem sem avisar seus analisandos com pelo menos a mesma antecedência, o que, no caso de doenças, problemas com o carro ou emergências familiares, costuma ser impossível. Assim, os analistas devem tomar cuidado para não impor a seus pacientes um padrão mais alto do que aquele a que eles próprios se submetem.

Para se manter como uma forma vital de prática, portanto, a psicanálise deve adaptar-se ao mundo em mutação dos analisandos. Isso não quer dizer que os analistas devam permitir que seus analisandos recebam e deem telefonemas em seus consultórios, ou que consultem constantemente seus aparelhos eletrônicos durante as sessões, mas que devem levar em consideração as mudanças na vida profissional e social dos analisandos. Freud nunca disse que todos deveriam exercer a psicanálise como ele e, certamente, não poderia prever como o mundo estaria cem anos depois de sua morte!

Apêndice I
A alguns críticos de Freud

A "malhação de Freud"

Neste livro, não entrei nos debates recentes[1] sobre se Freud realmente curou ou não seus pacientes, debates estes que parecem irresolúveis, considerando-se que a maioria dos tratamentos ocorreu há um século, ou até mais. Para mim, não fica claro por que Freud deveria ser considerado menos digno de confiança, nos relatos de seus sucessos e fracassos, do que terapeutas contemporâneos de várias vertentes, que têm, praticamente todos eles, um interesse pessoal em enfatizar seus sucessos e minimizar seus fracassos. Parece-me que temos amplas evidências, tanto de clínicos quanto de pacientes, desde a época de Freud, de que os profissionais que trabalham de modo analítico auxiliaram enormemente numerosas pessoas.[2] É claro que também temos relatos de pessoas que não foram auxiliadas, ou foram até prejudicadas por terapeutas incompetentes ou inescrupulosos, assim como temos relatos de pacientes que sofreram danos irreparáveis no decorrer de operações médicas rotineiras, praticadas por médicos ignorantes e/ou incompetentes.

Como em qualquer profissão, seja medicina, psicanálise ou o trabalho dos bombeiros hidráulicos, existem profissionais competentes e responsáveis e outros que são desastrados ou irresponsáveis. A existência de bombeiros incompetentes não implica, ao que me parece, que todo o campo do reparo e manutenção de encanamentos internos deva ser considerado uma fraude ou um embuste! Ainda que o próprio Freud não tenha sido o mais competente dos clínicos, a psicanálise como um todo não precisa ser contestada nem amaldiçoada. Seja como for, cabe aos que afirmam que Freud era ineficiente o ônus de explicar como ele conseguiu adquirir em Viena a reputação de fazer um ótimo trabalho, pois com certeza não foram anúncios chamativos em quatro cores nem um site bem projetado — nem tampouco seus livros "campeões de vendas" (*A interpretação dos sonhos* vendeu uns 350 exemplares nos primeiros seis anos em que esteve no mercado, e os *Estudos sobre a histeria* venderam cerca de 48 exemplares por ano entre 1895 e 1908)[3] — que atraíram os pacientes que vieram a encher sua sala de espera. Os relatos sobre o efeito positivo de seu trabalho com os pacientes foram fornecidos por alguns analistas que ele formou[4] — aliás, poderíamos indagar por que alguém com o juízo perfeito viria a se tornar analista, se não tivesse sido ajudado pelo menos de alguma forma por sua análise didática — e por pessoas com quem ele trabalhou, vindas de todos os segmentos e áreas da sociedade.[5]

A maioria dos analistas que conheço é bem modesta a respeito de seu sucesso com os analisandos, em especial dado o número de analisandos que abandonam prematuramente a análise, alegando dificuldades financeiras, deixando cônjuges e/ou outros familiares atrapalharem o tratamento ou apenas frustrando-se com o lento progresso que é praticamente endêmico em todas as formas de cura pela fala.[6] Todavia, muitos clínicos são capazes de apontar sucessos obtidos com analisandos que não haviam conseguido encontrar ajuda em nenhuma outra esfera, depois de tentarem múltiplos medicamentos, outras formas de terapia da fala, acupuntura, hipnose, meditação, quiromancia, chacras e cristais, antes de procurarem um psicanalista. Na verdade, a literatura está repleta desses exemplos. O fato de nem sempre o tratamento ser capaz de satisfazer todas as expectativas de um analisando (ou de um terapeuta) está longe de significar que ele seja absoluta e completamente inútil. Quando um médico só consegue eliminar três quartos da acne ou da dermatite de um paciente, acaso essa é uma razão válida para que se rejeite qualquer tratamento desse tipo? Desconfio que um adolescente que sofra agudamente com acne tenderá a preferir a solução dos 75% a nenhuma solução.[7] Seja como for, numerosos estudos mostraram que a psicoterapia psicodinâmica de longo prazo é tão ou mais eficaz do que outras chamadas terapias baseadas em evidências, ou empiricamente válidas, além de surtir efeitos positivos mais prolongados.[8] E uma pesquisa com 4 mil participantes, conduzida pela *Consumer Reports*, constatou que a maioria dos respondentes afirmou ter sido ajudada pelos psicoterapeutas consultados, sobretudo os respondentes que persistiram no tratamento por um período prolongado:

"As pessoas que permaneceram em tratamento por mais de dois anos foram as que relataram os melhores resultados", e "Quanto mais tempo as pessoas permaneceram em terapia, mais melhoraram".[9]

Deixem-me abordar sucintamente algumas outras críticas que costumam ser feitas à psicanálise. Devem as formas analíticas de tratamento ser condenadas por demorarem um tempo prolongado? O mesmo acontece com a manutenção de um estilo de vida saudável, que envolva uma dieta equilibrada e atividade física — devem ser condenadas por serem caras? A mais ínfima operação cirúrgica em decorrência do excesso de tensão, da obesidade, da preocupação descabida com a própria aparência, do alcoolismo ou de outros vícios custa, facilmente, o mesmo que alguns ou muitos anos de psicoterapia intensiva! A psicanálise não deveria ser condenada como "incorrigivelmente burguesa" quando vivemos num mundo em que os indivíduos e as companhias de seguros se dispõem a pagar somas astronômicas por procedimentos cirúrgicos que poderiam ter sido evitados caso se despendesse a metade desse valor para falar com alguém algumas vezes por semana, durante alguns anos; e os centros de reabilitação cobram sistematicamente de alcoólatras e viciados em drogas, por algumas semanas de tratamento (que muitas vezes não funciona), preços que custeariam anos de psicanálise intensiva. É frequente ouvirmos as pessoas dizerem que não podem "bancar o custo de fazer análise"; seria possível contrapormos que, em termos de seu sofrimento e sua trajetória de vida, elas não podem bancar o custo de não fazerem análise.

Sem dúvida, existem analistas cujos honorários ficam fora do campo de possibilidade de qualquer pessoa exceto as integrantes do 1% dos que têm a renda mais elevada, porém há muitos outros que são mais transigentes; e convém termos em mente a afirmação de Freud de que "nada é tão caro na vida quanto a doença",[10] em particular a doença neurótica. Na minha experiência, é comum as pessoas se disporem a gastar dezenas de milhares de dólares em automóveis, muito mais do que o necessário para terem um transporte confiável (ou em cozinhas, banheiros e muitos outros artigos que não são realmente indispensáveis), em vez de dedicarem seu dinheiro extra à sua saúde mental ou à de seus supostos entes queridos.

Das críticas contundentes ao trabalho de Freud com Dora

Abordarei aqui algumas críticas feitas ao trabalho de Freud com Ida Bauer (ou seja, Dora), uma vez que os leitores que ouviram essas críticas talvez as considerem tão danosas a ponto de se sentirem pouco inclinados a fazer qualquer estudo do caso, o que, a meu ver, seria uma lástima. Para avaliar o peso dessas críticas, é necessário certo conhecimento da situação de Ida aos dezoito anos, antes de iniciar a análise com Freud, e assim, aos que talvez ainda não tenham lido o Capítulo 5 acima, ou não estejam familiarizados com a história em si do caso, recomendo a leitura da breve seção intitulada "Sinopse da situação de Ida", perto do início do referido capítulo.

"Fragmento da análise..."

Muitas considerações venenosas foram escritas a respeito desse estudo de caso, especialmente nas últimas décadas. Essas críticas, a meu ver, podem ser agrupadas em algumas categorias diferentes — acima de tudo, existem as feitas naquilo a que Lacan se refere como o nível imaginário, no qual os críticos imitam e repetem em relação a Freud os mesmos gestos e atos de que o acusam (numa espécie de mímica), e outras no que Lacan chama de nível simbólico, no qual os críticos introduzem uma perspectiva teórica diferente sobre o caso —,[11] mas um fato que parece passar despercebido a muitos desses críticos é que Freud intitulou seu estudo de caso de "*Fragmento* da análise de um caso de histeria" (grifo meu; em alemão, *Bruchstück einer Hysterie-Analyse*): ele apresenta seu trabalho com Ida como um "fragmento da história do tratamento de uma jovem histérica", e não como qualquer tipo de apresentação completa. Chega até a dizer que "ele é incompleto num grau muito maior do que seu título levaria a esperar".[12] Observe-se que a retradução do caso feita por Anthea Bell para a Oxford University Press reforça o esquecimento dessa incompletude ao reduzir o título a *Um caso de histeria*, quando Freud indica explicitamente haver omitido "vários resultados da análise [...], porque, na época em que o trabalho foi interrompido, eles ainda não tinham sido estabelecidos com segurança suficiente, ou exigiam um estudo maior", e indica haver considerado impossível ilustrar a técnica efetiva empregada por ele, junto com as conclusões e a análise de sonhos apresentada (em especial no tocante à "estrutura interna de um caso de histeria").[13]

O que Freud nos diz ter deixado fora do relato de seu trabalho com Ida foram exatamente as perguntas que ele mesmo formulou e as respostas e associações de Ida; em suas palavras, o que temos diante de nós não é "a matéria-prima das associações do paciente" nem tampouco "o processo das [...] associações e comunicações da paciente [...], apenas seus resultados".[14] Em outras palavras, toda a troca entre os dois, que provavelmente constituiu a substância principal das sessões, ficou de fora, e quase nenhum dos termos e expressões idiomáticas específicos usados por Dora foi incluído (exceto em raros casos, como quando ela caracterizou repetidamente o pai como *"ein vermögender Mann"*, o que tanto significa "um homem de posses" quanto "um homem potente" — ou seja, um homem que não sofre de impotência sexual).[15] O resultado lastimável disso é que ficamos com a impressão de que Freud falou a maior parte do tempo — e talvez assim tenha sido, o que decerto terá sido lamentável, além de muito distante da abordagem que ele recomendou em seu trabalho posterior — e de que interpretou a cem por hora, por assim dizer, oferecendo muito mais interpretações do que qualquer analisando teria a capacidade de absorver e às quais poderia reagir (como diz Steven Marcus, no caso Dora, "o demônio da interpretação o estava dominando").[16] Ao que parece, pelo menos em muitas situações, Freud não deu a Ida tempo para fazer associações livremente com alguns elementos de seus sonhos, ou com outras coisas que lhe vinham à cabeça no decorrer das sessões, ou não lhe permitiu ponderar por tempo suficiente sobre aquilo com que tais coisas estariam ligadas ou com o que poderiam significar, interpretando de forma quase imediata *o que vinha à cabeça dele*.[17] Ainda assim, poderíamos dar a Freud o benefício da dúvida, presumindo que, ao menos de vez em quando, ele seguiu seus próprios preceitos e deu a Ida mais oportunidades de fazer associações livres e chegar a conclusões próprias do que vemos evidenciado no estudo de caso, tal como ele o redigiu; mas isso parece implicar uma generosidade maior do que muitos comentaristas do caso se mostraram dispostos a lhe estender.

Entre as críticas ao trabalho de Freud com Ida feitas e/ou publicadas desde 1905, mas especialmente nas décadas mais recentes, encontram-se as relativas às predileções e aversões pessoais de Freud, ao sexismo de Freud e às atitudes burguesas de Freud, para começar. Vou resumir o que considero ser a essência de algumas delas e depois discutir sua importância mais ampla.

Boa aparência: Ele devia achá-la a-Dorá-vel

Era comum Freud indicar que uma ou outra de suas pacientes era especialmente bonita, inteligente ou charmosa, como se essas fossem informações relevantes a recebermos, enquanto estudantes de psicanálise. Sempre fico surpreso quando os clínicos que superviciono me dizem que uma de suas clientes é extremamente atraente, como se achassem que devo saber disso ao discutir o caso com eles; talvez pensem que essa "informação factual" é relevante para o sucesso ou insucesso da paciente nas questões amorosas (mas a atração não está nos olhos de quem vê, pelo menos até certo ponto?); em geral, porém, costumo entender esses comentários como uma indicação de que o terapeuta se sente atraído — possivelmente um tanto atraído demais — pela paciente, e de que isso pode estar dando origem a dificuldades no tratamento, mesmo (e talvez em especial) quando o terapeuta expressa um prazer particular em ver e trabalhar com essa paciente. Freud nos diz que, aos dezoito anos, Ida era "uma moça em flor", de "feições inteligentes e agradáveis", e alguns comentaristas suspeitaram de que ele devia estar fascinado por ela e sentir-se de mãos atadas, por estar tão deslumbrado com seus encantos.[18] Se isso é verdade, deve ter criado um problema para Freud em quase qualquer etapa do desenvolvimento de sua técnica, fosse em 1900, 1913, 1920 ou até no final de sua vida, dado que ele nunca fez uma análise pessoal propriamente dita.

Isso parece haver surtido um impacto considerável, por exemplo, em seu tratamento de outra jovem de dezoito anos que lhe foi mandada pelos pais, por volta de 1920 (relato em "Psicogênese de um caso de homossexualismo numa mulher");[19] Freud parece tê-la achado atraente demais para o bem *dele próprio* e cometido muitos erros com a paciente — alguns semelhantes aos que cometeu com Ida, outros bem diferentes.[20] Como indiquei em outro texto,[21] a beleza tem um efeito paralisante sobre algumas pessoas, e é bem possível que Freud tenha sido uma delas. É muito comum vermos isso em pais, avós, educadores e babás que acham certas crianças adoráveis e acabam por mimá-las, sentindo-se incapazes de lhes ditar normas ou de obrigá-las a fazerem certos sacrifícios que, como sabem perfeitamente bem, todos devem aprender a fazer, em algum momento. E, quanto mais acham lindas essas crianças, mais se sentem de mãos atadas ao lidar com elas, e mais exceções e desculpas criam para elas. Essas pessoas acabam agindo com as crianças que lhes parecem bonitas de modo muito diferente do que agem com outras.

Quando se é analista, uma coisa é apreciar de modo meio abstrato a beleza dos pacientes e outra é deixar-se cativar e até paralisar, de certa forma, pela aparência deles, a ponto de, com ou sem consciência disso, acabar trabalhando com eles de modo muito diferente de como se trabalha com outros analisandos. Há uma probabilidade muito maior de isso acontecer quando há dificuldades na vida amorosa do próprio terapeuta (o que está longe de ser incomum) e quando o terapeuta não elaborou com muita minúcia seu próprio "encantamento imaginário" com alguns traços encontrados em pessoas que lembram feições de seus objetos de amor anteriores (mãe, pai, irmã, irmão etc.). Em tais casos, muitas vezes o melhor é os clínicos encaminharem esses pacientes cativantes a colegas que possam ser menos susceptíveis a seus encantos físicos, e a segunda melhor alternativa é começarem imediatamente a discutir esses casos com seus supervisores, para terem certeza de terem olhos, por assim dizer, para o trabalho analítico e não para os encantos dos pacientes. Se é verdade que Freud enamorou-se de Ida em função de sua beleza, sua inteligência e sua personalidade, podemos dizer em sua defesa que ele não dispunha dessas possibilidades de encaminhamento ou supervisão: na época, ele era a única alternativa que havia — a rigor, o único psicanalista praticante do mundo. De qualquer modo, a atração por analisandos em função de sua aparência, sua inteligência ou seu encanto enquadra-se na contratransferência imaginária e/ou simbólica do analista (a contratransferência é discutida com alguns detalhes no Capítulo 5).

Ideias preconcebidas

Freud parece ter tido algumas ideias bastante cristalizadas sobre o que sabem, sentem e devem sentir as jovens de catorze, dezesseis e dezoito anos sobre questões sexuais, o que o levou a fazer suposições curiosas sobre a "inversão do afeto" de Ida — por exemplo, a reação dela, contrária à "normal", quando um amigo de seu pai, um homem com pelo menos o dobro da idade dela (sr. K), de repente a segurou e a beijou, aos catorze anos de idade, depois de tê-la atraído para sua loja mediante falsos pretextos, afirmando que lá os dois se encontrariam com a mulher dele para assistirem juntos a uma procissão religiosa que ocorreria na praça, diante das vitrines da loja.[22] "Uma jovem sadia",[23] diz-nos Freud, teria ficado sexualmente excitada com o beijo em vez de se sentir enojada, como aconteceu com Ida, mesmo o beijo tendo vindo de um amigo casado de seu pai, de ter sido dado à força e de tê-la apanhado inteiramente desprevenida. Naturalmente é concebível que Ida já se sentisse atraída pelo sr. K (como substituto de seu pai, por exemplo, por quem fazia muitos anos que estava enamorada) — Freud, que conhecia o sr. K, chega a nos dizer que ele "ainda [era] jovem e de aparência agradável" (ou seja, bonito),[24] o que, obviamente, nos diz mais sobre as opiniões de Freud que sobre as de Ida! — e que achasse excitante o caráter inesperado do beijo, mas parece ter havido razões bastante óbvias para que a situação fosse considerada mais confusa do que excitante.[25]

Freud também opina que "uma moça normal" teria sido capaz de lidar sozinha com a proposta que lhe foi feita aos dezesseis anos de idade pelo sr. K (discutida com algum detalhe no Capítulo 5), em vez de reclamar disso com a família, como fez Ida.[26] E Freud até parece achar que, aos dezoito anos, é óbvio que uma jovem sabe que a melhor maneira de ajudar um homem a adormecer à noite é manter relações sexuais com ele.[27] Talvez Ida tivesse ouvido algo assim da sra. K, mas, por outro lado, poderia não ter ouvido e, se não o tivesse ouvido, isso estaria longe de ser o tipo de coisa que ela encontraria em novelas românticas ou artigos de enciclopédia referentes ao sexo.

Os críticos contemporâneos[28] tendem a expor suas próprias ideias meio cristalizadas sobre o que é ou não normal entre as adolescentes e as jovens (como a "busca, própria dessa fase, de uma encarnação extradoméstica dos ideais", o "controle de um idealismo sadio com um narcisismo sadio", o desejo "de uma contenção adequada", "o idealismo próprio da idade e a busca de validação da experiência pessoal" — ideias que, a meu ver, transportam-se para a psicologia popular),[29] noções normalizantes que apenas são diferentes das que tinha Freud em sua época. O que precisa ser enfatizado, a meu ver, é que as ideias do que é normal ou anormal as jovens saberem e/ou sentirem em diferentes épocas são, na verdade, perfeitamente inúteis no trabalho psicanalítico, pois encontramos meninas (como "Piggle")³⁰ que já começam a se masturbar aos dois anos de idade e parecem ter um bom conhecimento das relações sexuais já aos dois ou três anos (muitas vezes por terem visto os pais ou outras pessoas fazendo sexo) e outras meninas que conseguem chegar à idade adulta sem saber praticamente nada de sua própria fisiologia, muito menos de questões sexuais. *Na psicanálise, o que nos interessa são indivíduos*, e os indivíduos tendem a ficar fora de qualquer noção preestabelecida do que é "normal" ou "típico" em bebês, crianças, adolescentes ou adultos — em outras palavras, ficam longe da média das lindas curvas em forma de sino desenhadas pelos psicólogos, amiúde por meio de um número considerável de "desvios-padrão". Não há nada de útil para os clínicos em saber que seus pacientes não são pessoas "normais" pelos padrões sociais vigentes (ou pelos padrões da Associação Norte-Americana de Psiquiatria) — acolhemos as pessoas como elas são e trabalhamos com o que elas apresentam, sem nos preocuparmos em avaliá-las como "anormais" nem em torná-las "normais", segundo os padrões de seja lá quem for.³¹ Quando Freud disse "A mim me parece que uma jovem normal lidaria sozinha com essas questões [a proposta do sr. K junto ao lago]" em vez de recorrer aos pais, ou que "uma jovem sadia" teria ficado sexualmente excitada ao ser beijada aos catorze anos por um homem de meia-idade, ele estava meramente expressando uma tendenciosidade ou preconceito pessoal, que tinha pouca ou nenhuma serventia para Ida. Essas ideias preconcebidas podem ser classificadas na categoria da contratransferência simbólica de Freud.

Faça a Freud o que...

> Por ter sido valente, eu o honro. Mas, por ter sido ambicioso, matei-o.
> SHAKESPEARE, *Júlio César*, Ato III, Cena 2

Nos últimos anos, um número muito grande de críticos adotou a surpreendente estratégia de fazer a Freud o que acredita que Freud fez a Ida. Quaisquer que tenham sido as injustiças a que, em sua opinião, Freud submeteu a paciente, a estas eles também submetem Freud. Se acreditam que Freud agiu com Ida de forma paternalista, agem de forma paternalista com Freud, afirmando saberem as verdades que ele não conseguiu captar, declarando terem mais conhecimento do que ele. Se Freud desempenhou um papel de dono do saber com Ida, eles também desempenham o papel de donos do saber: escrevem como se tivessem absoluta certeza do que estava acontecendo com Ida, tal como Freud pareceu ter certeza de saber o que se passava com ela.[32] E, assim como Freud se gabava por achar-se dotado de uma espécie de "clarividência" — julgando saber por experiência própria e por seu discernimento penetrante que urinar na cama, por exemplo, está sempre associado à masturbação precoce na infância, e que, *portanto, Ida devia ter tido o hábito de se masturbar*;[33] e que ela devia ter recalcado seu amor pelo sr. K e, na verdade, "ainda estar apaixonada por ele" (note-se que, mais tarde, Freud concluiu ter estado batendo na porta errada com essa "suposição inevitável");[34] e que todos os seus palpites e deduções levavam diretamente à verdade, mesmo quando Ida nunca os confirmava —, esses críticos se gabam, tomando-se por dotados de uma espécie de "clarividência ainda maior", num jogo em que se trata de suplantar o rival. No fim, diríamos que eles caem na mesma armadilha imaginária em que caiu o próprio Freud, ao se tomarem por oniscientes; colocam-se no lugar de Freud e nos dizem o que acreditam ser a verdade absoluta sobre Ida.

E isso sem falar na verdade absoluta sobre Freud! Toda uma geração de críticos literários parece haver se transformado num conjunto de autodesignados psicanalistas de Freud,[35] todos a nos falar do inconsciente de Freud e de tudo o que Freud imaginava e sentia, como se possuíssem — por meio da versão inglesa do relato do caso de Freud — todas as chaves da compreensão do próprio Freud. Muitos deles,[36] ao nos dizerem o que acreditam que Freud projetou no caso, acabam projetando nele toda sorte de ideias, idiossincrasias e talvez até patologias próprias. E acabamos presos num turbilhão de reflexões imaginárias em que o autor diz, por exemplo: "Se você não gosta do que estou dizendo, deve ser por ter suas próprias fixações. Se não consegue ver o que vejo com tanta clareza no texto, deve ser por sua cegueira". Cada um desses críticos parece implicar que é muito menos afetado por preconceitos, fantasias e neuroses do que era Freud, e é por isso que eles são capazes de perceber a situação com uma clareza tão maior que a dele.

Madelon Sprengnether, por exemplo, usa toda sorte de conceitos psicanalíticos inventados por Freud para criticar Freud. Ela interpreta cada negação dele como uma confissão e cada censura feita por ele a Ida como uma autocensura.[37] Talvez isso seja legítimo, mas, se o objetivo é atirar no mensageiro por ele ser tão medonho, como é possível justificar o próprio uso que se faz da teoria dele? Será que a ideia é que a teoria de Freud era ótima mas absolutamente todas as facetas de sua clínica eram terríveis? Embora Freud viole Ida de algumas maneiras, Sprengnether parece repetir a violação traumática praticada por ele, violando o próprio Freud. Cada afirmação de Freud é usada contra ele, tal como Freud usou algumas afirmações de Ida "contra ela".[38]

Patrick Mahony, no livro inteiro que dedicou a atacar o trabalho freudiano com Ida, longe de ver Freud como excessivamente cativado por ela, faz a afirmação insolente de que Freud tinha horror a Ida — "Ele não gostava dela, ponto-final" — e que, ao contrário, via a paciente como "uma vadiazinha vingativa".[39] Embora pareça bastante claro que Ida frustrou as tentativas freudianas de sondar as profundezas de sua psique e de "curá-la", Mahony tenta nos mostrar um Freud que, literalmente, *odeia* sua paciente; e, ao que parece, isso dá ao crítico permissão para odiar Freud tanto quanto acredita que este odiava Ida. A coisa chega a tal ponto que nos perguntamos o que Freud teria feito a Mahony para ser detestado dessa maneira! (Mahony poderia simplesmente ter dito que Freud estava errado, mostrado por que ele estava errado e seguido em frente.) O tom de Mahony é do tipo que esperaríamos se Ida fosse sua filha, sobrinha, mulher ou mãe, porém não um tom que possamos compreender com facilidade num analista que discute o trabalho de outro.[40] Será que Mahony, tal como Michel Onfray (o recente duríssimo crítico francês da psicanálise), julga ter sido maltratado por um analista a quem consultou, e resolveu descarregar em Freud?[41] Ou devemos levantar a hipótese de que críticos como Mahony tentam penetrar na cabeça de Freud por acharem que, com seus escritos, ele tentou entrar na cabeça deles, e por se ressentirem das implicações do trabalho freudiano sobre sua estrutura psíquica? Será que, em outras palavras, não gostam do que Freud poderia ter a dizer a respeito deles próprios e descontam sua raiva nele, pessoalmente, e não em sua teoria?

Como psicanalista, ao ler essas críticas passionais muitas vezes não posso deixar de pensar nas crianças pequenas, entre as quais, quando uma chama a outra de mentirosa, a segunda retruca "Você que é" ou "Você é mais" (Freud dá a isso o nome de "mecanismo *tu quoque* empregado pelas crianças").[42] A pessoa imita seu interlocutor, copiando suas acusações e sendo tão cega e execrável quanto o percebe, o que, obviamente, é uma reação no nível imaginário (como é frequente vermos nas reações contratransferenciais rancorosas dos analistas). Parece haver nisso uma espécie de disputa sobre quem se deixa cegar mais por suas neuroses. É claro que as pessoas são cegadas por suas neuroses, mas, quando não analistas e até muitos analistas praticantes professam ver o que estava acontecendo com clareza muito maior que a do próprio Freud — e, sem dúvida, eu mesmo fui meio culpado disso no Capítulo 5 —, podemos imaginar Freud respondendo: "Falar é fácil, mas você não estava lá quando ela me disse o que disse e fez o que fez".

Dada a vasta quantidade de páginas dedicadas por uma multidão de autores a analisar Freud — através de um exame minucioso de suas cartas e textos e de observações de outros psicanalistas —, seria fácil ficarmos com a impressão de que, para esses autores, o homem Freud é, na verdade, *o único caso digno de análise*, ou, pelo menos, o caso mais importante a se analisar.[43] Será que devemos entender que a psicanálise em si, toda ela, deve ser contestada, em função das falhas de caráter de Freud? (E, se assim for, por que nos damos sequer o trabalho de continuar a falar de psicanálise?) Ou devemos entender que aprenderemos mais sobre como conduzir análises, da melhor maneira possível, desvendando interminavelmente cada traço oculto da personalidade de Freud? Isso parece decididamente implausível! Há amplas evidências de que, ainda que Freud tenha ficado longe de ser um praticante-modelo da abordagem que criou, a psicanálise funciona quando exercida por inúmeros outros clínicos.

Isto nos leva a perguntar por que, em vez de gastarem semanas, meses ou até anos reunindo o que, muitas vezes, parece equivaler a especulações fantasiosas sobre o caráter e as motivações de Freud, os analistas que o criticam não dedicaram mais tempo a *apresentar estudos de caso completos de seu próprio trabalho com seus analisandos*, para mostrar como deve ser conduzida a análise e contrabalançar o trabalho falho de Freud. No entanto, curiosamente, poucos analistas aceitaram a provocação; pouquíssimos se encarregaram do desafio de mostrar detalhadamente ao mundo sua abordagem do trabalho psicoterapêutico. Será que temem se expor ao mesmo tipo de crítica a que têm submetido Freud, de forma tão impiedosa!? Talvez um dos críticos mais severos tenha encontrado alguma pista quando disse: "Ser publicado levou Freud a se sentir vulnerável nas mãos dos leitores especializados e majoritariamente masculinos; ser lido significava assemelhar-se a um analisando,[44] ser um objeto passivo, uma mulher. Freud lutou contra essa identificação, contra sentir-se passivo diante do leitor e ser maltratado por ele".[45] Não se poderia dizer o mesmo de todos esses analistas que dedicaram muito mais tempo a criticar o trabalho de Freud com Ida do que a apresentar ao mundo seus próprios casos?

Uma mudança de referencial

> Compete-nos o dever, em nossos casos clínicos, de prestar tanta atenção às circunstâncias puramente humanas e sociais dos enfermos quanto aos dados somáticos e aos sintomas patológicos.
> FREUD, "Fragmento da análise de um caso de histeria"[46]

Outros críticos literários e culturais baseiam sua reclamação sobre Freud numa referência ou perspectiva diferente daquela da psicanálise, quer se trate do marxismo, do feminismo, ou de ambos. Esses críticos tacham Freud de insensível a questões de classe social e econômica, à opressão das mulheres, aos papéis sufocantes então impostos às filhas nas famílias e ao papel subordinado e frequentemente sexual de governantas, empregadas domésticas, enfermeiras e cozinheiras nas residências burguesas daquele período.[47] As perspectivas históricas sobre os papéis desempenhados pelas mulheres na sociedade vienense do fim do século XIX podem nos esclarecer quanto ao lugar e às possibilidades que existiam para as mulheres naquela época, comparados aos atuais; e Freud pode ser criticado por ter sido um homem do seu tempo, que talvez não acreditasse na importância da libertação feminina da gama limitada de opções então disponíveis para as mulheres (mas, nesse caso, talvez seja preciso explicarmos por que sua filha Anna tornou-se, com o incentivo e o apoio dele, uma psicanalista renomada e autônoma), e por não ter visto algumas dificuldades de Ida como sendo as de praticamente todas as moças em sua posição então.[48] Cada perspectiva nos permite ver algumas coisas, enquanto nos cega para outras, e é sempre recomendável que os clínicos se esforcem por levar em conta numerosas referências, vendo cada caso de vários pontos de vista diferentes.

Os críticos marxistas/feministas assinalam, por exemplo, que, embora Ida tivesse a impressão de ser um fantoche ou um objeto de troca entre seu pai e o sr. K (ao achar que "tinha sido entregue ao sr. K como preço pela tolerância dele quanto às relações de sua mulher com o pai de Ida", numa espécie de "eu lhe dou a minha, se você me der a sua"),[49] esse foi o destino típico de muitas filhas durante séculos, nos quais as filhas eram dadas em matrimônio a tal ou qual homem para servirem aos interesses pessoais do pai em sua busca de um poder social, político ou econômico cada vez maior. Casavam-se as moças com determinados homens não por se acreditar que seriam bons maridos para elas, ou que os casais eram parceiros adequados um para o outro, mas porque tais homens levavam posses, capital ou influência para os pais das jovens.

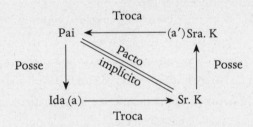

FIGURA A.I.I. Ida como objeto de troca.

Por mais inegavelmente verdadeiro que seja isso, não fica inteiramente claro, do ponto de vista do praticante, que utilidade poderia ter tido esse fato para Freud ou para Ida. Isso porque o que se revelou de mais importante em seu trabalho conjunto (na medida em que tenha havido *alguma* coisa terapêutica nesse trabalho) foi que — como vimos no Capítulo 5 — embora, no começo, Ida se queixasse de ser um mero joguete nas maquinações do pai e de seu amigo, constatou-se que ela mesma contribuía muito para a situação de ser um objeto de troca entre os dois homens. Em outras palavras, sim, ela foi "uma vítima das circunstâncias"; sim, ela foi um objeto de troca (como inúmeras outras mulheres, durante séculos); porém, mais importante para sua análise, ela parece ter aceitado e contribuído para ser colocada e mantida nessa posição por seu pai e pelo sr. K — ou seja, parece haver trabalhado ativamente para chegar a essa posição. Conscientizá-la da opressão a que ela era submetida pela sociedade de dominação masculina que a cercava poderia tê-la levado a uma forma de ativismo pela libertação feminina (o que de fato lhe aconteceu, numa fase posterior da vida), porém o mais provável é que tivesse deixado fora do panorama a questão de sua própria posição subjetiva e de seu posicionamento nessa sociedade (a menos que a conscientização se concentrasse também em sua cumplicidade com sua própria opressão).[50] Alguns poderiam argumentar que até o posicionamento subjetivo de Ida lhe foi *ditado* por sua posição sociocultural, uma vez que era somente ao se colocar no centro das coisas que a mulher conseguia obter algo que desejasse, naquela época; no entanto, havia mulheres que não entravam nesse jogo como Ida — que recusavam essa opção específica e escolhiam outros caminhos entre o número reconhecidamente limitado dos que estavam à sua disposição. Independentemente do quanto atribuamos às forças sociais e políticas do ambiente, não devemos desconsiderar, a meu ver, o papel do inconsciente no modo como as pessoas se posicionam em qualquer forma particular de sociedade.

Freud, como todas as outras pessoas, foi produto de sua classe socioeconômica, havendo quem se refira a ele como "burguês" (Lacan),[51] enquanto outros o veem como um burguês vienense convencional (André Breton), mas, em alguns momentos, ele parece bastante livre das convenções sociais e morais burguesas.[52] Entretanto, como assinalaram muitos críticos, a ausência quase completa da mãe de Ida no relato de caso freudiano é muito flagrante, tal como a da mãe do Homem dos Ratos no relato de caso que Freud lhe dedicou; e Freud parece incapaz de imaginar que Ida pudesse interessar-se pela sra. K de qualquer outro modo que não identificando-se com um homem, como se fosse impensável, na ocasião, que ela pudesse ser uma mulher interessada em outra mulher. Como vimos no Capítulo 5, parte disso poderia ser atribuído à estrutura psicológica do próprio Freud, e parte a um referencial simbólico inadequado.

Uma mudança do referencial clínico e histórico: Histeria não é doença

A mais importante mudança de referencial que podemos oferecer em matéria de histeria consiste, a meu ver, em enfatizar que, tal como a neurose obsessiva, *a histeria não é uma doença, e sim uma estrutura*. Na medida em que grande percentagem dos seres humanos é neurótica (em contraste com psicótica ou perversa, sendo a neurose, a psicose e a perversão as três principais estruturas clínicas), e na medida em que só existem três neuroses principais — neurose obsessiva, histeria e fobia —, cada neurose constitui uma das maneiras pelas quais vastas camadas da população funcionam na vida, ao enfrentarem o conflito psíquico. Pessoas diferentes podem, é claro, ser menos ou mais obsessivas, histéricas ou fóbicas (há diferenças de grau), porém muitos de nós somos neuróticos, e as diferentes neuroses correspondem a formas permanentes de lidarmos com o mundo, cada uma das quais envolve uma abordagem diferente do recalcamento, isto é, uma solução diferente para o problema do conflito no que tange ao pensamento e ao afeto. Como Freud já nos diz em 1889, o fato de conseguirmos resolver determinado sintoma histérico "não significa que a histeria esteja curada: em condições semelhantes, ela provocará sintomas semelhantes".[53] A neurose, diríamos, não é específica dos sintomas; é, antes, um estilo de vida.

A solução do conflito característica da neurose obsessiva — mediante a qual o pensamento e o afeto se desvinculam um do outro e o afeto ligado a uma experiência é deslocado para outra experiência ou pensamento — não é mais "racional" que a solução do conflito característica da histeria, mediante a qual o pensamento ligado a uma experiência é recalcado e o afeto é encontrado sob forma irreconhecível no corpo. Embora gerações de médicos tenham associado a histeria à irracionalidade, ao absurdo, à dramatização exagerada, à excitabilidade excessiva e até ao fingimento, e muitas vezes tenham considerado essas coisas especialmente associadas às mulheres, em contraste com os homens, a histeria é tão pouco "irracional", "ilógica" ou "despropositada" quanto a neurose obsessiva; cada neurose tem sua lógica ou racionalidade, cada uma tem suas razões de ser, e essas razões lógicas são simplesmente diferentes umas das outras. Os obsessivos são levados a fazer coisas de aparência tão irracional, do ponto de vista do cotidiano, quanto os histéricos.

Como diz Mark Micale, a histeria "não é uma doença, mas, antes, uma linguagem alternativa física, verbal e gestual, uma comunicação social icônica".[54] Em outras palavras, a histeria constitui uma forma de manifestar e comunicar o conflito psíquico e a dor do indivíduo, de um modo diferente do que prevalece na neurose obsessiva, e aqui poderíamos lembrar que Freud chega até a se referir à neurose obsessiva como um mero "dialeto da linguagem da histeria"[55] — ou seja, uma variação da solução do conflito oferecida pela histeria. Também devemos lembrar que a histeria "aparece tanto em jovens quanto em velhos, tanto em homens quanto em mulheres e tanto em negros quanto em brancos".[56] Os que criticam Freud e outros psicanalistas por terem sancionado a quase equivalência entre as mulheres e a histeria, na mente de muitos clínicos, desconsideram o fato de ele quase ter sido expulso às gargalhadas da Sociedade de Medicina de Viena, quando, em 1886, apresentou o artigo "Sobre a histeria masculina", e de ter sido basicamente ignorado ao apresentar um caso específico de histeria masculina, um pouco mais adiante, no mesmo ano.[57] Dizem que Charcot teria tratado cerca de noventa homens histéricos.[58]

É possível que, na história, a histeria tenha sido isolada como entidade clínica antes da neurose obsessiva (talvez já nos primórdios dos tempos egípcios), porém, dada a sua plasticidade — por ela aparecer no corpo, porém num corpo que é um corpo social, codificado e inscrito com todas as conotações linguísticas, sociais, culturais e religiosas de cada era histórica particular —, a histeria está sempre mudando suas manifestações. Isso levou vários psiquiatras e psicólogos a acreditarem, erroneamente, que a histeria já não existe, porque suas manifestações mais conhecidas do século XIX — paralisia, cegueira, surdez, afonia, anestesia e assim por diante, todas de cunho psicossomático — raramente são encontradas entre os pacientes de hoje. Mas a histeria está longe de ter morrido! O mesmo mecanismo através do qual o afeto vai para o corpo e é desvinculado do pensamento ou da lembrança que lhe deu origem continua vivo. Como diz Showalter, a histeria "simplesmente recebeu novos rótulos para uma nova era";[59] para uma lista de alguns desses novos rótulos, ver a conclusão do Capítulo 5 e o Apêndice v.

Apêndice II
Sobre a sugestão

Quando uma pessoa com algum tipo de aflição procura um "feiticeiro", um "curandeiro" ou uma "imposição de mãos" com a expectativa e a vontade de se curar, o próprio desejo de ser curada e a disposição de se submeter a qualquer forma de tratamento receitada pelo curandeiro tornam esse sofredor sugestionável. Assim, basta que o curandeiro receite praticamente qualquer coisa, desde que não destoe demais das expectativas do indivíduo — e diga "se você fizer x, y e z, ficará curado/a" —, para que a desejada cura aconteça.

Num contexto tribal, a receita pode envolver a exposição do indivíduo às forças da natureza, à guisa de expiação, ou a realização de proezas para se provar digno, ou uma experiência com alguma droga, sob a orientação de um ancião (por exemplo, comer um cogumelo alucinógeno e passar uma semana com o curandeiro da tribo no deserto). Num contexto médico moderno, a receita para aliviar dores de cabeça, insônia, ansiedade e uma multiplicidade de outros incômodos pode incluir placebos (pílulas que não contêm ingredientes ativos) e palavras estimulantes, como "Tome um destes, três vezes por dia, e você se sentirá muito melhor". Na medicina e na psiquiatria, a sugestão costuma ser conhecida, atualmente, como *efeito placebo*. Os pacientes são levados a crer que estão recebendo uma medicação que os ajudará, e eis que são ajudados.

É óbvio que a sugestão não pode curar todos, mas até hoje desempenha um grande papel no exorcismo, nas curas pela fé e na hipnose. No fim dos anos 1700, Franz Anton Mesmer (1734-1815) conseguiu transformar-se no assunto do dia, em Paris, ao explorar a sugestão em sua plenitude. Embora afirmasse que suas curas miraculosas resultavam da correção de desequilíbrios do "magnetismo animal" — um fluido invisível que estaria supostamente presente em toda parte (como o "éter" que muitos dos primeiros cientistas pensavam existir), mas que podia distribuir-se de modo desigual no corpo, criando sofrimentos —, Mesmer tinha um senso infalível do espetacular e encenava cuidadosamente seus tratamentos, numa aura de mistério, misticismo e iniciação (lindamente captados no romance de Alexandre Dumas intitulado *O colar da rainha*). Seus tratamentos tornaram-se sumamente padronizados, com vinte pacientes tratados de cada vez em "tinas aquecidas" de madeira (equipadas com barras de ferro destinadas a carregar de magnetismo animal essas versões primitivas de uma banheira de hidromassagem). Entrando com ar solene no cômodo, trajado com uma capa longa, ele apontava sua vara de condão para uma pessoa após outra e, de um em um, os pacientes mergulhavam num acesso (denominado *crise*, na época), do qual emergiam dizendo-se curados.

Embora as afirmações de Mesmer a respeito do magnetismo animal tenham acabado desacreditadas pelas comissões governamentais designadas para investigá-las (que incluíam figuras famosas, como Benjamin Franklin e Lavoisier), seu sucesso terapêutico deve ser levado a sério. Entre cem pacientes pesquisados (que apresentavam infecções no baço, reumatismo, asma, dores de cabeça, doenças de pele e problemas nervosos) — todos os quais tinham sido tratados por um dos alunos de Mesmer —, cinquenta se afirmaram completamente curados e todos, com exceção de seis, disseram-se parcialmente curados. Apesar de não ser reconhecido pela comunidade médica da época, o uso peculiar que Mesmer fazia da sugestão e do espetáculo ("mesmerizando" os pacientes) indica-nos, hoje, que muitos problemas supostamente médicos podem ser ao menos em parte eliminados através de meios psicológicos. Chame-o de engodo, se quiser, mas persiste o fato de que era comum isso funcionar. Aliás, muitas vezes funcionava melhor — tinha um índice mais alto de sucesso — do que muitas técnicas médicas do século xxi. É provável, porém, que apenas as pessoas que já eram sugestionáveis e se dispunham a acreditar no magnetismo animal aparecessem para ser tratadas por Mesmer ou seus assistentes — em outras palavras, a população de pacientes não era uma amostra aleatória, e sim uma amostra autosselecionada.

Observe-se que os praticantes da sugestão não precisam acreditar na técnica que utilizam, como ilustra o filme de 1992 *Fé demais não cheira bem* (estrelado por Steve Martin). Os pacientes precisam apenas ter fé.

Os usos variados da sugestão

As "modalidades de tratamento" testadas antes da época de Freud foram desenvolvidas na seguinte ordem:

1. mesmerização [magnetização] (através do deslumbramento) e sugestão (associadas a Anton Mesmer, 1734-1815);
2. hipnose e sugestão (Jean Martin Charcot, 1825-93);
3. hipnose e fala, levando à catarse (Josef Breuer, 1842-1925).

Poderíamos supor que Mesmer deu o primeiro passo no desenvolvimento do tratamento médico por meio da sugestão, mas isso seria um tanto arbitrário, pois, por exemplo, durante cerca de quinhentos anos acreditou-se que os reis da França eram capazes de curar certas doenças meramente tocando os sofredores, e o exorcismo foi praticado durante milênios.

Na época de Freud, a sugestão, usada em conjunto com a hipnose (passo 2, acima), tinha se tornado uma técnica predominante no tratamento dos "distúrbios nervosos". Charcot hipnotizava pacientes que apresentavam toda sorte de paralisias e perturbações sensoriais e mostrava que, no estado hipnótico mais sugestionável, era possível fazer esses sintomas desaparecerem — durante a própria hipnose e por algum tempo depois dela, através do uso de sugestões pós-hipnóticas (por exemplo, "Quando você acordar, suas pernas estarão perfeitamente bem e você poderá voltar a andar sem ajuda"). Ainda mais impressionante era o fato de que, sob hipnose, era possível fazer surgirem paralisias e sintomas sensoriais em pessoas normais — novamente, durante a hipnose em si e depois do despertar, graças a sugestões pós-hipnóticas.

No fim da década de 1800, alguns pesquisadores da França e da Áustria (como Hippolyte Bernheim e Pierre Janet) usavam a hipnose, com maior ou menor sucesso, para aliviar uma vasta gama de sintomas cada vez mais reconhecidos como de natureza psicossomática. Hoje parece-nos óbvio que, se Charcot podia aliviar uma paralisia dos membros inferiores mediante a simples hipnose de um paciente e a ordem de que ele andasse, a paralisia não podia ser de origem médica; não obstante, as comunidades médicas britânicas e austríacas da época descartavam esses resultados como obra de charlatães e impostores. Charcot tinha convicções que contrariavam as sustentadas pela maioria dos médicos da época.[1]

Apesar de evidenciarem alguns resultados assombrosos, os sucessos da sugestão tendiam a durar pouco. Como disse Freud sobre seu uso da sugestão com Emmy von N., "o sucesso terapêutico foi considerável, de modo geral, porém não duradouro".[2] A sugestão costumava fornecer apenas um alívio temporário e exigia a repetição frequente das sugestões pós-hipnóticas. Isso continua a se aplicar, hoje em dia, aos pacientes que tentam por exemplo parar de fumar procurando um hipnotizador. Eles têm esperança de que a hipnose surta um efeito permanente, mas é raro isso acontecer; ainda assim, as pessoas continuam a procurar a hipnose porque, diferentemente da psicoterapia, ela é rápida e não exige nenhum esforço especial por parte do paciente.

Freud acabou rejeitando a hipnose, porque muitos pacientes, em sua experiência, não eram suficientemente sugestionáveis para que sua hipnose fosse confiável; e rejeitou a sugestão em decorrência da "falta de permanência de seus sucessos".[3]

A diferença entre sugestão e interpretação psicanalítica

Note-se que a sugestão almeja curar mediante a *influência direta* sobre a pessoa que sofre, independentemente da razão ou razões de seu sofrimento. E diversos terapeutas atuais continuam a confiar muito na sugestão, mesmo que não empreguem a hipnose, ao proporem a seus pacientes que eles tentem certos comportamentos ou se dediquem a certas atividades (esportes, dietas etc.), e chegam até a lhes sugerir que a raiz de seus problemas é tal ou qual, a despeito de os pacientes não haverem indicado de modo algum ser esse o caso. Nesse sentido, eles tentam suprir os pacientes de ideias ou "conhecimentos" que os terapeutas fabricaram (ou encontraram em livros), em vez de estimulá-los a descobrirem a raiz dos próprios problemas.

É essa a diferença fundamental entre a sugestão e a interpretação psicanalítica: embora elas nem sempre possam ser diferenciadas com clareza, *a interpretação psicanalítica almeja a verdade dos próprios analisandos*, algo que os analisandos apresentem e sintam intimamente como verdade, e não algo já pronto (por exemplo algo que o analista tenha encontrado num manual ou ouvido num curso), ou fabricado com base nas ideias preexistentes do analista. A interpretação psicanalítica provém sobretudo do analisando, e procura curar descobrindo a verdade ou topando com ela, e não adotando uma coisa antiga qualquer que possa funcionar temporariamente. No melhor dos casos, as interpretações que vêm do analista não dizem aos analisandos o que fazer, pensar ou sentir, nem se propõem a explicar por que eles fazem, pensam ou sentem certas coisas. Em vez disso, elas dão um pequeno passo além do que o analisando já diz (Freud) ou visam chacoalhar o modo de o analisando ver as coisas (Lacan).

Apêndice III
Para uma elucidação da crise do Homem dos Ratos

Para os leitores que possam estar confusos com a crise específica ocorrida logo depois de o Homem dos Ratos consultar Freud pela primeira vez, tentarei articular aqui alguns de seus parâmetros.

Primeiramente, permitam-me mencionar que, apesar da intensidade e da aparente loucura dessa crise, Freud não foi levado a concluir que o paciente, Ernst Langer, fosse psicótico. Tampouco foi levado a fazê-lo ao detectar algo que lembrava uma formação delirante no discurso de Ernst (Freud também se refere a ele como um *delirium*, termo não mais usado num sentido psiquiátrico) — a saber, a ideia, ocorrida a Ernst pela primeira vez quando ele tinha cerca de seis anos, de que seus pais conheciam seus pensamentos, apesar de ele nunca os ter contado a eles.[1]

Vemos aí que Freud fez uma clara distinção entre o sintoma obsessivo *primário* — que determinava o diagnóstico ou a estrutura clínica de Ernst — e uma vasta gama de sintomas secundários. Estes poderiam ser articulados da seguinte maneira:

1. sintoma primário: ideias obsessivas oscilantes, que levavam Ernst a não fazer nada;
2. sintomas secundários: como a paranoia.[2]

O problema apresentado pelo Homem dos Ratos

O que os pacientes apresentam inicialmente ao analista como sua razão para procurarem a terapia costuma ser um disfarce — ou seja, um problema que eles se dispõem a admitir, em vez dos problemas menos palatáveis e mais duradouros de cuja existência desconfiam, ou que até sabem existir. O analista nunca deve presumir que o problema apresentado — o evento ou série de eventos que, de acordo com o paciente, levaram-no a procurar a terapia — seja o que de fato o levou a esta: muitas vezes, trata-se de algo completamente diferente.

No caso de Ernst, o problema apresentado foi claro: os eventos de agosto de 1907 em torno de seus óculos e do "capitão cruel".[3] O Homem dos Ratos estivera em manobras como oficial do Exército e, em certo momento, durante uma pausa numa marcha forçada, havia perdido seu pincenê (um tipo antigo de óculos que ficavam apoiados no nariz e não tinham hastes laterais sobre as orelhas). Apesar de dizer a Freud que teria sido fácil encontrar o pincenê, ele não parou para procurá-lo, porque não quis atrasar sua companhia. Por quê? Principalmente porque queria provar que era tão durão quanto os outros; em suas palavras: "Eu fazia questão de mostrar aos oficiais que as pessoas como eu [intelectuais de óculos] não só haviam estudado muito como também eram capazes de suportar muita coisa".[4] Os óculos eram para ele um sinal de fraqueza, e convém notar que o termo alemão para pincenê, *Kneifer*, também significa "pessoa covarde", alguém que treme ou recua ao ser enfrentado (alguns dos significados coloquiais incluem cagão, medroso e fujão). Era óbvio que o machismo estava envolvido nisso para Ernst: iria ele mostrar-se um homem ou um rato?

Em sua opinião, ele nunca tinha sido grande coisa como homem — aliás, disse a Freud que era covarde desde os seis anos de idade. E agora havia perdido outro vestígio de sua masculinidade, ao perder a capacidade de enxergar bem, algo que, obviamente, podia ser muito importante nas Forças Armadas. Em certa medida, sem seus óculos ele ficava aleijado.[5]

Em vez de reservar alguns minutos para procurá-los, ele mandou um telegrama a sua ótica em Viena, a fim de encomendar um novo par e fazer com que fosse remetido por reembolso postal a uma dada cidade (à qual Freud se refere como Z),[6] onde pretendia buscá-lo. Na mesma parada em que Ernst perdeu os óculos (talvez durante uma refeição), ele se sentou ao lado de certo capitão Nemeczek,[7] homem que era adepto de castigos corporais e muito eloquente na defesa do uso deles nas Forças Armadas. Ernst discordou "muito nitidamente" dele no decorrer da conversa, mas Nemeczek continuou a falar com os oficiais sobre uma forma particular de tortura usada no Oriente (que envolvia a colocação de ratos famintos num recipiente sob as nádegas de um homem, para que eles fossem comendo e penetrando em seu ânus).

Obviamente, o Homem dos Ratos começou a associar Nemeczek a seu próprio pai cruel — que, como vimos no Capítulo 4, era adepto de castigos corporais e tendia a ficar tão absorto ao bater nos filhos que, às vezes, nem sabia o que estava fazendo — e, assim que ouviu falar dessa forma de tortura, "passou num lampejo por [sua] mente *que isso estava acontecendo com uma pessoa que lhe era muito querida*", ou, na verdade, com duas pessoas: a dama que ele admirava e seu pai. Para tirar da cabeça esses pensamentos agressivos (que também deviam parecer absurdos, uma vez que seu pai tinha morrido cerca de oito anos antes), ele se pôs a repetir coisas para si mesmo (como fazia quando menino de seis anos), tais como "No que é que você está pensando?". Essas ideias lhe pareciam criminosas e ele se sentia inclinado a se castigar por haver pensado nelas. Mas como haveria de fazê-lo?

Obrigando-se a fazer algo realmente estúpido e humilhante. Ele foi informado por outro capitão conhecido (não o capitão cruel) de que seus óculos haviam chegado a Z e de que uma mulher que trabalhava na agência do correio de lá havia decidido que, como ele era tenente, devia ser digno de confiança, e se encarregara de fazer o pagamento do reembolso postal.[8] Ela calculou que era pequeno o risco de que Ernst não lhe pagasse e ele entendeu isso como um sinal de favorecimento: acreditou ter caído nas graças da funcionária. Isso foi dito a Ernst por um capitão que tinha estado na agência do correio na ocasião da chegada do pacote, horas antes de Ernst receber os óculos.

Algumas horas depois, o capitão cruel, Nemeczek, entregou os óculos a Ernst (presumivelmente, por tê-los recebido do tenente A, ou talvez da própria funcionária da agência do correio), e lhe disse que o tenente A (alguém sobre quem nunca ficamos sabendo coisa alguma no relato do caso) tinha pagado a tarifa de 3,80 coroas e que, portanto, Ernst *tinha que devolver o valor ao tenente A*.[9] O capitão cruel estava enganado quanto a isso, e o Homem dos Ratos soube que ele estava errado no exato instante em que o capitão enunciou essas palavras.

O que se passou na cabeça de Ernst nesse momento foi bastante complicado. Para começar, exporei a interpretação que Freud lhe deu no relato publicado. Aqui, à primeira vista, as coisas se decompõem da seguinte maneira:[10]

1. Nemeczek diz: "Você tem que pagar 3,80 coroas ao tenente A", e Ernst sente isso como uma *ordem*.
2. Ernst, que agora associava Nemeczek a seu pai, graças à história da tortura (e que devia desejar que acontecesse alguma coisa horrível a ambos), retrucou intimamente: "Vou pagar, uma ova!", ou "Cai fora!". Na verdade, o que lhe passou num lampejo pela cabeça foi ainda mais complicado: "Vou pagar quando as galinhas criarem dentes!", ou "É tão provável eu pagar quanto é provável que meu pai morto tenha filhos!" (uma ideia semelhante, envolvendo sua dama, que tinha ficado estéril desde que fizera uma operação, cerca de seis anos antes, também lhe passou pela cabeça).[11] Freud qualificou esses pensamentos de "respostas zombeteiras" ou irônicas, que envolviam "uma condição absurda que nunca poderia ser satisfeita". Vemos aí um componente de *revolta* por parte de Ernst: uma promessa de não pagar (o que poderia ser visto como um impulso agressivo do isso).
3. Tendo-se revoltado com o pai (e com sua dama), Ernst sentiu-se culpado: essas ideias eram criminosas. Ele teria que se castigar por tê-las, obrigando-se a parecer ridículo (diante do tenente A e de mais outro oficial, o tenente B, por exemplo), ao cumprir a ordem equivocada de Nemeczek. Vemos aí uma progressão da revolta para a culpa e para uma ordem de autopunição. (Isto poderia ser entendido como uma ação por parte de seu supereu.)
4. Ernst resolve então seguir ao pé da letra a ordem dada por Nemeczek. No relato freudiano, parece que a punição prevaleceu e que o próprio Ernst não conseguiu extrair nada de sua compulsão de cumprir a ordem: não houve verdade nisso para ele, exceto a *autopunição*.

Essa interpretação da situação, entretanto, vai apenas até certo ponto, porque *houve verdade para ele*, ou assim diria eu. Em sua hesitação de várias horas entre ir a Z ou voltar para casa em Viena (o que envolveu uma espécie de masturbação mental, como veremos), ele estava ponderando mentalmente diversos fatores diferentes:

1. Ernst tinha muito interesse em conhecer a jovem confiante da agência do correio, a qual acreditava simpatizar com ele sem sequer conhecê-lo; e também estava muito interessado em ver mais uma vez uma bonita jovem (filha do hospedeiro) da mesma cidade, que havia flertado com ele

e com quem ele havia pensado em ter um romance.[12] Mas procurar essas mulheres significaria menosprezar Gisa (sua "dama") e também envolveria opor-se ao desejo paterno de que ele se casasse com uma mulher rica. Em outras palavras, pagar à pessoa a quem ele sabia realmente dever o dinheiro (a mulher da agência de correio) magoaria, em sua imaginação, sua dama e seu pai. (Também o tornaria mais parecido com o pai num dado aspecto, repetindo o dilema paterno de ter que escolher entre duas mulheres — a filha do hospedeiro e a funcionária da agência do correio —, e seria equivalente a curvar-se ao conselho do pai de que ele não se envolvesse com Gisa. Ao mesmo tempo, isso o diferenciaria do pai, pois este nunca pagara uma significativa dívida que havia contraído quando estava no Exército). Esses eram alguns dos sentidos pessoais, para Ernst, da opção de ir a Z.

2. Ele jurou então *não* pagar o dinheiro, o que era uma forma de *revolta* de sua parte.

3. Mas também isso ele sentia como um crime contra seu pai (o pai nunca pagara a dívida que tinha com um colega das Forças Armadas, e Ernst sentia-se obrigado a pagá-la por ele, nem que fosse de forma deslocada) e contra sua dama. Talvez isso se devesse à forma irônica como lhe ocorrera o juramento: "É tão provável eu pagar quanto é provável que meu pai morto ou minha dama tenham filhos!". Ele achava tê-los insultado ao fazer esse juramento ou tomar essa decisão, o que deu origem à *culpa*.

4. Uma *ordem* foi então enunciada em sua cabeça: "Você *tem* que pagar as 3,80 coroas ao tenente A". Você deve levar o tenente A à agência do correio de Z e trair seu pai (não se casando com uma mulher rica) e sua dama (visitando as duas mulheres da cidade de Z). Esse ato humilhante constituiria, manifestamente, uma *autopunição* por ele haver menosprezado seu pai e sua dama; com esse ato, ele honraria ou apoiaria o capitão cruel/pai que, tal como o rei mencionado por Freud, sempre tinha que ter razão.[13] *A solução encontrada por ele nesse sintoma de curta duração* (encenado no trem de regresso a Viena e, por um breve período, depois disso) foi tal que *Ernst pareceu estar obedecendo, absolvendo ou isentando suas figuras paternas* (ao pagar a dívida do pai e ao cumprir a ordem do capitão cruel, apesar de ela ser equivocada), bem como se castigando, ao se fazer parecer ridículo (ao levar o tenente A por todo o trajeto até Z, apesar de saber muito bem que

o tenente A não tinha nada a ver com seu pincenê), *mas, ao mesmo tempo, estava desobedecendo* aos desejos paternos mais profundos de que ele se casasse com "o tipo correto de mulher". A ordem que ele deu a si mesmo, portanto, destinou-se a lhe permitir *obedecer e desobedecer ao pai*, sendo uma concessão ou uma solução para sua ambivalência. A ordem também lhe exigiu ver as duas mulheres que acreditava estarem interessadas nele, com isso abandonando Gisa.[14]

O que tudo isso sugere é que *ainda pode haver verdade numa ordem* (mesmo obviamente absurda) *para o obsessivo, algo que ele extrai dela*. Por que outro motivo Ernst haveria de ao menos tentar obedecê-la? Mesmo que a ordem fosse dada pelo supereu, a fim de lhe infligir um castigo, Ernst ainda poderia extrair algum proveito dela.

Lacan vê o supereu como emitindo o imperativo *"Jouis!"*, que tem o sentido de "Goza!".[15] No caso de Ernst, seria possível pensar nisso como lhe ordenando "Goza com essas mulheres!". Os impulsos libidinais que entravam nessa ordem eram multifacetados e sobredeterminados, e é bem possível que cumprir a ordem lhe proporcionasse algum tipo de prazer, por se tratar de *uma ordem de obedecer a seus impulsos, para variar* (note-se que ele só parece ter tido relações sexuais regulares com mulheres depois de já ir bem avançado o tratamento com Freud). Diríamos que havia nessa ordem algo para as duas instâncias, tanto o isso quanto o supereu, o que sugere, mais uma vez, que os sintomas (mesmo os de curta duração, como esse) são formações de compromisso.

Não nos esqueçamos de que Ernst *não obedeceu à ordem*. Na verdade, nunca obedeceu a *nenhuma* das ordens que dava a si mesmo, fosse a de cortar a própria garganta, fosse a de matar a avó de Gisa (neste último caso, em vez disso, ele caiu no chão, em prantos). Para um neurótico obsessivo como Ernst, há certa distância entre ele mesmo e uma ordem ou comando autoimpostos. Os psicóticos, por outro lado, amiúde creem que essas ordens vêm de fora e as levam muito mais a sério. Ao que parece, Ernst fez uma débil tentativa de obedecer a sua ordem autoimposta, mas não logrou êxito, porque o tenente A se recusou a aceitar o dinheiro. Depois disso, Ernst não foi adiante.

Apêndice III

A grande hesitação

Na tabela seguinte, tento esquematizar os sentidos altamente pessoais que tinham, para Ernst (razões que ninguém mais poderia perscrutar com facilidade), a ida a Z e a Viena, em vez dela:

Razões para ir a Z	Razões para ir a Viena
Desobedecer ao pai; magoar sua dama. A ida suscita em sua mente o conflito entre Gisa, que desagradava a seu pai, e a filha dos Saborsky, Lizzie.	Evitar absolver o pai, ao não pagar a dívida contraída por ele.
A atração de iniciar um ou dois romances; a atração de repetir a escolha conjugal do pai, baseada no dinheiro e na situação social. Ele foge dessa atração, assim como adoece, posteriormente.	Evitação do problema. Voltar para sua dama e desobedecer ao pai.
Obedecer ao pai (sob a forma do capitão cruel).	

Sua solução final consistiu em não tomar decisão alguma — e, como foi assinalado no Capítulo 4, a *evitação* (por exemplo, evitar a tomada de decisões) *é uma marca registrada da neurose* — e em deixar suas ações a cargo do destino. Seus pensamentos a respeito do carregador do trem e de sua reserva no vagão-restaurante, bem como sobre sentir-se tolo diante do tenente A, foram meras racionalizações, no final das contas — ou seja, razões adotadas para explicar suas atrações e repulsas mais profundas, relacionadas com as mulheres, o conflito entre dinheiro e status, o pagamento da dívida paterna e assim por diante. Os pratos da balança a favor de Z e de Viena estavam bastante equilibrados, e por isso Ernst ficava demasiadamente dividido ou ambivalente para decidir. Como tantas vezes fazem os obsessivos, ele deixou o destino decidir seu rumo; e, como este o levou de volta a Viena, ele deixou que um bom amigo em Viena lidasse com o problema em seu lugar.

Apêndice IV
Uma interpretação freudiana dos sintomas específicos de Dora

Embora sofresse de uma *"petite hystérie"*, como diz Freud,[1] e não de uma *"grande hystérie"*, como a de Anna O., vemos que Dora (citada deste ponto em diante por seu nome real, Ida) sofria de uma multiplicidade de problemas, a maioria dos quais era somática. Isso contrasta nitidamente com o sofrimento do Homem dos Ratos, cujos problemas estavam todos na cabeça, por assim dizer — ou seja, eram predominantemente relacionados com o pensamento. No caso dele, os desejos de que algo fizesse mal aos que ele supostamente amava eram recalcados, retornando sob a forma de preocupações ou medos conscientes de acontecerem coisas terríveis com eles (o que então levava a alguns atos compulsivos propiciatórios, destinados a afastar as consequências maléficas). Para dizê-lo de modo um tanto categórico, na neurose obsessiva o recalcado retorna na mente,[2] enquanto, na histeria, ele retorna no corpo.

Como vimos no Capítulo 1, Freud se refere ao retorno do recalcado no corpo como "conversão": a conversão do conflito psíquico em sintomas somáticos crônicos.[3] Nesses casos, as ideias ligadas ao conflito costumam ser esquecidas e, quando não o são, ficam desprovidas de afeto, posto que o afeto vai para o corpo;[4] isso poderia explicar, ao menos em parte, por que Ida tinha poucas lembranças conscientes do passado e parecia indiferente a praticamente tudo que ela e Freud discutiam.

Os sintomas somáticos mais crônicos de Ida incluíam tosse nervosa, dispneia (respiração difícil ou arfante), asma, afonia, enxaquecas, dores gástricas e claudicação (vários dos quais persistiram até pelo menos sua meia-idade, de acordo com Felix Deutsch).[5] Mas também devemos observar que ela apresentava algumas ideias conscientes que eram bem o oposto de suas ideias inconscientes — por exemplo, seu pensamento "supervalente", que ela não conseguia tirar da cabeça (e que alguns poderiam chamar, erroneamente, de ideia obsessiva): a ideia de que seu pai a havia jogado na fogueira (isto é, de que a entregara ao sr. K e depois se recusara a acreditar que o amigo havia feito uma proposta obscena a ela) para poder dar continuidade a seu romance com a sra. K. Em outras palavras, nem todo sintoma da histeria é encontrado no corpo; similarmente, nem todo sintoma da neurose obsessiva é encontrado apenas na mente — considere-se a proliferação de problemas digestivos encontrados entre os obsessivos, e que recebem nomes como distúrbio (ou síndrome) do intestino irritável, indigestão, refluxo, gases e todas as dores físicas do corpo relacionadas com a categoria genérica em voga na atualidade: "estresse".

Embora Ida tivesse um dos mesmos sintomas somáticos de Anna O., a *tussis nervosa* (tosse nervosa) — supostamente, por causa de um catarro (ou mucosidade) que implicava inflamação da membrana mucosa da garganta —, tal sintoma não se destinava, no caso dela, a encobrir a música e tentar tirar da cabeça a ideia de sair para dançar, que entrava tão inteiramente em conflito com o sentimento de dever filial. Não sabemos ao certo para que servia a tosse de Ida, uma vez que seu trabalho com Freud não parece havê-la eliminado. (Embora a tosse tenha parado "logo depois de ela haver aceitado tacitamente a explicação" que discutiremos dentro em pouco, o próprio Freud admitiu que isso era inconclusivo, visto que sua tosse "havia desaparecido espontaneamente em muitas ocasiões anteriores");[6] e, mesmo que o trabalho conjunto dos dois a houvesse eliminado, ainda poderíamos continuar meio no escuro quanto a exatamente quais eram a causa última e o propósito desse sintoma, e a exatamente qual parte da discussão entre Freud e Ida teria levado a sua eliminação.[7] Entretanto, podemos levantar a hipótese de que a tosse de Ida (em geral, durante três a seis semanas de cada vez, mas que durou vários meses numa dada ocasião),[8] tal como a de Anna O., "falava de" ou vinha a significar a existência simultânea de um desejo e uma censura que levava à supressão desse desejo. Qual desejo e qual censura?

De acordo com Freud, o *desejo* seria praticar (ou mandar a sra. K praticar) a felação — no pai dela, supostamente, e depois fazer a felação no sr. K, ela própria —,[9] enquanto Lacan postula que o desejo seria, antes, o de praticar a cunilíngua (ela própria ou seu pai) na sra. K.[10] (Talvez devamos considerar a possibilidade de que *os dois* desejos estivessem envolvidos, se não ao mesmo tempo, alternadamente.) A *censura*, em tese, teria a ver com o quanto essas coisas não se faziam, na sociedade refinada, com amigos dos próprios pais e, especialmente, não com outra mulher. Em Ida, o conflito entre o desejo sexual e o tabu que cercava os atos sexuais parece ter dado origem, aproximadamente desde os oito anos de idade, a uma diminuição da capacidade de agir no mundo (o que, como vimos no Capítulo 5, desapareceu, pelo menos em parte, uns cinco meses depois do encerramento da análise, quando ela confrontou a sra. K e o sr. K e começou a se dedicar com mais energia aos estudos). A tosse poderia ser entendida como aquilo que transformava a sensação sexual fantasiada na boca e/ou garganta em algo assexual (e que, aliás, levou-a a receber cuidados *médicos*), ou, possivelmente, como uma tentativa de expressar nojo diante do ato imaginado.[11] (O fato de sua tosse nervosa ter começado já aos oito anos, entretanto, lança alguma dúvida sobre essa explicação, embora seja possível que ela já tivesse um bom conhecimento do sexo naquela idade.)

Freud levanta a hipótese de que talvez Ida houvesse tido uma inflamação da garganta em algum momento, em função de um resfriado ou gripe comuns,[12] ou de que a coceira na garganta pudesse ser o simples ressurgimento da sensação que ela havia conhecido durante um bom número de anos por chupar o dedo, o que, de algum modo, teria depois assumido um sentido para ela — talvez retroativamente —, quando ela tomou conhecimento do sexo oral.[13] Essa é a essência do que Freud chama de "complacência somática",[14] na qual um problema puramente físico (por exemplo uma tosse relacionada com um resfriado) adquire um significado psicológico, que então o grava em caráter permanente como sintoma psicossomático. Mais tarde, ele pode assumir outros significados, que então o tornam resistente ao alívio, quando a pessoa se depara apenas com o primeiro significado.

Poderíamos entender a incapacidade periódica de falar ou a perda da voz (afonia) de Ida, por "três a seis semanas" de cada vez, basicamente da mesma maneira, sobretudo na medida em que era comum ela decorrer da tosse ou, pelo menos, coincidir com esta.[15] Embora Freud a interprete como um desinteresse pela fala, quando seu suposto amado, o sr. K, viajava a trabalho,[16] Lacan a interpreta como "o apelo da pulsão erótica oral" — em outras palavras, como uma ânsia de praticar sexo oral na sra. K — que se fazia ouvir quando o

Apêndice IV

sr. K estava fora da cidade e Ida ficava sozinha com ela (talvez especialmente à noite, quando as duas dividiam um quarto na casa dos K).[17] Presumivelmente, essa ânsia era então contrariada ou frustrada nela por ideias referentes à repreensibilidade moral dessa prática, cuja inaceitabilidade a deixava perplexa ou emudecida, por se tratar de um ato "indizível". É provável que sua incapacidade de falar refreasse suas relações com a sra. K enquanto o sr. K estava ausente, já que a relação entre elas tinha se estruturado em torno de conversas íntimas sobre uma vasta gama de temas, quando ele estava presente. Assim, talvez a perda da voz de Ida servisse ao objetivo de criar uma distância entre as duas precisamente quando "o apelo da pulsão erótica oral" atingia seu auge.[18]

Essa reconstrução da tosse nervosa e da afonia de Ida encaixa-se no modelo 1 proposto no Capítulo 1:

$$\text{Força 1} \Rightarrow \text{Sintoma} \Leftarrow \text{Força 2}$$
$$\text{"Eu ruim"} \Rightarrow \text{Sintoma} \Leftarrow \text{"Eu bom"}$$

Do lado esquerdo, temos a força impessoal do "isso" e, à direita, a força do "eu". Enunciado em termos freudianos posteriores, podemos caracterizar o conflito como o existente entre a libido (ou isso), à esquerda, e as forças da proibição (ou supereu), à direita. Mas isso continua a não ser mais do que uma reconstrução teórica, pois o trabalho de Freud com Ida nunca chegou a aliviá-la permanentemente de nenhum desses dois sintomas, ao que saibamos.

Observe-se que o pai dela também tinha um catarro (ou muco), provavelmente em função de seu tabagismo e da tuberculose, e que, portanto, a tosse de Ida talvez também manifestasse uma identificação com ele no nível do desejo sexual;[19] nas palavras de Freud, é como se a tosse dissesse "foi dele que recebi minhas paixões maléficas, pelas quais estou sendo castigada com a doença".[20] Essa identificação, e não a ligação posterior com os K (apesar de ela os haver encontrado pela primeira vez em Merano, quando tinha seis anos), teria o potencial de explicar o fato de a tosse e afonia de Ida haverem começado já aos seus oito anos de idade,[21] pouco depois de ela haver parado — a acreditarmos em Freud — de se masturbar.

Ida dizia ter sido uma "criatura selvagem" (*ein wildes Ding* — literalmente, "uma coisa selvagem", como na canção da banda The Troggs) até os oito anos de idade — e talvez ter se entregado a seus desejos sexuais através da masturbação, embora nunca tenha confirmado essa construção de Freud —, mas depois ter se acalmado e se tornado uma "boa menina", quando começou a sofrer de respiração arfante ou pesada (como a do pai e, talvez em especial, como a do pai e também da mãe, quando os dois tinham relações sexuais no quarto ao lado do seu, numa época em que o pai ainda não era impotente),[22] asma, tosse e perda da voz. Esses *pontos de virada* na vida de uma pessoa são cruciais, pois *sinalizam uma grande mudança de algum tipo*, mas Freud não lhes dedica mais do que uma nota de rodapé. Escreve ele: "De fato, ela fora uma criatura selvagem, mas, depois do primeiro ataque de 'asma', tornara-se calma e bem-comportada. Para sua mente, essa doença havia marcado a fronteira entre duas fases de sua vida sexual".[23]

Poderíamos levantar a hipótese de que seus sintomas somáticos se formaram como castigo por ela haver se masturbado pensando no pai (o que, supostamente, teria sido um crime contra sua mãe), conservaram em si uma ligação com o pai, na medida em que ele apresentava alguns dos mesmos sintomas, e envolveram algumas zonas associadas por Ida com o sexo: a boca, a garganta e os pulmões (respiração arfante). Assim, seus sintomas *substituíram* sua sexualidade infantil, ou, como diz Freud, *eram* a sexualidade dela (falavam dessa sexualidade, por assim dizer, enquanto lhe usurpavam o lugar): "Os sintomas constituem a atividade sexual do paciente",[24] com a implicação de que os pacientes extraem de seus sintomas uma satisfação ou gozo que se assemelha à satisfação previamente obtida com a masturbação.[25] Freud postula que "os sintomas histéricos quase nunca se apresentam enquanto as crianças se masturbam, mas só depois, na abstinência; constituem um substituto da satisfação masturbatória".[26]

Se era verdade que os sintomas somáticos de Ida se formaram como um castigo por ela haver cometido um "crime" contra a mãe, ao se masturbar tecendo fantasias com o pai — o que, convém lembrar, isso não passa de uma teoria, uma vez que nunca foi confirmado no caso de Ida —, a questão é saber por que isso se deu aos oito anos de idade. O que estaria acontecendo em sua vida, naquele momento, para levar a Força 2 a se tornar tão forte a ponto de poder opor-se inteiramente à Força 1? Talvez nunca o saibamos...

Mas sabemos que, "pouco antes do ataque de asma nervosa, aos oito anos",[27] ela torceu o pé direito, ao escorregar num degrau quando descia uma escada. O pé inchou e teve que ser enfaixado, e Ida foi obrigada a passar algumas semanas de cama.[28] Teria estado pensando em alguma coisa em particular, no momento em que escorregou (fantasiando com o pai, por exemplo, ou com algum outro interesse amoroso), em vez de prestar atenção onde pisava? Teria passado a pensar no pé torcido como um castigo por suas fantasias? É de se supor que ter de ficar de cama por algumas semanas seria muito incômodo para uma "criança selvagem", e esse teria sido, possivelmente, o "período de incubação" que levou a sua guinada crucial da rebeldia para o bom comportamento.

Mais uma vez, tudo isso continua a ser sumamente especulativo. O que não o é na mesma medida é que a torção no pé não tenha levado Ida a nenhum sintoma psicossomático até os cerca de dezessete anos, quando, após uma crise semelhante a uma apendicite (à qual voltaremos dentro em pouco), ela começou a arrastar o pé direito, sem qualquer razão aparente.[29] Também sabemos por Felix Deutsch que essa claudicação continuou até meados da vida adulta, o que sugere que, se Freud teve razão ao considerar que isso estava relacionado com a ideia de Ida ter dado um "passo em falso"[30] na vida, por não ter cedido aos avanços do sr. K (ou por ter desejado ceder a eles?), é óbvio que o fato de ele ter dito isso à paciente não bastou para aliviar o sintoma. Nesse ponto, Freud teria feito bem em atentar para sua regra anterior de considerar "incompleta qualquer história que não traga melhora alguma"[31] e para sua regra posterior de só interpretar quando o analisando estivesse a apenas "um pequeno passo" (não um "passo em falso") de chegar à mesma conclusão.

Se, de fato, Ida passou a ver seu escorregão na escada aos oito anos como castigo por suas fantasias sexuais (acompanhadas ou não de masturbação), talvez algo semelhante tenha estado envolvido aos dezessete anos, quando ela começou a arrastar o pé direito depois de seu ataque semelhante a uma crise de apendicite. Convém lembrar que essa crise teria ocorrido nove meses depois da proposta do sr. K junto ao lago, o que a torna sugestiva das dores do parto,[32] deixando implícito o desejo de estar grávida ou de ter um filho — não é preciso nos precipitarmos imediatamente para a conclusão de que isso refletiu um desejo de ter mantido relações sexuais com o sr. K. É possível que Ida tenha se censurado, nessa ocasião, por ter tido tal desejo (inconsciente), como se isso fosse apenas para outras mulheres, mais velhas — sua mãe e a sra. K —, como se as alegrias da maternidade não fossem para ela.

Deixei fora de meu relato dos sintomas de Ida alguns dos mais isolados, em função da falta de informações detalhadas: dores gástricas (supostamente por identificação com uma prima que se masturbava) e enxaquecas num dos lados da cabeça, iniciadas aos doze anos, que depois se tornaram menos frequentes e desapareceram aos dezesseis anos.[33] Se a análise houvesse prosseguido por mais tempo, talvez descobríssemos neles uma estrutura similar de desejo e contradesejo — Força 1 e Força 2 —, mas também seria possível descobrirmos algo completamente diferente.

Apêndice V
Amostra de correspondência entre os diagnósticos psicanalíticos e os do DSM-5

(Observação: Nem *todas* as pessoas atualmente diagnosticadas com esses transtornos do *DSM-5* se encaixam perfeitamente nas estruturas psicanalíticas correspondentes, e muitos distúrbios do *DSM-5* podem se enquadrar em mais de uma estrutura psicanalítica.)

Diagnósticos psicanalíticos	DSM-5
AUTISMO[1]	Transtornos do espectro do autismo (que hoje incluem o transtorno autista e muitos diagnósticos anteriores, como autismo infantil precoce, autismo da infância, autismo de Kanner, autismo de alto funcionamento, autismo atípico, transtorno generalizado do desenvolvimento e transtorno infantil desintegrador)
NEUROSE	
Neurose obsessiva	Transtornos de tiques e síndrome de Tourette (agora erroneamente incluídos entre os distúrbios motores) Transtorno obsessivo-compulsivo Transtorno da personalidade obsessivo-compulsiva Transtorno do espectro do autismo (especialmente o que costumava ser chamado de síndrome de Asperger) Transtorno do déficit de atenção/transtorno de hiperatividade Transtorno da personalidade esquiva

Histeria	Transtornos da alimentação (que incluem anorexia nervosa e bulimia nervosa)
	Sintomas somáticos e transtornos correlatos (incluem o transtorno conversivo)
	Transtorno da personalidade histriônica
	Transtorno da personalidade dependente
	Transtorno da personalidade fronteiriça (borderline)
	Transtorno da identidade dissociativa
	Transtorno do pânico
	Transtorno de ansiedade social (fobia social)
	Transtorno da ansiedade de separação
	Transtorno generalizado de ansiedade
	Grande transtorno depressivo
Fobia	Transtornos da ansiedade (que incluem fobias específicas e agorafobia)
PERVERSÃO	Transtornos parafílicos (que incluem voyeurismo, exibicionismo, frotteurismo, masoquismo sexual, sadismo sexual, pedofilia, fetichismo e travestismo)
PSICOSE	Transtorno psicótico breve
	Transtorno delirante
	Transtorno da personalidade paranoica
	Esquizofrenia
	Transtorno esquizoafetivo
	Delírio a dois (não mais presente no *DSM*, porém mencionado em versões anteriores como transtorno psicótico compartilhado)
	Transtorno da personalidade narcisista
	Transtornos bipolares e correlatos (antes maníaco-depressivos)

Notas

Epígrafes [p. 7]

1. *SE* VII, p. 21 n.
2. *SE* XV, p. 17.

Introdução [pp. 11-23]

1. *SE* XIV, p. 13.
2. *SE* XIV, p. 16.
3. A expressão "análise das resistências" foi usada por Richard Sterba (1934, p. 117). Freud discute uma multiplicidade de maneiras de superar as resistências em *SE* II (ver, em especial, as pp. 271 e 282-3). Ele critica a tentativa de simplesmente "apontar ao paciente sua resistência" e indica que "não se instala mudança alguma; na verdade, a resistência torna-se ainda mais forte"; o que precisamos fazer, sugere, é "descobrir as pulsões recalcadas que alimentam a resistência" (*SE* XII, p. 155).
4. Ver Anna Freud, 1936/1966; Anna Freud e Joseph Sandler, 1985.
5. Ver *SE* II, pp. 301-5, e *SE* VII, pp. 115-20. Ele diz ainda, neste último texto (o caso Dora), que "a transferência, que parece predestinada a ser o maior obstáculo à psicanálise, torna-se sua mais poderosa aliada, quando sua presença pode ser detectada a cada vez e explicada ao paciente" (*SE* VII, p. 117). Todavia, a admissão que ele faz, algumas linhas adiante — "não consegui dominar a transferência a tempo" (p. 118) — indica com clareza a que ponto ele considerava a transferência um obstáculo, ao menos nesse caso. E suas outras admissões, nas páginas seguintes (e sobretudo na nota de rodapé da p. 120, a respeito da "corrente homossexual" que lhe havia escapado), sugerem que a transferência é *sempre* um obstáculo, a menos que o analista seja perspicaz o bastante, clarividente o bastante e sensível o bastante para adivinhar o que acontece a cada instante, o que é patentemente impossível.
6. Como diz Lacan, "a transferência é [...] obstáculo à rememoração e presentificação do fechamento do inconsciente, que é a falta, sempre no momento preciso, do bom encontro" (*O Seminário*, livro 11, p. 138); em outras palavras, a transferência surge no exato momento em que o analisando se descobre incapaz de abordar mais de perto (com ou sem a ajuda do analista) o núcleo patogênico de um sintoma — incapaz de chegar ao "bom encontro".

7. Russell Jacoby disse algo parecido há uns quarenta anos, em seu *Social Amnesia* (1975).
8. Alguns diriam que o obstáculo, ao ser o foco da atenção, torna-se seu próprio caminho para o objetivo. Discutir o obstáculo, em alguns casos, permitiria ao paciente ultrapassá-lo, para ir em direção ao objetivo (explorar o que lhe parece tão assustador na discussão de fantasias violentas, por exemplo, permite que o paciente passe a falar dessas fantasias), mas o foco nos obstáculos parece ter levado muitos analistas a ficarem mais interessados nas chamadas defesas do que naquilo que elas defendem.
9. Lacan disse isso em *O Seminário*, livro 16, p. 235.
10. Ver Fink, 2007, Cap. 7.
11. *O Seminário*, livro 11, p. 129.
12. Freud achava a mesma coisa; escreveu a Fritz Wittels: "Parece-me que o público não tem [razão para] interessar-se por minha personalidade e nada pode aprender de uma descrição dela"; e teria dito a Joseph Wortis: "As pessoas devem interessar-se pela psicanálise, não por mim". Wittels, 1924/1971, p. 11-2; Wortis, 1954, p. 121.
13. Freud menciona essa história de seu pai em *SE* IV, p. 197. Eis alguns exemplos das glórias da "psicobiografia": Bruno Bettelheim (1990, pp. 9-10) sugere que a mulher do imperador Francisco José, Elizabeth, foi uma das primeiras figuras amalucadas da nobreza da Europa, havendo inspirado Freud a pensar em loucura e histeria, embora, claramente, tivesse havido muitas antes dela. Bettelheim tenta usar a família real como modelo da teoria freudiana do complexo de Édipo, apesar do fato de as lutas edipianas entre pais, filhos, tios, sobrinhos etc. terem sido abundantes em muitas cortes europeias, durante milênios, e remontarem a nossos textos mais antigos (como o Velho Testamento).

    Uma outra sugestão de Bettelheim (1990, p. 12) — a de que o fato de o imperador da Áustria não ser senhor em sua própria casa teria levado Freud a conceber a ideia de que o eu não é senhor em sua própria casa — é extremamente implausível, uma vez que isso se aplicou a inúmeros governos ao longo da história (para lembrar apenas um exemplo, pense em alguns *maires du palais* ["administradores do palácio real"] do período merovíngio, na França, nos séculos VII e VIII, os quais não raro se tornavam mais poderosos que seus soberanos), de modo que *seria preciso explicar por que outros pensadores não tiveram a mesma ideia*. Tentar encontrar a fonte de todas as ideias de alguém na vida e na época dessa pessoa é muito temerário. Em vez disso, devemos fazer a pergunta inversa: *Considerando todos os precedentes históricos, como é que ninguém teve essa ideia antes?!*
14. James Strachey fornece uma grande quantidade de material útil sobre o desenvolvimento intelectual de Freud em suas introduções do editor de cada uma das obras freudianas na *Standard Edition*.
15. Para uma discussão sucinta desse tema, ver o Apêndice II.
16. Lear sugere que, através da análise, os analisandos podem conscientizar-se de todos os seus pensamentos, e afirma que, "à medida que os analisandos tornam-se cada vez mais cônscios do fluxo de sua mente autoconsciente, tornam-se também

mais e mais aptos a modificar diretamente sua mente, por sua própria atividade de autoconhecimento" (p. xvi); esse apelo ao que os psicólogos do ego chamavam de *ego observador*, a fim de promover mudanças genuínas, parece-me uma vã esperança filosófica (ver minhas discussões a esse respeito em Fink, 2007, 2014a, 2014b).

17. Bettelheim, 1982; Sulloway, 1979.
18. Ver Low, 1935, p. 4.
19. Ver, por exemplo, Adams, Wright e Lohr, 1996; Baumeister et al., 1998; Muraven e Baumeister, 2000; Newman, Duff e Baumeister, 1997; Rosner, 2000; Solms e Turnbull, 2002; Solms e Panksepp, 2012; Solms, 2015.
20. Crews, 1993; Webster, 1995.
21. Ver *SE* IV, p. 198, onde ele diz: "Quanto mais se aprofunda a análise de um sonho, mais comumente se depara com a trilha de experiências infantis que desempenharam um papel entre as fontes do conteúdo latente do sonho". "Mais comumente" implica "nem sempre", e Freud estuda muitos sonhos que nunca são rastreados até fontes infantis (ver, por exemplo, *SE* IV, pp. 248-50, e *SE* V, p. 510), e muitos que nunca são interpretados como tendo algo a ver com a sexualidade (ver *SE* IV, pp. 127-30). Com respeito à sexualidade, ele diz: "A maioria dos sonhos dos adultos versa sobre material sexual" (mas note que ele pouco fala de assuntos sexuais quando interpreta seus próprios sonhos para nós!), já que "nenhuma outra pulsão é submetida desde a infância a tanto recalcamento quanto a pulsão sexual [...]; de nenhuma outra pulsão restam tantos e tão poderosos desejos inconscientes, prontos a produzir sonhos no estado de sono"; mesmo assim, "também devemos, é claro, evitar o exagero de lhes atribuir uma importância exclusiva" (*SE* V, p. 396). Na página seguinte, ele continua, numa passagem acrescentada em 1919: "A afirmação de que todos os sonhos requerem uma interpretação sexual, contra a qual os críticos se enfurecem de forma tão incessante, não ocorre em parte alguma de minha *Interpretação dos sonhos*" (p. 397).
22. Os que acreditam em percepção extrassensorial talvez achem que há mais na intuição do que afirmei aqui, porém talvez encontrem maneiras mais proveitosas de empregar seus poderes extrassensoriais do que no consultório com os pacientes!
23. *SE* XVI, p. 408.
24. Bloom, 1973.
25. A respeito do texto freudiano traduzido para o inglês, Bruce Fink comenta que considera "muito significativas as várias críticas de Bruno Bettelheim (1982) e Lacan às traduções de James Strachey" e que, ao citar a *SE* ao longo do presente livro, tomou "algumas liberdades, atualizando a gramática e o estilo, por exemplo", por sempre se empenhar "em tornar Freud tão acessível quanto possível para o leitor contemporâneo". (N. E.)
26. Sempre que possível utilizamos as edições brasileiras de Lacan tanto nas citações quanto nas remissões indicadas em nota. Nos poucos casos em que não nos foi possível localizar o trecho a que o autor remetia, mantivemos as referências originais do autor. (N. E.)
27. Sobre o trabalho com estes, ver Fink, 2007, Cap. 10.

1. Rastreamento da origem de um sintoma [pp. 27-72]

1. *SE* II, p. 3.
2. *SE* II, p. 6.
3. Sobre a perda de oportunidades e as "oportunidades negligenciadas", ver *SE* IV, pp. 204 e 207. Note-se que essas "experiências catárticas" não alteram nada fundamental em nós, o que significa que têm de ser periodicamente repetidas; em outras palavras, a *fonte* da agressão ou do anseio momentaneamente liberta através da catarse permanece inalterada. Por isso, a catarse não pode impedir a formação de novos sintomas (*SE* II, p. 261), uma vez que se trata de "uma terapia sintomática" — isto é, uma terapia que visa unicamente a redução do sintoma (p. 264).
4. O termo alemão *"Verdrängung"* encontra-se em *Psychologie als Wissenschaft* (1824), do psicólogo J. F. Herbart, livro que era conhecido por alguns professores de Freud.
5. Sobre as primeiras utilizações desse termo, ver *SE* II, p. 45.
6. *SE* XX, p. 57.
7. *SE* II, pp. 8-9.
8. *SE* II, p. 9.
9. Parecem achar que há uma "incompatibilidade [fundamental] entre a ideia a ser recalcada [o insulto] e a massa dominante de ideias que constituem o eu", ou seja, sua ideia geral delas mesmas (*SE* II, p. 116).
10. Às vezes ouvimos a variação *Il n'y a que la vérité qui fache* — o que poderíamos traduzir literalmente por "Só a verdade dá raiva", ou, figurativamente, por "Nada consegue encher tanto o saco quanto a verdade".
11. *SE* V, pp. 482-3, e *SE* VII, p. 46, respectivamente.
12. Como diz Lacan: "Assim como o homem que se retirou para uma ilha para esquecer... o quê? — ele esqueceu... —, também o ministro, não fazendo uso da carta, acaba por esquecê-la. Isso é o que exprime a persistência de sua conduta. Mas a carta/letra, tal como o inconsciente do neurótico, não o esquece" (*Escritos*, p. 38).
13. *SE* II, p. 116.
14. No *Seminário*, livro 7, Lacan sugere que a culpa surge quando abrimos mão de nosso desejo. Ele indica com frequência que foi um erro traduzir o termo freudiano *Versagung* por "frustração", pois ele significa *renúncia*: uma espécie de renúncia a si mesmo, uma desistência dos próprios anseios ou desejos (ver, por exemplo, *Escritos*, pp. 462-3). Lacan afirma que, embora os pós-freudianos acreditassem estar seguindo Freud, ao tentarem aliviar a "frustração" dos pacientes, tinham-se equivocado totalmente quanto ao que Freud apontava, que era o momento em que as pessoas põem de lado ou desistem do que querem dizer ou fazer, com isso renunciando a seu desejo. (Elas o fazem por uma variedade de razões.) Para maiores considerações sobre esse ponto, ver mais adiante, neste capítulo, e também o Cap. 5.
15. *SE* II, p. 8.
16. *SE* V, p. 479.

17. *SE* VIII, p. 162.
18. O isolamento poderia até ser assemelhado à *compartimentagem* de um disco rígido, como veremos mais adiante.
19. *SE* v, p. 610.
20. *SE* II, p. 15. Ver também *SE* I (p. 153 e outras) para uma descrição do inconsciente como um "segundo estado de consciência".
21. *SE* v, p. 615.
22. Note que o próprio Freud assemelha conjuntos de lembranças a "arquivos" (do tipo dos que são mantidos em armários ou gavetas de arquivos) nos *Estudos sobre a histeria* (*SE* II, p. 289) — e até se refere a "arquivos de lembranças" (p. 295) — embora eu tenha tropeçado nisso muito depois de pensar na analogia com o computador. Josef Breuer assemelha a psique a um sistema elétrico de distribuição (pp. 193-5, 203-4 e 207), e as "facilitações anormais" nesse sistema a curtos-circuitos (p. 203).
23. Conteúdos ideativos: ver *SE* II, p. 15. Observe que aquilo que é recalcado desaparece tão inteiramente, ou se torna tão completamente irreconhecível, que a consciência (ou o eu) se recusa até mesmo a acreditar que isso existe; é comum acreditarmos, conscientemente, que sabemos tudo sobre nós mesmos, e negarmos que existem pensamentos, lembranças e desejos que nos habitam e dos quais não temos conhecimento. Mesmo assim, porém, o recalcado pressiona para conseguir se expressar, levando ao "retorno do recalcado" na mente, no corpo, ou nos dois.

    Os oniromantes de outrora tentavam abrir os arquivos dos sonhos, por assim dizer, mas usar sua abordagem é como abrir um arquivo num programa que não é o dele, um PDF no Word, por exemplo: tudo que se consegue ver é uma misturada incompreensível de símbolos, e a pessoa pode fazer deles o que quiser.
24. Exceto, talvez, nas crianças em quem acreditamos não haver nenhum recalcamento e que, portanto, estariam correndo o risco de psicose.
25. Freud diz: "Eu mesmo obtive um número razoável de resultados felizes com o tratamento hipnótico, mas não me arrisco a empreender certos tratamentos do tipo dos que vi Liébeault e Bernheim aplicarem em Nancy [França]. Sei também que boa parte desse sucesso se deve à "atmosfera sugestiva" que cerca a clínica de ambos, ao meio e ao estado de espírito dos pacientes" (*SE* I, p. 100) e "Assim que tentei praticar essa arte em meus pacientes, descobri que meus poderes, pelo menos, estavam sujeitos a sérias limitações e que, quando o sonambulismo [nesse ponto, creio que ele se refere simplesmente ao tipo de hipnose profunda visto nos sonâmbulos] não se instalava no paciente nas três primeiras tentativas, eu não tinha meio de induzi-lo. A percentagem de casos suscetíveis ao sonambulismo revelou-se muito inferior, na minha experiência, à que foi relatada por Bernheim" (*SE* I, p. 108).
26. No caso de Frau Emmy von N., Freud diz que "vemos que nem mesmo em estado sonambúlico ela obtinha acesso a toda a extensão do seu conhecimento. Mesmo então, havia uma consciência efetiva e uma consciência potencial. Quando eu lhe perguntava, durante o sonambulismo, de onde derivava tal ou qual fenômeno, sucedia com frequência ela franzir o cenho e, depois de uma pausa, responder,

em tom depreciativo: "Não sei". Nessas ocasiões, adotei a prática de dizer: "Pense por um momento e a resposta logo virá à sua mente"; e, após uma breve reflexão, ela conseguia fornecer-me a informação desejada. Às vezes, porém, sucedia não lhe ocorrer nada, e eu era obrigado a deixá-la com a tarefa de se lembrar daquilo até o dia seguinte; e isso nunca deixou de ocorrer" (SE II, p. 98).

27. SE II, pp. 109-10 e 268. Sobre essas diferentes "modalidades de tratamento" e sobre a sugestão, em termos mais gerais (especialmente na medida em que ela difere da interpretação) ver o Apêndice II.
28. SE II, p. 290.
29. O próprio Freud assemelhou a lembrança isolada não a um vírus, mas a um "cristal 'provocador'", algo que leva outras moléculas de uma solução a cristalizarem (SE II, pp. 123 e 264).
30. Certa vez, um de meus pacientes recordou-se, de repente, de uma cena humilhante e embaraçosa de que se havia "esquecido" por uns trinta anos; no começo da adolescência, um dia ele estava no banho e, a certa altura, percebeu de repente que sua mãe havia entrado no banheiro e o observava no chuveiro. Isso o deixou tão surpreso e desconcertado que ele não foi capaz de dizer nada à mãe e, na mesma hora, tentou simplesmente esquecer a coisa toda. Isto também o levara a esquecer inúmeros outros acontecimentos relacionados com o episódio.

Noutras situações, quando um incidente traumático é recalcado, outro incidente ou cena — talvez ligado no tempo ou no espaço ao evento recalcado — é lembrado com grande intensidade, embora seja mais ou menos indiferente em termos psicológicos, não carregado de energia ou de libido. Freud se refere a esses desvios intensamente recordados como "lembranças encobridoras" (ver, em especial, SE VI, pp. 43-52).

31. SE II, p. 3.
32. O Seminário, livro 8, p. 230.
33. SE V, p. 593.
34. Ver também SE XVI, p. 285, e SE XVII, p. 143.
35. Pode-se teorizar que a "cisão da consciência" (SE I, p. 12) ocorre em todos os que podemos ser compreendidos como neuróticos, em contraste com os psicóticos, bem entendido, pois, seguindo Lacan, eu afirmaria que, se existe inconsciente na psicose, ele é bem diferente e opera de forma distinta daquilo com que estamos familiarizados na neurose (ver Fink, 2007, Cap. 10).
36. Com um de meus analisandos, que relutava em dizer o que quer que lhe viesse à cabeça, acabei sendo levado a afirmar: "*Não* dizer as coisas em que você acha que não deveria pensar garante que continuará a pensar nelas". Também opinei que todas as ideias dele sobre o que era "apropriado" e o que não era "não o levariam a parte alguma na psicanálise". Isto o assustou e acabou por conduzir a uma redução da sua autocensura.
37. SE XII, p. 148.

38. Uma analisanda contou-me ter se surpreendido, na sessão anterior, ao dizer que, apesar de ter crescido confiando muito em sua inteligência, já que o pai a convencera de que ela era igual a ele e, portanto, especialmente brilhante, agora tinha muito menos confiança nisso, a despeito de ter tido muitas realizações em época recente (como ter sido promovida ao mais alto nível possível em sua profissão). Isso constituiu uma espécie de enigma para ela, sugerindo a emergência de algo inconsciente (ou, pelo menos, um roçar no inconsciente). Note-se que, em certo momento, Freud (SE x, p. 196) se refere à impressão "de sempre ter sabido" de algo como ligada a uma forma de recalcamento — a forma característica da neurose obsessiva, na qual pensamento e afeto se dissociam, com o que o pensamento parece desprovido de importância, já que não traz em si nenhuma carga afetiva.
39. Ver a discussão um tanto detalhada que Freud faz da distinção entre a latência e o inconsciente, em seu artigo de 1912 intitulado "Uma nota sobre o inconsciente na psicanálise" (SE xii, pp. 260-6). Mais tarde, ele confunde um pouco as coisas, ao falar de aspectos do eu e do supereu como sendo inconscientes, quando, em termos mais rigorosos, pretende dizer que esses aspectos funcionam fora da consciência — são, em outras palavras, não conscientes ou pré-conscientes, o que não significa que sejam recalcados (SE xxii, pp. 69-72).
40. Ver em especial SE iii, pp. 304-9, e SE vi, pp. 45-52. Sobre a indestrutibilidade dessas inscrições, ver, por exemplo, SE v, p. 553 n.
41. SE ii, p. 5.
42. A história contada por Emmy von N. a Freud, nessa ocasião, veio a se revelar "incompleta" (SE ii, p. 79), como em geral são as histórias contadas pelos pacientes (sejam elas relatadas ou não sob hipnose), e inúmeros outros detalhes precisaram ser relatados sobre aquela ocasião particular (e sobre outras ocasiões que tinham levado ao reforço do sintoma), para que o tique desaparecesse de modo mais duradouro. O fato de ela ter voltado a adoecer, alguns anos depois, sem dúvida se deveu a que as forças conflitantes que tinham dado origem ao sintoma nunca puderam ser elaboradas apenas pelo uso do "método catártico", sem a assistência da interpretação (p. 75 n).
43. SE ii, pp. 5 e 92.
44. SE ii, pp. 60, 63.
45. SE ii, p. 64.
46. SE xi, p. 8.
47. SE ii, pp. 29, 30, 32, 34-5, 70 n, 101.
48. SE ii, pp. 261, 264.
49. SE xi, p. 10.
50. SE ii, p. 25.
51. SE ii, pp. 34-5.
52. SE ii, p. 34.
53. SE ii, 35. Na mesma página, Breuer também nos diz que "vários caprichos extremamente obstinados foram eliminados de modo similar, depois de ela descrever as

experiências que os haviam originado. [...] Os fenômenos histéricos desapareciam assim que o acontecimento que lhes dera origem era reproduzido [isto é, narrado com algum detalhe], com a paciente sob hipnose".
54. *SE* II, p. 7.
55. "A única coisa da qual se pode ser culpado", diz Lacan, "é de ter cedido de seu desejo" (*O Seminário*, livro 7, p. 376).
56. Para outras pessoas — e é possível que isso se aplique a muitos amish, entre os quais a renúncia é considerada uma virtude —, permitir a prevalência da vontade alheia sobre a própria pode ser difícil, mas acaba sendo altamente satisfatório. Em *O Seminário*, livro 8, Lacan comenta que "*Versagung* implica não cumprir uma promessa, uma promessa pela qual já se abriu mão de tudo" (p. 300); essa promessa pode até ser uma promessa que a pessoa fez a si mesma. Sobre os desejos a que se renunciou, ver *SE* IV, pp. 147-51.
57. Lacan, *O Seminário*, livro 8, p. 13.
58. *SE* XIV, p. 312.
59. *SE* II, p. 36.
60. *SE* II, p. 22.
61. *SE* II, p. 36.
62. Breuer menciona que, durante um bom tempo, Anna O. jamais comeu pão, mas ele nunca nos diz por quê (*SE* II, pp. 27, 31).
63. Ver *SE* II, pp. 26, 30 e 38 para os itens elencados.
64. No caso de Emmy von N., Freud nos diz que a paciente prometeu parar de se assustar com certas coisas "porque o senhor me pediu" (*SE* II, p. 72); e, quando ele lhe pediu que bebesse água e comesse sua sobremesa, ela respondeu: "Vou fazer isto porque o senhor me pediu" (p. 81); chegou até a lamentar ter dito a Breuer que ainda não estava totalmente boa, após duas semanas de tratamento intensivo com Freud, por achar que havia traído Freud (p. 65). A obtenção de alguns ganhos em decorrência de amor e afeição pelo médico era especialmente comum quando se usavam a hipnose e a sugestão, visto que essas técnicas não resolviam as antigas forças conflitantes na vida das pacientes, mas meramente identificavam lembranças dolorosas, empregavam o método catártico para descarregar o afeto ligado a essas memórias e (como fez Freud no caso de Emmy von N.) instruíam as pacientes a nunca mais pensarem nessas lembranças, embora estas claramente persistissem em algum lugar da sua memória. (Certa vez, Freud perguntou a Emmy von N. de onde vinha sua gagueira e ela respondeu que não sabia, acrescentando "Porque não tenho permissão para saber", visto que o próprio Freud lhe dissera para não recordar as lembranças perturbadoras que haviam originado a gagueira (p. 61).)

Freud indica o papel do amor (transferencial) num outro caso: "Uma paciente que eu havia ajudado repetidas vezes a sair de estados neuróticos, por meio da hipnose, de repente, durante o tratamento de uma situação especialmente obstinada, lançou os braços em volta do meu pescoço" (*SE* XVI, p. 450; ver também *SE* XX, p. 27).

65. *SE* IX, p. 90; *SE* XIV, p. 101; ver também *SE* XVI, p. 441.
66. Essa versão da história vem de Freud e Ernest Jones (ver Jones, 1953, pp. 222-6) e é repetida por Lacan, mas algumas partes dela são contestadas pelo biógrafo de Breuer, Albrecht Hirschmüller (1978/1989). Este admite, contudo, que Jones tivera acesso a cartas que ele mesmo nunca viu e, de modo geral, seus argumentos me parecem bastante fracos. Os pontos relevantes que ele destaca e que me parecem convincentes são: (a) que, embora Jones afirme que o resultado da súbita segunda lua de mel em Veneza, para a qual Breuer levou sua mulher assim que encerrou o tratamento de Anna O., foi a concepção da filha caçula de Breuer, Dora, a verdade é que esta nasceu em 11 de março de 1882, ou seja, três meses antes de encerrado o tratamento de Anna O. (donde a menina não poderia ter sido fruto da pretensa "segunda lua de mel"); e (b) que Dora não cometeu suicídio em Nova York, como afirmou Jones (1953, p. 225), e sim pouco antes da chegada da Gestapo a Viena (Hirschmüller, 1978/1989, pp. 337-8 n. 194).

O fato de que Breuer encaminhou Pappenheim a Robert Binswanger (filho de Ludwig) depois de interromper o tratamento é confirmado nas cartas de Breuer a Robert Binswanger (Hirschmüller, 1978/1989, pp. 293-6). Uma carta de Freud a Stefan Zweig, datada de 2 de junho de 1932, afirma que Breuer lhe dissera que, quando os pais de Bertha o chamaram de volta, com urgência, à cabeceira da filha, no dia em que ele interrompeu o tratamento, ele "a encontrou confusa e se contorcendo com cólicas abdominais. Ao lhe ser perguntado qual era o problema, ela respondeu: 'Agora está chegando o filho do dr. B.!'" (E. L. Freud, 1960, carta 265, pp. 412-3). Ao que parece, Breuer não confessou a Freud que Bertha estava tendo uma gravidez histérica, mas Freud somou dois mais dois; na mesma carta a Zweig, ele diz que sua dedução foi confirmada por Breuer numa data posterior, por meio de sua filha caçula.

No que talvez seja a mais tendenciosa visão já publicada sobre o caso de Anna O., Mikkel Borch-Jacobsen (1996) afirma que o caso inteiro é uma impostura e que Freud inventou histórias sobre ele, às vezes levando Breuer a fazer o mesmo. Borch-Jacobsen faz a seguinte argumentação: Pappenheim não estava doente de fato — foi pura simulação, incentivada por Breuer (esse autor não explica por que a família dela teria chamado um renomado especialista em doenças nervosas por causa de "uma tosse persistente", único sintoma que ele reconhece no princípio, afora a "atmosfera familiar" sufocante da paciente; pp. 81, 83); não houve sentimentos amorosos, muito menos eróticos, entre Breuer e Pappenheim (aliás, Borch-Jacobsen parece achar que eles nunca existem entre terapeutas e pacientes, o que nos leva a indagar como ele explicaria as evidências esmagadoras de romances entre eles); não houve gravidez histérica nem viagem a Veneza (p. 32); Pappenheim não se lembrou com notável precisão de acontecimentos do ano anterior; Pappenheim não foi ajudada em nada pelo trabalho com Breuer; não existem inconsciente nem transferência; e a lista segue adiante. As provas que ele apresenta são quase sempre superficiais, incluindo trechos de cartas particulares que lhe foram mostrados pela historiadora Elisabeth Roudinesco, notoriamente indigna de confiança, e, indiretamente, por Jeffrey Masson e Peter J. Swales. Borch-Jacobsen presume que, normalmente, Breuer teria escrito, em seu relatório enviado a Binswanger, todas as mesmas coisas — muitas das quais acreditava serem loucura, na época — que dissera ao discutir longamente o caso com Freud, o que qualquer clínico que encaminha um paciente a outro colega julgaria implausível, no mínimo. E os problemas complexos da vontade (relacionados com o "fingimento", a "simulação" e a vaga consciência do que se está fazendo) são muito superficialmente abordados por ele, como se todas as doenças mentais fossem uma questão de mera má-fé sartriana.

Ainda que os fatos relatados por Borch-Jacobsen fossem verdadeiros — e seria dificílimo consubstanciá-los —, suas conclusões não se justificam, pois *conceitos psicanalíticos como transferência e inconsciente, bem como os benefícios da fala, não desmoronam, de modo algum, quando um dado caso revela não ter sido o que se pensou que era*. Mesmo que Freud tivesse sido o fabulador e falsário inescrupuloso descrito por Borch-Jacobsen, a profissão inteira não seria amaldiçoada por isso, a não ser que os pecados do pai da psicanálise tivessem que ser inexoravelmente punidos (por Borch-Jacobsen) nos filhos da psicanálise, até sua sétima geração. A vasta maioria de meus pacientes me fala do quanto se beneficiou do tratamento (tendo mais energia, sendo menos atormentada por fantasias que lhe parecem repulsivas, sendo capaz de se defender, sendo enfim capaz de ter voz própria etc.), e um paciente chegou a me contar, espontaneamente, que sua mulher era muito favorável à sua análise, a qual dizia ter "feito maravilhas" pelo casamento dos dois.

67. *SE* II, p. 27.
68. *SE* II, pp. 27, 29.
69. *SE* II, p. 304.
70. *SE* II, pp. 36-7.
71. *SE* II, p. 40.
72. *SE* II, pp. 43, 44.
73. *SE* II, p. 40.
74. Em *SE* IV, p. 337, ele se refere a um "conflito da vontade".
75. *SE* II, pp. 86, 147, 203-8; ver também *SE* III, p. 49. Freud contrasta isso com o que vemos na neurose obsessiva: sintomas que residem primordialmente na mente, em vez de passarem para o corpo (*SE* III, p. 52; *SE* XVI, p. 258). A ideia freudiana de conversão sobrevive no chamado transtorno conversivo do *DSM-5* (ver Apêndice V).
76. *SE* II, pp. 39, 40.
77. *SE* II, p. 4.
78. Um evento potencialmente traumatizante, como um acidente de automóvel, também pode ter um impacto psicológico muito maior ou diferente numa pessoa de três ou quatro anos, cuja estrutura psíquica ainda está em desenvolvimento, do que num adolescente ou adulto cuja estrutura psíquica esteja mais ou menos formada.
79. *SE* II, p. 3.

80. *SE* II, p. 7.
81. *SE* II, p. 8; ver também *SE* V, p. 578.
82. *SE* XXII, p. 74.
83. *SE* V, p. 437.
84. *SE* II, pp. 46 e 24. É fato que Freud às vezes fala em termos topológicos, como superfície e fundo (sendo a topologia, em termos sucintos, o estudo das propriedades geométricas e das relações espaciais), principalmente quando usa sua metáfora arqueológica da mente — "Esse processo consistiu em retirar o material psíquico patogênico, camada por camada, e gostamos de compará-lo à técnica de escavar uma cidade enterrada" (*SE* II, p. 139; ver também *SE* VII, p. 12, e *SE* XXIII, p. 259) —, mas a expressão "psicologia profunda" é associada sobretudo a Carl Jung. Breuer deixa claro que falar de consciente versus "subconsciente" (termo raramente usado por Freud e, mais tarde (*SE* XX, pp. 197-8), totalmente rejeitado por ele) envolve empregar uma metáfora espacial — ou seja, uma espécie de raciocínio analógico (p. 228). Freud fala principalmente de distância ou proximidade relativas do "núcleo patogênico", ou M1 (*SE* II, p. 289), mas, vez por outra, resvala para figuras de linguagem como "camadas mais profundas" (p. 299).
85. Freud usa com frequência a expressão francesa *double conscience*; ver, por exemplo, *SE* XI, p. 19.
86. *O Seminário*, livros 14 e 15.
87. *SE* XVI, p. 360.
88. Para uma descrição concisa e instrutiva do supereu, ver *SE* XXII (pp. 57-68). Na p. 79, Freud indica a que ponto as divisões entre "entidades" teóricas, como isso, eu e supereu, são provisórias e meio fluidas, bem como "sujeitas a enormes variações em indivíduos diferentes".
89. Mais tarde, Freud escreveu que o neurótico tem que "empregar grande parte de sua energia disponível para manter a libido recalcada e prevenir seus ataques" (*SE* XVI, p. 454), o que pode resultar "num extraordinário empobrecimento do sujeito, no tocante à energia mental que fica à sua disposição, e numa paralisação dele para todas as tarefas importantes da vida" (p. 358).
90. *SE* II, p. 23.
91. Os leitores interessados em saber o que veio a acontecer com Anna O. (sua vida como assistente social, escritora, feminista e tradutora, por exemplo) poderão encontrar uma sinopse das informações mais recentes sobre sua vida em <//en.wikipedia.org/wiki/Bertha_Pappenheim>.
92. Breuer nos diz que a própria Anna O. marcou a data do último dia de tratamento, para que ele coincidisse com "o aniversário do dia em que ela fora levada a se mudar para o interior", saindo de sua casa em Viena, um ano antes (*SE* II, p. 40). Não sei bem como se deve entender isso, uma vez que outras fontes nos dizem que foi Breuer quem decidiu interromper o tratamento.
93. *SE* II, p. 38.
94. *SE* II, p. 39.

95. *SE* II, p. 39.
96. Cf. *SE* V, p. 430.
97. *SE* II, p. 37.
98. *SE* II, p. 214.
99. *SE* II, p. 13.
100. *SE* II, p. 4.
101. *SE* II, p. 12.
102. *SE* II, p. 68.
103. Lacan se refere ao que Freud chamava de "ignorância ou descaso proposital" (*SE* II, p. 68 n) e ao "não querer saber" (p. 270) como *méconnaissance*, uma espécie de desconhecimento ativo ou deliberado (cf. o comentário de Freud de que "os histéricos não sabem o que não *querem* saber", *SE* III, p. 296). Note-se que esses estados semelhantes a um transe são comumente experimentados por crianças gravemente traumatizadas.
104. *SE* V, p. 523.
105. *SE* II, p. 156.
106. É óbvio que Freud ouviu muitos argumentos parecidos em sua época, havendo mencionado médicos que acreditavam que a histeria estabelecia "ligações aleatórias" entre as ideias (*SE* II, p. 294). James Strachey, o principal tradutor da obra de Freud, criou o estranho termo *"parapraxis"* (cuja raiz latina talvez o faça soar mais médico ou científico, como *catexia*), que supostamente traduziria para o inglês o termo alemão comum e corriqueiro usado por Freud, *Fehlleistung*, que se traduz literalmente por "ato falho" ou "função falha" (ver *SE* VI, p. XII; *SE* XV, p. 25 n).
107. Em 1895, Freud já indicou nunca haver realmente encontrado pacientes (como Anna O.) nos quais esses estados alterados surgissem espontaneamente (*SE* II, pp. 285-6). E, em 1905, afirmou confiar pouco na importância dos estados hipnoides, atribuindo seu interesse anterior por eles à influência de Breuer (*SE* VII, p. 27 n. 1).
108. *SE* I, pp. 353-4.
109. É claro que os acontecimentos também podem ser lembrados de modo corporal e/ou sensorial (pela visão, audição, tato ou olfato).
110. Considere a ligação entre a nevralgia facial de uma das primeiras pacientes de Freud (Frau Cäcilie M.) e o que ela lhe transmitiu quando Freud lhe fez perguntas sobre uma cena traumática: "A paciente reviu-se num período de grande irritabilidade mental com o marido. Descreveu uma conversa ocorrida entre os dois e um comentário dele que a havia atingido como um insulto grosseiro. De repente, ela levou a mão ao rosto, soltou um grito de dor e disse: "Foi como uma bofetada". Com isso, sua dor e sua crise chegaram ao fim" (*SE* II, p. 178). Lacan fornece um exemplo de uma ocorrência da infância de um paciente que veio a se tornar traumática, quando o menino soube de sua importância. O pai fora acusado de ladrão e, tempos depois, o menino soube que, de acordo com as leis do país em que ele vivia, regido pelo Alcorão, a punição estipulada era que a mão fosse decepada — um castigo que ele não conseguia entender. Isso deu origem, no filho, à "cãibra

dos escritores", através da identificação com o pai; em outras palavras, foi como se a mão do filho tivesse sido decepada (*O Seminário*, livro 2, p. 167).
111. *SE* II, p. 6.
112. *SE* XVI, p. 278.
113. As sensações de frio desapareceram depois que ela me contou essa cena, e um outro sintoma — um aperto ou dor no peito — desapareceu quando ela acrescentou outro detalhe à cena a que havia assistido: por seu ângulo de observação, ela tivera a impressão de que "papai estava com o joelho no tronco dela [da mãe]". Essas sensações corporais, no caso dessa analisanda, mais eram exemplos de repetição que de recordação, de viver algo no presente, em vez de lembrar o que havia acontecido no passado (ver *SE* XVIII, pp. 18-20).
114. Ver Fink, 1997, Cap. 8.
115. Àquela altura, foi produto da própria análise, de um "entrar na conversa" (*SE* II, p. 296) entre mim e a mulher e trazer à luz um elemento essencial de sua história, que ela nunca havia recordado até então.
116. *SE* II, p. 98.
117. *SE* II, p. 110.
118. *SE* II, p. 79, grifos meus.
119. *SE* II, p. 114 n.
120. Com efeito, ouvi diversos jovens analistas externarem a impressão de pouco se haverem beneficiado da análise didática, o que os levou a terem pouca confiança em sua capacidade de ajudar outras pessoas.
121. *SE* II, p. 124.

2. O inconsciente é o exato oposto da consciência [pp. 73-99]

1. *SE* XII, p. 55.
2. *SE* XIX, p. 235.
3. A retratação de Chaucer é a última seção dos *Contos da Cantuária*, na qual o autor pede perdão pelas partes vulgares e indignas dessa e de outras de suas obras anteriores, e pede absolvição por seus pecados.
4. Nas palavras de Freud, "É como se o paciente tivesse dito [em resposta a uma pergunta sobre quem era a mulher de seu sonho]: 'É verdade que minha mãe me veio à cabeça, quando pensei nessa pessoa, mas não me sinto inclinado a deixar que esta associação tenha valor'" (*SE* XIX, p. 235).
5. Com respeito ao juízo, ele se baseia na obra do filósofo Franz Brentano.
6. *SE* XIX, pp. 236-7.
7. Ainda que um cervo com um único chifre e uma anomalia genética tenha nascido numa reserva natural italiana em 2008.
8. Ver, por exemplo, *SE* V, p. 613; *SE* XVI, p. 368.

9. Considere a seguinte declaração, feita por um vinicultor rebelde do Vale de Napa, Raj Parr, que adotou métodos bem diferentes dos utilizados por seus vizinhos vinhateiros (sobretudo, ao que parece, para ganhar notoriedade): "Não é uma briga para dominar o mundo do vinho" (Schoenfeld, 2015). Mas, afinal, quem tinha sugerido que era? É comum as pessoas se perderem em suas formulações negativas, em especial quando incluem negativas duplas ou triplas, como "Não é que eu não ache que ele é idiota". Os analistas devem prestar criteriosa atenção à gramática dos analisandos, pois é comum eles acabarem dizendo exatamente o inverso do que pretendiam dizer, conscientemente.
10. Segundo Freud, a negação é "uma *Aufhebung* do recalcamento" (ver *SE* XIX, p. 236, onde a expressão é traduzida por "uma suspensão do recalcamento"): nego a ideia de que seja minha prima no sonho, mas menciono minha prima na discussão. Com isso, conservo, recalco e nego a ideia de minha prima, simultaneamente.
11. Na medida em que a maioria dos pacientes está sujeita ao recalcamento e, portanto, não consegue lembrar-se de certas coisas (ou não consegue recordar o afeto que estava associado a elas), a projeção é uma via indispensável para encorajar alguns pensamentos e sentimentos a aparecerem às claras na análise. Entretanto, quando o analista revela a si mesmo, torna-se menos "espelho" para as projeções do analisando (como Freud lhe recomenda ser: "O analista deve ser opaco para os pacientes e, como um espelho, não lhes mostrar nada senão o que é mostrado a ele"; *SE* XII, p. 118); os analisandos não podem projetar certas ideias e sentimentos seus numa pessoa sobre quem tenham um conhecimento razoável com a mesma facilidade com que os projetam numa tela em branco. Quanto menos sabem sobre nós, mais podem projetar.
12. *SE* II, p. 280.
13. No sul dos Estados Unidos, parece ser socialmente aceitável dizerem-se coisas sumamente indelicadas sobre as pessoas, desde que sejam acompanhadas por *"Bless his (or her) heart"* ["coitado(a)", "pobrezinho(a)", "Deus o/a abençoe" etc.]; por exemplo, "Ele é burro como uma porta, coitadinho", ou "Deus a livre e guarde, não a suporto".
14. Note-se que o "in" de "inofensivo" é uma espécie de negação, servindo para negar o "ofensivo".
15. *SE* II, p. 279.
16. *O Seminário*, livro 20, pp. 21-3.
17. Um de meus analisandos recebeu a visita de sua mãe por uma semana e me contou que, durante a estada dela, "inventou um encontro" (o que envolveu fingir que teve um encontro que, na verdade, não existiu); dito isto, ficou em silêncio. "O que estava passando na sua cabeça?", perguntei. "Não sei por quê, mas as palavras 'para deixá-la enciumada' quase me saíram da boca." Ele relutou em dizê-las porque, até aquele momento, não fazia ideia de que pudesse ter querido deixar a mãe com ciúme e, por isso, as palavras não fizeram sentido algum para ele. Mas é precisamente com coisas que não têm sentido, e que o analisando tende a caracterizar como idiotas, irrelevantes ou inopinadas, que fazemos análise. Devemos estar vigilantemente

atentos a essas coisas, pois a tendência natural do analisando é *não* falar delas, já que não as compreende. A maioria dos neuróticos tem uma capacidade considerável de autocensura e filtra um grande número das coisas que lhes vêm à cabeça, mas que eles consideram ridículas, sem importância, ou francamente burras.

É preciso não vermos isso como má-fé ou resistência por parte do analisando: as convenções sociais, na sociedade bem-educada, ditam certa dose de autocensura, e cabe a nós fazer o analisando romper o hábito arraigado de não dizer um vasto número das coisas que lhe passam pela cabeça. Não basta dizer-lhe, uma ou duas vezes, que procure dizer tudo o que lhe ocorrer, e depois nos contentarmos com a ideia de que ele fará associações livres pelos próximos cinco a dez anos, sem nenhuma outra instigação nossa. A associação livre é uma das tarefas mais difíceis que se pode imaginar, e é nossa função ajudar o analisando a associar da maneira mais livre possível. Nós o fazemos, por exemplo, perguntando-lhe o que está passando por sua mente quando ele se cala; atentando para fragmentos de palavras ou frases que ele trunca ao proferir e os quais substitui por outras palavras ou expressões (como quando diz que teve "uma bri... uma discussão" com o sócio, censurando a palavra "briga" no instante em que ela lhe saía da boca); e notando até as pausas breves quando ele responde a perguntas, o que indica que não está dizendo a primeira coisa que lhe ocorreu. Quando deixamos de ajudá-lo a fazer associações livres, nós mesmos estamos, na visão de Lacan, resistindo ao processo terapêutico.

18. Ver Austin, 1962, e Searle, 1969.
19. Existem, é claro, muitas outras razões pelas quais os analisandos se atrasam para suas sessões.
20. *SE* IV, pp. 259-61, 266-7.
21. Isto não significa que uma formulação que contenha alguma dessas palavras necessariamente encubra um desejo. Ao receber um convite para uma festa a que não queira comparecer, você poderia responder, por exemplo: "Receio que eu vá estar fora da cidade nessa data", formulação que não expressa medo, na verdade. Sobre a relação entre preocupações e desejos, ver, por exemplo, *SE* IV, pp. 266-7.
22. *SE* XVI, pp. 403-4.
23. Ver *SE* IV, pp. 266-7, e *SE* X, p. 162.
24. *SE* X, p. 180.
25. Ver Fink, 2007, pp. 14-7.
26. *SE* XIX, p. 235.
27. *SE* X, p. 180.
28. *SE* XIX, p. 112.
29. Para uma descrição derridiana do recalcamento em relação à tradução, ver Weber, 1982 (pp. 46-8). Leituras derridianas de muitos outros aspectos da teoria freudiana podem ser encontradas no mesmo livro.
30. *SE* XII, p. 149.
31. *SE* V, p. 341 n. 1. Sobre as chamadas palavras-chave, pontes verbais ou pontes associativas, ver também *SE* VI, pp. 49, 109 e 274; *SE* VII, pp. 65 n, 82 e 90; e *SE* X, p. 213.

32. *SE* II, p. 67 n.
33. *SE* v, pp. 552-3.
34. *SE* v, pp. 517, 596-7 e 676; *SE* xv, p. 66.
35. *SE* x, p. 196.
36. Vez por outra, no entanto, Freud fala de um sentimento inconsciente de culpa. Observe-se que já deparamos pelo menos duas vezes com o deslocamento em nossa discussão de Anna O.: o deslocamento (ou transferência) de sua afeição pelo pai para Breuer, e seu possível deslocamento do horror ou nojo sentidos por sua dama de companhia, ou pelo cachorro (que bebeu água no copo dessa dama), para a água. Podemos até ver possíveis exemplos de deslocamento no reino animal, como, por exemplo, quando dois ou mais cães começam a latir furiosamente para um corredor ou um ciclista que passa por seu terreno cercado e, na impossibilidade de atacar o transeunte, começam a brigar entre si. Para uma bela discussão da separação entre pensamento e afeto, ver um artigo de Freud de 1894, intitulado "As neuropsicoses de defesa" (*SE* III, pp. 45-58).
37. *SE* xiv, p. 178, e *SE* xvi, p. 409.
38. Parece ter sido tão rara a assimilação desse ponto — até por autores como Jean-Michel Quinodoz (2005), que afirma que Freud aceitou a ideia de "sentimentos inconscientes" numa fase posterior de sua obra —, que vou citar as passagens mais completas (e posteriores) em que Freud o explicita:
- "Em primeiro lugar, pode suceder que um impulso afetivo ou emocional seja percebido, mas mal interpretado. Graças ao recalcamento de seu representante apropriado, ele é forçado a se ligar a outra ideia e passa então a ser visto pela consciência como a manifestação daquela ideia. Se restabelecermos a ligação verdadeira, poderemos chamar o impulso afetivo original de 'inconsciente'. Mas seu afeto nunca foi inconsciente; o que aconteceu foi apenas que sua ideia foi submetida ao recalcamento. Em geral, o uso dos termos 'afeto inconsciente' e 'emoção inconsciente' refere-se às vicissitudes sofridas, em consequência do recalcamento, pelo fator quantitativo do impulso pulsional. Sabemos que são possíveis três dessas vicissitudes: ou o afeto permanece como é, no todo ou em parte; ou é transformado numa cota quantitativamente diferente de afeto, sobretudo em angústia; ou é suprimido, ou seja, é totalmente impedido de se desenvolver. (Essas possibilidades talvez possam ser estudadas com facilidade ainda maior no trabalho do sonho do que nas neuroses.) Sabemos também que suprimir o desenvolvimento do afeto é o verdadeiro objetivo do recalcamento, e que seu trabalho fica incompleto quando esse objetivo não é alcançado. Em todos os casos em que o recalcamento consegue inibir o desenvolvimento dos afetos, chamamos esses afetos (que resgatamos, ao desfazer o trabalho do recalcamento) de 'inconscientes'. Portanto, não se pode negar que o uso dos termos em questão é coerente, mas, em comparação com as ideias inconscientes, existe a diferença importante de que as ideias inconscientes continuam a existir, depois do recalcamento, como estruturas reais no sistema Ics [isto é, no inconsciente como sistema], ao passo que tudo que corresponde a

afetos inconscientes nesse sistema é um começo potencial impedido de se desenvolver. Estritamente falando, portanto, e embora não se possa considerar errado o uso linguístico, não existem afetos inconscientes do mesmo modo que existem ideias inconscientes." ("O inconsciente", *SE* xiv, pp. 177-8; ver também p. 165 n)
- "Continua a ser verdade, portanto, que as sensações e os sentimentos também só se tornam conscientes ao chegarem ao sistema Pcpt. [isto é, o sistema perceptivo]; quando o caminho adiante é bloqueado, eles não passam a existir como sensações, embora o 'algo' que lhes é correspondente no curso da excitação seja como seria se eles passassem a existir. Vimos então a falar, de maneira condensada e não inteiramente correta, de 'sentimentos inconscientes', mantendo com as ideias inconscientes uma analogia que não é totalmente justificável." ("O eu e o isso", *SE* xix, pp. 22-3)
- "Os pacientes não acreditam em nós com facilidade quando lhes falamos do sentimento inconsciente de culpa. Sabem muito bem por quais tormentos — a consciência pesada — se expressa o sentimento consciente de culpa, ou a consciência da culpa, e por isso não conseguem admitir que possam abrigar impulsos exatamente análogos dentro de si, sem terem o menor conhecimento deles. Creio que podemos enfrentar sua objeção, até certo ponto, se desistirmos da expressão 'sentimento inconsciente de culpa', que, de qualquer modo, é psicologicamente incorreta, e falarmos em 'necessidade de castigo', que abrange com igual propriedade o estado de coisas observado." ("O problema econômico do masoquismo", *SE* xix, p. 166)
- "As ideias é que são submetidas ao recalcamento e podem ser distorcidas a ponto de ficarem irreconhecíveis; mas sua cota de afeto é regularmente transformada em angústia — e isto, independentemente da natureza do afeto, seja ele de agressividade ou de amor." (*Novas conferências introdutórias sobre psicanálise*, *SE* xxii, p. 83)

39. *SE* xvi, pp. 409 e 403-4.
40. *SE* v, p. 461.
41. Ele diz algo muito parecido sobre o sentimento do Homem dos Ratos de que é culpado, por ser criminoso. O afeto é justificável, mas sua razão aparente (haver adormecido durante uma hora, depois de cuidar do pai no seu leito de morte, e o pai ter morrido exatamente durante esse intervalo) não é a razão verdadeira — esta foi deslocada (*SE* x, pp. 174-6).

3. Sonhos: A via régia para o inconsciente [pp. 101-66]

1. Os institutos lacanianos não estabelecem distinção entre análise pessoal e análise didática. A propósito da importância persistente dos sonhos para os analisandos, ver, por exemplo, "La passe de B." (2005), Leray, 2008, e Canedo, 2006. Freud escreveu: "A interpretação dos sonhos desempenha um grande papel num tratamento psicanalítico e, em alguns casos, durante longos períodos, é o instrumento mais importante de nosso trabalho" (*SE* xvi, p. 456).

2. *SE* IV, p. 160.
3. *SE* XIX, p. 117.
4. *SE* IV, p. 12.
5. *SE* IV, p. 11.
6. *SE* IV, p. 198.
7. *SE* IV, p. 199. Para mais informações sobre esse ponto, ver a última seção do presente capítulo.
8. *SE* V, p. 608.
9. *SE* IV, p. 80.
10. Consideremos o músico e compositor Tartini (1692-1770): ele teria sonhado vender sua alma ao diabo, que então pegou um violino e tocou uma linda sonata, a qual o compositor anotou prontamente ao acordar, tanto quanto pôde recordá-la; e isso deu origem a seu famoso "Trillo del Diavolo" (*SE* V, p. 613n). Freud menciona que Goethe e Helmholtz indicaram que grande parte de seu trabalho criativo lhes veio sem nenhuma "premeditação [consciente] e como um todo quase pronto", o que justificou a expressão freudiana "pensamento inconsciente", muito paradoxal para diversos filósofos (p. 613); e Arthur Koestler, em seu livro *O ato de criação* (1964), narrou muitos outros desses exemplos de trabalho criativo durante os sonhos.
11. *SE* IV, p. 67.
12. Apud *SE* IV, pp. 69-70 (Hildebrandt) e 71 (Radestock, Erdmann e Fichte).
13. Apud *SE* IV, p. 73.
14. *SE* IV, pp. 72-3.
15. Apud *SE* IV, p. 309 n. 2.
16. Ver, por exemplo, Jouvet, 1993/1999, e Hobson, 2015.
17. *SE* IV, p. 93.
18. *SE* IV, pp. 41-2.
19. Associação Norte-Americana de Psiquiatria [APA], p. 20.
20. *SE* IV, p. 42.
21. Lacan, 1976, p. 13.
22. *SE* XXII, pp. 9 e 13.
23. Freud escreveu: "Descreveremos o que foi chamado de sonho como 'o texto do sonho', ou 'o sonho manifesto'" (*SE* XXII, p. 9). Lacan refere-se a esse texto, às vezes, como a "élaboration" (elaboração ou revisão inicial); ver *Escritos*, pp. 316 e 394-5.
24. Para os que possam objetar ao que se afigura uma suposição teórica de Freud neste ponto, cabe enfatizar dois aspectos: (a) se o exercício da clínica com base nessa hipótese teórica leva a efeitos curativos, vale a pena formular a hipótese, ainda que com isso ela não se comprove absolutamente verdadeira (lembre-se de que, embora os dados empíricos possam refutar teorias, eles nunca podem comprová-las de modo conclusivo, pois é possível que venham a ser descobertos novos dados que refutem essas teorias); (b) ao formular essa hipótese, Freud não é mais nem menos teórico do que os fenomenologistas, que afirmariam que o sonho é "um fenômeno em si", sem nenhuma causa oculta. Rejeitar a admissão

de que os sonhos (ou fantasias, ou sintomas) são causados por algo não imediatamente visível neles é fazer uma suposição tão grande quanto presumir que eles são causados por algo visível.

25. *SE* v, p. 341.
26. Na minha experiência, um dos lapsos de linguagem mais comuns cometidos pelos analisandos, ao discutirem os sonhos, é a substituição da palavra "sonho" por "filme" (por exemplo, "no filme, eu vi Fulano"). Os filmes e vídeos também vêm assumindo importância crescente nas associações dos analisandos com seus sonhos, dada a sua acessibilidade cada vez maior em nossa cultura e o fato de que hoje muitos analisandos assistem quase todas as noites a filmes visualmente ricos antes de dormir. Quanto aos lapsos de linguagem, na minha experiência clínica os mais comumente cometidos são o uso de "mãe" no lugar de "mulher", "pai" no lugar de "marido" e "ela/dela" no lugar de "ele/dele" (e vice-versa).
27. *SE* iv, p. 277.
28. *SE* v, p. 522.
29. *SE* ii, pp. 34-5.
30. *SE* iv, p. 277, grifo meu.
31. O suprimido, aqui, é a vontade de beber água; o recalcado é a ligação entre a vontade de beber água e o desejo de fazer mal à dama de companhia.
32. Alguns psicólogos humanistas, e até terapeutas cognitivo-comportamentais, às vezes falam nos "clientes" como "os especialistas", quando se trata da experiência pessoal destes, mas não raro desempenham o papel de "mestres da realidade" — ou seja, daqueles que veem a "realidade" melhor do que seus clientes — na prática clínica efetiva. Parece que muitos analistas e terapeutas são incapazes de praticar o que pregam.
33. *SE* iv, p. 248.
34. Lacan sugere que é frequente acordarmos no meio de um sonho, quando ele realiza ou satisfaz nossa demanda (em oposição a nosso desejo), porque a satisfação da demanda esmaga o desejo, e então já não podemos continuar a existir como sujeitos desejantes: "Aliás, sabe-se por experiência que, quando meu sonho chega a alcançar minha demanda (não à realidade, como se diz impropriamente, que pode preservar meu sono), ou àquilo que mostra aqui ser-lhe equivalente, a demanda do outro, eu desperto" (*Escritos*, p. 630). No *Seminário*, livro 8, ele diz: "O despertar se produz, de fato, quando aparece no sonho a satisfação da demanda" (p. 459).
35. Os ciclistas que participam da extenuante Race Across America, que raramente tiram algum tempo para dormir, costumam acabar tendo alucinações. Freud comenta que "o desejo de dormir [...] representa a contribuição do eu consciente para os sonhos" (*SE* iv, p. 234), assim como fazem a censura e a revisão secundária.
36. *SE* iv, p. 233.
37. *SE* iv, p. 277.
38. Isto poderia ter a seguinte representação alternativa:
    Trabalho do sonho: Conteúdo latente → Conteúdo manifesto
    Trabalho psicanalítico: Conteúdo manifesto → Conteúdo latente

39. *SE* IV, p. 103.
40. *SE* IV, p. 182.
41. *SE* V, p. 420.
42. *SE* IV, p. 304.
43. *SE* IV, p. 169.
44. Freud comenta que, "quando alguém esquece um nome próprio que lhe costuma ser familiar [...], é plausível supor que tem algo contra a pessoa portadora desse nome e prefere não pensar nela" (*SE* XV, p. 52).
45. Ver, por exemplo, *SE* IV, p. 105 n. 2. Ele até admite, certa vez, a propósito de um aspecto do "sonho da injeção de Irma", que, "para ser franco, não tive nenhum desejo de me aprofundar mais nesse ponto" (p. 113). Lacan assinala que, com respeito a esse sonho, Freud nos diz bastante sobre seus desejos conscientes (ou pré-conscientes) ligados à ambição e à competição com seus colegas, mas diz pouco ou nada sobre seus desejos inconscientes. Lacan destaca a natureza apavorante do que Freud vê ao olhar a garganta de Irma e se refere a isso como "o real" para Freud, um real associado, sem dúvida, à sexualidade feminina (*The Seminar*, book 2, pp. 154 e 164).
46. *SE* IV, pp. 169-73, 282-4.
47. Freud recomenda, por exemplo, que peçamos ao paciente para narrar novamente o sonho, depois de contá-lo pela primeira vez, e que então nos concentremos nas diferenças entre o primeiro e o segundo relatos; isso é bem pouco prático quando o sonho é meio longo e, em alguns momentos, pode sugerir ao paciente que o analista simplesmente não estava prestando bastante atenção na primeira vez. Ele também recomenda que nos concentremos mais nos elementos indistintos e talvez de aparência indiferente do que nos que são muito nítidos e, aparentemente, importantes (*SE* VII, p. 654). Em terceiro lugar, sugere que enfatizemos as partes do sonho não recordadas na primeira narrativa e que só depois voltam à lembrança do paciente (*SE* VII, p. 100 n. 2), durante as associações com o sonho — algo que, na minha experiência, só acontece de vez em quando.
48. *SE* V, pp. 516-7.
49. *SE* IV, pp. 317-8.
50. Este caso é detalhadamente discutido em Fink, 2014b, Cap. 11.
51. Para sublinhar a que ponto a sexualidade desempenha, com muita frequência, um papel nas formações inconscientes, a analisanda chegou a mencionar que ouvira a palavra *"tackle"* ser usada para caracterizar o órgão genital masculino. [*Tackle* aparece na expressão *tackle box* (caixa de apetrechos); como gíria, corresponde a taco, também em português um dos designativos de pênis. (N. T.)]
52. *SE* V, p. 449.
53. *SE* V, p. 341 n. 1; *SE* VII, pp. 65 n, 82, e 90; *SE* X, p. 213.
54. *SE* IV, p. 297 n.
55. *SE* IV, p. 293.

56. Em vez disso, é claro, o analisando pode pensar em olhos negros no sentido de "olho roxo", e dizer em seguida que ficaria contente se alguém desse um soco em sua mãe.
57. SE IV, pp. 106-18 e 292-3.
58. SE IV, p. 279.
59. É sempre possível que se encontre outra interpretação, possivelmente mais profunda, uma vez que os sonhos são "sobredeterminados" (SE v, p. 523) — em outras palavras, sua construção geralmente envolve a confluência de vários desejos diferentes.
60. SE v, p. 360 n.
61. A escrita alegórica e a poesia empregam com frequência as mesmas formas de disfarce, as quais, segundo Lacan (Escritos, pp. 509-10), são conhecidas pelos nomes de metáfora e metonímia na literatura e na retórica.
62. SE v, p. 534.
63. SE IV, p. 142 n. 3.
64. SE IV, p. 142.
65. Ver, em especial, SE v, pp. 537 e 568, e, em geral, todo o Cap. 7.
66. SE v, pp. 517, 596-7 e 676; SE xv, p. 66.
67. SE IV, pp. 149-50 e 323; SE XIX, pp. 28-33.
68. Ver os comentários de Freud sobre os medos e desejos de sua mulher em seu sonho do *Autodidasker*, SE IV, pp. 298-302, esp. p. 301. Ver também sua observação de que o sonhador aparece em cada um dos personagens de um sonho (SE IV, p. 267): estamos em cada personagem de nossos sonhos (pp. 322-3), assim como a criança está em cada figura de ação ou boneco de todas as suas brincadeiras, e como o escritor está em cada personagem da história que escreve. Afinal, é a ideia que o/a sonhador/a criança faz de como é cada personagem que cria a história, e não as pessoas reais em que os personagens se baseiam.
69. Lacan prefere traduzir o *"Wunsch"* de Freud por *le désir*, termo que ele considera mais forte que o inglês *wish* e o francês *voeu* [anseio, anelo, ânsia] (ver *Escritos*, p. 626).
70. *Cui bono* costuma ser usada para sugerir uma motivação oculta, ou para indicar que o responsável por algo pode não ser quem parece, inicialmente. O culpado pode encontrar-se entre aqueles que têm alguma coisa a ganhar, principalmente com vistas ao lucro financeiro. Aquele que se beneficia pode nem sempre ser óbvio, ou pode lograr êxito em desviar a atenção para um bode expiatório. Freud cita *"is fecit cui profuit"* (quem praticou o ato foi quem se beneficiou dele), em SE IV, p. 308.
71. SE v, p. 476; ver, em especial, a nota 2.
72. SE v, pp. 581-2 n. 1.
73. Ver SE IV, pp. 146-51.
74. Ver a discussão de Lacan sobre a espirituosa mulher do açougueiro (*Escritos*, pp. 626-3) e meus comentários sobre ela (Fink, 1997, pp. 125-7; 2004, pp. 20-3).
75. SE v, p. 487.

76. *SE* xix, p. 112.
77. Lacan, *O Seminário*, livro 6, p. 66.
78. No *Seminário*, livro 16, Lacan indica que a articulação que o analisando nos faz de um sonho leva a uma "frase reconstituída" (a reconstrução do pensamento subjacente à formação do sonho) e que buscamos nela a lacuna ou a linha de falha em que vemos algo suspeito, algo que não parece muito certo (*qui cloche* [que claudica]). "E o que claudica é o desejo" do sonho, na opinião dele (p. 193).
79. Ver, por exemplo, *Escritos*, p. 882. Note-se que ele também diz que "o sintoma [é] ele mesmo estruturado como uma linguagem" (p. 270), e que as pulsões "se estrutur[a]m em termos de linguagem" (p. 468). Com base em sua obra posterior, poderíamos ainda propor que o inconsciente, os sonhos e os sintomas são estruturados como *lalangue* [alíngua ou lalíngua], que aqui poderíamos entender, em certo sentido, como "fala tatibitate" — a linguagem tal como a conhecemos na infância, quando temos consciência da "porção de sonoridade" saussuriana (Saussure, 1916/1959), muito antes de sabermos dividir essa porção em significantes separados (como *la* e *langue*), e quando nos comprazemos com os fonemas e sílabas em si mesmos, não pelas unidades de significado que eles podem constituir.

Freud se revela um excelente precursor do conceito lacaniano de *alíngua* em *O chiste e sua relação com o inconsciente*, ao se referir ao "sentido no *nonsense*" (*SE* VIII, p. 131) e especialmente a nosso "prazer no *nonsense*", e diz: "Durante o período em que a criança aprende a lidar com o vocabulário de sua língua materna, proporciona-lhe evidente prazer 'brincar de experimentá-lo', para usar as palavras de [Karl] Groos [em *O brincar humano*]. E ela junta palavras sem levar em conta a condição de que estas devem fazer sentido, a fim de extrair delas o efeito prazeroso de ritmo ou de rima. Aos poucos, esse prazer lhe é proibido, até que tudo o que lhe continua permitido são as combinações significativas de palavras. Mas, quando ela fica mais velha, ainda surgem tentativas de desconsiderar as restrições aprendidas sobre o uso das palavras. As palavras são desfiguradas por pequenos acréscimos que lhes são feitos, sendo suas formas alteradas por certas manipulações (por exemplo as reduplicações, ou '*Zittersprache*'), ou pode-se até construir uma língua particular, para ser usada entre os colegas de brincadeira [como a 'língua do P']" (*SE* VIII, p. 125). Mais adiante, ele acrescenta: "O infantil é a fonte do inconsciente, e os processos de pensamento inconscientes não são outra coisa senão, exatamente, os produzidos na primeira infância. O pensamento que mergulha no inconsciente, com intenção de construir um chiste, vai meramente buscar ali a antiga morada de seu brincar anterior com as palavras. O pensamento retroage por um momento ao estágio infantil, para se apossar mais uma vez dessa fonte infantil de prazer" (p. 170).

É possível que, no mesmo livro, os comentários de Freud sobre a "significância" (p. 12) também tenham inspirado a ideia lacaniana de *signifiance*; e Freud parece estar pensando na mesma linha de Saussure ao dizer que, "num trocadilho, a palavra é apenas uma imagem fônica a que se atribui um ou outro significado"

(p. 46); na obra de Saussure, o significante é uma *imagem acústica*, às vezes descrita como "imagem sonora", ou "padrão sonoro", à qual é possível associar vários significados (isto é, sentidos).
80. *SE* v, p. 613.
81. *SE* v, pp. 359-60. Freud reiterou esse ponto de vista, 25 anos depois, ao escrever que "interpretar sonhos [...] sem referência às associações do sonhador, mesmo no mais favorável dos casos, continuaria a ser um virtuosismo não científico de valor muito duvidoso" (*SE* xix, p. 128).
82. Ao que eu saiba, os junguianos continuam a usar até hoje alguma variação do método de decodificação.
83. Porventura isto significa, realmente, que dois analistas quaisquer tenderiam a concordar quanto ao significado do sonho de alguém, depois de ouvirem toda a gama de associações com ele e de estarem cientes de todo o pano de fundo do caso? Em tese, seria útil tentar esse experimento, ainda que fosse difícil conduzi-lo na prática — afinal, por que haveria um analisando de contar exatamente as mesmas histórias, duas vezes, a dois analistas diferentes? Talvez tivéssemos que gravar um áudio da discussão de um sonho por um analista e um analisando e das associações do analisando ao sonho, para depois tocar essa gravação para um leque de analistas diferentes, a fim de perguntar como eles interpretariam o sonho, depois de ouvirem as mesmas associações.
84. A esse respeito, Freud menciona Wilhelm Stekel, explicitamente, em seu prefácio de 1911 em *A interpretação dos sonhos* (*SE* iv, p. xxvii).
85. *SE* v, p. 351. Ele admite, no entanto, que "um simbolismo onírico de validade universal só emergiu no caso de alguns assuntos, com base em alusões e substitutos verbais geralmente conhecidos" (*SE* v, p. 345). Em geral, só se recorre ao trabalho com símbolos quando o sonhador não faz nenhuma associação a uma parte ou à totalidade de um sonho (p. 360 n. 1; p. 372), e esse trabalho continua a ser "um método auxiliar" (p. 360), não o método primário, que é o de confiar nas associações do sonhador.
86. *SE* v, p. 354.
87. Segundo o relato de Wortis sobre sua análise com Freud, este continuava a apelar para símbolos universais na interpretação dos sonhos ainda em 1934, dizendo, por exemplo, que "sentar-se num teatro sempre significou assistir ao coito", e que "cair é um símbolo constante de feminilidade, de dar à luz ou de nascer" (1954, p. 85; ver também pp. 82-3).
88. *SE* v, p. 436.
89. Coisas usadas com muita frequência como símbolos fálicos em nossa cultura (como o Empire State Building, a Torre Eiffel e obeliscos em geral) podem já não fornecer um disfarce satisfatório para satisfazer a censura e, hoje em dia, seu aparecimento nos sonhos pode já não aludir à ereção, como talvez tenha feito no passado. De modo similar, houve época em que os fogos de artifício foram tão comumente usados nos filmes, para indicar relações sexuais e orgasmo, que a exibição deles nos sonhos de alguém pode não se revelar suficiente para disfarçar

desejos sexuais, hoje em dia, e amiúde se refere a algo totalmente diferente. Para disfarçar atos sexuais com alguém, digamos, com quem achamos que não deveríamos nos envolver, talvez seja preciso encontrar outro artifício ou disfarce que logre esconder esses desejos de nossa consciência semidesperta no sonho, para não acordarmos assustados ou angustiados. Para uma discussão pormenorizada do amor e do sexo na obra de Freud, ver Fink, 2016, Caps. 1, 2 e 4.

90. Ver, por exemplo, SE IV, pp. 127-30, e SE V, p. 510.
91. SE V, p. 396.
92. SE V p. 397; ver também SE XXII, p. 8.
93. Ver, por exemplo, SE IV, pp. 127-30, e SE V, p. 510.
94. SE IV, p. 198.
95. Ver, por exemplo, SE IV, pp. 248-50, e SE V, p. 510.
96. SE V, pp. 553-4.
97. SE V, p. 360 n. 1, e p. 372.
98. Ver SE IV, p. 200.
99. SE V, p. 353.
100. Vez por outra, Freud chega até a criticar interpretações que ele mesmo propôs para sonhos de outras pessoas e que não se fundamentaram nas associações delas. Por exemplo, referindo-se a um sonho contado por Simon e do qual tinha fornecido a interpretação, ele acrescentou uma nota de rodapé em 1925, dizendo: "A propósito, a interpretação fornecida no texto, que aponta para uma reminiscência das *Viagens de Gullliver*, é um bom exemplo do que a interpretação *não* deve ser. O intérprete do sonho não deve dar rédea solta a sua inventividade e negligenciar as associações do sonhador" (SE IV, p. 30 n). Surpreendentemente, Freud indica que não sabe explicar plenamente os típicos sonhos de voar, que costumam envolver sensações de poder, liberdade e alegria; no entanto, desconfio que muitas línguas têm expressões parecidas com estas em inglês: *"free as a bird"*, "livre como um pássaro"; *"fly the coop"*, "bater as asas"; *"light as a feather"*, "leve como uma pluma"; *"on cloud nine"*, "estar nas nuvens"; e outras.
101. SE V, p. 342.
102. Discuti uma profusão de sonhos do século XXI contados por meus analisandos em Fink, 2007, 2014a e 2014b.
103. SE V, p. 341.
104. SE IV, p. 149.
105. SE IV, pp. 317-8; ver também SE II, p. 290.
106. SE V, p. 569.
107. SE IV, p. 318.
108. SE V, p. 341.
109. Ver SE IV, p. 305.
110. Ou talvez a criança intua que a mãe fica desolada ao deixá-la e se sinta solicitada a dar uma demonstração ainda maior de seus sentimentos, para prevenir um show sentimentaloide da mãe — para cortá-lo pela raiz, por assim dizer.

111. Ver *SE* IV, pp. 260 e 267.
112. Ver, por exemplo, *SE* V, p. 536.
113. *SE* IV, p. 327; ver também p. 288.
114. *SE* V, p. 353. Freud tenta estabelecer relações entre o sonho e o que chama de *cadeia psíquica*, isto é, as ideias conscientes do sonhador a respeito de pessoas, acontecimentos da vida e assim por diante. Tal como uma ideia patológica isolada do resto dos pensamentos (como vimos no Cap. 1), *o sonho pode ser visto como um sintoma* (*SE* IV, p. 101), ou como um evento traumático que tem de ser associado a outras ideias para se tornar legível e ao menos parcialmente compreensível.
115. *SE* V, p. 341.
116. *SE* V, p. 353.
117. Técnicas semelhantes de criação de sentido são empregadas na interpretação e na tradução de textos difíceis, especialmente quando há construções gramaticais ambíguas, que admitem múltiplos significados, ou significantes com uma pletora de significados. O contexto desempenha um papel de especial importância na interpretação do Antigo Testamento e de muitos textos gregos antigos, que incluem palavras e expressões não encontradas em nenhum outro texto existente, e que, não raro, não têm uma pontuação segura.
118. *SE* V, p. 525.
119. *SE* IV, p. 146.
120. *SE* XIX, p. 118.
121. *SE* IV, pp. 132-3.
122. Ver, por exemplo, *SE* IV, p. 121.
123. *SE* IV, p. 267.
124. Como ele disse, 25 anos depois, "a censura negligenciou sua tarefa, o que foi percebido tarde demais, e a geração de angústia serve de substituto da distorção que foi omitida" (*SE* XIX, p. 132).
125. Ver, por exemplo, *SE* V, p. 557.
126. Em alguns contextos, Freud comenta que, paradoxalmente, "quanto mais moralista" alguém é (ou se conduz como), "mais sensível" ou exigente é sua consciência moral ou supereu (ver, por exemplo, *SE* XIX, p. 134).
127. Popper, 1959, p. 41.
128. *SE* V, p. 617.
129. "A acumulação da excitação [...] é sentida como desprazer [...]. Uma corrente desse tipo no aparelho, partindo do desprazer e visando o prazer, foi por nós denominada de 'desejo'; e afirmamos que apenas o desejo é capaz de pôr o aparelho em movimento" (*SE* V, p. 598). Passados 25 anos, ele acrescentou: "Aquilo que é [geralmente designado por utilitário ou] útil é, em si mesmo (como é bem sabido), apenas uma via indireta para a satisfação prazerosa" (*SE* XIX, p. 127).
130. Em *Além do princípio de prazer*, Freud tenta fornecer várias explicações diferentes de por que "não é a serviço desse princípio que os sonhos dos pacientes que sofrem de neuroses traumáticas os levam de volta, com tamanha regula-

ridade, à situação em que ocorreu o trauma" (SE XVIII, p. 32). A psique, sugere ele, esforça-se:
- por dominar a situação — isto é, repete a experiência para se tornar o agente ativo, em vez da vítima passiva do evento traumático;
- por "reinserir" a angústia numa experiência sob a forma de prontidão, como se isso pudesse ser feito retroativamente, a fim de que a pessoa estivesse mais bem preparada para ela;
- por compactar (para conter) uma sobrecarga de estímulos; isto envolve uma abordagem diferente do domínio dos estímulos (diferente da abordagem do princípio de prazer, que envolve a descarga), separando-os ou isolando-os (como um soldado que tentasse ignorar a dor que sente depois de ser ferido, para poder salvar a própria vida e a de seus colegas de farda).

A discussão teórica de Freud nesse texto é bastante complexa e ele chega até a qualificar a revivescência repetitiva do trauma como pura expressão da "pulsão de morte".

131. Ver Jouvet, 1960.
132. *SE* XXII, p. 29.
133. Como diz Freud no caso Dora, "a experiência mostra que as pessoas amiúde afirmam ter tido o mesmo sonho, quando, na realidade, os aparecimentos distintos do sonho recorrente diferiram uns dos outros em numerosos detalhes, bem como noutros aspectos que não foram de importância insignificante" (*SE* VII, pp. 92-3). O mesmo se aplica aos devaneios e fantasias de masturbação "recorrentes".
134. No que diz respeito aos afetos nos sonhos, convém lembrar que, segundo Freud, o afeto no sonho está ligado ao conteúdo latente, não ao conteúdo manifesto, e que pelo menos quatro coisas diferentes acontecem com o afeto nos sonhos: ele é suprimido, para proteger o sono; deslocado (por exemplo, passa de uma pessoa para outra); invertido em seu oposto (por exemplo, de ódio em amor); e exagerado (tendo sido contido, sai todo de uma vez, assim que existe uma desculpa para fazê-lo) (*SE* V, pp. 460-87, em especial p. 479).
135. *SE* V, p. 567.
136. Ou, como disse Henry Fielding (1749/1979) sobre sua heroína, "apesar da esplêndida vigilância que Sophia se esforçava por impor a seu comportamento, não tinha como evitar que algumas manifestações lhe escapassem, vez por outra: é que também nisto o amor pode ser assemelhado a uma doença: quando se lhe nega vazão de um lado, ele decerto irrompe de outro. O que seus lábios ocultavam, pois, seus olhos, seus rubores e muitos pequeninos atos involuntários deixavam transparecer" (p. 149).
137. *SE* V, pp. 546 e 553.
138. Ver Fink, 2007, 2014a, 2014b.
139. *SE* XV, p. 40.
140. *SE* IX, p. 73.
141. *SE* V, pp. 491-3.
142. *SE* IX, p. 146.

143. *SE* v, p. 535.
144. *SE* v, p. 567.
145. *O Seminário*, livro 17, p. 60. Entre esses fenômenos, apenas as fantasias às vezes vão além do princípio de prazer, reencenando ou remontando experiências traumáticas.
146. *SE* xv, p. 42.
147. Os chistes, segundo Freud, também se estruturam como sintomas, havendo neles dois desejos opostos envolvidos (pelo menos no que Freud chama de "chistes tendenciosos", em *SE* viii, p. 135). E ele sugere que "o trabalho do chiste e o trabalho do sonho, ao menos em algum aspecto essencial, devem ser idênticos" (p. 165).
148. *SE* xv, p. 33.
149. *SE* xv, p. 66.
150. *SE* viii, p. 106.
151. Quanto a isso, ver a discussão de Freud em *SE* xv, pp. 31-2.
152. A respeito desse complexo aspecto teórico, ver Fink, 2007, Cap. 10.
153. *SE* xv, p. 68.
154. Muitos clínicos têm dificuldade de dar a seus pacientes o tipo de atenção "flutuante" ou "igualmente suspensa" que é a contrapartida da associação livre dos analisandos, e que é necessária para ouvirmos lapsos de linguagem e notarmos muitas formas de atos falhos. É comum eles se concentrarem demais no sentido do que os pacientes dizem e terem dificuldade de, ao mesmo tempo, prestar atenção ao sentido *e* escutar criteriosamente as palavras dos pacientes; no entanto, é comum eles escutarem seus próprios lapsos sem qualquer dificuldade. A atenção igualmente suspensa ou flutuante é tão difícil de atingir, por parte dos clínicos, quanto é a associação livre para os pacientes; as duas constituem ideais que almejamos, mas à plena altura dos quais raras vezes conseguimos ficar. Sugiro no presente capítulo algumas formas de aprender a prestar atenção dessa maneira.
155. *SE* x, p. 15.
156. Pode-se dizer que a perspectiva lacaniana nos levaria a procurar não apenas anseios/desejos nos sonhos, mas também o gozo, o que nos ajudaria a discernir a "fantasia fundamental" e a "posição subjetiva" do sonhador em sua vida (a propósito desta última, ver Fink, 2014a, Cap. 1). Vez por outra, Freud aponta a carga libidinal ou gozo proporcionado pelos sonhos, a exemplo de sua discussão do segundo sonho de Dora, na qual menciona que "as tendências cruéis e sádicas encontram satisfação nesse sonho" (*SE* vii, p. 111; ver Cap. 5, adiante). O gozo também está implícito em sua afirmação de que os sonhos se passam no presente (*SE* v, p. 535), pois neles parecemos buscar algum tipo de satisfação no aqui e agora. Embora possamos pensar no sono como algo que envolve uma "blindagem do mundo externo" (p. 544) e como um período durante o qual costumamos ficar desligados de nosso gozo corporal (sem notar, por exemplo, as dores e incômodos de que sofremos quando acordados), é certo que às vezes nos comprazemos com coisas que acontecem em nossos sonhos ou as abominamos.

Um modo simples de explorar o gozo trazido pelos sonhos é perguntar ao paciente que teve um sonho aparentemente angustiante ou perturbador, ou um sonho em que aconteceu o contrário do que o paciente afirma querer que aconteça: "Por que ter esse tipo de sonho, para começar, se ele é exatamente o que você não quer?", ou "O que há nele para você?", ou "Por que sonhar justamente com isso?", ou "O que ele faz por você?", ou ainda "O que você poderia estar tirando desse sonho?".

Como diz Lacan no *Seminário*, livro 16, "o que nos orienta certamente não é *o que quer dizer isso?*, nem tampouco *o que ele quer, para dizer isso?*, e sim *o que é que, ao dizer, isso quer?* Isso não sabe o que isso quer, aparentemente" (p. 194).

157. *SE* IV, p. 245.
158. Ver, em especial, Masson, 1984.
159. *SE* IV, p. 198.
160. *SE* V, p. 491.
161. *SE* IV, p. 288. Ver outros comentários de Freud sobre a "importância etiológica" apenas relativa da sedução real ou do trauma sexual ocorridos na infância para a geração de uma neurose, em *SE* III, p. 168 n. 1 (acrescentada em 1924).

4. A neurose obsessiva e o caso do Homem dos Ratos (Ernst Langer)
[pp. 167-99]

1. *SE* VII, p. 241.
2. Há alguma discordância quanto à verdadeira identidade do Homem dos Ratos, e Patrick Mahony (1986, p. 2) afirma que se tratava de Ernst Lanzer. ("Paul Lorenz" é o pseudônimo usado por Freud para ele no relato de caso publicado.) Baseei-me aqui na recente edição bilíngue em alemão/francês, extremamente bem documentada, das anotações diárias de Freud sobre o caso, que se encontram em *L'Homme aux rats: Journal d'une analyse* (Freud, 2000). Ela inclui a única amostra que temos das notas que Freud tomava a cada noite, depois de receber pacientes o dia inteiro. Em todos os outros casos, ele parece haver destruído suas notas, depois de redigir o histórico do caso; neste, porém, temos suas anotações completas dos primeiros quatro meses do tratamento, com a inclusão dos nomes reais dos protagonistas. O "Registro original do caso", no volume x da *Standard Edition*, inclui grande parte do mesmo material, mas não todo; disfarça alguns nomes das pessoas mencionadas, como fez o próprio Freud no histórico publicado do caso, e parece ler ou interpretar mal parte da letra de Freud. O sobrenome Langer encontra-se na p. 31 da edição em alemão/francês, e Ernst, na p. 65; é possível que a letra de Freud haja dificultado a distinção entre Langer e Lanzer. Observe-se que, embora ele tenha feito numerosas apresentações orais de seu trabalho com Langer enquanto o caso se desenrolava, só escreveu seu relato um ano após o fim dele (ver Jones, 1955, p. 263).

Mahony (1986) lê o sobrenome como Lanzer e fornece uma lista de todos os outros nomes verdadeiros das pessoas mencionadas no relato de caso e nas notas (p. 3 n). Não cita suas fontes de grande parte da cronologia que afirma ter estabelecido (pp. 24-7), parte da qual não coincide com a minha. E, quando cita suas fontes (p. 33-5), sua reconstituição da cronologia da vida de Langer me parece muito especulativa, dificilmente chegando a constituir uma base para as críticas que ele faz à formulação freudiana do caso. Para mais comentários sobre as interpretações de Mahony dos casos de Freud, ver o Cap. 5 e o Apêndice I.

3. Embora os critérios de TOC do *DSM-5* (APA, 2013, pp. 235-7) tenham certa semelhança com o diagnóstico psicanalítico da neurose obsessiva, seus critérios do transtorno da personalidade obsessivo-compulsiva têm uma semelhança menor. Afirma-se que os critérios desta última incluem a ordem, o perfeccionismo, a inflexibilidade e a rigidez, e que as pessoas afetadas por esse transtorno têm seu "senso de eu predominantemente derivado do trabalho ou da produtividade" (ao passo que, como veremos no fim deste capítulo, os que têm uma estrutura obsessiva fogem do trabalho como se fosse a peste e, quando chegam a trabalhar, pouco realizam); têm uma "experiência e expressão restritas de emoções fortes" (quando muitos dos que possuem uma estrutura obsessiva são sujeitos a explosões súbitas e incontroláveis de raiva); e têm "dificuldade de compreender e apreciar as ideias, sentimentos ou comportamentos de outras pessoas" (ao passo que muitos obsessivos compreendem tão bem as ideias e sentimentos dos outros, que se sentem dominados, esmagados e até aniquilados por eles; estas citações foram extraídas do "Alternative *DSM-5* Model for Personality Disorders", APA, 2013, p. 768). Para algumas comparações entre os diagnósticos psicanalíticos e os do *DSM*, ver o Apêndice V. Observe-se que alguns analistas preferem as denominações "caráter obsessivo" e "caráter histérico" a "estrutura obsessiva" e "estrutura histérica".

4. *SE* X, p. 167.

5. É comum os pensamentos invasivos serem vivenciados como se não viessem de mim, e sim de outro lugar. Não os reconheço como meus, logo, eles devem ser de outra pessoa (ou outra coisa).

6. Ver, por exemplo, *SE* X, p. 226.

7. *SE* X, p. 177; Freud, 2000, p. 69.

8. *SE* X, pp. 206 e 209.

9. Freud, 2000, p. 141.

10. *SE* X, p. 178. Ernst tinha doze anos nessa ocasião e a menina era irmã de um amigo seu (Freud, 2000, p. 73). O pai de Gisa (uma outra menina, que mais tarde viria a se tornar a "dama" de Ernst) havia falecido alguns anos antes (quando ela estava com seis anos; pp. 145-7; isso contradiz a conclusão dos editores da *Standard Edition*, isto é, a de que seu pai morreu em 1887, quando ela contava pelo menos nove anos, se não dez ou onze; *SE* X, p. 256, "Dados cronológicos"), o que talvez tenha sido o que deu essa ideia a Ernst, para começo de conversa: talvez ele tenha realmente notado Gisa, pela primeira vez, ao saber que o pai dela havia morrido. Embora ele

afirme ter-se apaixonado por ela aos vinte anos, dificilmente teria deixado de se encontrar com ela muito antes disso, já que Gisa era sua prima em primeiro grau.
11. SE x, pp. 161-2. Curiosamente, apesar de eu ter ouvido muitas vezes de meus analisandos varões que, quando meninos, eles fizeram perguntas à mãe sobre suas ereções, eu nunca soube de meninos que tivessem feito perguntas ao pai sobre elas, como se os garotos intuíssem que suas ereções tinham algo a ver com a mãe.
12. Freud, 2000, pp. 141, 151, 237-9.
13. SE x, pp. 237-9.
14. *Apud* Jones, 1955, p. 264.
15. Diz-nos Jones (1955, pp. 263-4) que Freud levou cerca de um mês para redigir esse estudo de caso.
16. Os "detalhes", nesse caso, são muito mais numerosos que no de Dora, por exemplo, cujo tratamento durou apenas cerca de três meses. O tratamento do Homem dos Ratos durou quatro vezes mais e é o único exemplo de caso de Freud do qual possuímos as anotações diárias (ao menos dos primeiros quatro meses do tratamento). Para qualquer clínico, é uma tarefa difícil encontrar uma forma coerente de apresentar e resumir o material quando um caso dura mais do que alguns meses; imagine como isso deve ter sido difícil para Freud no caso do Homem dos Ratos, cujo tratamento durou quase um ano. E imagine o que enfrentam os analistas de hoje, dado que, em nossos dias, é comum os tratamentos se estenderem por uma década ou mais! Sobre os muitos desafios apresentados pela preparação de relatos de caso, ver o Prefácio de Fink, 2014b.
17. SE x, p. 165.
18. Freud nos diz que Ernst decidiu "consultar um médico" (para obter um atestado que se relacionasse com sua situação complicada para reembolsar alguém por seu pincenê) e deparou com a *Psicopatologia da vida cotidiana* (SE x, p. 173). Será que o tratamento levou um ou dois meses para começar porque Freud não tinha horários disponíveis de imediato, ou será possível que essa crise específica tenha passado, sem levar Ernst a entrar em contato com ele?
19. SE x, p. 158.
20. Freud, 2000, pp. 65, 73, 81. Mas note-se que, em 23 de dezembro de 1907, Ernst disse a Freud que "seu pai *sempre* se aborrecera por ele não ser trabalhador" — isto é, por "não se empenhar" nos estudos (SE x, p. 300; Freud, 2000, pp. 201-3), o que sugere que talvez nunca tivesse sido muito bom aluno, mesmo antes da morte do pai.
21. SE x, pp. 195, 198.
22. Ver Freud, 2000, pp. 179, 181. No estudo de caso publicado (SE x, p. 198), esse parente é citado como um "primo". Nas anotações, Freud indica que se tratava de "um parente dos Saborsky" que havia proposto essa união, sendo a jovem "uma filha dos Saborsky" (SE x, p. 292; Freud, 2000, p. 179). Em *SE* x (p. 293), seu nome é disfarçado como "Emmy". É possível que o nome "Lizzie", nas notas de Freud (Freud, 2000, p. 181), refira-se a outra moça mencionada na mesma sessão (uma costureira ou "modista"; SE x, p. 292), mas é minha impressão que ele se refere à filha dos

Saborsky e vou usá-lo aqui como se fosse esse o caso. A união proposta foi acompanhada pela oferta de estabelecê-lo no exercício do direito com Jakob Freundlich (observe-se a semelhança deste último sobrenome com o de Freud; *freundlich* significa gentil ou amável), um primo dele (irmão de Lizzie?) que se casou com a irmã caçula de Ernst, Olga (note-se que Jakob, por sua vez, havia hesitado por muito tempo entre duas mulheres: Olga e uma das filhas do dr. Steinberger; esse era o médico da família Langer, e ele próprio se casara com uma das filhas dos Saborsky). Havia, portanto, um estreito entrelaçamento entre os Saborsky e os Langer. A data efetiva em que foi feita a proposta de casamento não fica muito clara nas notas, mas é óbvio que foi anterior à morte do pai de Ernst, e é bem possível que tenha sido feita no fim de 1902 ou começo de 1903, o que foi, precisamente, a ocasião em que ele teve uma grave piora em seu estado (Freud, 2000, p. 207).

23. *SE* VII, pp. 87-8.
24. Freud, 2000, p. 127.
25. Para confundir um pouco as coisas, Gisa Adler também era parenta de Ernst — a rigor, sua prima-irmã (assim como a mãe dele era prima-irmã de seu pai). Talvez ele tenha se interessado por ela, no começo, quando da morte do pai paralítico da menina, que então teria cerca de seis anos. É possível que Gisa fosse um pouco mais velha que ele, pois, em certa época, Ernst parece haver achado que a moça era velha demais para ele (Freud, 2000, p. 153). Ernst também estava ciente, na ocasião em que a mãe lhe falou da proposta de casamento com uma filha dos Saborsky, de que Gisa era estéril, por ter tido os dois ovários removidos (*SE* x, pp. 216-7).
26. Freud, 2000, p. 165. Freud disse a colegas seus que lamentava ter tido que modificar um bom número de detalhes ao publicar o histórico do caso, a fim de disfarçar a identidade do Homem dos Ratos; a perda de detalhes como esse pode ter-lhe parecido particularmente lamentável. A mãe tinha sido criada como órfã por outra família, os Saborsky (que talvez fossem seus parentes e deviam ser ricos e bem relacionados), e a prima jovem, bonita e rica (Lizzie) era da família Saborsky. No estudo de caso publicado, Freud nos diz que o pai de Ernst foi imediatamente inserido no negócio da família e, "assim, através do casamento, criou para si uma situação bastante confortável" (*SE* x, p. 198), mas consta em suas notas que esse pai fazia piadas sobre como ele e a mãe de Ernst eram pobres quando se casaram, ainda que exagerasse um pouco (Freud, 2000, p. 165).
27. *SE* x, p. 198.
28. Freud, 2000, pp. 165 e 193.
29. *SE* x, p. 198.
30. Mais tarde, sem querer, o Homem dos Ratos transformou esse conflito num conflito transferencial: um dia, tendo vislumbrado na escada da casa de Freud uma moça que acreditou ser filha dele, e imaginando que Freud só vinha sendo amável com ele por querê-lo para seu genro, Ernst reformulou seu conflito como estar entre casar-se com Gisa e casar-se com a filha de Freud (Freud, 2000, p. 165). Um dia, chegou até a imaginar a filha de Freud com bolas de terra, fezes ou "esterco"

(*Dreckpatzen*) no lugar dos olhos, como que para indicar que a escolheria por seu dinheiro, não por seus *"beaux yeux"* (belos olhos), enquanto se dizia que Lizzie era dona de olhos encantadores (*SE* x, p. 200; Freud, 2000, p. 181).

Freud também anotou que a escolha entre Gisa (que era mais velha do que Ernst) e Lizzie (que era doze anos mais nova) talvez remontasse às relações do paciente (que parecem ter sido bastante sexualizadas, em algumas ocasiões) com suas irmãs mais velha e mais nova (Freud, 2000, pp. 141, 151, 181 e 237-9). Observe-se também que o pai dele, em certo sentido, tinha uma dívida para com os Saborsky (a quem devia seu enriquecimento na vida adulta), e é possível que Ernst se sentisse responsável por lhes pagar a dívida do pai (assim como sua dívida de jogo) — talvez doando-se a essa família (ou será que, nesse caso, contrairia uma dívida ainda maior?).

31. *SE* x, p. 201.
32. *SE* x, p. 237.
33. Ernst acreditava ter feito isso para se castigar por ter desejado a morte do pai, quando, por volta de seus vinte anos, achou que não estava suficientemente bem em termos financeiros para se casar com Gisa, e se deu conta de que ficaria bem, caso o pai morresse e ele viesse a receber sua herança; o castigo que ele se infligiu destinou-se a garantir que ele nunca se beneficiasse, financeiramente, da morte do pai (talvez também se destinasse a pagar à mãe o dinheiro que, certa vez, por instigação do pai, havia furtado da bolsa dela). Por um breve período, Ernst chegou até a alimentar a ideia de se batizar, o que impossibilitaria o casamento com Lizzie, já que ela vinha de uma família de judeus praticantes; talvez Gisa Adler também fosse judia (Freud, 2000, p. 205).
34. Presume-se que, nesse ponto, Lacan esteja pensando no fato de o pai de Freud e seu meio-irmão Emmanuel, segundo Jones (1953, p. 25), terem planejado fazer Freud desligar-se de "seus interesses intelectuais e substituí-los por interesses mais práticos, com o que ele se estabeleceria em Manchester e se casaria com a filha de seu meio-irmão, Pauline, que tinha sido sua companheira de brincadeiras na infância". Ver os outros comentários de Lacan sobre o caso do Homem dos Ratos (*Escritos*, pp. 291-3). Talvez valha a pena assinalar que, numa carta a Jung, Freud se diagnosticou como sendo "do tipo 'obsessivo'", em contraste com o "tipo histérico" (Freud e Jung, 1974, p. 82).
35. Apesar de Mahony (1986) afirmar que, cerca de um ano após o término da análise, Ernst ficou noivo de Gisa e, um ano depois, casou-se com ela (pp. 17 e 27), não fica claro em que provas ele baseou essa afirmação.
36. Ver, por exemplo, Lacan, *O Seminário*, livro 11, onde a repetição figura como um dos "quatro conceitos fundamentais da psicanálise".
37. *SE* xxii, p. 14.
38. Ernst olhava repetidamente para seu pênis no espelho, mesmo sem estar propriamente se masturbando, e podemos indagar-nos o que estaria tentando ver ou conferir. Freud indica, em suas anotações, que Ernst tinha medo de que seu pênis

fosse muito pequeno (para quê, não sabemos). Estaria também preocupado com outra coisa, como saber se havia contraído alguma doença sexualmente transmissível? (Freud, 2000, p. 207.)
39. Ver, por exemplo, Freud, 2000, p. 145. Embora Freud fale bem pouco dessa mãe no relato publicado do caso, há nas notas numerosas indicações de que Ernst a considerava uma desmancha-prazeres, além de muitas indicações de outros papéis importantes que ela também desempenhava na vida do filho (Freud, 2000, pp. 99, 145, 191 e 195).
40. Freud, 2000, pp. 97-9.
41. *SE* x, p. 225.
42. Nesse texto, ele se refere simplesmente ao *Ich*, ou seja, o "eu" (*SE* x, pp. 162-3).
43. *SE* x, p. 163.
44. *SE* x, p. 180.
45. Isso também vale para os histéricos. Emmy von N., por exemplo, era atormentada por muitas "ideias assustadoras, como a de que algo poderia acontecer com seus filhos, de que eles poderiam adoecer ou morrer, ou de que seu irmão, na época em meio à lua de mel, poderia sofrer um acidente, ou de que a esposa dele poderia morrer" (*SE* II, p. 72), e ela claramente, por vários motivos, nutria algum tipo de ressentimento contra todas essas pessoas.
46. *SE* x, p. 226.
47. É possível que a crença em que seus pensamentos eram capazes de ferir ou matar outras pessoas se houvesse originado na morte de sua irmã mais velha, Camilla, quando ele tinha três ou quatro anos, se presumirmos que ele tinha alguma rivalidade ou pensamentos agressivos a respeito dela.
48. *SE* x, pp. 235-6.
49. *SE* x, p. 192.
50. *SE* x, p. 190.
51. *SE* x, p. 206.
52. *SE* x, p. 241, e *SE* XVI, p. 260.
53. *SE* x, pp. 183-4.
54. *SE* x, pp. 166-7.
55. *SE* x, p. 167. Vemos aí que Freud, em certo sentido, diz a si mesmo: "Essa *exibição involuntária de gozo* me diz mais sobre a relação fundamental do paciente com o prazer e o sexo do que quase tudo o que ele me disse até aqui! Essa expressão em seu rosto revela um desejo inconsciente de que isso aconteça com seu pai e sua dama". Talvez seja útil, para alguns leitores, pensar nas seguintes experiências cotidianas como relacionadas com o gozo: brincar com um dente mole, mesmo que isto seja doloroso; coçar picadas de mosquito ou dermatites, o que dá uma sensação ao mesmo tempo agradável e desagradável; e repisar uma picuinha ou um comentário implicante com um parceiro, mesmo sabendo que não vai servir para nada, apenas porque você não consegue deixar a coisa para lá, ou não consegue se impedir.

Uma de minhas analisandas descreveu uma experiência muito precoce de gozo, que envolveu esfregar o espaço entre os dedos dos pés para tirar a terra ali acumulada; ela caracterizou a terra como "úmida, granulosa e fedida", e declarou que gostaria que tivesse havido mais terra, para poder continuar esfregando, esfregando. Em retrospectiva, ela viu esse esfregar como um prazer masturbatório precoce, o qual escondeu da mãe, por intuir que ela o reprovaria com veemência.

56. SE x, p. 209.
57. SE x, p. 201, grifo meu. Observe-se também que há numerosas alusões ao homoerotismo no caso de Ernst Langer, como em praticamente todos os outros, inclusive no medo de que o pênis do irmão houvesse penetrado em seu ânus quando os dois brincavam na banheira; em sua estreita relação com o amigo que amiúde lhe aliviava a cabeça quando ele estava em crise (SE x, p. 159); e em sua primeira grande decepção, quando se revelou que um tutor que Ernst supunha ter-lhe afeição e pensar bem dele vinha tentando agradá-lo apenas para ter a oportunidade de se aproximar de sua irmã (p. 160).
58. SE x, p. 205.
59. SE x, pp. 205-6. Ver Soler, 2011/2015, p. 89.
60. SE x, p. 206.
61. Segundo o resumo de Otto Rank de uma palestra preliminar sobre o caso do Homem dos Ratos, feita por Freud na Sociedade Psicanalítica de Viena em 30 de outubro de 1907, apenas quatro semanas depois de iniciado o tratamento, Freud indicou que "a técnica analítica mudou, na medida em que agora o analista já não busca aquilo em que está pessoalmente interessado, e sim permite que o paciente siga o desdobramento natural de suas ideias" (apud Freud, 2000, p. x). Como veremos no próximo capítulo, ele tinha dito praticamente a mesma coisa sobre o trabalho com Dora, sete anos antes, o que sugere que, para Freud, esse princípio foi muito mais fácil de enunciar que de implementar na prática do dia a dia.
62. Freud, 2000, p. 55.
63. SE x, p. 166; grifos meus.
64. SE x, p. 169.
65. Freud, 2000, p. 43. Esse ficou longe de ser o único desvio de Freud da abordagem da técnica que ele expôs em seus *Artigos sobre técnica*, escritos não muito depois de seu trabalho com o Homem dos Ratos. Mark Kanzer menciona "o jogo da adivinhação", a exigência de Freud de saber o nome da dama de Ernst e seu pedido para ver uma fotografia dela, bem como o fato de ele ter enviado um cartão-postal ao paciente, em certa ocasião, de ter-lhe emprestado um livro e de, um dia, ter-lhe dado arenque para comer, quando Ernst estava com fome (Kanzer e Glenn, 1980, p. 245).
66. Freud, 2000, p. 187.
67. SE x, p. 209.
68. SE x, p. 208 n.
69. SE x, p. 155.

70. *SE* x, pp. 220 e 249 n.
71. *SE* x, p. 220.
72. Potencialmente, levaria a análises que solucionariam bem depressa alguns problemas importantes (num par de anos, em vez de sete a dez), mas, muito provavelmente, deixaria os analisandos emperrados quanto a sua postura principal com respeito ao Outro, cuja reconfiguração é uma meta crucial da análise (ver Fink, 1995, 1997, 2007, 2014a e 2014b). A tentativa de Freud de garantir a Ernst, a certa altura, que havia formado "uma boa opinião" sobre ele (*SE* x, p. 178) contribuiu para manter o analisando dependente do reconhecimento de Freud, e deve ter desempenhado um papel no fato de Ernst imaginar que ele o queria como genro.
73. Para um exemplo de uma dessas pessoas, ver *Bartleby, o escrevente: Uma história de Wall Street*, de Herman Melville.
74. Mesmo depois de um deles morrer, como no caso do Homem dos Ratos.
75. Vemos aí que *tanto* o vício no trabalho *quanto* a alergia ao trabalho, que costumam ser considerados opostos diametrais, podem ser indicativos de neurose obsessiva. Outra variação, que Freud sugeriu (*SE* xi, p. 67) ser o caso de Leonardo da Vinci, é trabalhar muito, porém nunca terminar nada — em particular, começar uma porção de projetos ambiciosos, mas nunca levar nenhum deles à conclusão (outras pessoas podem considerá-los concluídos, mas não seu autor). Um de meus analisandos disse assim: "Sou ótimo para não terminar as coisas". Acrescentou que, como "a coisa acabada não é tão genial assim", para que terminá-la? No começo de um projeto, ele pode imaginar que será esplêndido e trabalhar com afinco; ao perceber que não será tão esplêndido quanto havia esperado, o analisando se torna "bom em desperdiçar tempo". Outro analisando meu só trabalhava em coisas que não lhe trouxessem renda, por achar que, de algum modo, o mundo lhe devia o sustento. Outros, ainda, nunca fazem muitas coisas que acham que deveriam fazer, porque "nunca é a hora certa": de acordo com eles, é sempre "cedo demais" ou "tarde demais" para fazer o que eles têm em mente.
76. Elas também são discutidas em tais manuais como se ocorressem em épocas predeterminadas na vida da criança, ao passo que, em algumas culturas e certas famílias, o treinamento dos esfíncteres precede o desmame, o que significa que a fase anal termina antes da fase oral.
77. Redigi alguns casos de neurose obsessiva ao longo dos anos; ver, em especial, Fink, 1997 (Cap. 8), 2007 (Cap. 4), 2014a (Caps. 10 e 11) e 2014b (Caps. 1, 11, 12 e 13).
78. Quando esses obsessivos tentam, de fato, dar prazer ou gozo a terceiros, costuma ser para se afigurarem *moralmente superiores* a eles. Seu raciocínio parece ser este: "Não quero isso, mas vou fazê-lo, assim mesmo, porque sou melhor do que eles (ou para provar que sou melhor do que eles)".
79. Bettelheim, 1967.
80. Sobre o *objeto perdido*, ver Freud, *SE* xiv, pp. 249-51, e Fink, 2010, "The Case of the Lost Object".

81. Para um personagem da ficção cujos traços se baseiam em muitos de meus pacientes obsessivos, ver Geoffrey, em Fink, 2014c.
82. *SE* ix, pp. 237-41.

5. Histeria e o caso Dora (Ida Bauer) [pp. 201-53]

1. *SE* xii, p. 114.
2. *SE* xii, p. 111.
3. Em alemão, *Bauer* quer dizer camponês ou lavrador, mas também gaiola e o que chamamos de peão no jogo de xadrez; pode ainda ser usado na gíria *"den kalten Bauer aufwärmen"*, que significa praticar felação (ver a nota do tradutor em Freud, 2013, p. 109 n. 89), já que *Bauer* era uma gíria, no dialeto vienense, para designar esperma. *Kalter Bauer*, ao que parece, também significa ejacular, como num sonho erótico ou na masturbação (Appignanesi e Forrester, 1992).

Poderíamos dizer que sabemos *demais* sobre a "identidade real" de Dora, a ponto de conhecermos sua família inteira e muitos detalhes íntimos da vida desta (ver, por exemplo, Mahony, 1996, pp. 2-21). Muito se escreveu sobre ela, com base em pesquisas mais ou menos confiáveis, e grande parte destas foi resumida no estudo tendencioso e extenso como um livro elaborado por Mahony (1996) e intitulado *Freud's Dora* (Mahony escreve como se houvesse conseguido reconstituir a verdade bíblica acerca de questões factuais — datas e idades — a partir de numerosas descrições conflitantes, o que me parece meio exagerado). Felix Deutsch, um analista que foi solicitado por um médico a examiná-la, em 1922, escreveu um artigo sobre Ida em 1957; Rogow (1978) ampliou-o, tal como fizeram Loewenberg (1983), Decker (1991) e Roazen (2001, pp. 366-9). E esses são apenas os estudos históricos — ou seja, a ponta do iceberg! Os estudos mais analíticos/críticos incluem Erikson, 1962; Seidenberg e Papathomopoulos, 1962; Blos, 1972; Muslin e Gill, 1978;, Lewin, 1973; Lindon, 1969; Rieff, 1971; Kanzer, 1966; Major, 1974; David, 1974; e muitos outros incluídos em Kanzer e Glenn, 1980; ainda é possível encontrar muitos mais nas bibliografias de cada uma dessas obras.

Sabemos, mais ou menos com certeza, que os pais dela foram Philipp (ou Philip) e Katharina (ou Käthe, abreviando) Bauer, e os amigos deles, a família K, eram Hans e Peppina Zellenka (ver Freud, 2013, pp. viii-x). Freud fala de como se deu sua escolha do pseudônimo Dora (que quer dizer dádiva, presente, em grego) em *SE* vi, pp. 240-1; Marcus (1990, p. 309 n. 26) sugere que Freud a chamou de Dora por outras razões — a saber, por causa da esposa e primeiro amor de David Copperfield no romance favorito de Freud, da autoria de Dickens — e outros houveram por bem interpretar a escolha freudiana do pseudônimo com base em outras "provas" (ver Mahony, 1996, p. 43 n. 2). Curiosamente, pouco se escreveu em francês sobre Dora desde a década de 1970.

4. *SE* vii, p. 12.

5. Além disso, ele quase sempre fazia interpretações apodícticas (ver, por exemplo, *SE* vii, p. 66), e não provisórias, ou sob a forma de perguntas como "Você acha que poderia ser tal ou qual coisa?".
6. *SE* vii, pp. 78, 74-6, 58-9 e 69-70.
7. *SE* xii, p. 140, grifo meu.
8. O mesmo se aplica às recomendações que fiz em outros textos e também faço aqui: não tenho dúvida de que, numa ou noutra ocasião, fiz praticamente tudo que aconselho as pessoas a não fazerem e, em alguns momentos, deixei de fazer o que recomendo que as pessoas façam.
9. *SE* vii, pp. 120, 95 e 100.
10. *SE* vii, pp. 64, 68 e 71.
11. *SE* vii, pp. 64 e 85. Posteriormente, ele admitiu que "até a análise mais exaustiva apresenta lacunas em seus dados e é insuficientemente documentada" (*SE* xxi, p. 107).
12. *SE* vii, p. 105.
13. *SE* vii, pp. 121-2 e 109.
14. Por exemplo, *SE* xii, p. 114.
15. *SE* vii, p. 10.
16. Note-se que, durante a sessão em que Ida contou o primeiro sonho a Freud, ele "prometeu comunicar-lhe [uma outra interpretação do primeiro sonho] na sessão seguinte" (*SE* vii, p. 71), obviamente lhe transmitindo a ideia de achar que eles deviam continuar a falar desse sonho; mas então, após a segunda sessão dedicada ao material, Freud julgou que "a interpretação do sonho [agora estava] completa" (p. 73), apesar de Dora ter mais a dizer sobre ele! Duas sessões inteiras também parecem ter sido dedicadas ao segundo sonho (p. 105), e, na terceira "sessão deliberativa", Dora interrompeu o tratamento. Anos depois, Freud escreveu: "A interpretação [de um sonho] que se possa obter numa sessão deve ser tida como suficiente, e não se deve considerar prejuízo que o conteúdo do sonho não seja inteiramente descoberto. No dia seguinte, não se deve retomar a interpretação do sonho, a menos que fique evidente que nada mais se impôs ao primeiro plano dos pensamentos do paciente nesse ínterim" (*SE* xii, p. 92).

Em outras palavras, o progresso geral da análise deve ter precedência sobre a interpretação de qualquer sonho (que é, de qualquer modo, "incapaz de uma solução completa", p. 93). Freud disse em seguida: "Podemos estar certos de que todo impulso de desejo que hoje cria um sonho ressurgirá em outros, enquanto não tiver sido compreendido" (p. 94).
17. *SE* vii, ver pp. 7 e 322.
18. Os relatos de Jones a esse respeito variam: em 1953 (v. 1, p. 362 n. 1), ele disse: "Em 8 de maio de 1901, [Freud] manifestou sua hesitação em publicá-lo ['Ainda não decidi enviar o outro ensaio']"; ver Freud, 1985, p. 441; isso talvez tenha se devido à recepção pouco entusiástica do texto por parte de Oscar Rie, mas, em 7 de junho, Freud o remeteu a Ziehen (um dos editores da *Monatsschrift für Psychiatrie und Neurologie*,

na qual ele acabou sendo publicado) ["*Sonhos e histeria* foi despachado"; Freud, 1985, p. 442]. Pouco depois, entretanto, ele tornou a mudar de ideia e recuperou o manuscrito, que guardou em sua escrivaninha por mais quatro anos.

Em 1955, Jones indicou que novos detalhes tinham vindo à luz desde então: "Em 1909, Freud disse a Ferenczi que Brodmann, o editor do *Journal für Psychologie und Neurologie*, tinha se recusado a publicar o caso Dora. Sabemos que, em janeiro de 1901, quando Freud ofereceu o artigo a Ziehen e Wernicke [...], ele foi imediatamente aceito e, quando Freud lhes enviou o manuscrito, em junho seguinte, foi com a expectativa de que o texto viesse a ser lançado no outono. Em seguida, Freud deve ter pedido que o devolvessem e o guardou por mais quatro anos, até poder dispor-se a correr o risco de ser acusado de indiscrição profissional. É um mistério completo saber por que ele teria oferecido o texto a outro periódico, depois que ele já fora aceito. A única sugestão que me ocorre é que ele duvidava de que Ziehen e Wernicke, ambos críticos severos de seu trabalho, viessem a aceitá-lo depois de realmente lerem o manuscrito" (pp. 255-6).

Lisa Appignanesi e John Forrester propõem que Freud decidiu publicar o caso quando soube que Dora se tornara mãe em 2 de abril de 1905, uma vez superadas as preocupações que haviam atormentado essa jovem tratada por ele — depois de ela haver, "aos olhos de Freud, atravessado o Rubicão que separava a menina da mulher" (1992, p. 164).

19. Marcus, 1990, p. 310. Um relato de caso que se preze sempre contém mais do que o autor tencionava transmitir, o que permite aos leitores chegar a interpretações do material que diferem de forma significativa daquilo que o autor viu, e que vão bem além disso (sobre isso e pontos correlatos, ver Fink, 2014b, pp. xiii-xvi).
20. *SE* VII, pp. 83-4.
21. *SE* VII, p. 19.
22. *SE* VII, pp. 20 e 90.
23. *SE* VII, p. 19.
24. Freud, quando Ida confirmou sua suspeita de que estava aludindo a métodos orais para dar prazer sexual a alguém (*SE* VII, pp. 47-8), presumiu que Ida e a sra. K conversavam sobre a felação, o que obviamente implica, por parte do homem, a capacidade de ter ao menos uma ereção parcial; e é verdade que, muitas vezes, em nossa época, "disfunção erétil" é um código para designar a incapacidade não da ereção, em geral, mas de ter e manter a ereção para fins de relação sexual com um(a) parceiro(a). Note-se, porém, que Freud nos diz que o pai de Ida tinha (além da tuberculose e da sífilis) um problema cardíaco, o que torna mais ou menos provável que não conseguisse ter ereção alguma; portanto, como destaca Lacan, é mais provável que Ida estivesse aludindo à cunilíngua, como o ato oral praticado numa mulher por um homem com a saúde precária como a de seu pai (*Escritos*, p. 220). Freud precipitou-se a concluir — por suas próprias razões, sem dúvida — que Ida devia ter imaginado a sra. K praticando sexo oral com seu pai, quando toda e qualquer forma de sexo oral poderia ter estado envolvida.
25. *SE* VII, p. 61.

26. Lacan, *O Seminário*, livro 3, p. 205.
27. Para algumas interpretações possíveis de seus sintomas específicos, ver o Apêndice IV.
28. *SE* VII, pp. 22-3.
29. *SE* VII, p. 19.
30. *SE* VII, pp. 25-6.
31. *SE* VII, p. 26.
32. *SE* VII, p. 62.
33. É sempre mais complicado quando o terapeuta conhece membros da família de um paciente e suas perspectivas das coisas, e vale a pena assinalar que Freud conhecia praticamente todos os familiares de Ida, exceto sua mãe (*SE* VII, pp. 19-20).
34. *SE* XVI, p. 437.
35. Note-se que até o interesse do pai no tratamento diminuiu, quando ele se deu conta de que Freud não estava convencendo Ida de que ele e a sra. K não passavam de bons amigos (*SE* VII, p. 109).
36. *SE* VII, p. 23 n. 1.
37. *SE* VII, p. 75. A referência, aqui, é à sífilis do pai, que muitos acreditavam, na época, ser hereditária e infecciosa (Freud, 2013, p. IX). A tradução fornecida pela edição mais nova insinua que a pergunta dela talvez tenha sido por que ela adoecera, mas não seu irmão (p. 63).
38. *SE* VII, p. 95.
39. Ver também p. 104 n. 2, e p. 107, onde vemos que essa pergunta persistiu em seu pensamento até o fim do tratamento.
40. *SE* VII, p. 12.
41. *SE* VII, pp. 75-9 e 95. Não fica claro se Freud tentou fazer Dora admitir que lhe havia passado pela cabeça, um dia, durante uma sessão, a ideia de querer que Freud a beijasse, como concluiu que podia ter acontecido (*SE* VII, p. 74).
42. *SE* VII, p. 59.
43. *SE* VII, p. 66.
44. *SE* VII, p. 99.
45. Como nos diz o próprio Freud, o fato de um/a paciente discordar de uma interpretação, a princípio, não necessariamente significa que ela esteja errada, pois o/a paciente pode julgá-la desagradável ou até ofensiva, no começo, mas depois concordar com ela. No entanto, uma interpretação que não tem impacto imediato nem retroativo — isto é, que não modifica o/a paciente, mais cedo ou mais tarde — deve ser rejeitada como errônea (ver *SE* XXIII, p. 265).
46. A confiar em minha experiência de supervisionar outros analistas, não são apenas os analistas do sexo masculino que caem nessa armadilha com pacientes histéricas; analistas de ambos os sexos caem na mesma armadilha com homens e mulheres histéricos.
47. *SE* VII, p. 109.
48. *SE* VII, p. 108.
49. *SE* VII, pp. 66, 69.

50. Ver, por exemplo, *SE* VII, p. 82.
51. *SE* VII, p. 69.
52. Lacan é bem elogioso a Freud nesse ponto, em 1951, pois continua: "Não se trata ali de um artifício de ordenação de um material cujo surgimento, como Freud formula de maneira decisiva, fica entregue ao gosto do paciente. Trata-se de uma escansão das estruturas em que, para o sujeito, a verdade se transmuta, e que não tocam apenas em sua compreensão das coisas, mas em sua própria posição como sujeito, da qual seus 'objetos' são função. Isto é, o conceito da exposição é idêntico ao progresso do sujeito, isto é, à realidade da análise" (*Escritos*, p. 217).
53. *SE* VII, p. 35.
54. *SE* VII, p. 35; paráfrase minha. Ou, como parafraseia Lacan: "Esses fatos estão aí, dizem respeito à realidade, e não a mim mesma. O que o senhor quer mudar nisso aí" (*Escritos*, p. 218).
55. *SE* VII, p. 25.
56. *SE* VII, p. 36.
57. Os obsessivos, por outro lado, em geral põem a culpa de tudo neles mesmos, atribuindo-se muito mais poder do que realmente têm no mundo e se equivocando no reconhecimento de seu papel real nos acontecimentos e nas relações (isto é, culpam-se pelas coisas erradas).
58. *SE* VII, p. 35.
59. *SE* XXII, pp. 176-7. Hegel é também mencionado de passagem em *SE* IV, p. 55.
60. Sobre a pontuação, ver Fink, 2007, Cap. 3.
61. Essa abordagem fica a anos-luz da adotada por muitos terapeutas contemporâneos, que diriam: "Sim, certo, você *está* sendo usado(a). Vamos descobrir quem você deve confrontar e o que mais pode fazer a esse respeito". O problema encontrado em tais casos é que é bem possível que o paciente não queira fazer nada sobre a situação, por vir extraindo alguma coisa dela e se sentindo culpado por isso. A suposição de Freud é que a coisa encoberta mediante a inculpação dos outros por tudo é uma autoacusação ou autocensura. *É comum censurarmos os outros quando nos sentimos culpados de alguma coisa*, o que é conhecido como projeção. O terapeuta que concorda (dizendo "Sim, você tem razão, a culpa é deles") está, em essência, tornando-se conivente com a *méconnaissance* — o autodesconhecimento — do paciente e se aliando ou alinhando com o consciente, em vez do inconsciente.

    A "inversão dialética" da perspectiva é algo que vemos, por exemplo, na obra de Marx: o lucro, tido como criado pelo capitalista (à la Adam Smith), é, na verdade, a mais-valia criada pelo trabalhador. Esse tipo de mudança ou inversão da perspectiva (ou do arcabouço) costuma ser fecundo na filosofia, e também na técnica psicanalítica. Quando um aspecto de um sonho não parece fazer sentido, podemos experimentar o oposto de um elemento presente nele (às vezes, "eu estava numa multidão" pode implicar "eu estava inteiramente só") ao interpretá-lo, para ver se então as coisas se encaixam. Lacan confia com frequência em inversões ao reinterpretar a obra de Freud: diz, por exemplo, que, ao término de sua análise, a

mulher não tem que aceitar sua castração (como afirmava Freud) — visto não ser castrada do mesmo modo que o homem —, porém aceitar a castração do parceiro.
62. Um outro oposto seria: "Os outros devem receber agradecimentos", não ser culpabilizados. Ver os comentários de Freud sobre os pensamentos inconscientes como "exato oposto" dos conscientes, em SE VII, p. 55, onde ele comenta: "É frequente chegar-se ao recalcamento por meio de um reforço exagerado do pensamento contrário ao que tem de ser recalcado".
63. *Escritos*, p. 218.
64. *SE* VII, p. 20. Será que, de fato, as relações de Dora com a mãe haviam se tornado hostis quando ela começou a se relacionar com a sra. K, por volta dos seis anos? Talvez esse também tivesse sido o momento exato em que ocorrera a ruptura ou "distanciamento" entre o pai e a mãe dela, supostamente em decorrência da doença paterna, porém, talvez de modo mais significativo, pela presença da sra. K na cidade para a qual a família se mudara para o tratamento do marido.
65. *SE* XII, p. 140.
66. *SE* VII, pp. 25-6, 37-8 e 98.
67. *SE* VII, p. 38 n. 2.
68. *SE* VII, pp. 37-8, 58 e outras.
69. *SE* VII, pp. 98-9.
70. Curiosamente, segundo o relato de Freud, essas foram quase exatamente as mesmas palavras usadas pelo pai de Ida a respeito de sua mulher, em seu primeiro contato com Freud para lhe pedir que tratasse da filha (*SE* VII, p. 26).
71. No *Seminário*, livro 8, Lacan diz que Ida "precipitará [o sr. K] nos abismos, lançará [essa imagem substituta] nas trevas exteriores, no momento em que este animal lhe disser a única coisa que não lhe devia dizer, 'minha mulher nada é para mim'. A saber, ela não me faz ficar de pau duro". [A ideia seguinte de Ida é:] "Se ela não o faz ficar de pau duro, então, para que é que você serve?" (p. 305). No *Seminário*, livro 4 (pp. 139-50), Lacan afirma que, ao lhe dizer isso, o sr. K destruiu uma estrutura complexa, na qual Ida sentia fazer parte de um circuito de desejo, com o pai amando em e através de Ida o que estava além de Ida, a saber, a sra. K; o sr. K amando Ida em e através da sra. K; e Ida desejando por procuração a sra. K através do sr. K, pois as histéricas sempre desejam por procuração, segundo Lacan, e não querem ser o objeto de desejo exclusivo de alguém (além do que, se Ida fosse o objeto de desejo exclusivo do sr. K, talvez isto significasse que a sra. K era o objeto exclusivo de desejo do pai de Ida, o que seria uma ideia intolerável). O que talvez seja o comentário mais profundo de Lacan sobre Ida encontra-se no livro 8 do *Seminário*, pp. 304ss, onde ele explica por que as histéricas são levadas a ser esteio para o Outro — no caso, seus pais fracos (impotentes).
72. *SE* VII, pp. 32, 61.
73. Ver Lacan, *O Seminário*, livro 4, pp. 146-51. Isto se relaciona com a ideia lacaniana, nascida da análise freudiana do sonho contado pela mulher do açougueiro em *A interpretação dos sonhos* (*SE* IV, pp. 146-51), de que o desejo da histérica é um desejo

insatisfeito; o desejo não deve ir diretamente para um objeto (como o sr. K), pois, se o fizer, poderá ser satisfeito e desaparecer. Deve haver sempre um intermediário e um além — deve haver sempre algo mais a ser desejado (ver Lacan, *Escritos*, pp. 521-6 e 577-8; e Fink, 1997, pp. 123-7, e 2004, pp. 20-3). Assim como o sr. K aniquila o que serve de intermediário e de além para Ida (ao dizer que a sra. K não lhe serve para nada), Freud faz a mesma coisa, com suas tentativas reiteradas de convencer Ida de que ela amava e continuava a amar o sr. K, e apenas o sr. K.

74. *SE* VII, p. 35.
75. Ver Fink, 2016, Caps. 1 e 2.
76. Com certeza, Ida parecia ter gostado de suas conversas íntimas a sós com a sra. K (assim como com sua governanta), nas quais elas falavam de amor e de sexo. Como diz Lacan em certo momento, "Falar de amor é, em si mesmo, um gozo" (*O Seminário*, livro 20, p. 90). Se Freud tem razão ao dizer que, ainda assim, ela amava e desejava o sr. K, talvez possamos dizer que ela amava e se comprazia com a sra. K — em outras palavras, enquanto podia ter amor e desejo com um, podia ter, ou podia ter tido, amor e gozo com a outra.
77. No *Seminário*, livro 16, Lacan sugere: "Em outras palavras, e lembrem-se de Dora, a histérica fica interessada, cativada pela mulher na medida em que acredita que a mulher [de verdade] é que sabe o que é preciso para o gozo do homem" ("*elle croit que la femme est celle qui sait ce qu'il faut pour la jouissance de l'homme*"; p. 373).
78. Em minha prática clínica, encontrei muitas mulheres que, com seus parceiros de vida, preferiam ser satisfeitas a ser possuídas, ainda que, em suas fantasias, parecessem gostar de ser possuídas; e conheci muitos homens que preferiam satisfazer a companheira e gozar sozinhos, masturbando-se com o uso de pornografia. Ao que parece, possuir e ser possuído/a são bastante problemáticos para muita gente, como o são o desejo sexual e o prazer (ou gozo) em geral.
79. *SE* VII, pp. 105-6.
80. *SE* VII, p. 105.
81. *SE* VII, p. 106.
82. *SE* VII, pp. 106-7.
83. Assim, poderíamos caracterizar a conduta do sr. K como algo que transmitiu a Ida a mensagem de que a jovem não era o "falo" para ele, supondo-se que conceituemos o falo como o não sei quê precioso pelo qual amamos alguém — por exemplo, aparência, senso de humor, personalidade, riqueza, estilo, ímpeto, garra ou paixão —, e que pode corresponder a algo de que nos consideramos carentes (embora o que realmente amamos nos outros talvez não seja o que achamos que eles têm, mas o que achamos que não têm). Talvez o sr. K a tivesse levado a crer que ela era o falo para ele, com seu buquê diário de flores e outros presentes caros, mas, de repente, em vez disso, ela tenha parecido apenas uma numa série de garotas que lhe despertavam o desejo sexual (em outras palavras, apenas um objeto para ele, não o objeto único — o "objeto *a*" de Lacan — que seria capaz de pôr fim ao

deslizamento metonímico do desejo dele). Terá Ida visto a sra. K como alguém que poderia ocupar comodamente as duas posições (a do falo — como a *Madona Sistina* — e a do objeto *a* insubstituível de Lacan), na medida em que era amada e desejada pelo pai dela? Sobre esses pontos, ver Fink, 2016, Caps. 3 e 8.

84. *SE* VII, pp. 106-7.
85. *SE* VII, pp. 108-9.
86. *SE* VII, p. 60.
87. *SE* VII, p. 62.
88. *SE* VII, p. 59.
89. *SE* VII, p. 59.
90. *SE* VII, p. 62.
91. *SE* VII, pp. 36-7 e 60-1.
92. *SE* VII, p. 61.
93. *SE* VII, p. 61.
94. *SE* VII, p. 62.
95. *SE* VII, p. 62. "'Não consigo pensar em mais nada', ela se queixava, vez após outra" (*SE* VII, p. 54).
96. *SE* VII, p. 63.
97. *SE* VII, p. 63.
98. *Escritos*, p. 219.
99. *SE* VII, p. 63.
100. Na p. 102, provavelmente acrescentada em 1905.
101. *SE* VII, p. 120 n.
102. *Escritos*, p. 222.
103. Horney, 1942.
104. Sobre a importância de fazer análise com outra pessoa, e não apenas uma "autoanálise", ver os comentários de Freud em *SE* XII, pp. 116-7.
105. Vale a pena assinalar, neste ponto, que encontramos tendências homossexuais em todas as pessoas, e que a presença delas nada tem a ver com a ideia corrente de "ser gay". A homossexualidade não é um diagnóstico psicanalítico (como tampouco o são gay, lésbica ou bissexual), e sim um tipo de escolha de objeto sexual que pode ser exclusiva, mas não necessariamente o é. Algumas pessoas supõem que o mais leve interesse ou crush por alguém do mesmo sexo significa, automaticamente, que elas são gays ou lésbicas, e isso é comumente tomado como uma descrição da essência do sujeito, em contraste com a simples rotulação de uma percentagem das fantasias ou práticas sexuais correntes de alguém.
106. Ver *SE* XII, pp. 116-7.
107. Cf. *SE* VII, pp. 21 e 229.
108. Em 1915, Freud havia mudado de postura e acrescentou esta nota de rodapé a seus *Três ensaios sobre a teoria da sexualidade* (1905): "O interesse sexual exclusivo que os homens sentem pelas mulheres também é um problema que requer elucidação, e não uma realidade evidente, baseada numa atração que seria, em última instância, de natureza química" (*SE* VII, p. 146).

109. Ver Conferência 33, "Feminilidade", nas *Novas conferências introdutórias sobre psicanálise* (SE XXII), e o artigo intitulado "Sexualidade feminina" (SE XXI, pp. 225-43).
110. *SE* VII, p. 57.
111. *SE* VII, p. 20.
112. *SE* VII, pp. 102-3 e 107. Lacan (*O Seminário*, livro 4, pp. 140 e 149) afirma que a leitura rigorosa do caso sugere que se passaram não nove e sim quinze meses; no entanto, não explica como chegou a esse número.
113. *SE* VII, p. 49. Alguns autores assinalaram que Ida e a sra. K, segundo consta, mantiveram-se em contato em épocas posteriores e se tornaram exímias parceiras no jogo de bridge, que "se popularizou enormemente em Viena entre as duas guerras mundiais": "Foi como se, ao longo dos anos, elas houvessem enfim dispensado os homens supérfluos que tinham sido seus parceiros em seus complexos jogos e contratos sociais, mas houvessem conservado o gosto pelos jogos cuja habilidade reside na compreensão mútua e sigilosa das comunicações francas, porém codificadas, dentro de um grupo de quatro pessoas. Ida, perita em ocultar o que tinha na mão, também sabia quando e como usar suas cartas. É bem possível que Freud tenha se impressionado com a fidelidade de Ida a sua amiga sra. Zellenka; tal fidelidade reforçaria nele, com certeza, sua convicção tardia de que o amor secreto de Ida por ela fora a corrente mais profunda de sua vida mental. Talvez ele também tenha visto a escolha da ocupação de Ida como mestra do bridge como um exemplo da mais rara de todas as habilidades — a sublimação bem-sucedida" (Appignanesi e Forrester, 1992, p. 167).
114. *Escritos*, p. 220.
115. *SE* VII, p. 61. Talvez Ida se identificasse com a sra. K, sentindo que, *de algum modo, possuía o pai através dela*, uma vez que a sra. K talvez lhe houvesse falado das relações íntimas que mantinha com o pai de Ida. *Melhor ainda, Ida acreditaria possuir os dois*: talvez achasse que tinha relações íntimas com a sra. K e, por procuração, através dela, também com seu pai. E talvez achasse que o pai, ao amar a sra. K, também amava a filha através dela, uma vez que Ida era parecida com a sra. K e necessária às relações contínuas do pai com ela.
116. Freud: *SE* VII, p. 221; Lacan: a esse respeito, ver Soler, 2003/2006. Em épocas anteriores da história, a histeria era considerada uma forma de sofrimento especificamente feminina. Hipócrates, por exemplo, cunhou o termo *"hysterikos"* (em *c.* 400 a.C.), que significava "do útero", para descrever os maus humores, as convulsões e as ideias mórbidas de algumas mulheres, consistindo sua teoria em que o útero delas teria migrado de seu lugar usual no corpo e precisaria ser reconduzido à posição original. O mais antigo documento médico de que se tem conhecimento no mundo, o Papiro Ginecológico de Kahun (de *c.* 1900 a.C.), já dizia a mesma coisa, ao que parece (Grose, 2016, p. xv). Galeno, no século II, propôs que a histeria "era causada por uma vida sexual insatisfatória, e assinalou que as freiras, as virgens, as viúvas e as mulheres casadas com maridos imprestáveis eram particularmente propensas a sofrer dela" (Grose, 2016, p. xvii).

117. Lembremos que, em seu segundo sonho, Ida perguntou repetidamente à mãe "Onde está a chave?". Estaria ela atrás da chave da feminilidade, da chave de como ser mulher?
118. *SE* VII, p. 219 n.
119. Lacan aponta a importância dessa pergunta no *Seminário*, livro 3, pp. 201-5.
120. *SE* VII, pp. 96, 100 n. 1, e 104 n. 2. Poderíamos comparar a adoração de Ida da *Madona Sistina* com os sentimentos complexos de Marie Cardinal (1975/1983) a respeito da imagem de Jesus que ficava pendurada acima de sua cama, em casa.
121. Lacan, *O Seminário*, livro 20, p. 79.
122. Isso também não deve ser entendido como implicando que a psicanálise tem alguma coisa a ver com uma tentativa de definir a masculinidade, já que esta é convencionalmente definida pela cultura em que se vive; a masculinidade tem tão pouco de conceito psicanalítico quanto a feminilidade. O texto mais completo da passagem de Lacan a que me refiro diz o seguinte: "É por esse *a* que eu simbolizo o significante cujo lugar é indispensável marcar, que não pode ser deixado vazio. Esse *a* artigo é um significante do qual é próprio ser o único que não pode significar nada, e somente por fundar o estatuto d'*a* mulher no que ela não é toda. O que não nos permite falar de A mulher" (*O Seminário*, livro 20, p. 79).
123. Lacan, *O Seminário*, livro 8, p. 304.
124. Como afirmei em outro texto, "a histérica busca, ostensivamente, adivinhar as razões do interesse do *seu* homem por outra mulher, porém está mais interessada, na verdade, em desencavar o segredo da feminilidade através dessa outra mulher, para poder tonar-se igual a ela e, com isso, tornar-se a própria essência da Mulher" (Fink, 2016, p. 14), pois continua a crer que essa essência existe.

Segundo Lacan, *primeiro* Ida tinha que "esgotar" o que buscava na sra. K (o mistério de sua própria feminilidade) para poder sentir-se lisonjeada pela proposta de um homem — isto é, de um homem que a situasse como objeto de seu desejo. Certamente, o sr. K não podia dizer a Ida que a sra. K não era nada (para ele) e esperar que a moça caísse em seus braços. Como disse Lacan em 1951: "Assim como em toda mulher, e por razões que estão no próprio fundamento das mais elementares trocas sociais (justamente as que Dora formula nas queixas de sua revolta), o problema de sua condição está, no fundo, em se aceitar como objeto do desejo do homem, e é esse o mistério, para Dora, que motiva sua idolatria pela sra. K, do mesmo modo que, em sua longa meditação diante da Madona e em seu recurso ao adorador distante, ele a empurra para a solução que o cristianismo deu a esse impasse subjetivo, fazendo da mulher o objeto de um desejo divino ou um objeto transcendental do desejo, o que dá no mesmo" (*Escritos*, p. 221).

Obviamente, Lacan presume, nesse ponto, que Ida estava realmente interessada em homens, mas ainda não conseguia aceitar ser o objeto de desejo de um homem. A sra. K, por outro lado, acima e além do desejo que podemos imaginar que tinha pelo pai de Dora, aceitava essa posição de objeto de desejo de um homem, razão por que Ida a idolatrava. No entanto, a sra. K era objeto de desejo de um homem impotente, o que talvez a transformasse num objeto de amor, não de gozo (isto é, não um objeto de que alguém obtivesse satisfação sexual), e, portanto, semelhante à *Madona*. Ao aceitar esse papel, a sra. K tornou-se um objeto transcendental, um objeto de "adoração" (*SE* VII, p. 26).

125. *Escritos*, p. 220.
126. Freud refere-se a isso como "a forma completa de autogratificação mediante a sucção" (*SE* VII, p. 51). Lacan opina: "Parece que temos aí a matriz imaginária em que vieram desaguar todas as situações que Dora desenvolveu em sua vida — verdadeira ilustração da teoria, ainda por surgir em Freud, dos automatismos de repetição [mais conhecidos, em inglês, como compulsões à repetição]. Por aí podemos tirar a medida do que agora significam para ela a mulher e o homem" (*Escritos*, p. 220). Lacan enfatiza a importância da identificação de Ida com seu irmão, ligeiramente mais velho, no *Seminário*, livro 3, p. 205ss. Sobre o que Lacan chama de "fantasia fundamental", ver Fink, 2014b, Caps. 3 e 13. Trata-se de algo que se desenvolve em resposta a perguntas existenciais fundantes, como "Quem sou eu?", "Quem ou o que sou para meus pais?" e "O que querem de mim?".
127. Lembremos o comentário posterior de Freud de que "não é a mesma coisa o paciente saber algo por si ou ouvi-lo do analista" (*SE* XII, p. 96), e recordemos sua compreensão de que não se cura alguém fazendo-lhe a comunicação de um conhecimento (p. 141). Em outro texto, ele escreveu: "Se o médico transfere seu conhecimento ao paciente como uma informação, isso não produz resultado. [Ou tem como resultado] pôr a análise em movimento, os primeiros sinais do que, com frequência, são expressões de negação. A partir daí, o paciente sabe o que antes não sabia — o sentido de seu sintoma —, porém o sabe tão pouco quanto antes. Com isso aprendemos que há mais de um tipo de ignorância. [...] O conhecimento deve basear-se numa mudança interna no paciente". (*SE* XVI, pp. 280-1; ver também p. 436). Logo, o importante é a mudança, não o conhecimento em si (ver Fink, 2014a, Cap. 1).
128. *SE* VII, p. 118.
129. *SE* XII, p. 171.
130. Os autores geniais do seriado de televisão *Frasier* fazem o psiquiatra radiofônico Frasier Crane gabar-se de seu "dom divino de intuir", apenas para mostrá-lo enganando-se por completo em suas chamadas intuições, em praticamente todas as oportunidades (ver, em particular, o episódio intitulado "Can't Buy Me Love").
131. Lacan, *O Seminário*, livro 1, p. 153.
132. Fink, 2007, Cap. 7.
133. *SE* VII, p. 118.
134. *SE* VII, pp. 118-9. Como vimos antes, é provável que ele tenha passado a crer que foi uma outra falha sua que levou ao malogro da análise em 1905, ao publicar, finalmente, o relato do caso — falha esta que teria sido seu não reconhecimento do amor de Dora pela sra. K.
135. *SE* VII, p. 119.
136. *SE* VII, p. 120.

137. *SE* VII, p. 73.
138. *SE* VII, p. 74.
139. Tampouco se empenhou em se distinguir das mulheres problemáticas da vida de Dora, inclusive a governanta e a sra. K, as quais, pelo menos em parte, fingiram interessar-se por ela a fim de se aproximarem de seu pai, e em última instância, portanto, a traíram.
140. É óbvio que o pai dela pagava a análise, e o dinheiro talvez nem passasse pelas mãos de Dora — Freud não nos diz nada sobre a transação financeira. Se ela mesma estivesse pagando a análise e pusesse o dinheiro diretamente nas mãos de Freud, ao menos teria ficado ciente, dia após dia, de que Freud lhe prestava atenção por estar sendo pago para tanto, e talvez isso neutralizasse ou, pelo menos, temperasse a desconfiança da paciente quanto a outros motivos potenciais dele (ver *SE* XII, pp. 131-3).
141. Sobre esse ponto, ver Fink, 2007, pp. 192-4 n.
142. Podemos até imaginar essa configuração com Freud no meio, já que ele também se dava com o pai de Dora e havia conhecido o sr. K. Teríamos de acrescentar à configuração sua plateia médica e seu público leitor imaginados.
143. A data que ela marcou com Freud, 1º de abril, poderia dar-nos o que pensar (se presumirmos que ela própria a escolheu); Valérie von Raffay me informou que havia uma espécie de Dia dos Tolos em Viena, nessa época, no qual as pessoas pregavam peças umas nas outras e "enganavam umas às outras".
144. *SE* VII, p. 121.
145. Nas palavras de Freud, "é de surpreender, e pode facilmente induzir a erro, constatar que o estado do paciente não mostra qualquer alteração significativa, mesmo tendo havido um progresso considerável no trabalho analítico. Na realidade, porém, as coisas não são tão ruins quanto parecem. É verdade que os sintomas não desaparecem enquanto o trabalho prossegue, e sim algum tempo depois, os vínculos entre paciente e médico se desfazem. O adiamento da recuperação ou da melhora, na verdade, é causado apenas pela pessoa do médico" (*SE* VII, p. 115).
146. *SE* VII, p. 119.
147. *SE* VII, p. 116.
148. *SE* VII, p. 116.
149. *SE* VII, p. 117.
150. *SE* XII, p. 151. Lacan acrescenta: "Sempre chamei a atenção de vocês para o fato de que a transferência, em última instância, é o automatismo de repetição" (*O Seminário*, livro 8, p. 217). Isto não quer dizer que transferência e repetição devam ser igualadas; a esse respeito, ver *O Seminário*, livro 11.
151. *SE* VII, p. 28.
152. *SE* VII, p. 117.
153. Levar uma dada transferência à atenção consciente do analisando é o que hoje se costuma chamar de "interpretar a transferência", o que constitui um uso bastante falacioso da palavra "interpretar" e se destina, talvez, a nos fazer esquecer que,

com frequência, interpretar envolve rastrear a origem de alguma coisa. O que fica claro é que essa espécie banal de "interpretação da transferência" não permite dissipá-la, de modo algum, pois transferência não é o tipo de coisa da qual se possa sair e que se possa anular, mediante um diálogo franco e sincero sobre ela com "a parte sadia do eu do paciente" (ver Fink, 2004, Cap. 1, e 2007, Cap. 7).

154. *Écrits: The First...*, p. 591; *O Seminário*, livro 5, pp. 440-1.
155. Como disse Lacan em 1961, é impossível, para o analista, não analisar, interpretar e intervir na transferência a partir da posição que lhe é conferida pela própria transferência: "Nas condições centrais, normais, da análise, nas neuroses, a transferência é interpretada [pelos analistas que tentam interpretá-la] sobre a base, e com o instrumento da própria transferência. Não poderá, então, ocorrer que não seja da posição que lhe é dada pela transferência que o analista analise, interprete e intervenha sobre a própria transferência (*O Seminário*, livro 8, p. 219).
156. Ver Gill, 1982; Gill e Hoffman, 1982; e minha discussão do trabalho deles em Fink, 2007, pp. 143-5. Como diz Lacan, "a transferência, por mais interpretada que seja, guarda em si mesma como que uma espécie de limite irredutível" (*O Seminário*, livro 8, p. 219).
157. *SE* VII, p. 120.
158. "Em vez de recordar, [o paciente] repete atitudes e impulsos emocionais do início de sua vida, que podem ser usados como uma resistência ao médico e ao tratamento através do que se conhece como 'transferência'" (*SE* XVI, p. 290).
159. No caso do meu analisando, também foi pertinente discutir a que ponto ele queria me dominar, sufocar e submeter à *sua* vontade.
160. Ver Fink, 2007, pp. 165-85.
161. *SE* VII, p. 118.
162. Ver minha crítica à formulação dessas perguntas tendenciosas em Fink, 2007, Cap. 2.
163. Marcus, 1990, p. 300.
164. Os pacientes sádicos, por outro lado, podem dedicar-se a um número maior dos comportamentos que o analista lhes revela serem contundentes, por passarem a dispor de uma visão clara do seu calcanhar de aquiles.
165. Freud achou até que, ao dar um fim abrupto à análise, Dora o havia esbofeteado, metaforicamente, e destroçado suas esperanças de curá-la, justo no momento em que as expectativas dele estavam no auge.
166. *SE* VII, pp. 66-9, 88 e 118.
167. Se é que se pode chamá-la de "conversa", já que Freud faz uma parte tão grande da fala e das conclusões!
168. *SE* VII, pp. 80, 105.
169. *SE* VII, p. 93.
170. *SE* VII, p. 107.
171. *SE* VII, p. 105.

172. *SE* vii, p. 70 n. 2.
173. *SE* vii, pp. 69-70.
174. "A grande maioria dos sonhos antecipa-se à análise, de tal sorte que, depois de se subtrair deles tudo que já é sabido e compreendido, resta ainda uma alusão mais ou menos clara a algo que até então estivera oculto." Esquecer isto é "correr o risco de nunca descobrir nada senão o que já é sabido". Ver *SE* xii, pp. 96, 117, 112.
175. *SE* vii, p. 70.
176. *SE* vii, pp. 97, 99-100.
177. *SE* vii, p. 114. Em outro texto, ele assim formula essa ideia: "Nossa terapia age transformando aquilo que é inconsciente em consciente" (*SE* xvi, p. 280) e "[fazendo a] *tradução* daquilo que é inconsciente para o consciente" (p. 435, grifo meu).
178. Ver Fink, 2014a, Cap. 1.
179. Ver Fink, 2007, pp. 80-1. Como diz Lacan, "é falso atribuir o desenlace analítico à conscientização [...]. Não se trata de passar de um patamar inconsciente, mergulhado na obscuridade, para o patamar consciente, sede da clareza, através de sabe-se lá que misterioso elevador. [...] Trata-se, com efeito, não de passagem para a consciência, mas de passagem para a fala [...] e é preciso que a fala seja ouvida por alguém" (*Outros escritos*, p. 146).
180. Como o formulei em outro texto: "É recomendável, em geral, deixar o analisando tomar a iniciativa de começar as sessões e levantar assuntos diferentes para discutir, em vez de orientá-lo, sistematicamente, a fazer associações com um sonho contado na sessão anterior (ou a voltar a um assunto específico que o analista tenha considerado especialmente interessante ou importante em sessões anteriores). O analista temeroso de que certa abertura ou associação crucial possa perder-se, caso ele não volte a ela na sessão seguinte, pode descobrir que perdeu muito mais que isso, ao usurpar o papel do analisando na terapia: é bem possível que o analisando venha a achar que está ali, simplesmente, para responder às perguntas do analista e seguir a linha de investigação dele, ao contrário de levantar suas próprias questões sobre sua vida e tomar as rédeas da análise nas próprias mãos" (Fink, 2007, p. 106).
181. *SE* vii, p. 73 n. 1.
182. Winnicott, 1960, pp. 50-1.
183. Cf. Marcos 4,9 e 8,18.
184. *SE* vii, pp. 77-8. Na medida em que é verdadeiro, isso desmente a ideia do inconsciente como um tipo de "profundeza" e, ao contrário, confirma a ideia lacaniana de que o inconsciente pode ser visto bem na superfície da retórica e dos atos das pessoas (ver Fink, 2007, Cap. 3), sendo a relação entre consciente e inconsciente assemelhada por Lacan aos dois "lados" de uma banda de Moebius (*O Seminário*, livro 9).
185. *SE* vii, p. 107.
186. *SE* vii, p. 105; ver também p. 109.

187. *SE* XII, pp. 130, 139.
188. *Écrits: The First...*, p. 225.
189. Mais tarde, Lacan (*O Seminário*, livro 17, p. 103) opinou que foi sorte Freud não haver insistido, mostrando um caloroso interesse pessoal por Dora, presumivelmente por achar que outros analistas vinham fazendo esse tipo de coisa, como parte de sua tentativa equivocada de substituir as mães dos analisandos e fazer com eles um processo de "rematernagem".
190. Alguns autores gostam de destacar como era a prática efetiva de Freud, em contraste com o que ele recomenda que pratiquemos. Para alguns, isso parece ser feito como uma tentativa de enfatizar a "humanidade" dele (por exemplo, Ernst Langer chegou com fome a uma sessão, certa vez, e Freud pediu que lhe trouxessem uma refeição), em oposição a sua suposta postura analítica fria e rigorosa; para outros, parece refletir uma espécie de fascínio pelo tipo de desobediência às regras que eles associam à "genialidade" — acreditam que só os verdadeiros gênios conseguem ter sucesso, desrespeitando todas as regras. Isso me parece tão infundado quanto a romanceada equiparação oitocentista da criatividade com a loucura, e me parece relacionar-se com o que eu chamaria de "culto à personalidade" — a saber, a ideia de que devemos estudar e celebrar os *traços e idiossincrasias específicos de personalidade* daqueles que fazem grandes avanços revolucionários ou coisas supostamente significativas (pense em Napoleão ou Einstein), como se isso pudesse revelar-nos a essência da genialidade. Isso leva à visão absurda de que clínicos como Freud e Lacan não poderiam cometer erros, *por serem* gênios (ou de que qualquer erro que cometessem deveria ser desculpado, por eles serem gênios).
191. *SE* VII, p. 109.
192. *SE* VII, p. 116.
193. *SE* XII, p. 151.
194. Ou as "palavras imperiosas" desse pai, como Mahony (1996, p. 20) traduziu o alemão, ou como "seu fincar pé", diríamos nós.
195. Posteriormente, Freud concluiu "que a interpretação dos sonhos não deve ser buscada, no tratamento analítico, como uma arte em si; seu manejo deve submeter-se às regras técnicas que governam a condução do tratamento como um todo" (*SE* XII, p. 94).
196. Questionar esse tipo de autoridade é parte daquilo a que Lacan se refere como o discurso da histérica (ver, acima de tudo, *O Seminário*, livros 17 e 20).
197. *Escritos*, p. 224; ver também Lacan, *O Seminário*, livro I, p. 23.
198. Talvez, em algum nível, Freud tivesse gostado de oferecer ao sr. K o que a sra. K lhe recusava! Ver *SE* VII, p. 70.
199. *SE* VII, p. 42.
200. *SE* VII, pp. 114-5.
201. *SE* VII, p. 109.
202. *SE* VII, p. 110 n.

203. Marcus, 1990, p. 264. Não seria exagero, creio, dizer que com esse "Fragmento" Freud inventou o gênero literário dos estudos de caso detalhados (relatos de caso menos detalhados tinham sido escritos por ele nos *Estudos sobre a histeria*), e que poucos outros analistas contribuíram muito para esse gênero. Parte da estranheza do caso Dora seria atribuível, talvez, a essa condição de primeiro de sua categoria (Marcus faz referência a sua "estrutura novelesca" na p. 270).
204. Marcus, 1990, p. 272.
205. Showalter, 1997; Mitchell, 2000; e Gherovici, 2003.
206. Psiquiatras e psicólogos: ver por exemplo Veith, 1965, e Satow, 1979, respectivamente. Para alguns casos recentes de histeria "à moda antiga", ver Dominus, 2012. A confusão entre sintomas e estrutura será discutida em detalhe no Cap. 6.
207. Elaine Showalter vai muito mais longe em sua discussão de novas formas de histeria em massa — "Os heróis e heroínas da histeria dos anos 1990 se denominam de traumatólogos e ufólogos, vivenciadores e abduzidos, sobreviventes e sobrevivencialistas" (1997, pp. 5-8) — e acrescenta todas as formas de teóricos da conspiração e as pessoas que acreditam ter "lembranças recuperadas" de abusos sofridos no passado. Christopher Bollas oferece um comentário muito estranho do que se deu com a histeria de antigamente: "Na histérica de hoje, não são seu corpo e seu eu que são inervados, e sim o analista, que é inervado em sua contratransferência" (1983, p. 26); em outras palavras, para Bollas, ao que parece, os próprios analistas é que sofrem, atualmente, dos sintomas de que antes sofriam as histéricas!
208. O próprio Freud comete um erro semelhante, sugiro, em suas *Conferências introdutórias sobre psicanálise* (SE XVI, Cap. 17, esp. p. 258), onde diagnostica dois casos de histeria como neurose obsessiva, simplesmente por eles incluírem rituais obsessivos (da hora de dormir e outros). Em alguns momentos, ele parece haver confundido conversão com histeria, quando a conversão pode ocorrer numa variedade de estruturas clínicas.
209. *SE* XII, p. 140. Não mergulhei na relação complexa entre resistência e transferência neste livro, dado que o fiz detalhadamente em outro (Fink, 2007, Cap. 7).
210. Diz Freud: "Nos primeiros anos de minha clínica psicanalítica, eu costumava ter enorme dificuldade de convencer meus pacientes a darem continuidade a suas análises. Faz muito tempo que essa dificuldade mudou, e hoje tenho que fazer enormes esforços para induzi-los a desistir delas" (*SE* XII, p. 130). Você se imagina seguindo o conselho freudiano de fazer o paciente "prometer que não tomará nenhuma decisão importante que afete sua vida durante o período de tratamento" (*SE* XII, p. 153), quer ela diga respeito à "escolha de uma profissão, a iniciativas de negócios, ao casamento ou ao divórcio" (*SE* XVI, p. 434), quando sua análise tende a durar quase uma década?

6. Formação de sintomas [pp. 255-87]

1. Apud Fink, 2013, p. 1.
2. "Um sintoma traz um gozo que satisfaz, mesmo que não seja prazeroso. É nesse aspecto que os sintomas se relacionam com o real [em contraste com o imaginário e o simbólico], pois não apelam para o Outro [simbólico]" (Association Mondiale de Psychanalyse, 1994, p. 155). Nas palavras de Freud, "Temos todas as razões para crer que as sensações de dor, assim como outras sensações desagradáveis, beiram a excitação sexual e produzem um estado prazeroso, em nome do qual o sujeito chega até a experimentar de bom grado o desprazer da dor" (SE xiv, p. 128)
3. Freud classifica as fobias como "histeria de angústia" ou como o que às vezes chama de "neurose de angústia" (SE xxii, p. 85). De acordo com ele, a "neurose de angústia" é um estado de "angústia flutuante", encontrada com frequência antes da formação de uma fobia; a angústia torna-se definida e localizada ao se formar uma fobia específica (SE xvi, pp. 398-400).
4. SE xvi, p. 299. De fato, Freud achava que a psicanálise só era eficaz, naquela época, para os neuróticos: "Esses três distúrbios, que estamos acostumados a agrupar como 'neuroses de transferência', circunscrevem a região em que a terapia psicanalítica pode funcionar" (SE xvi, p. 299). Em outro texto, ele acrescenta o seguinte: "Estou ciente de existirem psiquiatras que hesitam menos em seu diagnóstico diferencial [do que psicanalistas], mas estou convencido de que, com a mesma frequência, eles cometem erros. Para o psicanalista, é muito mais importante evitar cometer erros do que para o chamado 'psiquiatra clínico'. Este último não tenta fazer nada que possa ser útil, seja qual for o tipo de caso. Ele corre meramente o risco de cometer um erro teórico, e seu diagnóstico não tem mais do que um interesse acadêmico. No que concerne ao psicanalista, entretanto, quando o caso é desfavorável, é que ele cometeu um erro de ordem prática; foi responsável por gastos desnecessários e desacreditou seu método de tratamento. Não consegue cumprir sua promessa de cura, caso o paciente sofra não de histeria ou neurose obsessiva mas de parafrenia, e por isso tem motivos particularmente fortes para evitar os erros de diagnóstico" (SE xii, pp. 124-5).
5. No final do século xix e início do século xx, o psiquiatra Gaëtan Gatian de Clérambault, um dos professores de psiquiatria de Lacan, havia usado o termo "automatismos mentais" (ou "compulsões mentais") para designar muitos dos mesmos fenômenos.
6. SE viii, p. 233.
7. Embora nem o termo *foraclusão* nem suas diversas formas verbais (foracluir, foracluído etc.) sejam usados na Edição Standard da obra de Freud para traduzir termos derivados do alemão *Verwerfung* (e.g., *verwarf* e *verworfen*), bem poderiam ter sido utilizados, em vez de "rejeitados" e "abominados", em SE xvii, pp. 84-5.
8. Fink, 1997, Cap. 7, e 2007, Cap. 10.

9. Ver "Fetichismo" (*SE* xxi, pp. 152-7, em especial p. 153), *SE* xix, p. 143 n, e Fink, 1997, Cap. 9. Sobre os chamados atos sexuais perversos, ver *SE* vii, pp. 49-50, onde é questionada a ideia do que é normal. "As fantasias inconscientes dos neuróticos exibem exatamente o mesmo conteúdo das ações documentadas dos perversos. [...] As neuroses são, por assim dizer, o negativo das perversões" (p. 50) — ou seja, os neuróticos fantasiam fazer as mesmas coisas que os perversos efetivamente fazem.

10. Os autores do *DSM-5* afirmam, ao que parece, que ele inclui 157 transtornos verdadeiramente distintos. A proliferação dos transtornos se deve, pelo menos em parte, à fabricação de novas doenças com base na descoberta de medicamentos que têm um efeito específico — por exemplo, quando se mostra que uma droga reduz a ansiedade em situações sociais, cria-se um transtorno a partir do que antes era apenas mencionado como timidez, insegurança ou falta de traquejo: *transtorno de ansiedade social*. Nesse sentido, "a descoberta do remédio cria a doença" (Menand, 2010). Observe-se também até que ponto a política, e não a ciência, está envolvida na determinação, por parte dos autores do *DSM*, do que constitui e do que não constitui um transtorno: "A homossexualidade, originalmente rotulada de transtorno de personalidade sociopática, foi eliminada do *DSM* em 1973, parcialmente em resposta ao lobby dos grupos que defendiam os direitos dos gays. Assim, o manual introduziu a categoria de 'homossexualidade egodistônica' — a aflição decorrente da presença de excitação homossexual ou da ausência de excitação heterossexual. O lobby adicional também eliminou essa categoria. O transtorno de estresse pós-traumático foi defendido pelo lobby de organizações de veteranos de guerra, enfrentou a resistência da Veterans Administration e foi introduzido, enquanto o transtorno de personalidade autodestrutiva enfrentou a oposição de grupos de mulheres e foi retirado" (Menand, 2010).

11. Embora me pareça implausível que as categorias do *DSM-5* possam ser úteis para a maioria dos clínicos, os autores desse manual afirmam que, "até que se identifiquem mecanismos etiológicos ou fisiopatológicos inequívocos para validar plenamente cada transtorno ou espectro de transtornos específicos, o padrão mais importante para os critérios dos transtornos do *DSM-5* será a sua *utilidade clínica* para a avaliação do curso clínico e da resposta ao tratamento dos indivíduos agrupados por um dado conjunto de critérios diagnósticos" (apa, 2013, p. 20, grifo meu). Note-se, porém, que a "avaliação do curso clínico e da resposta ao tratamento" está longe de equivaler a uma orientação sobre como conduzir o tratamento. Contudo, os autores do manual também afirmam que "o objetivo primordial do *DSM-5* é auxiliar os clínicos formados no diagnóstico dos transtornos mentais de seus pacientes, como parte de uma avaliação da formulação do caso que leve a um plano de tratamento plenamente esclarecido para cada indivíduo" (p. 19). Eles também afirmam que os critérios incluídos em cada transtorno "tencionam resumir as síndromes características de sinais e sintomas que apontem para *um transtorno subjacente* com uma história característica de desenvolvimento, com fatores de risco biológicos e ambientais, com correlatos neuropsicológicos e fisiológicos e

com um curso clínico típico" (p. 19, grifo meu); portanto, eles não abandonaram por completo a ideia de estados ou estruturas "subjacentes", embora tendam a pensar neles como sendo de origem primordialmente biológica.

12. Podem ocorrer exceções a isso, quando o analista acredita que um dado paciente vem se engajando em atividades que são uma verdadeira ameaça à vida, sem considerá-las minimamente problemáticas, ou fazendo coisas que ponham em risco a continuação do tratamento.
13. *SE* v, p. 373.
14. *SE* vi, p. 278.
15. *SE* xvi, p. 358.
16. *SE* xvi, p. 457. Freud acrescentou, em seguida: "A distinção entre saúde nervosa e neurose, portanto, reduz-se a uma questão prática e é decidida conforme o sujeito permaneça ou não com suficiente capacidade de prazer e eficácia". Em outro texto, ele escreveu: "Não é só que os próprios neuróticos constituam uma classe muito numerosa, há também de levar em conta que uma cadeia ininterrupta liga as neuroses, em todas as suas manifestações, à normalidade" (*SE* vii, p. 171).
17. *SE* xvi, p. 409.
18. Convém lembrar que, estritamente falando, os impulsos são *reprimidos*, enquanto os pensamentos e desejos associados a eles são *recalcados*.
19. *SE* viii, p. 126. Na maioria das traduções da obra freudiana para o inglês, Freud parece dizer que é a própria realidade que nos força a abrir mão de certos prazeres, na medida em que *"it frustrates us"* [ela nos frustra] repetidamente, mas é preciso assinalar duas coisas a esse respeito: (a) Como mencionei no Cap. 1, o termo que Freud costuma usar nesse contexto é *Versagung*, que significa várias coisas, entre elas privação, negação, recusa e desmentido — Lacan o interpreta como "renúncia", talvez baseando essa visão nos diversos usos do verbo *versagen* (que implica, em alguns casos, falhar, fazer algo de maneira tosca, quebrar ou estragar), e não frustrar (o termo alemão equivalente a frustração é *Frustration*). "Renúncia" implica que se queria fazer algo e se abriu mão disso, muitas vezes como que cedendo aos desejos de outra pessoa (como na abnegação). Em outras palavras, sugere uma situação em que se deixa a vontade de outra pessoa prevalecer sobre a nossa (ou se permite que o que se *imagina* ser a vontade de outra pessoa prevaleça sobre a nossa própria vontade), e depois se lamenta isso para sempre. (b) Convém deixar claro que os bebês e as crianças pequenas raras vezes enfrentam diretamente a realidade (por exemplo, tudo o que está envolvido na produção de alimentos e abrigo no mundo, tal como o conhecemos); para eles, a realidade é mediada, em grande parte, pelos pais e pelo meio social. Tomados em conjunto, esses dois pontos implicam que as crianças pequenas não são "frustradas pela realidade", e sim que renunciam, mais ou menos voluntariamente, a certos anseios e prazeres, a fim de lidar com as demandas e desejos dos pais.

Em sua tradução para o inglês de "Alguns tipos de caráter encontrados no trabalho psicanalítico", Louise Adey Huish fez a útil tradução de *Versagung* por *"refusal"* [recusa], na primeira frase da Parte 2: *"Psychoanalytic work has bestowed us the following dictum: people succumb to neurotic illness as a consequence of* refusal [*Versagung*]" (Freud, 2002, p. 329 ["O trabalho psicanalítico legou-nos o seguinte provérbio: as pessoas sucumbem à doença neurótica em consequência da *recusa* [*Versagung*]"]). Seu emprego do termo "recusa", nesse ponto, deixa agradavelmente em aberto a questão de quem se encarrega da recusa (sem falar em quem recusa o quê a quem); a tradução de Strachey (*"people fall ill of as a result of* frustration" (*SE* XIV, p. 316 [As pessoas adoecem de neurose como resultado de frustração"]) fecha ou encobre essa questão.

Mas perceba-se que, nuns dois pontos, Freud fala em "frustração interna" e "frustração externa" (*SE* XVI, pp. 350 e 355), o que talvez não seja muito fácil de traduzir em termos de renúncia ou abnegação. O mesmo se aplica a sua discussão da "frustração real" proveniente da "falta de amor, pobreza, dissenções familiares, escolha malfeita de parceiro no casamento, situação social desfavorável e rigidez dos padrões éticos a cuja pressão o indivíduo está sujeito" (p. 432); e a sua referência à frustração como algo que envolve "alguma privação na vida real" (*SE* XII, p. 57). Note-se, porém, que Blanton relata que, um dia, Freud comentou com ele que "existe uma escola alemã [de psicologia] que pensa na neurose como causada pela frustração" (1971, p. 93), visão esta da qual, obviamente, ele parecia discordar.

20. *SE* XVI, p. 371.
21. No filme *Uma linda mulher*, por exemplo, Edward Lewis (papel de Richard Gere) é retratado como tentando assumir o controle da companhia fundada por seu próprio pai para destroçá-la.
22. *SE* XV, p. 67. Daí as denominações *terapia psicodinâmica* e *terapia dinâmica*, que são, com frequência, códigos para designar uma espécie de psicanálise diluída, ou, como disse certa vez um colega, "psicanálise *light*". Em muitos casos, a "psicoterapia psicodinâmica" preservou a ideia de uma interação de forças, mas descartou o inconsciente (exceto num sentido bastante enfraquecido e amiúde equivocado) como uma das forças envolvidas na interação, junto com a sexualidade.
23. Para uma narrativa mais detalhada de meu trabalho com essa paciente, ver Fink, 1997, Cap. 8.
24. Isso costumava ser acompanhado pela ideia (ou desejo, aparentemente contraintuitivo) de que seu pai era dominador e o vitimava, afastando dele todas as mulheres.
25. *SE* XVI, pp. 383, 404.
26. *SE* XVI, pp. 257-8.
27. Se alguém tentasse dar água a Anna O. de algum outro modo (às colheradas, ou esguichando-a em sua boca, ou fazendo com que ela a sugasse por um canudo ou uma garrafa), talvez ela não tivesse problema algum, já que não haveria nenhum copo envolvido; se, ao contrário, ela exibisse uma aversão total à água em si, depois de ver um cachorro bebê-la no copo da amiga, talvez pudesse tomar leite, sucos etc. em copos; e, se tanto a água quanto o copo se houvessem tornado problemáticos,

ela ainda poderia beber outros líquidos em taças de metal, vasilhas de cerâmica ou colheres de madeira. Com isso, teria sido possível determinar qual aspecto exato da visão do cachorro bebendo água no copo havia assumido o significado maior para ela.
28. *SE* xvi, p. 284.
29. *SE* ii, p. 23.
30. Podemos considerar, portanto, que o sintoma diz alguma coisa, que é o que o analista também faz, quando fala. "Isso presume que o sintoma e a intervenção do analista sejam exatamente da mesma ordem" (Lacan, 1976, p. 46).
31. *SE* v, p. 569 n. 1.
32. *SE* vii, p. 133.
33. *SE* xvi, p. 263.
34. *SE* x, p. 190.
35. *SE* vii, p. 110.
36. *SE* xvi, pp. 261-4.
37. *SE* xvi, p. 277.
38. *SE* xvi, p. 275. Com frequência, as pessoas ficam fixadas nessas experiências passadas contundentes, e suas fantasias e preferências eróticas são longamente influenciadas por elas. No caso da paciente de Freud, é possível que houvesse um intenso apego erótico ao pai (de quem seu marido a fazia lembrar, cf. *SE* xvi, p. 273). Vários pacientes com que trabalhei passaram muito tempo fixados em pessoas (amiúde, moças ou rapazes adolescentes) da mesma idade em que eles tinham vivido suas primeiras experiências sexuais significativas, e da idade de seus primeiros parceiros sexuais. Ver, a esse respeito, *SE* xviii, pp. 230-1.
39. Também poderíamos postular que continuar sozinha a impedia de ter que enfrentar o fato de que nenhum relacionamento (que envolva amor, desejo e gozo) jamais é perfeito — "não existe relação sexual", na visão de Lacan — e permitia que ela continuasse a ignorar a causa inconsciente de seu desejo.
40. Sobre a manutenção de um desejo insatisfeito pelo/a histérico/a, ver Fink, 1997, pp. 123-7.
41. *SE* xvi, pp. 358-9.
42. *SE* x, pp. 156-7.
43. Lacan, *O Seminário*, livro 16, p. 373, e *O Seminário*, livro 20, p. 91.
44. Seu ritual possivelmente também a ajudava a ter a sensação de ser, apesar de tudo, objeto do desejo sexual do marido, pois talvez houvesse tido a impressão de que ele não a achara suficientemente excitante na noite de núpcias (donde a dificuldade de manter a ereção).
45. Freud sugere que uma das razões de encontrarmos o vômito com tanta frequência nas histéricas está em que ele se liga à ideia (ou ao desejo) da gravidez, visto que, na cabeça de muita gente, a gravidez está associada ao enjoo matinal (*SE* xii, p. 262).
46. É bem possível imaginarmos que, se ela tivesse optado pelo divórcio, o sintoma teria desaparecido, ou nunca se formaria, para começo de conversa. Consideremos,

nesse contexto, o que Freud diz: "As doenças desse tipo resultam da intenção. Costumam ser dirigidas a uma pessoa em particular e, por conseguinte, desaparecem com a partida dessa pessoa" (SE VII, p. 45).
47. SE XVI, p. 358.
48. SE XVI, p. 271.
49. SE XVI, p. 436.
50. Como nos diz Freud, a fobia é "construída para evitar uma irrupção da angústia; a fobia se ergue como uma fortificação de fronteira contra a angústia" (SE v, p. 581). Por isso, quando uma fobia é superada, outra pode acabar surgindo, caso a angústia que havia gerado a primeira continue presente.
51. Quanto a estes, ver Fink, 2014a, Cap. 1.
52. SE VII, pp. 40-1.
53. Similarmente, devemos ter o cuidado de não associar depressa demais um dado tipo de apresentação clínica a um diagnóstico específico. Enquanto os histéricos comumente se apresentam como vivendo num mundo povoado por inúmeras outras pessoas e passam um tempo enorme falando delas na terapia, os obsessivos amiúde se apresentam como vivendo num mundo só seu e falam quase exclusivamente deles. Os histéricos também costumam ser muito atentos às expressões faciais e à fala do analista, enquanto é comum os obsessivos evitarem completamente olhar para o analista e prestarem pouca atenção ao que ele diz, parecendo preferir não ouvir esses ditos. Os histéricos podem ser muito receptivos às ideias do analista, ao passo que os obsessivos parecem não querer ser influenciados nem ajudados por ninguém senão eles próprios. Todavia, estas são apenas generalizações e não podem fornecer-nos diagnósticos definitivos.

Lacan distingue histeria e neurose obsessiva diferentemente de Freud, sugerindo — em linhas gerais — que os obsessivos se sentem carentes (sentem que lhes falta algo) e tentam preencher essa falta (ou tamponá-la), recebendo ou tirando algo (um objeto que lhes proporcione gozo) de outra pessoa, enquanto os histéricos veem a falta nos outros (no Outro, como os chama Lacan — a mãe ou o pai, no começo) e tentam preenchê-la com eles mesmos (desempenhando, eles próprios, o papel do objeto precioso que acreditam faltar ao Outro). Além disso, os obsessivos não suportam perceber a falta no Outro e procuram tamponá-la o mais rápido possível; os histéricos, por outro lado, procuram e cultivam a falta no Outro, já que ela lhes dá um lugar na vida, uma *raison d'être* [razão de ser]. Para uma articulação mais completa dessa abordagem da distinção entre neurose obsessiva e histeria, ver Fink, 1997, Cap. 8.

Apesar de todo este comentário sobre histeria e neurose obsessiva, não é necessário concluirmos que essas são estruturas universais, válidas para todas as culturas e épocas históricas. Está longe de ser claro, ao que me parece, que elas sejam válidas para uma cultura como a do povo Na, na China (ver Hua, 2008).
54. SE XVI, pp. 355-6.
55. Lacan, *O Seminário*, livro 21, lição de 18 fev. 1975.

56. *SE* xvi, p. 299.
57. *SE* vii, p. 80. "O sintoma significa a representação — a realização — de uma fantasia de conteúdo sexual" (*SE* vii, p. 47).
58. *SE* xvi, p. 301.
59. *SE* vii, p. 103 n.
60. *SE* vii, p. 49. "A sexualidade [...] fornece a força impulsora de todos os sintomas e de cada manifestação singular de um sintoma. Os fenômenos patológicos nada mais são do que a atividade sexual do doente. [...] A sexualidade é a chave do problema das psiconeuroses" (*SE* vii, p. 115).
61. *Tânatos* foi um termo introduzido para designar a pulsão de morte por Wilhelm Stekel, não por Freud. Freud parece nunca o ter usado em seu trabalho publicado.
62. *SE* xvi, p. 269.
63. Inversamente, uma mesma função, no curso da vida de alguém, pode expressar-se em sintomas diferentes.
64. *SE* vii, p. 53; ver também p. 83.
65. *SE* v, p. 617.
66. *SE* xvi, p. 404.
67. *SE* x, pp. 5-149 ["Análise da fobia de um menino de cinco anos"].
68. *SE* x, pp. 41-2.
69. *SE* x, pp. 51 e 59 n. 2.
70. *SE* xv, p. 66.
71. *SE* ii, p. 5.
72. *SE* ii, p. 178.
73. Elas se traduziriam por "isso me dá um aperto na garganta", ou "isso me sufoca", "estou com um nó na garganta", "isso me ficou atravessado na garganta", "estou com um bolo [ou um ovo] na garganta" e "estou com a garganta seca", no sentido de sentir-se muito nervoso ou morrendo de medo.
74. *SE* xvi, p. 389.
75. *SE* vii, p. 131.
76. "Descobrimos ser necessário nos distanciarmos de considerações biológicas em nosso trabalho psicanalítico, bem como nos abstermos de usá-las para fins heurísticos, para não nos equivocarmos em nosso julgamento imparcial dos fatos psicanalíticos diante de nós" (*SE* xiii, pp. 181-2).
77. Ross, Travis e Arbuckle, 2015.
78. Friedman, 2015, p. 9.
79. Em especial um que foi publicado no *American Journal of Psychiatry*, o de Markowitz et al., 2015.
80. Shedler, 2010, p. 100.
81. *SE* xv, pp. 20-1.
82. *SE* iii, pp. 45-61.
83. Vez por outra, Freud também se referia a "neuroses mistas" — isto é, neuroses cujas causas tanto eram físicas quanto psíquicas (*SE* ii, pp. 257-9).

84. *SE* xvi, p. 398.
85. *SE* iii, p. 97.
86. *SE* iii, p. 108. "A neurose de angústia é, na verdade, o equivalente somático da histeria", enquanto a histeria é psíquica (*SE* iii, p. 115).
87. *SE* xvi, p. 389.
88. "Alguns psicanalistas": por exemplo, Verhaeghe, 2004, e Vanheule, 2014. A mais completa discussão que conheço das neuroses atuais por Freud encontra-se em *SE* xvi, pp. 385-91; ver também *SE* ii, p. 258 n, *SE* iii, p. 279 n. 1, e *SE* xiv, p. 83. Na terminologia freudiana, as neuroses atuais incluem a neurastenia, a neurose de angústia e alguns estados traumáticos (causados por eventos reais, não por conflitos psicológicos). Sobre a neurose de angústia, ver *SE* iii, pp. 90-115; ela se assemelha à "neurastenia" (que se caracteriza por um "empobrecimento da excitação", *SE* iii, p. 114) e se baseia em causas reais, como "excesso de trabalho ou exaustão" (p. 102), *coitus interruptus* ou abstinência. Não é uma neurose psicologicamente causada, embora possa incluir ideias como imaginar a morte do marido, ou um filho caindo da janela (p. 92). Pode ser acarretada, nas moças virgens, "por seu primeiro contato com o problema do sexo" (p. 99).
89. Freud parece havê-las chamado de "narcísicas" por ter formulado a hipótese de que elas envolveriam a retirada do investimento libidinal dos objetos e focalizariam praticamente toda a libido do sujeito nele mesmo (*SE* xvi, pp. 415-8).
90. *SE* xvi, Conferência 26.
91. *SE* xiv, p. 124.
92. Note-se que a presença de uma fobia mais ou menos breve na história clínica de alguém não é suficiente para requerer um diagnóstico de estrutura fóbica. Essas fobias são regularmente encontradas em histéricos e obsessivos, mas costumam desaparecer bem depressa. Há algumas dúvidas quanto a determinar se a fobia merece ser considerada uma estrutura diagnóstica distinta, mesmo para os que sofrem de fobias duradouras; no dizer de Freud, "Parece certo que [as fobias] só devem ser vistas como síndromes que podem fazer parte de várias neuroses, e que não precisamos classificá-las como um processo patológico independente" (*SE* x, p. 115). No entanto, Lacan sugere, em certo ponto, que a fobia é "a forma mais radical de neurose" (*O Seminário*, livro 8, p. 445), e, em outro texto, que ela é "a forma mais simples da neurose" (*O Seminário*, livro 6, p. 456). Quanto a isso, ver Fink, 1997, pp. 163-4.
93. As contribuições de Lacan para o estudo dos sintomas são numerosas e de amplo alcance, abarcando o meio século de seu trabalho psicanalítico. Incluem ideias como as de que:
- os sintomas têm um "invólucro formal" (*Escritos*, p. 70).
- um sintoma pode servir de "Nome-do-Pai".
- os sintomas se formam porque, estritamente falando, "não há relação sexual" (*O Seminário*, livro 20, p. 20).
- o sintoma assume o lugar da relação sexual, que não existe.

- os sintomas podem classificar-se na categoria mais ampla de *"sinthomes"* [*sinthomas*], que são maneiras de atar o imaginário, o simbólico e o real.
- a "identificação com o próprio sintoma" (*O Seminário*, livro 24, lição de 16 nov. 1976) é um possível resultado positivo da análise.
- através da análise, a pessoa pode aprender a *savoir y faire* com o sintoma (aprender a lidar com ele, a se arranjar com ele, a manejá-lo, a se virar com ele ou a fazê-lo funcionar a seu favor) (*O Seminário*, livro 24, lição de 16 nov. 1976).

Cada uma dessas contribuições exigiria um longo comentário, que, por isso, fica fora do alcance deste livro. Discuti várias dessas perspectivas do sintoma em outros textos (ver Fink, 2007, 2014a e 2014b), e os leitores interessados poderão encontrar mais comentários úteis sobre elas em outros autores (e.g., Miller, 1985; Soler, 1993, 2015). Convém deixar claro, de imediato, pela simples leitura desta breve lista, que o foco de Lacan incide menos na resolução ou na completa eliminação dos sintomas do que — já que eles podem exercer diversas funções importantes — no encontro de uma postura nova do sujeito diante do próprio sintoma, com a qual ele se torne mais tolerável.

7. Além de Freud? [pp. 289-308]

1. Lacan, *O Seminário*, livro 6, p. 73.
2. *SE* xv, p. 20.
3. Cerca de metade dos autores que definiram os distúrbios psiquiátricos do *DSM-IV* manteve relações financeiras com a indústria farmacêutica numa ou noutra ocasião, o que sugere prováveis conflitos de interesse (Cosgrove et al., 2006). Quando se tratou dos diagnósticos para os quais o *DSM* listou medicamentos como a primeira linha de tratamento, 100% dos membros do painel tinham laços financeiros com as grandes farmacêuticas. Steven Sharfstein, que foi vice-presidente e depois presidente da Associação Norte-Americana de Psiquiatria na década de 2000, admitiu que os psiquiatras haviam "permitido que o modelo biopsicossocial se tornasse o modelo bio-bio-bio" (2005).
4. Menand, 2010.
5. Ver, por exemplo, Whitaker, 2002, 2010; Whitaker e Cosgrove, 2015.
6. *SE* xvi, p. 451.
7. *SE* xxiii, p. 249.
8. Lacan, 1984, p. 11.
9. Ver, por exemplo, *SE* xvi, pp. 264-9. Freud parece haver conseguido ajudar alguns pacientes, apesar dessa abordagem contraindicada (ver, em particular, p. 266).
10. Ver Koellreuter, 2016.
11. Supostamente, às vezes ele até dizia aos analisandos achar que tal ou qual pessoa havia feito uma análise satisfatória, ou não (ver, por exemplo, Blanton, 1971, p. 90), e dizia aos analisandos se os achava suficientemente competentes para serem analistas didatas, eles próprios (p. 109).

12. Wortis (1954) aparece em seu relato como uma espécie de idiota simplista, tão melindrável quanto o próprio Freud, e que se comprazia em provocá-lo a entrar em debates estéreis sobre temas abstratos.
13. Talvez ele esperasse ensinar aos analistas em formação o que Henry Fielding nos ensinou: "Muitas vezes, é mais seguro ficar com as consequências do primeiro erro do que fazer um esforço para corrigi-lo, porque, com esse esforço, geralmente afundamos mais, em vez de nos livrarmos" (1749/1979, p. 682).
14. Aparentemente, Freud também disse a Blanton que, embora fosse mais difícil analisar amigos (como os Brunswick), isso *era* possível, e que até "irmão e irmã, ou marido e mulher, poderiam ser analisados ao mesmo tempo" (1971, p. 79).
15. Na verdade, podemos vir até a concluir que Freud nem sequer aspirava a se tornar um clínico melhor, ao lermos algo que ele disse ou escreveu para Abram Kardiner (Kardiner não indicou se estava transcrevendo uma carta ou relatando, em linguagem mais ou menos literal, o que Freud lhe dissera em pessoa): "Francamente, não tenho grande interesse nos problemas terapêuticos. Agora estou impaciente demais. Tenho várias deficiências que me desqualificam como um grande analista. Uma delas é que sou pai demais. Segundo, passo o tempo todo excessivamente ocupado com problemas teóricos, de modo que, sempre que tenho a oportunidade, trabalho em meus problemas teóricos, em vez de prestar atenção aos problemas terapêuticos. Terceiro, não tenho paciência para ficar muito tempo com as pessoas. Eu me canso delas e quero disseminar minha influência" (1977, pp. 68-9).

    Tais comentários — presumindo-se que sejam verdadeiros — bem poderiam ser vistos como imperdoáveis por parte de um psicanalista praticante, e como uma traição à profissão como um todo, por parte de seu fundador. Blanton afirma que Freud lhe disse que "o objetivo principal da psicanálise é contribuir para a ciência da psicologia e para o mundo da literatura e a vida em geral", e não para as necessidades terapêuticas, ainda que este último "objetivo não deva ser menosprezado" (1971, p. 116).
16. Ver Jacoby, 1975.
17. *SE* XII, p. 154, *SE* XVI, p. 445.
18. *SE* XVI, p. 455; ver também pp. 444 e 454.
19. *SE* XVI, p.456.
20. Isto pode ir longe demais, levando os analistas a desconsiderarem aspectos dos sonhos, por exemplo, que nada têm a ver com a transferência. Num dos sonhos de um analisando meu, por exemplo, aparecia a palavra "sete". Eu estava ciente de que as sessões desse analisando comigo, em particular, eram às sete horas da manhã, mas, em vez de dizer isto imediatamente e, desse modo, sugerir que o sonho era primordialmente sobre nós, perguntei: "E o sete?". A primeira associação que ele fez com *sete* foram os "sete pecados capitais", o que levou a uma longa discussão sobre a religiosidade fervorosa de sua mãe e sobre o fato de que, durante a maior parte de sua infância e adolescência, ela o fizera confessar-lhe cada um de seus "pecados", inclusive a masturbação. A transferência não estava desvinculada

do sete do sonho, porque às vezes ele pensava na análise como uma espécie de confissão, porém sete tinha ao menos dois significados — em outras palavras, era sobredeterminado.

Como indiquei em outro texto (Fink, 2007, Cap. 7), a transferência não surge exclusivamente na psicanálise; também surge na sala de aula, entre professores e alunos, no local de trabalho, entre superiores e inferiores na hierarquia, na "sociedade civil", entre eleitores e políticos, e em toda sorte de relações humanas. Um dos primeiros exemplos históricos de transferência de que temos conhecimento é a relação entre Sócrates e seus seguidores (ver Lacan, *O Seminário*, livro 8, e Fink, 2016).

21. Certa vez, um de meus analisandos me disse o seguinte, ao me comparar com seus terapeutas anteriores: "Você existe o mínimo possível, para chegar ao máximo grau de eficácia".
22. *SE* xvi, p. 435.
23. Para uma crítica a essa crença, ver Lacan, *Écrits: The First...*, p. 591; *O Seminário*, livro 15, lição de 29 nov. 1967; *O Seminário*, livro 5, pp. 440-1; e Fink, 2007, pp. 140-5.
24. Para uma descrição delas, ver Fink, 2007, Cap. 7.
25. *SE* xvi, p. 458; ver também pp. 438-9. Ele escreveu ainda que "os que sofrem de neuroses narcísicas não têm capacidade de transferência, ou têm apenas resíduos insuficientes dela", e que "nossos esforços terapêuticos não logram êxito nas neuroses narcísicas" (*SE* xvi, p. 447).
26. Afirmou ele que "nós, analistas, vemos muito poucos casos psiquiátricos", o que seria sinônimo de casos de psicose, aqui (*SE* xvi, p. 423). Parece mais provável que ele tenha visto alguns desses casos sem reconhecê-los como tais.
27. *SE* xvi, p. 421.
28. *SE* xvi, pp. 235, 203.
29. *O Seminário*, livro 3, p. 171, grifo meu.
30. Lacan, 1990, p. 22.
31. "*Désabonné à l'inconscient*", *O Seminário*, livro 23, p. 160.
32. Ver Fink, 2007, Cap. 10.
33. Ver *SE* xvii, pp. 7-122, e Gardiner, 1971, pp. 263-307 e 311-66.
34. Warner, 1994, p. 140.
35. O relato de Warner (1994) sobre o trabalho de Freud com Frink também indica como Freud estava longe de seguir uma técnica contemporânea amplamente aceita: Freud diz que os analistas não devem dar conselhos (e que "não há nada que mais prefiramos do que levar o paciente a tomar suas decisões sozinho", *SE* xvi, p. 433), porém ele próprio deu muitos conselhos a Frink sobre seu casamento, em particular, e entabulou "relações duais" ao intervir na carreira de Frink. O relato de Kardiner (1977) sobre sua análise com Freud em 1921-2 — o qual, obviamente, deve ser acolhido com muitas ressalvas, dado que foi escrito 55 anos depois da análise (talvez com base em anotações feitas na época, mas talvez não, uma vez que o autor não nos diz isso) — fornece ainda mais exemplos dos desvios

freudianos do que é hoje a técnica largamente aceita: ao que parece, Freud recebia os analisandos oriundos de terras distantes na estação de trem, acompanhado de sua mulher e sua filha (p. 16); dizia aos analisandos que precisava consultar sua esposa e sua filha Anna sobre a maneira de lidar com a escassez de horários para dedicar ao número excessivo de seus pacientes (p. 18); dizia a alguns analistas o que pensava de outros que estavam em análise didática com ele (escreveu a Frink que "a análise de Kardiner está concluída e perfeita. Ele deve ter uma excelente carreira"; p. 68); e, para arrematar, entregava-se a conversas sobre amenidades e a mexericos sobre outros analistas e candidatos à análise, durante as sessões (p. 70). Ainda assim, Kardiner é repleto de elogios ao brilhantismo de Freud e aos benefícios recebidos de sua análise com ele (pp. 93 e 97).

36. Irma, 2005a.
37. Irma, 2005b e 2005c.
38. *SE* XVI, p. 323.
39. Para uma discussão destes, ver Fink, 2007, Caps. 3-5.
40. Freud, *The Complete Letters of Sigmund Freud to Wilhelm Fliess*, p. 281.
41. *SE* XXII, p. 234.
42. *SE* II, p. 123.
43. Lacan, 1990, p. 22.
44. *SE* XII, p. 139.
45. *SE* XII, p. 134.
46. Ver, por exemplo, Wortis, *Fragments of an Analysis with Freud*, p. 20, e Blanton, 1971, p. 50.
47. *SE* XII, pp. 124-5.
48. *SE* V, p. 5.
49. *SE* XII, p. 127.
50. Ver, a esse respeito, Fink, 2007, Cap. 8.
51. *SE* V, p. 517.
52. Ver Spoto, 1993.
53. *SE* XII, pp. 127-8. Discuti detidamente o controvertido tema da duração das sessões em Fink, 2007, Cap. 4.

Apêndice 1: A alguns críticos de Freud [pp. 309-25]

1. Borch-Jacobsen, 1996; Borch-Jacobsen & Shamdasani, 2012; Onfray, 2010.
2. Ver, por exemplo, Baldwin, 2015; Bettelheim, 1950, 1961, 1967; Cardinal, 1975/1983; Fink, 1997, 2007, 2014a, 2014b; Gherovici, 2003; Gunn, 2002; Miller, 2011; Rogers, 2006; Swales, 2012.
3. Ver *SE* IV, p. XX; e Jones, 1953, p. 253; 1955, pp. 286, 335, 347. O Homem dos Ratos, no entanto, procurou Freud para se tratar depois de folhear rapidamente as páginas da *Psicopatologia da vida cotidiana* (ver *SE* X, pp. 158-9).

4. Como Blanton, 1971.
5. Ver, por exemplo, Lohser e Newton, 1996. Ao que parece, os colegas médicos de Freud lhe encaminhavam numerosos pacientes em potencial e os pacientes também falavam dele com seus amigos e familiares — como acontece hoje com inúmeros clínicos muito respeitados em suas comunidades. No entanto, convém lembrar que, nas primeiras décadas de seu trabalho clínico, Freud era, como ainda são muitos lacanianos de hoje nos Estados Unidos, um fornecedor de saúde mental de último recurso, pois o comum era as pessoas só lhe serem encaminhadas depois de haverem tentado praticamente todas as outras formas de tratamento conhecidas na época. Isto significa que ele trabalhava com os que eram considerados os pacientes mais difíceis (ver *SE* VII, p. 21 n).
6. Freud é bem modesto quanto ao grau de sucesso obtido em seu trabalho com Emmy von N. e outros, nos *Estudos sobre a histeria* (ver, por exemplo, *SE* II, p. 85).
7. Por enquanto, deixo de lado aqui os efeitos potencialmente perigosos dos medicamentos que podem ser usados no tratamento da acne.
8. Ver, por exemplo, Bateman e Fonagy, 2008. Para terapias baseadas em evidências, ou empiricamente confirmadas, ver, por exemplo, estudos de Shedler, 2010; Leichsenring e Rabung, 2008, 2011; e Angus et al., 2015, sobre abordagens correlatas de tratamento. Como destaca Shedler (2010, p. 103), clínicos que supostamente oferecem terapias baseadas em evidências, ou empiricamente confirmadas (por exemplo, as versões de terapias cognitivo-comportamentais [TCC] baseadas em manuais), não trabalham da mesma forma, em absoluto, e muitos incorporam elementos psicodinâmicos em seu trabalho, sem admiti-lo: "Mesmo em estudos controlados, concebidos para comparar tratamentos baseados num manual, os terapeutas interagem de maneiras diferentes com os pacientes, implementam intervenções de formas diferentes e introduzem processos não especificados pelos manuais de tratamento. Em alguns casos, os investigadores tiveram dificuldade de determinar, pelas transcrições literais das sessões, qual tratamento dos manuais estava sendo oferecido. Por essas razões, os estudos de 'marcas registradas' de terapias podem ser sumamente enganosos. Os estudos que enxergam além dessas marcas, examinando videoteipes ou transcrições das sessões, podem revelar mais sobre o que é útil para os pacientes. Tais estudos indicam que os ingredientes ativos de outras terapias incluem elementos psicodinâmicos não reconhecidos".

Shedler diz ainda que: "Em três conjuntos de registros arquivais de tratamentos (um de um estudo de terapia cognitiva e dois de estudos de terapia psicodinâmica breve), os pesquisadores mediram a adesão dos terapeutas a cada protótipo de terapia, sem considerar o modelo de tratamento que eles acreditavam estar aplicando. A adesão dos terapeutas ao protótipo psicodinâmico previa um resultado positivo, tanto na terapia psicodinâmica quanto na cognitiva. A adesão dos terapeutas ao protótipo da TCC mostrou pouca ou nenhuma relação com o resultado, em qualquer dessas formas de terapia. Os resultados replicaram os de um estudo anterior que empregara uma metodologia diferente, e também constataram que as intervenções psicodinâmicas, e não as intervenções da TCC, previram um resultado de sucesso nos tratamentos cognitivos e psicodinâmicos".

Com base em sua própria pesquisa, Shedler (2010, p. 106) sugere que "A terapia psicodinâmica pode não apenas aliviar os sintomas, mas também desenvolver capacidades e recursos internos que permitem uma vida mais rica e mais plena", e expressa a opinião de que "Talvez seja por isso que os psicoterapeutas, independentemente de suas próprias orientações teóricas, tendem a escolher a psicoterapia psicodinâmica para si mesmos" (Norcross, 2005). Isso é realmente muito revelador e é um fato pouco conhecido (talvez alguns o chamem de "segredinho sujo") das preferências dos próprios clínicos: quando eles mesmos têm problemas ou dificuldades na vida, tendem a buscar a psicanálise, e não a TCC ou qualquer outra forma de terapia na qual tenham passado anos em formação.

9. *Consumer Reports*, 1995, pp. 739 e 734.
10. *SE* XII, p. 133.
11. Sobre o imaginário e o simbólico, ver Fink, 1995, 1997, 2004, 2007, 2014a e 2016.
12. *SE* VII, pp. 15, 112.
13. *SE* VII, p. 112. Vemos que ele talvez tenha encontrado um modo de apresentar, ao lado das conclusões, pelo menos algumas facetas da técnica que empregou em sua redação do caso de Ernst Langer (ou seja, o Homem dos Ratos), visto que inicia seu relato do trabalho com Ernst por uma espécie de descrição minuciosa das primeiras seis sessões. No caso Dora, Freud opina que "não teria sabido lidar com o material envolvido no relato de um tratamento que houvesse se estendido por um ano inteiro" (*SE* VII, p. 11); imaginem, então, as dificuldades enfrentadas por um analista que apresente uma análise de uma década de duração e queira incluir uma ideia da técnica empregada, momento a momento e dia a dia!

No tocante à retradução do caso publicada em 2013, observe-se que alguém (a própria Anthea Bell, ou alguém da Oxford University Press) escolheu para ela exatamente a mesma imagem de capa — um detalhe do *Retrato de uma menina*, de Alexej von Jawlensky — usada na capa do livro de Marie Cardinal (1975/1983) intitulado *Les mots pour le dire* [Ed. bras.: *Palavras para dizer*. Trad. de Wanda Caldeira Brant. São Paulo: Trajetória Cultural, 1990], que é um relato mais ou menos ficcionalizado da análise de uma histérica, tão diametralmente oposto ao relato de Freud quanto se poderia imaginar. Foi escrito pela própria analisanda (não por seu analista), a qual fez a maior parte da análise no decorrer do tratamento, enquanto o analista parece bastante discreto, até anulando a si mesmo — saindo da frente dela, diríamos. É uma escolha curiosa de capas, para dizer o mínimo! O livro de Marie Cardinal, a propósito, é um contrapeso altamente recomendável ao de Freud.

Os críticos que levam em conta a natureza fragmentada do caso Dora expressam, com frequência, sua visão de que Freud reclama demais! Ver, por exemplo, Marcus (1990, pp. 265-70) e Mahony (1996).

14. *SE* VII, pp. 15, 112, 12.
15. Freud escreve nesse ponto: "Certos pormenores da maneira como se expressou (que não levo em conta aqui, como a maioria dos aspectos puramente técnicos da análise) me fizeram notar [...]" (*SE* VII, p. 47).
16. Marcus, 1990, p. 302. Vale a pena ler a análise do caso Dora feita por Marcus de um ponto de vista literário, e ele oferece reflexões úteis sobre a condição fragmentária do texto (pp. 265-70).
17. Ver *SE* VII, pp. 97 e 99-100.
18. *SE* VII, p. 23. Teria sido ótimo se ele tivesse ficado calado, em vez de se sentir de mãos atadas!
19. *SE* XVIII, pp. 147-72.
20. Ver Lacan, *O Seminário*, livro 4, Cap. 8; e Fink, 2004, Cap. 2.
21. Fink, 2016, pp. 127-9.
22. *SE* VII, p. 28. Mahony (1996, p. 18) afirma — com base numa carta muito circulada de 1º de novembro de 1882, aniversário de Ida, cuja origem ele nunca revela e que não consegui confirmar em fonte alguma — que Ida tinha treze anos quando o sr. K tentou beijá-la, quinze quando ele lhe fez sua proposta e dezessete quando ela começou a trabalhar com Freud, completando dezoito anos após as primeiras duas semanas de terapia. (O irmão de Ida, Otto, que Freud disse ser um ano e meio mais velho, teria nascido, supostamente, em 5 de setembro de 1881.) Mahony (1996), Decker (1991) e Rogow (1978; 1979) afirmam ter conseguido informações de Peter Loewenberg, que alega haver obtido acesso a uma carta escrita por Kurt Eissler a Hannah Fenichel em 8 de julho de 1952, a qual está hoje nos Arquivos Freud, em Washington; Loewenberg também afirma haver obtido uma confirmação independente da identidade de Ida e de outros fatos relativos a ela em entrevistas não publicadas com Marie Jahoda, Hilde Hannak, Paul Lazarsfeld e o filho de Ida.
23. *SE* VII, p. 29.
24. *SE* VII, p. 29 n. 3.
25. Entretanto, poderíamos assinalar que, após o incidente do beijo, ela continuou a ver o sr. K, tal como antes, apenas não sozinha (*SE* VII, p. 28). Freud considera óbvio que o sr. K teria tido uma ereção ao estreitá-la nos braços, e que, portanto, a lembrança da jovem de ter sentido o corpo dele encostado em seu tronco era, na verdade, um deslocamento do órgão genital ereto; ele menciona que, depois do beijo, Ida não queria "passar por nenhum homem a quem visse em conversa animada ou terna com uma mulher" (pp. 29-30). Será mesmo verdade que não há outra explicação plausível para a má vontade da moça nesse sentido, exceto a possibilidade de o sr. K ter tido uma ereção? Não se trataria, simplesmente, de a ânsia e a brusquidão dele na loja, naquele dia, a haverem surpreendido e inquietado, ou de ela querer um homem que a amasse e prezasse, em vez de violentá-la, e de preferir, na sua idade (treze ou catorze anos), o amor romântico à paixão física?
26. *SE* VII, p. 95.

27. *SE* VII, pp. 98 e 98 n. 1. Freud claramente presumia que isso era verdade; ele indica que ela devia saber que, para dormir, seu pai precisava ou de sexo ou de conhaque.
28. Por exemplo, Erikson, 1962; Lear, 2005; e Paul, 2006.
29. Mahony, 1990, pp. 39 e 73.
30. Ver Winnicott, 1978.
31. Ver, sobre esse assunto, Fink, 2007, Cap. 9. Ao término de suas análises, é provável que as pessoas analisadas estejam entre as mais "anormais" que há por aí. Elas tendem a seguir suas inclinações, dando pouca importância a se enquadrarem em moldes, e não se curvam a convenções sociais nem ao desprezo por essas convenções.
32. Por exemplo, Paul, 2006.
33. *SE* VII, pp. 72-3. Note-se que, em vez de apenas perguntar a Ida se ela se lembrava de haver urinado na cama quando pequena (ou se tinha lembrança de seu irmão haver urinado na dele), Freud lhe apresenta essa ideia como algo que tem certeza de que ela fez, como se quisesse intimidá-la a admitir ter feito alguma coisa vergonhosa.
34. *SE* VII, p. 58.
35. Por exemplo, Moi, 1990, p. 184; Kahane, 1990, p. 23.
36. Por exemplo, Charles Bernheimer, na introdução à obra que organizou com Claire Kehane, *In Dora's Case*, lê o caso Dora como "uma continuação sintomática da autoanálise contínua de [Freud], como um fragmento da análise de seu caso de histeria" (p. 17). Note-se que muitos dos colaboradores do volume interpretam erroneamente a contribuição de Lacan para o debate, graças a sua total confiança na tradução nada confiável para o inglês do artigo de Lacan sobre o caso Dora ("Intervention sur le transfert"), feita por Jacqueline Rose em *Feminine Sexuality* (1982), bem como nos comentários de Jacqueline Rose e Juliet Mitchell sobre a obra de Lacan, nesse mesmo livro. O artigo de Suzanne Gearhart, por exemplo, manifesta um equívoco após outro sobre o que Lacan quer dizer com imaginário, simbólico, transferência e contratransferência (pp. 108-18).
37. Sprengnether, 1990, pp. 261-3.
38. *SE* VII, p. 59. Em "Enforcing Oedipus: Freud and Dora", sugerindo certa falta de integridade intelectual, nenhum dos comentários de Sprengnether sobre o que Freud diz do tipo de linguagem a ser usado quando se fala de questões sexuais com os pacientes (p. 261), ou da possibilidade de Ida vir a ler seu relato do caso (1990, pp. 262-3), leva em conta o contexto social e histórico dos valores vitorianos e dos preconceitos médicos da época. Muito do que me parece constituir uma forma duvidosa de forçação e instigação no trabalho de Freud com Ida é repetido por Sprengnether em gestos idênticos (especulares ou miméticos), numa espécie de olho por olho, dente por dente imaginário.
39. Mahony, 1996, pp. 39-40, 42; ver também pp. 35 e 143.
40. Mahony chega até a dizer que o sr. K era um "estuprador de menores" (1996, pp. 63-4). Parece querer mal a todos os homens envolvidos na história de Ida. Isto não significa que o sr. K fosse inocente: ele afirmou claramente que Ida tinha inven-

tado toda a história da proposta à beira do lago, o que é bem típico de quem abusa de menores, dos estupradores e outros que tais, e talvez também tenha tentado intimidá-la com sua maior força física.

41. Onfray, um *enfant terrible* do panorama francês contemporâneo, comete numerosos erros factuais desde o início de seu livro dedicado à malhação de Freud (Onfray, 2010) e deixa claro, sem querer, que leu pouquíssimo da obra freudiana (ou, pelo menos, entendeu uma pequeníssima parte dela). Críticos pseudointelectuais como Onfray parecem vir tentando ganhar fama embarcando na onda de malhação de Freud que se popularizou nos últimos anos.
42. Ver *SE* VII, p. 35, e *SE* XII, p. 52.
43. Os incríveis (e quase delirantes) arroubos de fantasia a que se entregam analistas e críticos literários, ao analisarem Freud, juntando todas as pessoas chamadas Dora no passado dele (inclusive a filha de Joseph Breuer, a personagem Dora da peça de Victorien Sardou intitulada *Théodora*, à qual Freud assistiu, certa vez, e assim por diante; ver Mahony, 1996, p. 43 n. 2), como se soubessem qual delas era mais pertinente à escolha freudiana de um pseudônimo para Ida Bauer, como se conhecessem Freud muito melhor do que ele mesmo se conhecia — e talvez sua mulher ou sua filha o conhecessem, mas desconfio que poucas outras pessoas —, parecem flagrantemente absurdos por parte de pessoas que nunca sequer o encontraram. É óbvio que podemos postular algumas coisas sobre Freud com base em suas cartas, escritos etc., desde que nos lembremos de que as cartas, mesmo as escritas aos melhores amigos, raramente contêm a verdade, apenas a verdade e nada mais que a verdade; mas afirmar que realmente descobrimos quem foi Freud como pessoa é ainda mais fantasioso do que afirmar que sabemos tudo sobre nossos pacientes, mesmo aqueles com quem passamos anos trabalhando (ver Fink, 2014a, pp. xi-xii). Isto não impede certos críticos de acreditar que também descobriram os "verdadeiros motivos" de Ida para fazer o que fez, dizer o que disse e desejar o que desejou.
44. No *Seminário*, livro 20, Lacan deixa bem claro já de início que ensinar o coloca na posição de analisando diante de sua plateia.
45. Mahony, 1996, pp. 124-5.
46. *SE* VII, p. 18.
47. Por exemplo, Gallop, 1990; Cixous & Clément, 1990; Moi, 1990.
48. Mahony escreve: "Nos anais da cultura ocidental, Dora emergiu como um exemplo paradigmático de como as forças patriarcais do século XIX — políticas, sociais e médicas — oprimiram uma jovem judia que teve de escrever sua dor no próprio corpo" (1996, p. 2). E Leader comenta: "Privados de outros meios para comunicar seu mal-estar ou sua dor, [os sujeitos histéricos] usariam os sintomas disponíveis numa cultura como 'idiomas da aflição'" (2016, p. 27).
49. *SE* VII, pp. 34 e 86. Poderíamos observar que, posteriormente, ela foi "entregue" pelo pai a Freud, para tratamento (*SE* VII, p. 19).
50. Vemos aí uma fusão, por parte de algumas feministas, entre histeria e feminilidade, como se elas fossem coextensivas. Consideremos o comentário de Toril Moi:

"A histeria não é [...] a encarnação da revolta das mulheres forçadas ao silêncio, mas uma declaração de derrota, o reconhecimento de que não existe outra saída. A histeria, como percebe Catherine Clément, é um grito de socorro, quando a derrota se torna real, quando a mulher vê que está eficientemente amordaçada e acorrentada em seu papel feminino" (1990, p. 192).

51. O comentário de Lacan, penso eu, merece ser detidamente considerado: "É a essa origem indubitável, patente em todo o trabalho de Freud, e à lição que ele nos deixou como chefe de escola, que se deve o fato de o marxismo não ter alcance — e, ao que eu saiba, nenhum marxista mostrou alguma insistência nisso — para questionar seu pensamento em nome de suas inserções históricas. Refiro-me, nomeadamente: à sociedade da monarquia dupla. No que tange aos limites judaizantes em que Freud ficou confinado em suas aversões espirituais; à ordem capitalista que condicionou seu agnosticismo político [...]; e, acrescentaria eu, à ética burguesa, pela qual a dignidade de sua vida vem inspirar-nos um respeito que funciona como inibição, por ter sua obra realizado, sem ser no mal-entendido e na confusão, o ponto de concurso dos únicos homens da verdade que nos restam: o agitador revolucionário, o escritor que com seu estilo marca a língua [...] e o pensamento renovador do ser do qual temos o precursor" (*Escritos*, p. 872).
52. Ver, por exemplo, *SE* VII, pp. 48-9, e *SE* XVI, p. 434. Wortis conta que Freud lhe disse, no início de sua análise com ele, que "a psicanálise exige um grau de franqueza que é inusitado e até impossível na sociedade burguesa" (1954, p. 22).
53. *SE* I, p. 100; ver também *SE* II, p. 17.
54. Citado em Showalter, 1997, p. 7.
55. *SE* X, p. 157.
56. Showalter, 1997, p. 7.
57. *SE* I, p. 24.
58. Showalter, 1997, p. 33.
59. Showalter, 1997, p. 4.

Apêndice II: Sobre a sugestão [pp. 326-30]

1. Freud, que estudou com Charcot em Paris, certa vez comentou com ele que uma descoberta clínica que os dois haviam feito no hospital em que Charcot trabalhava (o Salpêtrière) contradizia uma teoria médica da época (a respeito da hemianopsia), e Charcot deu uma resposta que ficou famosa: *"La théorie c'est bon, mais ça n'empêche pas d'exister"* ("Teoria é bom, mas não impede que isso exista". Ver Freud, *SE* I, p. 139, e *SE* III, p. 13).
2. *SE* II, p. 101.
3. *SE* XVI, p. 449.

Apêndice III: Para uma elucidação da crise do Homem dos Ratos [pp. 331-7]

1. *SE* x, p. 164. É provável que a atribuição desse tipo de onisciência aos pais não seja tão incomum nas crianças pequenas, mas parece um tanto misteriosa no caso dele por ter durado um tempo muito longo. A que propósito lhe serviria? Talvez representasse, simplesmente, um *desejo* de que os pais conhecessem todos os seus pensamentos, para que não lhe fosse possível esconder nada deles, ainda que tentasse. Desse modo, ele receberia um castigo imediato por seus maus pensamentos e não teria de arcar com o ônus de se castigar por eles; os pais o fariam em seu lugar. Mais tarde, ele passou a crer que, se tivesse um mau pensamento sobre alguém, essa pessoa seria prejudicada. Esse parece ser um caso claro de *crença fantasiosa* (ele desejava que seus pensamentos pudessem ter todo esse poder, ao passo que, em geral, sentia-se bastante impotente e pouco viril) ou *pensamento mágico*.
2. Note-se que Lacan diz que todos somos meio paranoicos, na medida em que o ego ou eu é uma construção do tipo nós-contra-eles, eu-contra-o-mundo (ver Fink, 1997, p. 250 n. 44, 2016, Cap. 5).
3. *SE* x, p. 165.
4. *SE* x, p. 165.
5. Também poderíamos lembrar aqui que uma de suas pulsões sexuais primárias envolvia o olhar (escopofilia); é óbvio que a perda dos óculos também tornaria mais difícil *essa* atividade.
6. Ver o mapa fornecido em *SE* x, p. 212 n.
7. Freud, 2000, p. 55; Freud o chama simplesmente de capitão N no relato de caso publicado, ou de "capitão cruel", *SE* x, p. 169.
8. *SE* x, p. 172.
9. *SE* x, p. 168.
10. *SE* x, pp. 217-8.
11. *SE* x, p. 218.
12. *SE* x, p. 211.
13. *SE* x, p. 218. Ao mesmo tempo, no entanto, não estaria ele fazendo de bobo o capitão cruel, que estava tão patentemente errado?
14. A situação poderia ser entendida como ainda mais complexa, já que Ernst descreveu da seguinte maneira o que aconteceu quando o capitão cruel mandou que ele fizesse o pagamento ao tenente A: "Aparecia sempre uma 'sanção' [em sua mente], isto é, a de que ele não devia devolver o dinheiro, ou *aquilo* aconteceria" (*SE* x, p. 168): sua dama e seu pai seriam torturados. Se ele pagasse, os dois seriam torturados; se não pagasse, seriam poupados. O termo "sanção" é meio estranho, mas parece designar aqui uma espécie de regra, princípio ou ameaça: "Não pague, senão...". "Não pague, senão seu pai será atacado por ratos." A objeção dele a isso poderia ter sido: "Mas meu pai é um rato, então, que seja torturado!". Assim, ele

ordenou a si mesmo devolver o dinheiro (mas, ao pagar a dívida do pai, não faria com que o pai deixasse de ser tamanho rato?).
15. *Escritos*, p. 836.

Apêndice IV: Uma interpretação freudiana dos sintomas específicos de Dora [pp. 338-44]

1. *SE* VII, pp. 23-4.
2. *SE* III, pp. 51-2.
3. *SE* II, pp. 86, 147, 203-8; ver também *SE* III, p. 49.
4. *SE* II, pp. 206-8.
5. Deutsch, 1957. Freud acrescenta o seguinte a essa lista: depressão, insociabilidade e *taedium vitae* (tédio, cansaço com a vida), e tece o curioso comentário de que este último "não devia ser inteiramente genuíno" (*SE* VII, p. 24). Diversamente de Anna O., Ida não estava "sujeita a estados de 'ausência', confusão, delírio e alteração de toda a personalidade" (*SE* XI, p. 10).
6. *SE* VII, p. 40.
7. Ver Fink, 2014a, pp. 20 e 143.
8. *SE* VII, p. 22.
9. *SE* VII, pp. 47-8.
10. *Escritos*, p. 220.
11. Nas palavras de Freud, "Dora foi tomada pela desagradável sensação própria da membrana mucosa da entrada do tubo digestivo — isto é, pela repugnância" (*SE* VII, p. 29).
12. *SE* VII, p. 82.
13. Se ela fosse falante de inglês, poderíamos imaginar que a ligação ocorreria através de expressões como *"having a tickle in one's throat"* [sentir cócegas na garganta] e *"having a little slap and tickle"* [dar uns amassos]. Se fosse falante de francês, imaginaríamos a ligação ocorrendo por meio de uma expressão como *"avoir un chat dans la gorge"* [estar com a garganta arranhando] e do vocábulo *chatte* (gata) com o sentido de vagina. Mahony (1996, p. 28) aponta a possível ponte verbal entre o alemão *Kitzel* (coceira ou cócega e, em termos figurados, emoção/palpitação) e *Kitzler* (clitóris), que são termos cognatos. Mas a ligação não precisaria ser puramente verbal: havendo beijado um homem barbudo, em algum momento, ela poderia ter notado que isso fazia cócegas e achado que o mesmo aconteceria com os pelos pubianos da mulher.
14. *SE* VII, pp. 40-1 e 47-54.
15. *SE* VII, p. 39.
16. Freud tenta promover sua explicação mediante o fato de Ida acreditar que escrevia com mais fluência que de hábito quando perdia a voz, como quem escrevesse a

uma pessoa querida distante (na época, pelo menos); no entanto, embora saibamos que o sr. K lhe escreveu de fora, não sabemos se ela lhe escreveu (SE VII, p. 40).
17. Lacan, *Escritos*, p. 220; *O Seminário*, livro 3, pp. 205-6.
18. Mas isso não explicaria, necessariamente, por que ela perdeu a voz durante seis semanas, depois de ver o sr. K ser atropelado na rua por uma charrete, algum tempo após o término da análise.
19. Lacan afirma que Ida desejava a sra. K, na medida em que se identificava (no nível do eu) com o sr. K (e talvez, por extensão, com seu pai, visto imaginar-se no lugar dele, praticando a cunilíngua na sra. K) e, portanto, desejava-a como se fosse homem; ver *O Seminário*, livro 3, pp. 204-6.
20. SE VII, p. 82.
21. SE VII, p. 27.
22. SE VII, pp. 79-80. Freud sugere que a respiração arfante "e as palpitações da histeria e da neurose de angústia são apenas fragmentos isolados do ato do coito" (SE VII, p. 80), e certamente vemos isto no que é chamado, hoje em dia, de ataques de pânico (para exemplo de um caso, ver Fink, 2014a, pp. 22-4).
23. SE VII, p. 82 n. 1.
24. SE VII, p. 163.
25. Ele também escreve que "os fenômenos patológicos nada mais são do que *a atividade sexual do enfermo*" (SE VII, p. 115).
26. SE VII, p. 79. Obviamente, isso implica que Freud não vê a masturbação em si como sintoma; ela pode dizer de algo ou ser "sintomática" de algo que se passa na família da criança, mas não é um sintoma, no sentido psicanalítico de ser uma formação de compromisso, um compromisso entre uma pulsão do isso e uma contraordem do supereu.
27. SE VII, p. 103.
28. Não existiam muletas, na época?
29. SE VII, p. 101.
30. SE VII, p. 103.
31. SE II, p. 79.
32. SE II, pp. 102-3.
33. SE VII, pp. 38 e 22.

Apêndice v: Amostra de correspondências entre os diagnósticos psicanalíticos e os do *DSM-5* [pp. 345-6]

1. Não discuti neste livro como o autismo é conceituado em psicanálise (ver Bettelheim, 1967; Fink, 1995, pp. 78-9; 1997, pp. 91 e 247 n. 30; 2007, pp. 18-19).

Referências bibliográficas

ADAMS, H. E.; WRIGHT, Lester W.; LOHR, B. A. "Is Homophobia Associated with Homosexual Arousal?". *Journal of Abnormal Psychology*, v. 105, n. 3, pp. 440-5, 1996.

AMERICAN PSYCHIATRIC ASSOCIATION (APA). *Diagnostic and Statistical Manual of Mental Disorders*. 5. ed. Washington, DC: Author, 2013.

ANGUS, Lynne et al. "Humanistic Psychotherapy Research 1990-2015: From Methodological Innovation to Evidence-Supported Treatment Outcomes and Beyond". *Psychotherapy Research*, v. 25, n. 3, pp. 330-47, 2015.

APPIGNANESI, Lisa; FORRESTER, John. *Freud's Women*. Nova York: Basic Books, 1992. [Ed. bras.: *As mulheres de Freud*. Trad. de Nana Vaz de Castro e Sofia de Sousa Silva. Rio de Janeiro: Record, 2010.]

ASSOCIATION MONDIALE DE PSYCHANALYSE. *Comment finissent les analyses*. Paris: Seuil, 1994. [Ed. bras.: *Como terminam as análises*. Trad. de Vera Ribeiro. Rio de Janeiro: Zahar, 1995.]

AUSTIN, John. L. *How to Do Things with Words*. Cambridge, Mass.: Harvard University Press, 1962. [Ed. bras.: *Quando dizer é fazer: Palavras e ação*. Trad. de Danilo Marcondes de Souza Filho. Porto Alegre: Artes Médicas, 1990.]

BALDWIN, Yael. *Let's Keep Talking: Lacanian Tales of Love, Sex, and Other Catastrophes*. Londres: Karnac, 2015.

BATEMAN, Anthony; FONAGY, Peter. "8-Year Follow-Up of Patients Treated for Borderline Personality Disorder: Mentalization-Based Treatment versus Treatment as Usual". *American Journal of Psychiatry*, v. 165, pp. 631-8, 2008.

BAUMEISTER, Roy E. et al. "Ego Depletion: Is the Active Self a Limited Resource?". *Journal of Personality and Social Psychology*, v. 74, n. 5, pp. 1252-65, 1998.

BERNHEIMER, Charles. "Introduction, Part 1". In: BERNHEIMER, Charles; KAHANE, Claire (Orgs.). *In Dora's Case*. Nova York: Columbia University Press, 1990. pp. 1-18.

BETTELHEIM, Bruno. *Love Is Not Enough: The Treatment of Emotionally Disturbed Children*. Glencoe, Illinois: The Free Press, 1950.

_____. *Paul and Mary*. Nova York: Doubleday, 1961.

_____. *The Empty Fortress*. Nova York: The Free Press, 1967. [Ed. bras.: *A fortaleza vazia*. São Paulo: Livraria Martins Fontes, 1987.]

_____. *Freud and Man's Soul*. Nova York: Knopf, 1982. [Ed. bras.: *Freud e a alma humana*. Trad. de Álvaro Cabral. 6. ed. São Paulo: Cultrix, 2000.]

_____. *Freud's Vienna & Other Essays*. Nova York: Knopf, 1990. [Ed. bras.: *A Viena de Freud e outros ensaios*. Trad. de Lia Wyler. Rio de Janeiro: Campus, 1991.]

BLANTON, Smiley. *Diary of My Analysis with Sigmund Freud*. Nova York: Hawthorn Books, 1971. [Ed. bras.: *Diário de minha análise com Sigmund Freud*. Trad. de Dante Moreira Leite. São Paulo: Companhia Editora Nacional, 1975.]

BLOOM, Harold. *The Anxiety of Influence: A Theory of Poetry*. Oxford: Oxford University Press, 1973. [Ed. bras.: *A angústia da influência: Uma teoria da poesia*. Trad. de Marcos Santarrita. Rio de Janeiro: Imago, 2002.]

BLOS, Peter. "The Epigenesis of the Adult Neurosis". *The Psychoanalytic Study of the Child*. Nova York: Quadrangle Books, v. 27, p. 130, 1972.

BOLLAS, Christopher. "Expressive Uses of the Countertransference". *Contemporary Psychoanalysis*, n. 19, pp. 1-34, 1983.

BORCH-JACOBSEN, Mikkel. *Remembering Anna O.: A Century of Mystification*. Londres: Routledge, 1996.

BORCH-JACOBSEN, Mikkel; SHAMDASANI, Sonu. *The Freud Files: An Inquiry into the History of Psychoanalysis*. Cambridge: Cambridge University Press, 2012. [Ed. bras.: *Os arquivos Freud: Uma investigação acerca da história da psicanálise*. Trad. de Tiago Novaes. São Paulo: Ed. Unesp, 2014.]

CANEDO, Ana. "L'Expérience dans un cartel de la passe". *WUNSCH Nouvelle Série*, v. 5, pp. 6-7, 2006.

CARDINAL, Marie. *The Words to Say It*. Cambridge, Mass.: Van Vactor & Goodheart, 1983. [Ed. bras.: *Palavras para dizer*. Trad. de Wanda Caldeira Brant. São Paulo: Trajetória Cultural, 1990.]

CARPENTER, Siri. "Freud's Dream Theory Gets Boost from Imaging Work". *APA Monitor*, n. 30, 1999.

CICERO. *On Old Age, on Friendship, on Divination*. Cambridge, Mass.: Harvard University Press, 1923. [Ed. bras.: *Da velhice e Da amizade*. Trad. de Tassilo Orpheu Spalding. São Paulo: Cultrix, 1964.]

CIXOUS, Hélène; CLÉMENT, Catherine. "The Untenable". In: BERNHEIMER, Charles; KAHANE, Claire (Orgs.). *In Dora's Case*. Nova York: Columbia University Press, 1990, pp. 276-325.

CONSUMER Reports. "Does Therapy Help?", pp. 734-9, nov. 1995.

COSGROVE, Lisa et al. "Financial Ties between *DSM-IV* Panel Members and the Pharmaceutical Industry". *Psychotherapy and Psychosomatics*, n. 75, pp. 154-60, 2006.

CREWS, Frederick. "The Unknown Freud". *The New York Review of Books*, n. 55, 18 nov. 1993.

DAVID, Christian. "A Discussion of the Paper by René Major on 'The Revolution of Hysteria'". *International Journal of Psychoanalysis*, n. 55, pp. 393-5, 1974.

DECKER, Hannah S. *Freud, Dora, and Vienna 1900*. Nova York: The Free Press, 1991.

DEUTSCH, Felix. "A Footnote to Freud's 'Fragment of an Analysis of a Case of Hysteria'". *Psychoanalytic Quarterly*, v. 28, n. 2, pp. 159-67, 1957.

DOMINUS, Susan. "What Happened to the Girls in Le Roy?". *The New York Times Magazine*, 7 mar. 2012.

ERIKSON, Erik H. "Reality and Actuality". *Journal of the American Psychoanalytic Association*, n. 10, pp. 451-74, 1962.

FIELDING, Henry. *The History of Tom Jones, a Foundling*. Norwalk: The Easton Press, 1979.

FINK, Bruce. *The Lacanian Subject: Between Language and Jouissance*. Princeton: Princeton University Press, 1995. [Ed. bras.: *O sujeito lacaniano: Entre a linguagem e o gozo*. Trad. de Maria de Lourdes Sette Câmara. Rio de Janeiro: Zahar, 1998.]

_____. *A Clinical Introduction to Lacanian Psychoanalysis: Theory and Technique*. Cambridge, Mass: Harvard University Press, 1997. [Ed. bras.: *Introdução clínica à psicanálise lacaniana*. Trad. de Vera Ribeiro. Rio de Janeiro: Zahar, 2018.]

_____. *Lacan to the Letter: Reading "Écrits" Closely*. Mineápolis: University of Minnesota Press, 2004.

_____. *Fundamentals of Psychoanalytic Technique: A Lacanian Approach for Practitioners*. Nova York: Norton, 2007. [Ed. bras.: *Fundamentos da técnica psicanalítica: Uma abordagem lacaniana para praticantes*. Trad. de Carolina Luchetta e Beatriz Aratangy Berger. São Paulo: Blücher, 2017.]

_____. *The Psychoanalytic Adventures of Inspector Canal*. Londres: Karnac, 2010.

_____. *Death by Analysis: Another Adventure from Inspector Canal's New York Agency*. Londres: Karnac, 2013.

_____. *Against Understanding*: v. 1. *Commentary and critique in a Lacanian Key*. Londres: Routledge, 2014a.

_____. *Against Understanding*: v. 2. *Cases and commentary in a Lacanian Key*. Londres: Routledge, 2014b.

_____. *The Purloined Love*. Londres: Karnac, 2014c.

_____. *Lacan on Love: An Exploration of Lacan's Seminar VIII, Transference*. Cambridge: Polity, 2016.

FREUD, Anna. *The Writings of Anna Freud*: v. 2. *The Ego and the Mechanisms of Defense* (ed. rev.). Nova York: International Universities Press, 1966. [Ed. bras.: *O ego e os mecanismos de defesa*. Trad. de Francisco F. Settineri. Porto Alegre: Artmed, 2016.]

FREUD, Anna; SANDLER, Joseph (Orgs.). *The Analysis of Defense: The Ego and the Mechanisms of Defense Revisited*. Nova York: International Universities Press, 1985.

FREUD, Ernst L. (Org.). *The Letters of Sigmund Freud 1873-1939*. Nova York: Basic Books, 1960.

FREUD, Sigmund. *The Standard Edition of the Complete Psychological Works of Sigmund Freud*. Trad. [para o inglês] de J. Strachey. Londres: Hogarth Press, 1953-74. 24 v. [Ed. bras.: *Edição standard brasileira das obras psicológicas completas de Sigmund Freud/ ESB*. Rio de Janeiro: Imago, 1970-84.]

_____. *The Origins of Psychoanalysis: Letters to Wilhelm Fliess, Drafts and Notes, 1887-1902*. Org. de M. Bonaparte, A. Freud e E. Kris; trad. [para o inglês] de E. Mosbacher e J. Strachey. Nova York: Basic Books, 1954.

_____. *The Complete Letters of Sigmund Freud to Wilhelm Fliess, 1887-1904*. Cambridge, Mass.: Harvard University Press, 1985.

_____. *L'Homme aux rats: Journal d'une analyse*. 6. ed. Paris: PUF, 2000. [Em português, ver por ex. *ESB*, v. x ou *Obras completas*, v. 9. Trad. de Paulo César de Souza. São Paulo: Companhia das Letras, 2013.]

FREUD, Sigmund. *The "Wolfman" and Other Cases*. Trad. [para o inglês] de L. A. Huish. Nova York: Penguin, 2002. [Em português, ver por ex. *ESB*, v. XVII ou *Obras completas*, v. 14. Trad. de Paulo César de Souza. São Paulo: Companhia das Letras, 2010.]

_____. *A Case of Hysteria (Dora)*. Trad. [para o inglês] de A. Bell. Oxford: Oxford University Press, 2013. [Em português, ver por ex. *ESB*, v. VII ou *Obras completas*, v. 6. Trad. de Paulo César de Souza. São Paulo: Companhia das Letras, 2016.]

FREUD, Sigmund; BREUER, Josef. *Studies in Hysteria*. Trad. [para o inglês] de N. Luckhurst. Nova York: Penguin, 2004. [Em português, ver por ex. *ESB*, v. II ou *Obras completas*, v. 2. Trad. de Paulo César de Souza e Laura Barreto. São Paulo: Companhia das Letras, 2016]

FREUD, Sigmund; JUNG, Carl Gustav. In: MCGUIRE, William (Org.). *The Freud/Jung Letters: The Correspondence between Sigmund Freud and C. G. Jung*. Princeton: Princeton University Press, 1974. [Ed. bras.: *Freud/Jung: Correspondência completa*. Rio de Janeiro: Imago, 1976.]

FRIEDMAN, Richard A. "Psychiatry's Identity Crisis", *The International New York Times*, 18-19 jul. 2015.

GALLOP, Jane. "Keys to Dora". In: BERNHEIMER, Charles; KAHANE, Claire (Orgs.). *In Dora's Case*. Nova York: Columbia University Press, 1990. pp. 200-20.

GARDINER, Muriel (Org.). *The Wolf-Man by the Wolf-Man*. Nova York: Basic Books, 1971.

GEARHART, S. "The Scene of Psychoanalysis". In: BERNHEIMER, Charles; KAHANE, Claire (Orgs.). *In Dora's Case*. Nova York: Columbia University Press, 1990. pp. 105-27.

GHEROVICI, Patricia. *The Puerto Rican Syndrome*. Nova York: The Other Press, 2003.

GILL, Merton. M. *Analysis of Transference*: v. 1. *Theory and Technique*. Nova York: International Universities Press, 1982.

GILL, Merton M.; HOFFMAN, Irwin. Z. *Analysis of Transference*: v. 2. *Studies of Nine Audio-recorded Psychoanalytic Sessions*. Nova York: International Universities Press, 1982.

GROOS, Karl. *The Play of Man*. Whitefish, MT: Kessinger, 2007.

GROSE, Anouchka. "Introduction: Reclaiming Hysteria". In: _____ (Org.). *Hysteria Today*. Londres: Karnac, 2016.

GUNN, Dan. *Wool-Gathering*. Londres: Routledge, 2002.

HERBART, Johann Friedrich. *Psychologie als Wissenschaft*. Königsberg: Unzer, 1824.

HIRSCHMÜLLER, Albrecht. *The Life and Work of Josef Breuer: Physiology and Psychoanalysis*. 2. ed. Nova York: New York University Press, 1989.

HOBSON, Allan. *Psychodynamic Neurology: Dreams, Consciousness, and Virtual Reality*. Nova York: CRC Press, 2015.

HORNEY, Karen. *Self-Analysis*. Nova York: Norton, 1942. [Ed. bras.: *Conheça-se a si mesmo: Autoanálise*. Rio de Janeiro: Civilização Brasileira, 1969.]

HUA, Cai. *A Society without Fathers or Husbands: The Na of China*. Nova York: Zone Books, 2008.

IRMA. *La Psychose ordinaire*. Paris: Agalma-Seuil, 2005a.

IRMA. *La Conversation d'Arcachon*. Paris: Agalma-Seuil, 2005b.

_____. *Le Conciliabule d'Angers*. Paris: Agalma-Seuil, 2005c.

JACOBY, Russell. *Social Amnesia: A Critique of Contemporary Psychology from Adler to Laing*. Boston: Beacon Press, 1975. [Ed. bras.: *Amnésia social: Uma crítica à psicologia conformista, de Adler a Laing*. Trad. de Sonia Sales Gomes. Rio de Janeiro: Zahar, 1977.]

JONES, Ernest. *The Life and Work of Sigmund Freud*, v. 1. Nova York: Basic Books, 1953. [Ed. bras.: *A vida e a obra de Sigmund Freud*. Trad. de Julio Castañon Guimarães. Rio de Janeiro: Imago, 1989. 3 v.]

_____. *The Life and Work of Sigmund Freud*, v. 2. Nova York: Basic Books, 1955. [Ed. bras.: *A vida e a obra de Sigmund Freud*. Trad. de Julio Castañon Guimarães. Rio de Janeiro: Imago, 1989. 3 v.]

JOUVET, Michel. *The Paradox of Sleep: The Story of Dreaming*. Cambridge, MA: MIT Press, 1999.

JOUVET, M.; DECHAUME, J.; MICHEL, F. "Étude des mécanismes du sommeil physiologique". *Lyon Médical*, v. 38, n. 18, 1960.

KAHANE, Claire. "Introduction, Part 2". In: BERNHEIMER, Charles; KAHANE, Claire (Orgs.). *In Dora's Case*. Nova York: Columbia University Press, 1990. pp. 19-32.

KANZER, Mark. "The Motor Sphere of the Transference". *Psychoanalytic Quarterly*, n. 35, pp. 522-39, 1966.

KANZER, Mark; GLENN, Jules (Orgs.). *Freud and His Patients*. Nova York: Jason Aronson, 1980.

KARDINER, Abram. *My Analysis with Freud: Reminiscences*. Nova York: Norton, 1977.

KOELLREUTER, Anna (Org.). *What Is this Professor Freud Like? A Diary of an Analysis with Historical Comments*. Londres: Karnac, 2016.

KOESTLER, Arthur. *The Act of Creation: A Study of the Conscious and Unconscious in Science and Art*. Nova York: Dell, 1964.

"LA passe de B.". *Psychanalyse*, n. 3, v. 4, pp. 113-8, 2005.

LACAN, Jacques. *Le Séminaire*, livre 15: *L'Acte psychanalytique* (1967-8), inédito.

_____. *Le Séminaire*, livre 22, *R.S.I.* (1974-5), inédito.

_____. *Le Séminaire*, livre 24: *L'Insu que sait de l'une-bévue s'aile à mourre* (1976-7), inédito.

_____. "Conférences et entretiens dans des universités nord-américaines". *Scilicet*, n. 6/7, pp. 5-63, 1976.

_____. Préface à l'ouvrage de Robert Georgin. In: GEORGIN, R. *Lacan*. 2. ed. Paris: L'Âge d'Homme, 1984, pp. 9-17.

_____. *The Seminar of Jacques Lacan*, book 1, *Freud's Papers on Technique* (1953-4). Trad. [para o inglês] de J. Forrester. Nova York: Norton, 1988a. [Ed. bras.: *O Seminário*, livro 1, *Os escritos técnicos de Freud*. Trad. de Betty Milan. Rio de Janeiro: Zahar, 2009.]

_____. *The Seminar of Jacques Lacan*, book 2, *The Ego in Freud's Theory and in the Technique of Psychoanalysis* (1954-5). Trad. [para o inglês] de S. Tomaselli. Nova York: Norton, 1988b. [Ed. bras.: *O Seminário*, livro 2, *O eu na teoria de Freud e na técnica da psicanálise*. Trad. de M. Christine Laznik Penot, em colab. A. Quinet. Rio de Janeiro: Zahar, 2010.]

LACAN, Jacques. *Television: A Challenge to the Psychoanalytic Establishment*. Trad. [para o inglês] de D. Hollier, R. Krauss e A. Michelson. Nova York: Norton, 1990. [Ed. bras.: *Televisão*. Trad. de Antonio Quinet. Rio de Janeiro: Zahar, 1993.]

_____. *The Seminar of Jacques Lacan*, book 7, *The Ethics of Psychoanalysis* (1959-60). Trad. [para o inglês] de D. Porter. Nova York: Norton, 1992. [Ed. bras.: *O Seminário*, livro 7: *A ética da psicanálise*. Trad. de Antonio Quinet. Rio de Janeiro: Zahar, 1988.]

_____. *The Seminar of Jacques Lacan*, book 3, *The Psychoses* (1955-6). Trad. [para o inglês] de R. Grigg. Nova York: Norton, 1993. [Ed. bras.: *O Seminário*, livro 3: As psicoses. Trad. de Aluísio Menezes. Rio de Janeiro: Zahar, 2010.]

_____. *The Seminar of Jacques Lacan*, book 20, *Encore: On Feminine Sexuality, the Limits of Love and Knowledge* (1972-3). Trad. [para o inglês] de Bruce Fink. Nova York: Norton, 1998a. [Ed. bras.: *O Seminário*, livro 20, *Mais, ainda*. Trad. de M. D. Magno. Rio de Janeiro: Zahar, 1989.]

_____. *Le Séminaire de Jacques Lacan*, livre 5, *Les formations de l'inconscient* (1957-8). Paris: Seuil, 1998b. [Ed. bras.: *O Seminário*, livro 5, *As formações do inconsciente* (1957-8). Trad. de Vera Ribeiro. Rio de Janeiro: Zahar, 1999.]

_____. *Autres écrits*. Paris: Seuil, 2001. [Ed. bras.: *Outros escritos*. Trad. de Vera Ribeiro. Rio de Janeiro: Zahar, 2003.]

_____. *Écrits: The First Complete Edition in English*. Trad. [para o inglês] de Bruce Fink. Nova York: Norton, 2006a. [Ed. bras.: *Escritos*. Trad. de Vera Ribeiro. Rio de Janeiro: Zahar, 1998.]

_____. *Le Séminaire de Jacques Lacan*, livre 16, *D'un Autre à l'autre* (1968-9). Paris: Seuil, 2006b. [Ed. bras.: *O Seminário*, livro 16, *De um Outro ao outro*. Trad. de Vera Ribeiro. Rio de Janeiro: Zahar, 2008.]

_____. *The Seminar of Jacques Lacan*, book 17, *The Other Side of Psychoanalysis* (1969-70). Trad. [para o inglês] de R. Grigg. Nova York: Norton, 2007. [Ed. bras.: *O Seminário*, livro 17, *O avesso da psicanálise*. Trad. de Ari Roitman. Rio de Janeiro: Zahar, 1992.]

_____. *Le Séminaire de Jacques Lacan*, livre 6, *Le désir et son interprétation* (1958-9). Paris: La Martinière, 2013. [Ed. bras.: *O Seminário*, livro 6, *O desejo e sua interpretação*. Trad. de Claudia Berliner. Rio de Janeiro: Zahar, 2016.]

_____. *The Seminar of Jacques Lacan*, book 8, *Transference* (1960-1). Trad. [para o inglês] de Bruce Fink. Cambridge: Polity, 2015. [Ed. bras.: *O Seminário*, livro 8, *A transferência*. Trad. de Dulce Duque Estrada. Rio de Janeiro: Zahar, 1988.]

LEADER, D. "Hysteria Today". In: GROSE, Anouchka (Org.). *Hysteria Today*. Londres: Karnac, 2016.

LEAR, Jonathan. "Give Dora a Break! A Tale of Eros and Emotional Disruption". In: BARTSCH, Shadi; BARTSCHERER, Thomas (Orgs.). *Erotikon: Essays on Eros, Ancient and Modern*. Chicago: University of Chicago Press, 2005.

_____. *Freud*. 2. ed. Londres: Routledge, 2015.

LEICHSENRING, Falk; RABUNG, Sven. "Effectiveness of Long-Term Psychodynamic Psychotherapy: A Meta-Analysis". *Journal of the American Medical Association*, v. 300, n. 13, pp. 1551-65, 2008.

_____. "Long-Term Psychodynamic Psychotherapy in Complex Mental Disorders: Update of a Meta-Analysis". *The British Journal of Psychiatry*, n. 199, pp. 15-22, 2011.

LERAY, Pascal. "L'Expérience de la passe: De la décision aux conséquences". *L'En-je lacanien*, v. 2, n. 11, pp. 7-21, 2008.

LEWIN, K. K. "Dora Revisited". *Psychoanalytic Review*, n. 60, pp. 519-32, 1973.

LINDON, John A. "A Psychoanalytic View of the Family: A Study of Family Member Interactions". *Psychoanalytic Forum*. Nova York: International Universities Press, v. 3, pp. 13-65, 1969.

LOEWENBERG, Peter. *Decoding the Past: The Psychohistorical Approach*. Nova York: Knopf, 1983.

LOHSER, Beate; NEWTON, Peter M. *Unorthodox Freud: The View from the Couch*. Nova York: Guilford, 1996.

LOW, Barbara. "The Psychological Compensations of the Analyst". *International Journal of Psychoanalysis*, n. 16, pp. 1-8, 1935.

MAHONY, Patrick J. *Freud and the Rat Man*. New Haven: Yale University Press, 1986. [Ed. bras.: *Freud e o Homem dos Ratos*. Trad. de Elisabeth Saporiti e Maria da Penha Cataldi. São Paulo: Escuta, 1991.]

_____. *Freud's Dora: A Psychoanalytic, Historical, and Textual Study*. New Haven: Yale University Press, 1996.

MAJOR, Rafalina. "The Revolution of Hysteria". *International Journal of Psychoanalysis*, n. 55, pp. 385-92, 1974.

MARCUS, Steven. *Representations: Essays on Literature and Society*. Nova York: Columbia University Press, 1990.

MARKOWITZ, John Caleb et al. "Is Exposure Necessary? A Randomized Clinical Trial of Interpersonal Psychotherapy for PTSD". *American Journal of Psychiatry*, v. 172, n. 5, pp. 430-40, 2015.

MASSON, Jeffrey. *The Assault on Truth: Freud's Suppression of the Seduction Theory*. Londres: Faber & Faber, 1984. [Ed. bras.: *Atentado à verdade: A supressão da teoria da sedução por Freud*. Trad. de Ana Maria Sarda e Heloisa Gonçalves Barbosa. Rio de Janeiro: José Olympio, 1984.]

MENAND, Louis. "Head Case: Can Psychiatry Be a Acience?". *The New Yorker*, 10 mar. 2010.

MILLER, Jacques-Alain. "Réflexions sur l'enveloppe formelle du symptôme", *Actes de l'E.C.F.*, n. 9, 1985, pp. 67-71.

MILLER, Michael. *Lacanian Psychotherapy: Theory and Practical Applications*. Londres: Routledge, 2011.

MITCHELL, Juliet. *Mad Men and Medusas: Reclaiming Hysteria*. Nova York: Basic Books, 2000.

MOI, Toril. "Representation of Patriarchy: Sexuality and Epistemology in Freud's Dora". In: BERNHEIMER, Charles; KAHANE, Claire (Orgs.). *In Dora's Case*. Nova York: Columbia University Press, 1990. pp. 181-99.

MURAVEN, Mark; BAUMEISTER, Roy F. "Self-Regulation and Depletion of Limited Resources: Does Self-Control Resemble a Muscle?". *Psychological Bulletin*, v. 126, n. 2, pp. 247-59, 2000.

MUSLIN, Hyman; GILL, Merton M. "Transference in the Dora Case". *Journal of the American Psychoanalytic Association*, n. 26, pp. 311-28, 1978.

NEWMAN, Leonard S; DUFF, Kimberley J.; BAUMEISTER, Roy F. "A New Look at Defensive Projection: Thought Suppression, Accessibility, and Biased Person Perception". *Journal of Personality and Social Psychology*, v. 72, n. 5, pp. 980-1001, 1997.

ONFRAY, Michel. *Le Crépuscule d'une idole*. Paris: Bernard Grasset, 2010.

PAUL, Robert. "Purloining Freud: Dora's Letter to Posterity". *American Imago*, v. 63, n. 2, pp. 159-82, 2006.

POPPER, Karl R. *The Logic of Scientific Discovery*. Londres: Hutchinson, 1959. [Ed. bras.: *A lógica da pesquisa científica*. Trad. de Leonidas Hegenberg e Octanny Silveira da Mota. 7. ed. São Paulo: Cultrix, 1998.]

QUINODOZ, Jean-Michel. *Reading Freud: A Chronological Exploration of Freud's Writings*. Londres: Routledge, 2005. [Ed. bras.: *Ler Freud: Guia de leitura da obra de S. Freud*. Trad. de Fátima Murad. Porto Alegre: Artmed, 2007.]

RIEFF, Philip. "Introduction". In: _____. *Freud: Dora, An Analysis of a Case of Hysteria*. Nova York: Collier Books, 1971.

ROAZEN, Paul. *The Historiography of Psychoanalysis*. New Brunswick: Transaction Books, 2001.

ROGERS, Annie G. *The Unsayable: The Hidden Language of Trauma*. Nova York: Random House, 2006.

ROGOW, Arnold A. "A Further Footnote to Freud's 'Fragment of an Analysis of a Case of Hysteria'". *Journal of the American Psychoanalytic Association*, n. 26, pp. 330-56, 1978.

_____. "Dora's Brother". *International Review of Psychoanalysis*, n. 6, pp. 239-59, 1979.

ROSE, Jacqueline; MITCHELL, Juliet. *Feminine Sexuality: Jacques Lacan and the École freudienne*. Nova York: Norton, 1982.

ROSNER, Stanley. "On the Place of Involuntary Restructuring in Change". *Psychotherapy: Theory, Research, Practice, Training*, v. 37, n. 2, pp. 124-33, 2000.

ROSS, David A.; TRAVIS, Michael J.; ARBUCKLE, Melissa R. "The Future of Psychiatry as Clinical Neuroscience: Why Not Now?". *JAMA Psychiatry*, v. 72, n. 5, pp. 413-4, 2015.

SATOW, Roberta. "Where Has All the Hysteria Gone?". *Psychoanalytic Review*, n. 66, pp. 463-77, 1979.

SAUSSURE, Ferdinand de. *Course in General Linguistics*. Nova York: McGraw-Hill, 1959. [Ed. bras.: *Curso de linguística geral*. 22. ed. São Paulo: Cultrix, 2000.]

SCHOENFELD, Bruce. "The Wrath of Grapes". *The International New York Times*, 30-31 maio 2015.

SEARLE, John. *Speech Acts: An Essay in the Philosophy of Language*. Cambridge: Cambridge University Press, 1969.

SEIDENBERG, Robert; PAPATHOMOPOULOS, Evangelos. "Daughters Who Tend Their Fathers". *The Psychoanalytic Study of Society*, Nova York, NY, International Universities Press, n. 2, pp. 135-60, 1962.

SHARFSTEIN, Steven S. "Big Pharma and American Psychiatry: The Good, the Bad, and the Ugly". *Psychiatric News*, v. 40, n. 16, pp. 3-4, 2005.

SHEDLER, Jonathan. "The Efficacy of Psychodynamic Psychotherapy". *American Psychologist*, v. 65, n. 2, pp. 98-109, 2010.

SHOWALTER, Elaine. *Hystories: Hysterical Epidemics and Modern Media*. Nova York: Columbia University Press, 1997. [Ed. bras.: *Histórias histéricas: A histeria e a mídia moderna*. Trad. de Heliete Vaitsman. Rio de Janeiro: Rocco, 2004.]

SOLER, Colette. "L'Expérience énigmatique du psychotique, de Schreber à Joyce". *La Cause Freudienne*, n. 23, pp. 50-9, 1993.

_____. *What Lacan Said about Women*. Nova York: Other Press, 2006. [Ed. bras.: *O que Lacan dizia das mulheres*. Trad. de Vera Ribeiro. Rio de Janeiro: Zahar, 2005.]

_____. *Lacanian Affects: The Function of Affect in Lacan's Work*. Londres: Routledge, 2015.

SOLMS, Mark. *The Feeling Brain: Selected Papers on Neuropsychoanalysis*. Londres: Karnac, 2015.

SOLMS, Mark; PANKSEPP, Jaak. "The 'Id' Knows More than the 'Ego' Admits: Neuropsychoanalytic and Primal Consciousness Perspectives on the Interface between Affective and Cognitive Neuroscience". *Brain Sciences*, v. 2, n, 2, pp. 147--75, 2012.

SOLMS, Mark; TURNBULL, Oliver. *The Brain and the Inner World: An Introduction to the Neuroscience of Subjective Experience*. Nova York, NY: Other Press, 2002.

SPOTO, Donald. *Marilyn Monroe: The Biography*. Nova York: HarperCollins, 1993. [Ed. bras.: *Marilyn Monroe: A biografia*. Trad. de A. B. Pinheiro de Lemos. Rio de Janeiro: Ediouro, 1993.]

SPRENGNETHER, Madelon. "Enforcing Oedipus: Freud and Dora". In: BERNHEIMER, Charles; KAHANE, Claire (Orgs.). *In Dora's Case*. Nova York: Columbia University Press, 1990. pp. 254-75.

STERBA, Richard. "The Fate of the Ego in Analytic Therapy". *International Journal of Psychoanalysis*, n. 15, pp. 2-3, 1934.

SULLOWAY, Frank. *Freud, Biologist of the Mind: Beyond the Psychoanalytic Legend*. Cambridge, Mass.: Harvard University Press, 1979.

SWALES, Stephanie. *Perversion: A Lacanian Psychoanalytic Approach to the Subject*. Londres: Routledge, 2012.

VANHEULE, Stijn. *Diagnosis and the DSM: A Critical Review*. Londres: Palgrave, 2014.

VEITH, Ilza. *Hysteria: The History of a Disease*. Chicago: University of Chicago Press, 1965.

VERHAEGHE, Paul. *On Being Normal and Other Disorders: A Manual for Clinical Psychodiagnostics*. Nova York: Other Press, 2004.

WARNER, Silas L. "Freud's Analysis of Horace Frink, M.D.: A Previously Unexplained Therapeutic Disaster". *Journal of the American Academy of Psychoanalysis*, v. 22, n. 1, pp. 137-52, 1994.

WEBER, Samuel. *The Legend of Freud*. Mineápolis: University of Minnesota Press, 1982.

WEBSTER, Richard. *Why Freud Was Wrong: Sin, Science, and Psychoanalysis*. Nova York: Basic Books, 1995.

WHITAKER, Robert. *Mad in America: Bad Science, Bad Medicine, and the Enduring Mistreatment of the Mentally Ill*. Nova York: Basic Books, 2002.

_____. *Anatomy of an Epidemic: Magic Bullets, Psychiatric Drugs, and the Astonishing Rise of Mental Illness in America*. Nova York: Random House, 2010. [Ed. bras.: *Anatomia de uma epidemia: Pílulas mágicas, drogas psiquiátricas e o aumento assombroso da doença mental*. Trad. de Vera Ribeiro. Rio de Janeiro: Fiocruz, 2017.]

WHITAKER, Robert; COSGROVE, Lisa. *Psychiatry Under the Influence: Institutional Corruption, Social Injury, and Prescriptions for Reform*. ed. rev. Londres: Palgrave Macmillan, 2015.

WINNICOTT, Donald Woods. "The Theory of the Parent-Infant Relationship". In: _____. *The Maturational Processes and the Facilitating Environment*. Londres: Hogarth, 1960, pp. 37-55.

_____. *The Piggle: An Account of the Psychoanalytic Treatment of a Little Girl*. Londres: Hogarth, 1978. [Ed. bras.: *The Piggle: Relato do tratamento psicanalítico de uma menina*. Trad. de Elsa P. Vieira e Rosa L. Martins. Rio de Janeiro: Imago, 1979.]

WITTELS, Fritz. *Sigmund Freud: His Personality, His Teaching, and His School*. Freeport, NY: Books for Libraries Press, 1971.

WORTIS, Joseph. *Fragments of an Analysis with Freud*. Nova York: Simon and Schuster, 1954.

Índice remissivo

Números de páginas em *itálico* referem-se a figuras.

abnegação, 46, 400-1
abstinência, 286, 342, 405
"abulias", 52
abuso sexual, 163, 165-6
ação postergada (posterioridade), 65-6
acidentes, 167, 275, 304
Adler, Ernst, 245
Adler, Gisa, 171-2, 174, 176, 179, 182, 335-7, 375-8
afeto(s), 20, 27, 30-1, 52, 83, 90-4, 96-8, 115, 154, 158, 225, 272, 282, 315, 324-5, 338, 353-4, 360, 362-3, 372; à deriva, mas não recalcado, 97; "apatia afetiva", 96; desconexão entre pensamento e, 89; divergência entre pensamento e, 97; "impróprio", 98; inversão do, 315; isolamento do, 12; nos sonhos, 372; repressão do, 12; reunir pensamentos e, 98; sempre à procura de um meio de "descarga", 93; suprimir o desenvolvimento do afeto como verdadeiro objetivo do recalcamento, 362; transformação do, 94
afonia, 325, 338, 340-1
Against Understanding (Fink), 21
agorafobia, 248, 346
agressão, 28, 189, 275, 350; agressividade, 28, 151, 179, 275, 363; desejo de agredir, 94; dissimulada, 85; impulsos agressivos, 151, 178, 275; libido e, 275; pulsão de, 177
alegoria, 132, 148, 367; escrita alegórica, 367
Além do princípio de prazer (Freud), 156, 371
"alergia" ao trabalho, neurose obsessiva e, 381
alívio: dos microssintomas, 67
alívio dos sintomas, 27, 68-9, 271-2, 276, 329, 340
Allen, Woody, 183
alucinações: em ciclistas da Race Across America, 365
alucinações e delírios, Lacan sobre, 255
alusão, 103, 132
amamentação, 191

ambiguidades, 123; significantes ambíguos e/ou polivalentes nos sonhos, 123
ambivalência, 20, 41, 47, 168, 336; empenho exagerado e, 40-1
amish, renúncia e, 354
amor: Anna O. e a transferência do pai para o médico, 49; "cura pelo amor" (caso Anna O.), 49; desejo e, 217, 388; disfarce do amor e da atração nos sonhos, 151; e relação médico-paciente, 49; hipnose e papel do amor transferencial, 354; materno, 262; paternal, 267; repetições involuntárias nas relações amorosas, 174; vida amorosa, 174, 183, 315
anagramas, 128, 147-8
anais: pessoas designadas como, 189; retentivas, 195
anal, fase (do desenvolvimento libidinal), 191-2, 381
analisandos: asserções positivas, repetição insistente de, 82; atraso nas sessões, 81; beleza de pacientes, analista cativado ou paralisado pela, 315; contratransferência e atração por, 315; deixar que tomem a dianteira para iniciar as sessões, 185; desejo do analisando, 89, 208-9; mundo em mutação dos, 308; "problema apresentado" pelos, 257, 331-2; uso do termo no texto, 14
análise: como profissão que é uma lição de humildade, 230; da defesa, 294; das resistências, 347; "didática", 70, 293, 298, 301, 310, 359, 363, 409; distinção entre análise pessoal e análise didática nos institutos lacanianos, 363; pessoal, 72, 84, 87, 101, 314, 363; "síntese de sílabas", 128; *ver também* psicanálise; psicoterapia
analistas: beleza de pacientes, analista cativado ou paralisado pela, 315; cogitação desproporcional nos, 251; em formação, 70, 101, 292, 294, 407; foco no "aqui e agora" da relação analítica (novas escolas de

psicanálise), 295-6 299; técnica de Freud com os analistas em formação, 294
analogia, 34, 36, 131-3, 148, 351, 363; raciocínio analógico, 133, 357
angústia, 65, 68, 83, 97-8, 115, 233, 279, 282, 362-3, 372, 398, 403; censura e realização de desejo nos sonhos e, 154; fixação da, 279; geração de, 154, 157, 278, 371; histeria de, 255, 398; mental, 280, 282; neurose de, 274, 286-7, 398, 405, 418; "retorno do recalcado" e, 157; TEPT e geração de angústia nos sonhos, 157; transformações de desejos em preocupações, apreensões, angústia ou medo, 83
animais/reino animal, 95, 156-7, 362; deslocamento no, 362; sonhos repetitivos sobre situações traumáticas em, 156
Anna O. (Bertha Pappenheim), caso de, 27, 34, 43-5, 47, 50, 55-9, 61, 65, 113, 156, 263-5, 338-9, 354-5, 357-8, 362, 401; causas precipitantes de sintomas histéricos no, 113; "cura pelo amor" no, 49; impossibilidade de beber água, 44-5, 113, 177, 263, 365; "lucro secundário" da doença no, 264; "sentido" dos sintomas e, 263; sinopse da vida, 43-4; sintomas descritos, 43-48, 263; sofrimento com a *"grande hystérie"*, 338; sonho como microssintoma no, 113; sonhos ou devaneios intensos no, 34; transferência do amor do pai para o médico, 49; visão tendenciosa de Borch-Jacobsen sobre, 355
anorexia, 247, 270, 346
anseios, 134, 177, 261, 301, 350, 373, 400
ansiedade, 67, 82, 256, 326, 346, 399; transtorno de ansiedade generalizada, 248, 286; transtorno de ansiedade social, 248, 346, 399; *ver também* angústia
antecipação, 148
antonomásia, 148
"apatia afetiva", 96
apreensão, 21, 42, 82-3, 85
"aqui e agora" da relação analítica, foco no, 295-6, 299
Aristóteles, 16, 28
arquivos de computador, analogia entre inacessibilidade material inconsciente e, 35
arrependimentos, 46
Artigos sobre técnica (Freud), 23, 201, 203, 241, 252, 380

artista criativo, 148, 364; trabalho criativo, 364
asma, 327, 338, 342
Asperger, síndrome de, 345
asserções positivas, repetição insistente de, 82
Associação Norte-Americana de Psicanálise, 305
Associação Norte-Americana de Psiquiatria, 317, 364, 406
Associação Psicanalítica Internacional, 305
associação/associações: associação livre, 14, 20, 36, 40, 74, 81, 99, 117, 123, 127, 129, 185, 188, 313, 361, 373; cadeia de, 37; do sonhador, 141-2, 145, 369-70; insultos públicos e, 33; pensamentos que formam o pano de fundo do sonho e, 117; pontes associativas (pontes verbais), 92, 128, 361, 417; rimadas, 129; símbolos oníricos e, 145
ato analítico (*l'acte analytique*, para os lacanianos), 301
ato de criação, O (Koestler), 364
atos falhos, 19-20, 23, 36, 64, 73, 158-60, 162, 280, 373; discussão aprofundada dos, 73; Lacan sobre, 159
atraso nas sessões, 81
atuação [*acting out*], 296
atuação interna [*acting in*], 296
autismo, 196, 345, 418; crianças autistas, 196, 345; diagnósticos psicanalítico e do *DSM-5* (amostra de correspondência), 345
autoanálise, 214, 223, 249, 301-2, 389, 413; Freud sobre "autoanálise verdadeira", 301; inutilidade, 249, 301
autocensura, 79, 84, 133, 212, 214-5, 319, 352, 361, 386; *ver também* censura
autocomiseração, 194, 253
autodesconhecimento, 386
Autodidasker (sonho de Freud), 367
automatismos de repetição, 392-3
autopunição, 179, 184, 268, 334-5; sonhos e, 155
autorrecriminação, 50-1, 162, 268

Bauer, Ida *ver* Dora (Ida Bauer), estudo de caso
"bela alma", discussões hegelianas sobre a, 214
beleza de pacientes, analista cativado ou paralisado pela, 315
Bell, Anthea, 312, 411

Bernheim, Hippolyte, 36, 328, 351
Bernheimer, Charles, 413
Bettelheim, Bruno, 14, 196, 348-9, 381, 409, 418
Bíblia: Velho Testamento, 141, 348
Blanton, Smiley, 293-4, 401, 406-7, 409-10
Bohr, Niels, 132
Bollas, Christopher, 397
Borch-Jacobsen, Mikkel, 355-6, 409; visão tendenciosa sobre o caso de Anna O., 355
borderline ver transtorno de personalidade fronteiriça
Brentano, Franz, 359
Breton, André, 323
Breuer, Joseph, 19, 21, 27-8, 40, 43-5, 47-50, 52-3, 58-9, 61-2, 67, 113, 280, 282, 328, 351, 353-8, 362, 414
Brill, Abraham, 298
Brunswick, Ruth Mack, 298, 407
bruxismo (ranger noturno dos dentes), 96, 275
bulimia, 247, 272, 346

Cäcilie M., Frau (caso), 358
cadeia psíquica, sonhos e, 371
"cadeia significante", inconsciente como (Lacan), 33
cancelamento de sessões, políticas de, 304-8
"capitão cruel" (Nemeczek, no caso do Homem dos Ratos), 169, 181, 186, 332-5, 337, 416
Cardinal, Marie, 391, 411
casas (nos sonhos), 129
castigo corporal, caso do Homem dos Ratos e, 183
catacrese, 148
catarse, 14, 28, 328, 350
causa e efeito, relações de, 53, 282
causa psíquica dos sintomas, 280-4
causação, 214; retroativa, 67
causas precipitantes de sintomas, 52
Celexa (medicamento), 284
cenário repetitivo (no caso do Homem dos Ratos), 173
censura: contornar barreiras e, 86; modelo freudiano da mente humana e, 131; tiques faciais e, 95; *ver também* autocensura
censura postal (na época de Freud), 131
cérebro, 157, 280, 283-4, 290; atividade cerebral, 283-4; desequilíbrios químicos do, 284; medicamentos psicotrópicos e declínio progressivo do, 290

Charcot, Jean-Martin, 33, 36, 325, 328-9, 415
Chaucer, Geoffrey, 76, 359
chiste: trabalho do chiste e trabalho do sonho e, 373
chiste e sua relação com o inconsciente, O (Freud), 32, 368
chistes: estruturados como sintomas, 373
Cícero, 101
"cisão da consciência", 38, 55, 352
ciúme, 219, 222, 360
claudicação, 247, 338, 343
claustrofobia, 277
Clément, Catherine, 415
Clérambault, Gaëtan Gatian de, 398
coito interrompido, 286
colapso nervoso, 286
colar da rainha, O (Dumas), 327
"complacência somática", 340
complexo de Édipo, 14, 192, 223, 348
"compreensão consciente" dos problemas pessoais, 301
compromisso, formação de, 12, 51, 57, 95-6, 133, 177, 261, 336, 418; histeria e, 177; sintomas e sonhos como, 131
compulsão/compulsões: à repetição, 174, 392-3; "compulsões mentais", 398; sintomatologia e, 269
comunicação prematura de soluções, advertência de Freud contra a, 216, 250-1
"concentração", estado hipnótico e, 36
condensação, 20, 129-30, 133, 148, 154
condition seconde ("segunda consciência"), 33, 38
Conferências introdutórias sobre psicanálise (Freud), 7, 23, 67, 162, 258, 260, 262, 266, 268, 273, 280, 285, 289, 397
"conflito", solução do (na neurose obsessiva e na histeria), 324
consciência: "cisão" da, 38, 55, 352; "compreensão consciente", 301; consciente, o, 78-9, 88, 131, 301, 386, 395; *double conscience*, 357; estados alterados de, 46, 61-2, 358; "fluxo de consciência", 37, 129; inconsciente como "língua estrangeira" para a, 87, 112; inconsciente inadmissível na, 34; "segunda consciência" (*condition seconde*), 33, 38
"considerações de representabilidade", pensamentos oníricos e, 122
conteúdo latente, 20, 111, 113, 115-9, 144, 147, 349, 372

conteúdo manifesto, 20, 103, 111-3, 115, 117-9, 126, 147, 372
Contos da Cantuária (Chaucer), 359
contradesejo, desejo e, 344
contraintuitivo, desejo, 401
contratransferência, 20, 236, 243-5, 315, 317, 397, 413; atração por analisandos e, 315; definição freudiana de, 244; definição lacaniana de, 245; simbólica, 317; supervisão e, 315; *ver também* transferência(s)
"contravontade histérica", 40
conversão, 12, 52, 112, 255, 338, 356, 397; histeria de, 255; "retorno do recalcado" no corpo como, 338; transtorno conversivo, 19, 247, 346, 356
"coordenadas simbólicas" no caso do Homem dos Ratos, 173
"coragem moral", 302
corpo, "retorno do recalcado" no, 338
"covardia moral", 302
crença fantasiosa, Homem dos Ratos e, 416
crianças: abuso físico e sexual, 165-6; autistas, 196, 345; mecanismo *tu quoque* usado pelas, 319; prazer no *nonsense*, 368
crimes, *cui bono* versus *cui prodest* e, 135
critério de falsificabilidade (Popper), 155
críticos literários como psicanalistas autodesignados de Freud, 318, 321, 414
cui bono versus *cui prodest*, 135; motivação oculta, *cui bono* e, 367
culpa: obsessivos e, 163; sentimento inconsciente de, 362-3
"culto à personalidade", 396
cunilíngua, 206, 339, 384, 418
cura pela fala, 68, 310
"cura pelo amor" (caso Anna O.), 49
curas pela fé, 326
Cymbalta (medicamento), 284

Decker, Hannah S., 382, 412
"decodificação", método de (na interpretação dos sonhos), 141-2, 369
defesa, 12, 294-5, 315, 332, 348, 362; análise da, 294; Freud sobre, 12
delírios e alucinações, Lacan sobre, 255
demência precoce, 286, 297
depressão, 57, 71, 128, 248, 284, 417; maníaca (transtorno bipolar), 248, 346
Derrida, Jacques, 361
"descarga", afeto sempre à procura de um meio de, 93

Descartes, René: *partes extra partes* cartesiano, 18
desconexão entre pensamento e afeto, 89
desejo(s): amor e, 217, 388; caráter positivo ou negativo de realização de, 274; contradesejo e, 344; contraintuitivo, 401; de agredir, 94; de dormir, 365; do analisando, 89, 208-9; ferramentas freudianas para localizá-los nos sonhos, 147; inacessibilidade radical dos pensamentos e desejos recalcados, 34-5; inconscientes, 82, 87, 111, 131, 133, 138, 140, 143, 154, 158, 265, 349, 366, 379; insatisfeito, 159, 267, 402; Lacan sobre a "metonímia do desejo", 198; medo encobrindo o desejo recalcado, 83, 85, 178; protesto contra os desejos parentais, 196; realizado nos sonhos, 102, 135, 137-8, 154, 157-9, 265, 274; recalcados, 85, 152; reconstrução do, 140; renúncia a, 31, 350, 354; secretos, 116, 250; sexuais, 177-8, 217, 340-1, 370, 388, 402; sintomas que envolvem, 265; transformações de desejos em preocupações, apreensões, angústia ou medo, 83
"desenvolvimento da verdade", Lacan sobre, 215
deslocamento, 12, 20, 89, 97-8, 130, 132-3, 148-9, 151, 154, 362, 412; da raiva, 89; no reino animal, 362
desmame, 191, 381
desmentidos, 76, 78, 80-1; *ver também* ressalvas
"destino", efeitos paralisantes do, 173
Deutsch, Felix, 338, 343, 382, 417
devaneio(s), 21, 34, 36, 46, 55, 61, 69, 73, 108, 140, 158-9, 163-4, 303, 372; Anna O. e, 34; discussão aprofundada dos, 73; dissociação e, 62; fantasias e, 21, 159; intensos, 34; no presente, 159
"dever filial" e conflito com o prazer, 51, 57-8, 264, 339
diagnóstico(s): "constelações" de sintomas e, 256; diagnóstico-relâmpago e tratamento "expresso", 250; diagnósticos psicanalítico e do *DSM-5* (amostra de correspondência), 287, 345; no mundo psicoterapêutico contemporâneo, 256
Diário de minha análise com Sigmund Freud (Blanton), 293
diferença entre sugestão e interpretação psicanalítica, 329-30

digressão, 148
disfarce(s), 85, 94, 117, 148, 151; do amor e da atração, 151; no dia a dia, 152; nos sonhos, 102, 116-7, 148, 151-2; projeção e, 79
disfunção erétil, 190, 206, 384
dissimulada, agressão, 85
dissociação, 34, 62-3; transtorno de identidade dissociativa, 248
distorções, 17, 150-1, 267
distúrbios motores, 345
divã analítico, 302
doença, "lucro secundário" da, 58, 264
doenças, falta às sessões por, 304-5
doenças nervosas, 286, 355
"dona de casa", psicose da, 206
dor de cabeça, 44, 248, 280, 282, 299, 326
Dora (Ida Bauer), caso, 19, 21, 23, 201-253, 312-3, 322, 372, 382, 384, 394, 397, 411-4; a análise do caso Dora feita por Marcus de um ponto de vista literário, 412; abordagem "penetrante" de Freud no, 241; ambições intelectuais de Freud no, 246; capa da retradução (2013), 411; contratransferência simbólica de Freud no, 317; críticas contundentes ao, 312; críticos agindo com Freud como ele agiu com Ida, 312, 411; definição freudiana das transferências no, 231; duração aproximada do tratamento de, 202; "entrada" de Ida em análise, 206; estudos analíticos e "identidade real" de Dora, 382; Ida como esteio dos encontros amorosos do pai, 215; Ida como mestra do *bridge*, numa fase posterior da vida, 390; Ida como objeto de troca no, 322; ideias preconcebidas de Freud no, 245, 315, 317; impacto da beleza de Ida em Freud, 315; interesse homossexual, que Freud postula haver desconsiderado no, 242; interpretação freudiana dos sintomas específicos de, 225; leitura de Bernheimer do, 413; Marcus sobre a "estrutura novelesca" do, 397; "mistério da feminilidade" e, 227-8; mistérios adicionais do, 220; "Notas preliminares" de Freud no, 202; os porquês da acusação de Ida, 216; proposta do sr. K no, 218, 220, 224-5, 239, 317, 343; queixa inicial no começo do tratamento, 212; retorno de Ida a Freud após o término da análise, 250; situação de Ida, 205, 312; sofrimento com uma *petite hystérie*, 338; técnica analítica freudiana inicial e, 201; término da análise de, 232, 250; transferência negativa no, 238, 240-1; três registros lacanianos e críticas de Lacan ao trabalho de Freud com Ida, 252
double conscience, 357
DSM-5, 107, 196, 290, 345, 356, 375, 399, 418; amostra de correspondência entre diagnósticos psicanalíticos e diagnósticos do, 287, 345-6; autismo/transtorno do espectro autista no, 196, 345; autores sobre a finalidade do, 107; critérios de diagnóstico do transtorno obsessivo-compulsivo no, 248; financiamento de pesquisas por empresas farmacêuticas e, 248, 290, 406; transtorno de estresse pós-traumático (TEPT) no, 399
Dumas, Alexandre, 202, 327
duplos sentidos, 123-4
duração variável, sessão de (tempo lógico lacaniano), 307
dúvidas: e hesitações no texto do sonho, concentração nas, 127; no cenário psíquico do obsessivo, 180

efeito placebo, 326
efeitos paralisantes do "destino", 173
Einstein, Albert, 14, 396
Eissler, Kurt, 412
elaboração: das transferências, 236; do sintoma, 174
elevadores, fobia/medo de, 54, 277-8
elipse, 148, 178-9; recalcamento e elisão das ideias que fazem as ligações, 179
Elizabeth, imperatriz da Áustria, 348
Emma (pseudônimo), caso de, 65-7
Emmy von N., caso de, 40-2, 329, 351, 353-4, 379, 410; "ideias assustadoras" de, 379; sintomas rastreáveis e, 40; uso freudiano da sugestão com, 40
empenho exagerado, ambivalência e, 40-1
"encontros preliminares" (ou "entrevistas preliminares"), 303
"engenharia reversa" da psicanálise, 119
Erdmann, Johann Eduard, 106
Eros, 275
escansão, 301, 386
escopofilia, Homem dos Ratos e, 177, 416
Escritos (Lacan), 20, 148, 212, 252, 300, 350, 364, 367-8, 387-8
esfíncteres, 191, 193, 197, 381
esgotamento nervoso, 285

"espelho", analista como, 292, 295, 360
esquecimento, 89, 92, 167, 275, 312
esquizofrenia, 286-7, 297-8, 346
estados alterados, 61-2, 358; rastreamento da origem do sintoma e, 46; recalcamento baseado no isolamento e, 61
Estados Unidos, 143, 168, 298, 360, 410; sul dos, 360
estafa, 286
estranho numa terra estranha, Um (Heinlein), 296
estratégias de isolamento, ubiquidade das, 32
estrutura clínica, 44, 269-70, 297, 331
estrutura geral, amenizada aos poucos, 169
estrutura, sintoma não equivalente à, 268
estruturalista, Freud como (para Lacan), 14
Estudos sobre a histeria (Freud e Breuer), 21, 27, 40, 49, 162, 202, 280-1, 310, 397, 410
eu (ego), 33, 56-7, 294-5, 301, 349-50, 353, 365, 394, 416, 418; psicólogos do, 294, 349; voltar-se contra o, 275
"eu bom" versus "eu mau", 34, 55-6, 133, 177, 341
"eu observador", 236
"eu e o isso, O" (Freud), 11, 363
eventos significativos, registro mental de, 40
evitação, 54, 180, 302, 337; neurose e, 54, 180
exorcismo, 326, 328
expressões idiomáticas, 123, 127, 145, 154, 282, 313; causa psíquica dos sintomas e, 282; gozo e, 282; tiradas do contexto do sonho, 122; vienenses, 145

"facções em guerra" dentro das pessoas, 94-5
fadiga crônica, síndrome da, 247
fala: cura pela, 68, 310; sintomas e, 27, 284; sonhos sem expressões faladas, 120; terapia da, 310; terapias da, 43
falo, 226; "gozo fálico", 253; símbolos fálicos, 59, 143, 369; *ver também* pênis
falsificabilidade, critério de (Popper), 155
faltas às sessões, cobrança das, 304-6
fantasia(s): abuso físico e sexual de crianças e, 165-6; baseadas em lembranças, 165; crença fantasiosa no Homem dos Ratos, 416; desejos insatisfeitos como força motriz das, 159; devaneios e, 21; devaneios e fantasias no presente, 159; discussão aprofundada das, 73; "fundamental", 229, 272-3, 392; sexuais, 165, 262, 343; violentas, 348
farmacêuticas, companhias ("Big Farma"), 248, 290, 406
fases do desenvolvimento da libido, 191-2, 381
Fé demais não cheira bem (filme), 327
feminilidade, 225-8, 242, 300, 369, 391, 414; histeria e, 225; Lacan sobre o "mistério da feminilidade", 227-8
Feminine Sexuality (Mitchell e Rose), 413
feminismo, 321; críticas feministas, quadro de referência e, 322; feministas sobre a histeria, 414-5
Fenichel, Hannah, 412
Fenomenologia do espírito (Hegel), 214
férias, 286; marcação das sessões e, 305-6
fibromialgia, 247
Fichte, Johann Gottlieb, 106
"figuras compósitas" nos sonhos, 129
filmes e vídeos, sonhos e, 365
Fliess, Wilhelm, 224, 301, 409
"fluxo de consciência", 37, 129
fobia(s), 20, 85, 293, 346, 398, 405; agorafobia, 346; claustrofobia, 277; de elevadores, 54, 277-8; diagnósticos psicanalítico e do *DSM-5* (amostra de correspondência), 346; em histéricos e obsessivos, 405; fobia social, 346; fóbicos, 180, 196, 271-2; formação de uma fobia na visão de Freud, 398; medo de voar, 54, 85, 196, 272
foraclusão, 196, 256, 298, 398
formação reativa, 12
"Fragmento da análise de um caso de histeria" (Freud), 7, 23, 73, 212, 220, 233-4, 243, 266, 312, 321, 397
Fragments of an Analysis with Freud (Wortis), 293, 409
Francisco José, imperador da Áustria, 348
Franklin, Benjamin, 327
Freud (Lear), 14
Freud, Anna, 321, 409
Freud, Ernst, 187
Freud, Sigmund: ambições intelectuais no caso Dora, 246; Bettelheim sobre, 14; Blanton sobre sua análise com, 293-4; carta a Jung sobre o caso do Homem dos Ratos, 169, 378; causas da neurose obsessiva e da histeria na visão de, 163; cenário repetitivo no caso do Homem

dos Ratos e, 173; como um clínico (para Fink), 14-5; como produto de sua classe socioeconômica, 323; contexto do estudo freudiano dos sonhos, 104; contratransferência definida por, 244; críticos de, 309-25; críticos literários como psicanalistas autodesignados de, 318, 321, 414; divisão do campo psíquico em consciente e inconsciente como premissa fundamental da psicanálise, 11; Einstein sobre, 14; encaminhamento de pacientes a, 298, 410; estrutura e sintoma às vezes confundidos por, 270; estruturalista (para Lacan), 14; Fliess e, 224, 301; Hesse sobre, 14; ideias preconceituosas no caso Dora e contratransferência simbólica de, 317; invenção do gênero literário dos estudos de caso, 397; Lacan sobre, 14; limites da autoanálise e, 223, 249, 301; Low sobre, 14; "malhação de Freud", 309-12, 414; Mann sobre, 14; modelo freudiano da mente humana, 131; preconceitos de Freud no campo da sexualidade, 300; psicanálise definida por, 162; rejeição da teoria da sedução na análise dos sonhos, 163; sobre "afeto impróprio", 98; sobre "arquivos de lembranças", 351; sobre "autoanálise verdadeira", 301; sobre "complacência somática", 340; sobre "lembranças encobridoras", 352; sobre "psiconeuroses" versus "neuroses atuais", 285-7, 405; sobre "sentido" dos sintomas, 262-3; sobre a análise dos sonhos, 163; sobre a ideia de "sentimentos inconscientes", 363; sobre a negação, 74; sobre a premissa fundamental da psicanálise, 11; sobre afeto sempre à procura de um meio de "descarga", 93; sobre fobias, 293, 398; sobre o analista como "espelho", 292, 295, 360; sobre o objetivo principal da psicanálise, 407; sobre o processo duplo de transformação na interpretação dos sonhos, 111-2; sobre reminiscências e histeria, 46; sobre superação das resistências, 69, 186, 347; sobre transferência, 12, 234; sobre tratamento hipnótico, 351; sobre tratamento psicanalítico, 186; Sulloway sobre, 14; termos topológicos usados por, 357; Wortis sobre sua "análise didática" com, 293
Freud's Dora (Mahony), 319, 382
Friedman, Richard A., 283-4
Frink, Horace, 298-9, 408-9
"frustração interna" versus "frustração externa", 401
Fundamentos da técnica psicanalítica (Fink), 21

gagueira, 354
Galeno, 390
Gardiner, Muriel, 298, 408
gays *ver* homossexualidade
Gearhart, Suzanne, 413
gênero literário dos estudos de caso, 397
Genie (filme), 183
genital, fase (do desenvolvimento libidinal), 192
Gere, Richard, 401
"Glory Glory Psychotherapy" (canção), 143
Goethe, Johann Wolfgang von, 364
gozo, 20, 182, 195, 197, 229, 240, 253, 255, 273-4, 282, 301, 342, 373-4, 379-81, 388, 392, 398, 402-3; ato analítico (*l'acte analytique*) e, 301; "fálico", 253; "ilícito", 195; neurose obsessiva e, 181-3; perda de, 192; proporcionado pelos sonhos, 373; repetição de um encontro traumático precoce com o, 267; símbolos, expressões idiomáticas e, 282
Greenson, Ralph, 307
guerra, neurose de, 247-8

Hannak, Hilde, 412
"harmonia a quatro vozes", rastreamento da origem do sintoma e, 70, 236
Hegel, Georg Wilhelm Friedrich, 214, 386
Heinlein, Robert, 296
Helmholtz, Hermann von, 364
Hennessy, Kristen, 164
Herbart, J. F., 350
"hermenêutica", abordagem (na interpretação dos sonhos), 152
hesitações e dúvidas no texto do sonho, concentração nas, 127
Hesse, Hermann, 14
Hildebrandt, F. W., 105-6
hipérbato, 148
hipérbole, 148
hipnose, 14, 36, 40, 44, 68, 71, 73, 102, 104, 240, 290, 310, 326, 328-9, 351, 353-4; "concentração" e, 36; descoberta por Freud (através do trabalho de Liébeault e Bernheim), 36; Emmy von N. e, 40; estado hipnótico e resistência, 36; Freud sobre

tratamento hipnótico, 351; no caso de
Lucy R., 71; papel do amor transferencial
e, 354; sugestão e, 290, 326; sugestões pós-
-hipnóticas, 328-9
Hipócrates, 390
hipotipose, 148
Hirschmüller, Albrecht, 355
histeria, 7, 19-20, 23, 44, 61-2, 73, 162-3, 177,
179, 205, 212, 220, 228, 233-4, 243-4, 246-8,
255, 266, 268, 272, 274-5, 286-7, 298, 312-3,
321, 323-5, 338-9, 351, 358, 390, 397, 405;
abolida do *DSM* (1980), 248; Bollas sobre,
397; caráter positivo de realização de
desejo na, 274; causa da histeria na visão
de Freud, 163; como grito de socorro,
415; "contravontade histérica", 40; de
angústia, 255, 398; de conversão, 255; diagnóstico psicanalítico e do *DSM-5* (amostra
de correspondência), 346; distinção lacaniana entre histeria e neurose obsessiva,
403; feminilidade e, 225; feministas sobre
a, 414-5; formação de compromisso e,
177; Galeno sobre, 390; *grande hystérie* de
Anna O., 338; Hipócrates sobre *hysterikos*,
390; Lacan sobre o discurso da histérica, 396; "linguagem da histeria", 324-5;
masculina, 325; Micale sobre, 324; na
atualidade, 247-8; nojo em histéricos, 163;
nomes novos da, 247-8; obsessivos; tentativa freudiana de distinguir sintomas
histéricos dos sintomas obsessivos, 272;
petite hystérie de Dora, 338; reminiscências e, 46; sintomas histéricos, 52, 113,
165, 248, 272, 274-5, 324, 342; solução do
conflito característica da, 324; *ver também*
Dora (Ida Bauer), estudo de caso
Homem dos Lobos, caso do, 19, 298
Homem dos Ratos (Ernst Langer), caso
do, 19, 23, 84, 167-99, 201-2, 243, 265, 272,
276, 323, 331-3, 338, 363, 374, 376-8, 380-1,
409, 411, 416; alusões ao homoerotismo
no, 380; "capitão cruel" (Nemeczek) no,
169, 181, 186, 332-5, 337, 416; características das relações do, 378; carta de Freud
a Jung sobre o caso do Homem dos
Ratos, 169, 378; castigo corporal e, 183;
"causa precipitante" da doença na idade
adulta, 169-70; cenário repetitivo no, 173;
"complexo dos ratos" no, 188, 272, 276;
comprometimento da capacidade de
estudar e trabalhar, 170; crença fantasiosa
e, 416; cronologia do, 170-1; cronologia e
momentos decisivos no, 170; debate sobre
a verdadeira identidade do Homem dos
Ratos, 374; disfarce da identidade do Homem dos Ratos por Freud, 374, 377; duração e frequência do tratamento do, 187-8;
escopofilia no, 177, 416; esquematização
da neurose obsessiva do, 178; estrutura
dos sintomas obsessivos do, 177; gozo
na neurose obsessiva e, 181-2; identidade
do, 374, 377; indecisão e insegurança na
vida do, 167, 180; Mahony sobre o debate
acerca da verdadeira identidade do, 374;
neurose infantil e, 184; neurose obsessiva
plenamente formada aos seis anos, 175,
178, 184; pensamentos invasivos do, 167,
175, 179; "pincenê", episódio do, 177, 276,
332, 336, 376; repetição de "coordenadas
simbólicas" das dificuldades dos pais no,
173; resolução do "complexo dos ratos",
188, 272; sintomas primários e secundários no, 174; transferência e transferências
no, 185; *ver também* neurose obsessiva
homossexualidade, 220, 389, 399; alusões ao
homoerotismo no caso de Ernst Langer,
380; como escolha de objeto sexual, 389;
"correntes homossexuais" de sentimentos, 223-4, 347; "egodistônica", 399;
eliminada do DSM (1973), 399; excitação
homossexual, 399; interesse homossexual, que Freud postula haver desconsiderado no caso Dora, 242; tendências
homossexuais, 389
honorários de analistas, 188, 311
Horney, 223
Hyppolite, Jean, 73
"*hysterikos*", Hipócrates sobre, 390

Ida *ver* Dora (Ida Bauer), estudo de caso
ideias: "antitéticas", 40; "ideia absurda",
abordagem discreta da, 88; ideia disparatada, 88; ideia recalcada, 31, 74, 97;
ideias abstratas em sonhos, 122; "ideias
assustadoras" de Emmy von N., 379;
"involuntárias", 63; recalcamento e elisão
das ideias que fazem as ligações, 179;
tradução de ideias em imagens, 118; *ver
também* pensamentos
imagens, tradução de ideias em, 118
imaginário, registro (Lacan), 230, 252, 398,
406, 411

inacessibilidade radical dos pensamentos e desejos recalcados, 34-5
inconsciente, 0, 12-3, 32, 38, 71, 73, 78-9, 84, 87-8, 125, 131-2, 138, 140, 230, 240, 258, 273, 289, 294, 298-9, 301-3, 350, 353, 363, 368, 395, 401; afirmações negativas e, 74; analogia entre inacessibilidade material inconsciente e arquivos/vírus de computador, 35-7; ato analítico (*l'acte analytique*) e, 301; barreira permeável entre consciente e, 73; como "cadeia significante" para Lacan, 33; como "língua estrangeira" para a consciência, 87, 112; como o oposto exato do consciente, 84; conflito dinâmico entre consciente e, 162; distinção freudiana entre a latência e, 38, 353; divisão do campo psíquico em consciente e inconsciente como premissa fundamental da psicanálise, 11; estruturado como uma linguagem, 138, 140, 368; fala e, 395; inadmissível na consciência, 34; interpretação dos sonhos; como via régia para o, 104; Lacan sobre a inacessibilidade como fundamento do, 38; modelo freudiano da mente e, 131; não cria uma "psicologia profunda", 55; psicose e, 161-2, 298, 352; "sentimentos inconscientes", Freud sobre a ideia de, 363; traumas e, 37
indecisão, 167; importância nos sonhos, 125; neurose obsessiva e, 167, 180
indigestão, 273, 339
inércia, princípio da, 53
"injeção de Irma" (sonho de Freud), 129-30, 366
Instituto Nacional de Saúde Mental (Washington), 291
institutos lacanianos, 101, 363
insultos públicos, 31, 64; lembrança isolada da experiência e, 64; recalcamento e, 31, 350
intencionalidade intensa, sintomas rasteáveis e, 41
intenções ocultas, valor heurístico das situações hipotéticas e, 85
interpretação dos sonhos, 22, 101-2, 104, 114, 125, 138, 141, 152, 154, 205, 244, 246, 369, 396; abordagem "hermenêutica" na, 152; como interpretar elementos oníricos isolados, 148; como via régia para o inconsciente, 104; ferramentas para a, 147; Freud sobre o processo duplo de transformação na, 111-2; "método de decodificação" na,

141-2, 369; simbolismo onírico de validade universal, 141-2, 369; símbolos fálicos e, 59, 143, 369; superestimação da importância dos símbolos na, 141; *Übertragung* ("transferência" ou "translação") e, 112
interpretação dos sonhos, A (Freud), 22, 33-4, 38, 55, 59, 98, 101-2, 104, 112-3, 119, 122, 127, 131, 138, 141-4, 146-7, 154-5, 158, 165, 204-5, 258, 265, 304, 310, 363, 369, 387
interpretação oracular, 301
interpretação psicanalítica, diferença entre sugestão e, 329-30
intersubjetivistas, 295
intestino irritável, distúrbio (ou síndrome) do, 339
intuição, 17-8, 131, 155, 159-60, 229, 349
inversões, 212, 386; interpretação dos sonhos e, 148, 151; Lacan sobre "inversões dialéticas" no caso Dora, 222, 225; Lacan sobre inversões ao reinterpretar o trabalho de Freud, 386
investimento libidinal, 405
ironia, 148
isolamento, 12, 20, 32-4, 63, 83, 351; analogia com memória de acesso aleatório (RAM) de computadores, 34; do afeto, 12; recalcamento baseado no, 32, 61; religiões e, 32; resgatar uma lembrança de seu isolamento das outras lembranças, 63; ubiquidade das estratégias de, 32
isso (id), 11, 56, 177, 189, 334, 336, 363, 418

Jagger, Mick, 197
Jahoda, Marie, 412
Janet, Pierre, 328
Jawlensky, Alexej von, 411
Jeannie é um gênio (série de TV), 63
Jó, Livro de, 162
Jobs, Steve, 88-9
Jones, Ernest, 49, 244, 355, 374, 376, 378, 383-4, 409
Joyce, James, 298
"juízo", função freudiana do, 76, 359
Júlio César (Shakespeare), 317
Jung, Carl Gustav: carta de Freud a Jung sobre o caso do Homem dos Ratos, 169, 378; "psicologia profunda" e, 357

Kardiner, Abram, 407-9
kleinianos, 295
Koestler, Arthur, 364

Lacan, Jacques, 12-5, 20-1, 33, 38, 46-7, 55, 66, 73, 81, 108, 140, 148, 173, 192, 195-6, 198, 206, 209, 212-5, 217, 222-3, 225, 227-30, 234, 242, 252, 255, 268, 273, 289, 298, 300, 302, 307, 312, 323, 330, 336, 339-40; contratransferência definida por, 245; contribuições para o estudo dos sintomas, 405-6; distinção entre histeria e neurose obsessiva, 403; *Escritos*, 20, 148, 212, 252, 300, 350, 364, 367-8, 387-8; foraclusão, 196, 256, 298, 398; Freud visto por, 14; modelo da posterioridade e, 66-7; *Outros escritos*, 20, 395; *Seminários*, 15, 20, 192, 206, 230, 273, 289, 300, 348, 354, 373, 378, 387, 393-4, 396; sobre "fenômenos elementares" da psicose, 255; sobre a "fantasia fundamental", 392; sobre a "metonímia do desejo", 198; sobre a "segunda inversão dialética" no caso Dora, 222; sobre a "terceira inversão dialética" no caso Dora, 225; sobre a atuação [*acting out*], 297; sobre a inacessibilidade como fundamento do inconsciente, 38; sobre a repetição como um dos "quatro conceitos fundamentais da psicanálise", 378; sobre a transferência, 12-3, 393; sobre alucinações e delírios, 255; sobre atos falhos, 159; sobre desejos realizados nos sonhos, 135; sobre fala e inconsciente, 395; sobre Freud como produto de sua classe socioeconômica, 323; sobre inversões ao reinterpretar o trabalho de Freud, 386; sobre *méconnaissance* ["ignorância ou descaso proposital"], 358; sobre o "desenvolvimento da verdade", 215; sobre o "mistério da feminilidade", 227-8; sobre o discurso da histérica, 396; sobre o inconsciente como "cadeia significante", 33; sobre o inconsciente na psicose, 298; *Televisão*, 302; tempo lógico (sessão lacaniana de duração variável), 307; transferência definida por, 12-3; três registros lacanianos, os (o imaginário, o simbólico e o real), 230, 252, 398, 406
Lacan on Love (Fink), 21
lacanianos, 101-2, 300, 303; abordagem para os psicóticos, 299-300; ato analítico (*l'acte analytique*), 301; divã analítico com psicóticos e, 303; "encontros preliminares" (ou "entrevistas preliminares") e, 303; institutos lacanianos, 101, 363; neuróticos e, 299; passe (procedimento institucional lacaniano), 101
Langer, Ernst *ver* Homem dos Ratos (Ernst Langer), caso do
Langer, Heinrich, 172
lapsos: de linguagem, 19, 110, 140, 158, 160-1, 365, 373; discussão aprofundada dos, 73; escuta de, 124; resvalo ou deslizamento "metonímico" e, 92
latência: distinção freudiana entre e inconsciente, 38, 353; recalcamento *versus*, 39
Lavoisier, Antoine, 327
Lazarsfeld, Paul, 412
Lear, Jonathan, 14, 348, 413
lembrança(s): "arquivos" de, 351; "encobridoras", 352; fantasias baseadas em, 165; formação de sintomas e, 65; isoladas, 33-4, 71, 352; lembrança isolada como "cristal 'provocador'", 352; ligações com outras lembranças, 29, 33, 37, 63, 71; nítidas, 164-5; recalcada, 37; "recuperadas", 397; resgatar uma lembrança de seu isolamento das outras, 63; "segunda consciência" (*condition seconde*) e, 33; sonhos e, 162-3; *ver também* memória
Leonardo da Vinci, 381
Ler Freud: Guia de leitura da obra de S. Freud (Quinodoz), 14
lésbicas *ver* homossexualidade
Lexapro (medicamento), 284
libido: agressão e, 275; carga libidinal ou gozo proporcionado pelos sonhos, 373; componentes da, 275; diminuição da, 290; fases do desenvolvimento da, 191-2, 381; forças libidinais, 271; forças libidinal e de proibição na neurose obsessiva, 180; investimento libidinal, 405; sexo e, 275
Liébeault, Ambroise-Auguste, 36, 351
linda mulher, Uma (filme), 401
linguagem: inconsciente estruturado como uma, 138, 140, 368; lapsos de, 19, 110, 140, 158, 160-1, 365, 373;"linguagem da histeria", 324, 325; neurose obsessiva como "dialeto da linguagem da histeria", 324-5
lítotes, 148
"livre de sintomas", 259
Loewenberg, Peter, 382, 412
"lógica da suspeita", 84
Low, Barbara, 14
"lucro secundário" da doença, 58, 264
Lucy R., caso de, 70-1; hipnose, 71
lugares nos sonhos, 127, 129, 153

mãe e pai *ver* pais
magia, 7
"magnetismo animal", Mesmer e, 14, 326-8
Mahony, Patrick J., 319, 374-5, 378, 382, 396, 411-4, 417; ataque ao trabalho de Freud com Ida Bauer, 319, 382; *Freud's Dora*, 319, 382; sobre o debate acerca da verdadeira identidade do Homem dos Ratos, 374
"malhação de Freud", 309-10, 312, 414
Mann, Thomas, 14, 313
Manual Diagnóstico e Estatístico de Transtornos Mentais [*Diagnostic and Statistical Manual of Mental Disorders* – DSM], 19; financiamento de pesquisas por empresas farmacêuticas e, 248, 406; homossexualidade eliminada do DSM (1973), 399; política e, 399; *ver também* DSM-5
marcação e cancelamento de sessões, políticas de, 304-8
Marcus, Steven, 205, 237, 247, 313, 382, 384, 394, 397, 411-2; caso Dora analisado do ponto de vista literário por, 412
Martin, Steve, 327
Marx, Karl, 16, 214, 386; "inversão dialética" da perspectiva na obra, 386
marxismo, 321, 415; críticos marxistas, 322
masculinidade, 226, 300, 332, 391
masoquismo, 346, 363; "sonhos de punição" masoquistas, 137, 154-5
Masson, Jeffrey, 356, 374
masturbação, 181, 184-5, 192, 211, 318, 334, 341-3, 372, 382, 407, 418; infantil, 211
"maternas", transferências, 230
Maury, Alfred, 106
méconnaissance ["ignorância ou descaso proposital"], 358, 386
Medeia (Sêneca), 135
medicamentos psicotrópicos, 284, 290-1; efeitos colaterais de, 290
medo, 83, 151-2, 168, 271; de elevadores, 54, 277-8; de voar, 54, 85, 196, 272; encobrindo o desejo recalcado, 83, 85, 178; transformações de desejos em preocupações, apreensões, angústia ou medo, 83
melancolia, 128, 286-7, 298
memória(s), 29, 63, 71, 102, 164, 187, 354; inconsciente e, 29; isolamento/dissociação, analogia com memória de acesso aleatório (RAM) de computadores, 34; rede ou cadeia de memórias isoladas, *34; ver também* lembranças

mente humana, modelo freudiano da, 131; *ver também* psique
mercador de Veneza, O (Shakespeare), 158
Mesmer, Franz Anton, 326-8
mesmerismo *ver* "magnetismo animal", Mesmer e
metáfora, 31, 148, 295, 357, 367
metonímia, 148, 198, 367; Lacan sobre a "metonímia do desejo", 198; resvalo ou deslizamento "metonímico", 92
Micale, Mark, 324
microssintomas: alívio dos, 67; sonhos como, 113-5; *ver também* sintomas
Mitchell, Juliet, 413
modelo freudiano da mente humana, 131
Moi, Toril, 413-4
Molière, 202
"monografia de botânica" (sonho de Freud), 120, 126
Monroe, Marilyn, 307
motivação oculta, *cui bono* e, 367
mots pour le dire, Les (Cardinal), 411
"mulher do açougueiro", sonho contado a Freud pela, 137, 367, 387

Nachträglichkeit ("ação postergada"/"posterioridade"/"retroação"), 66
narcisismo: "neuroses narcísicas", 286-7, 298; transtorno da personalidade narcisista, 256, 346
náusea, 94, 96-7
negação, 12, 20, 46, 63-4, 73-4, 76-7, 80, 82, 148, 186, 207, 247, 256, 318, 360, 392, 400; asserções negativas, 74, 76; asserções positivas, repetição insistente de, 82; barreira permeável entre consciente e inconsciente e, 73; como *Aufhebung* ["suspensão"] do recalcamento, 360; formas distintas de, 63; formulações negativas, 178; Freud sobre a, 74; negativas duplas ou triplas, 360; retirada do "não" das assertivas negativas, 74
"Negação" (Freud), 22, 73-4, 85
Nemeczek *ver* "capitão cruel" (no caso do Homem dos Ratos)
neurastenia, 287, 405
"neuropsicoses", Freud sobre "neuroses atuais" e, 285
"neuropsicoses de defesa, As" (Freud), 362
neurose(s), 154, 157, 162, 252, 256, 284-7, 298, 318, 320, 324; abordagem lacaniana dos

neuróticos, 299; "atuais", 285-7, 405; como estilo de vida, 324; como negativo das perversões, 399; "correntes homossexuais" de sentimentos nos neuróticos, 223-4, 347; de angústia, 274, 286-7, 398, 405, 418; de guerra, 247-8; de "transferência", 287, 298-8; diagnósticos psicanalítico e do DSM-5(amostra de correspondência), 345; distinção entre psicose e, 162, 299; evitação e, 54, 180; lapsos e distinção entre as psicoses e, 161-2; "mistas", 404; narcísicas", 286-7, 298; neurose infantil do Homem dos Ratos, 184; obstáculos neuróticos, 253; origem grega da palavra "neurose", 285; psicanálise como um procedimento para tratamento de pacientes neuróticos (definição freudiana), 162; "psiconeuroses" versus "neuroses atuais", 285-7, 405; saúde nervosa versus, 400; sintomas neuróticos, 255-6, 260; trauma sexual e, 162, 374; traumáticas, 154, 157, 371

neurose obsessiva, 19-20, 23, 89, 97, 162-3, 167, 169, 171, 173, 175, 177-81, 183, 185, 187, 189, 191, 193, 195-7, 199, 248, 255, 268-70, 272, 287, 298, 323-5, 338-9; "alergia" ao trabalho e, 381; caráter negativo de realização de desejo na, 274; causa da neurose obsessiva na visão de Freud, 163; como "dialeto da linguagem da histeria", 324-5; diagnósticos psicanalítico e do DSM-5 (amostra de correspondência), 345; distinção lacaniana entre neurose obsessiva e histeria, 403; forças libidinal e de proibição na, 180; formas assumidas na atualidade, 189; gozo e, 181-3; indecisão e, 167, 180; plenamente formada aos seis anos no Homem dos Ratos, 175, 178, 184; recusas e, 196; solução do conflito característica da, 324; vício no trabalho e, 381; *ver também* Homem dos Ratos (Ernst Langer), caso do; obsessivos

neurotransmissores, 194, 290

nevralgia facial, 281, 358

nojo, 115, 152, 163, 340, 362; histeria e, 163

nonsense, sentido/prazer no, 368

normalidade, inexistência em termos psicanalíticos, 258

"nota sobre o inconsciente na psicanálise, Uma" (Freud), 353

"Notas sobre um caso de neurose obsessiva" (Freud), 23, 97, 177, 181, 187, 268

objetos: Dora (Ida Bauer) como objeto de troca, 322; homossexualidade como escolha de objeto sexual, 389; "objeto perdido", 196, 198, 381

obsessivos: cenário psíquico de, 180; culpa e, 163; demanda por uma "vida de reposição", 198; em "greve", 190, 194; fixação nas primeiras perdas, 199; indecisão e, 167, 180; intestino irritável, distúrbio (ou síndrome) do, 339; obsessivo-compulsivas, pessoas designadas como, 189; pacientes obsessivos, 194, 199, 210-1, 382; problemas digestivos encontrados nos, 272-3, 339; queixas extremas, como "De que adianta?", 198; rituais, 266-9, 271, 402; "romance familiar" e, 199; sintomas obsessivos, 177, 272; tentativa freudiana de distinguir sintomas histéricos dos sintomas obsessivos, 272; *ver também* neurose obsessiva

Oedipus Wrecks (filme), 183

omissão, 12

Onfray, Michel, 319, 409, 414

oral, fase (do desenvolvimento libidinal), 191-2, 381

origem do sintoma *ver* rastreamento da origem do sintoma

Outros escritos (Lacan), 20, 395

pagamento e marcação de sessões, 305-7

pais, 56, 67-8, 87, 115, 164, 166, 172-4, 183, 190-3, 196, 198, 209, 219-20, 230, 260-1, 263, 317, 322, 355, 382, 400, 416; como desmancha-prazeres, 176, 191, 379

palavras truncadas, 124, 160-1

pânico, ataques de, 274, 418

Papiro Ginecológico de Kahun, 390

Pappenheim, Bertha *ver* Anna O. (Bertha Pappenheim), caso de

parábola, 148

paralisias, 41, 43, 57, 62, 174, 247, 262, 325, 328; efeitos paralisantes do "destino", 173

paranoia, 214, 286-7, 297-8, 331

parapraxias *ver* atos falhos

Parr, Raj, 360

passe (procedimento institucional lacaniano), 101

"paternas", transferências, 230

pausas, escuta das, 124, 361

pênis, 14, 67, 190, 260, 366, 378, 380; *ver também* falo

pensamento(s): desconexão entre pensamento e afeto, 89, 97-8; do sonho, 112, 122, 147; inacessibilidade radical dos pensamentos e desejos recalcados, 34-5; inconscientes, 78-9, 85, 130, 387; invasivos, 36, 63, 99, 167, 175, 179, 375; pensamento mágico, 416; "pensamentos de fundo" do sonho, 117; reunir pensamentos e afeto, 98; *ver também* ideias
"Pequeno Hans", caso do, 279
percepção extrassensorial, 296, 349
perfeccionismo, 375; pessoas designadas como perfeccionistas, 195
perífrase, 148
perversões, 256, 287, 324, 346; neuroses como negativo das perversões, 399; *Verleugnung* ("renegação") na, 256
pesadelos, 134-5
pincenê, episódio do (Homem dos Ratos), 177, 276, 332, 336, 376
placebo, efeito, 326
Platão, 16, 116
poesia, 148, 367
Poética (Aristóteles), 28
política, DSM e, 399
políticas de marcação e cancelamento de sessões, 304-8
pontes verbais (pontes associativas), 92, 128, 361, 417
pontuação, 301, 371, 386
Popper, Karl, 155, 371
"porção de sonoridade" saussuriana, 368
pós-freudianos, 11, 350
postal, censura (na época de Freud), 131
posterioridade (ação postergada), 65-6
prática, teoria da, 15, 292
prazer: perda de, 192; princípio de prazer, 14, 156, 373; recuperação do, 260; renúncia ao, 259
preconceitos teóricos, 300
pré-consciente, o, 37, 56, 79, 131-2, 134
preocupações, 83, 167, 277, 338, 361, 384; transformações de desejos em preocupações, apreensões, angústia ou medo, 83
presente, devaneios e fantasias no, 159
princípio de prazer, 14, 156, 373
princípio de realidade, 156
"problema apresentado" pelos analisandos, 257, 331-2
"problema econômico do masoquismo, O" (Freud), 363

problemas digestivos, obsessivos e, 272,-3, 339
procrastinação: atividades procrastinatórias, 176; verdadeira, 195
projeção, 12, 79, 110, 149-51, 360, 386; disfarce de pensamentos inconscientes e, 79; identificação projetiva, 295-6; testes projetivos, 110
"Projeto para uma psicologia científica" (Freud), 65
protestos, 89-90, 196; *ver também* revolta
provérbios vienenses, 145
Prozac (medicamento), 284
psicanálise: como profissão que é uma lição de humildade, 230; conceitos fundamentais da, 283, 378; contemporânea, 271; críticas à, 309-25; definição freudiana da, 162; desejo do analisando como força motriz da análise, 208-9; diagnósticos psicanalítico e do DSM-5 (amostra de correspondência), 287, 345; diferença entre sugestão e interpretação psicanalítica, 329-30; diferenças entre e psicoterapia, 303; divã na, 302; divisão do campo psíquico em consciente e inconsciente como premissa fundamental da, 11; eficácia da, 292; "engenharia reversa" da, 119; escolas de, 102, 289, 297; foco no "aqui e agora" da relação analítica (novas escolas de psicanálise), 295-6, 299; foco no inconsciente, 303; "light", 401; "lógica da suspeita" incorporada na, 84; meta da, 253; objetivo principal da psicanálise, segundo Freud, 407; premissa fundamental da, 11; psiquiatria declara oficiosamente a destituição da psicanálise (anos 1960-1970), 289; "quatro conceitos fundamentais da psicanálise" (Lacan), 378; "realidade psíquica" e, 77; repetição como um dos "quatro conceitos fundamentais da psicanálise", 378; resultados científicos da, 187; reunião do afeto com os pensamentos pela, 98; sintomas na, 114; sonhos como cruciais para o trabalho psicanalítico, 101; superação das resistências como lei do tratamento psicanalítico, 186; técnica psicanalítica, 21, 169, 202, 244, 299; teoria do recalcamento como pedra angular da, 11; trabalho psicanalítico, 47, 101-2, 121, 303, 400-1, 404-5; trabalho terapêutico autêntico, 208; transferência como maior obstáculo à, 234, 347

psicobiografia, "glórias" da, 348
"psicologia profunda", 55; Jung e, 357
psicólogos: clínicos, 17, 257; do ego, 294, 349; humanistas, 365
psiconeuroses: "neuroses atuais" versus, 285-7; sexualidade e, 404; *ver também* neurose(s)
Psicopatologia da vida cotidiana (Freud), 23, 158, 258, 376, 409
psicose: abordagem lacaniana para os psicóticos, 299-300; abordagens psicanalíticas do trabalho com a, 297-8; diagnósticos psicanalíticos e do DSM-5 (amostra de correspondência), 346; distinção entre neurose e, 162, 299; inconsciente na, 161-2, 298, 352; Lacan sobre "fenômenos elementares" da, 255; lacanianos e o divã analítico com psicóticos, 303; "psicose da dona de casa", 206; psicóticos, 19-21, 162, 196, 256, 298-300, 303, 336, 352
psicossomáticos, sintomas, 68, 272-3
psicoterapia, 271, 284, 286, 290-1, 299, 310-1, 329, 401, 411; benefícios da, 356; de longo prazo, 310; diferenças entre psicanálise e, 303; duração e custo da, 291, 311; honorários de analistas, 188, 311; medicamentos psicotrópicos versus, 284, 290-1; pesquisa de Shedler sobre a eficácia da, 284, 410-1; psicodinâmica, 310, 401, 410-1; superação das resistências como lei do tratamento psicanalítico, 186; TEPT e índice de resposta à, 284
psique, 115-6, 271, 283, 303, 319, 351, 372; assemelhada por Breuer a um sistema elétrico de distribuição, 351; causa psíquica dos sintomas, 280-4; estrutura da, 131-3; modelo freudiano da mente humana, 131
psiquiatria, 20, 107, 167, 283-5, 289, 291, 326, 398; declara oficiosamente a destituição da psicanálise (anos 1960-1970), 289; e base biológica de problemas psicológicos, 290
Psychologie als Wissenschaft (Herbart), 350
pulsão/pulsões, 56, 283, 300, 347, 368, 416; de morte, 14, 404; sexual, 143, 177, 349, 416
"punição", sonhos de, 137, 154-5

queixas, 41, 44, 47, 67-8, 114, 198-9, 212, 250, 257, 271, 273, 391; no início do tratamento, 212
Quinodoz, Jean-Michel, 14, 362

Race Across America, alucinações em ciclistas da, 365
raciocínio analógico, 133, 357
Radestock, Paul, 106
raiva, 212; deslocamento da, 89; ranger noturno dos dentes (bruxismo) e, 96
ranger dos dentes: diurno, 96; noturno (bruxismo), 96, 275
rastreamento da origem do sintoma: "harmonia a quatro vozes" e, 70, 236; caso de Anna O., 47; causas precipitantes e, 52; "cisão da consciência" e, 33, 38; empenho exagerado e, 40-1; estados alterados e, 46; inacessibilidade radical dos pensamentos e desejos recalcados, 34-5; intencionalidade intensa e, 41; lembranças isoladas e, 34, 71; modelo de recalcamento baseado no isolamento e, 32-3; o que é possível aliviar com o, 67-9; posterioridade e, 65-6; "segunda consciência" e, 33, 38; sintomas rastreáveis, 40; sonhos como microssintomas e, 113, 120; *ver também* sintomas
rasura, 76, 78
real, registro (Lacan), 230, 252, 398, 406
"realidade", 18, 166, 365, 400
"realidade psíquica", psicanálise e, 77
rébus, 118
recalcamento, 11-2, 29, 31-2, 35-6, 39, 51, 61, 83, 90-1, 92-8, 113, 156, 167, 179, 225, 255-6, 258, 278, 298, 324; acesso ao recalcado, 73; afeto à deriva, mas não recalcado, 97; analogia entre lembranças recalcadas e vírus de computador, 37; baseado no isolamento, 32, 61; como programa unidirecional, 35; desconexão entre pensamento e afeto, 90; desejos recalcados, 85, 152; elisão das ideias que fazem as ligações, 179; em relação à tradução, 361; formas de ação do, 179; ideia recalcada, 31, 74, 97; inacessibilidade radical dos pensamentos e desejos recalcados, 34-5; insultos públicos e, 31, 350; latência *versus*, 39; lembrança recalcada, 37; maneira como representamos o, 83; medo encobrindo o desejo recalcado, 83, 85, 178; negação como *Aufhebung* ["suspensão"] do, 360; negação e, 74; primeiro modelo freudiano da *Verdrängung*, 29; repressão e, 31; "retorno do recalcado", 156, 278, 338, 351; suprimir o desenvolvi-

mento do afeto como verdadeiro objetivo do, 362; teoria do, 11
recém-nascidos, 258
"Recomendações aos médicos que exercem a psicanálise" (Freud), 23, 201, 216
recuperação do paciente, 71, 181, 209, 393
recusas, neurose obsessiva e, 196
refluxo ácido, obsessivos e, 272
registros lacanianos, três (o imaginário, o simbólico e o real), 230, 398, 406
relacionalistas, 295
relatos de caso, desafios da preparação de, 376
religiões, técnicas de isolamento usadas pelas, 32
reminiscências, Freud sobre histeria e, 46; *ver também* lembranças
renegação, 20, 256
renúncia, 46-7, 160, 350, 354, 400-1; a desejos, 31, 350, 354; amish e, 354; ao prazer, 259; como uma receita de desastre, 47
repetição, 20, 59, 81-2, 156, 173-4, 204, 233, 240, 243-4, 260-1, 266-7, 297, 329, 359, 392-3; como um dos "quatro conceitos fundamentais da psicanálise", 378; de um encontro traumático precoce com o gozo, 267; repetições involuntárias, 174; sintomas e, 266
repressão, 31; do afeto, 12
República, A (Platão), 116
resistência(s), 11, 161, 186, 242, 250-1, 291, 301, 347, 399; análise das, 347; estado hipnótico e, 36; superação da, 36, 69, 161, 186, 347; superação das resistências como lei do tratamento psicanalítico, 186
ressalvas, 80-1, 145, 186, 408; *ver também* desmentidos
retificação, 266-7
retração, 148
retratação de Chaucer, 76, 359
Retrato de uma menina (tela de Jawlensky), 411
revolta, 143, 334-5, 391, 415; *ver também* protestos
rimadas, associações, 129
rituais obsessivos, 266-9, 271, 402
Rogow, Arnold A., 382, 412
"romance familiar", obsessivos e, 199
Rose, Jaqueline, 413
Roudinesco, Elizabeth, 356
ruminações, 46

Rutherford, Ernest, 132
Rutherford-Bohr, modelo atômico de, 133

sadismo, 346; pacientes sádicos, 394
Safka, Melanie, 143
Santayana, George, 173
Sartre, Jean-Paul, 39
satisfação substituta de impulsos, 275
Saussure, Ferdinand de, 368-9; "porção de sonoridade" saussuriana, 368
sedução, 162-3, 304, 374; "sedução" da criança como causa da neurose obsessiva e da histeria, 163; teoria da sedução na análise dos sonhos, 163
Seminários (Lacan), 15, 20, 192, 206, 230, 273, 289, 300, 348, 354, 373, 378, 387, 393-4, 396
Sêneca, 135
"sentido" dos sintomas, 262-3
"sentimentos inconscientes", Freud sobre a ideia de, 363
sequência temporal simples, 66
sessão de duração variável (tempo lógico lacaniano), 307
sexo, libido e, 275
sexualidade: além dos preconceitos de Freud no campo da, 300; atração sexual, 65, 389; castigo corporal e, 183; desejos sexuais, 177-8, 217, 340-1, 370, 388, 402; força impulsora de todos os sintomas, 404; papel da sexualidade nos sonhos, 143; psiconeuroses e, 404; satisfação sexual, 216, 274, 300, 392
Shakespeare, William, 158, 226, 317
Sharfstein, Steven, 406
Shedler, Jonathan, 284, 404, 410-1
Showalter, Elaine, 325, 397, 415
sífilis, 205, 384-5
significados: e significantes texto do sonho, 123; significados múltiplos dos sonhos, 147, 152, 408; traumáticos, 66; texto do sonho e, 127
significantes: ambíguos e/ou polivalentes no sonho, isolamento dos, 123; cadeia de, 33; e significados do texto do sonho, 123
sílabas, análise e síntese de, 128
simbólico, registro (Lacan), 230, 252, 398, 406, 411
símbolos: "método simbólico" de interpretação dos sonhos, 141; "coordenadas simbólicas" no caso do Homem dos Ratos, 173; "decodificação", método de

(na interpretação dos sonhos), 141-2, 369; fálicos, 59, 143, 369; gozo e, 282; oníricos, 142, 145; simbolismo onírico de validade universal, 141-2, 369; universais, 59, 145, 369
síndrome da Guerra do Golfo, 247
síndrome de Porto Rico, 247-8
sintomas: alívio dos, 27, 68-9, 271-2, 276, 329, 340; assinalam o "retorno do recalcado", 278; autossabotadores ou autodestrutivos, 135, 137; "causa precipitante" de, 27, 53, 61, 65, 66, 169, 280; causa psíquica dos, 280-4; causas precipitantes, 52; chistes estruturados como, 373; como formação(ões) de compromisso, 131, 133, 177, 261, 418; "constelações" de, 256; contribuições de Lacan para o estudo dos, 405-6; desaparecimento dos, 27; discussão minuciosa das origens dos, 68; elaboração dos, 174; eliminação de, 271; envolvem desejos, 265; estrutura e sintoma às vezes confundidos por Freud, 270; fala e, 27, 284; formação de, 48, 65, 71, 83, 96, 255, 258; histéricos, 52, 113, 165, 248, 272, 274-5, 324, 342; "livre" de, 259; na psicanálise, 114; não equivalente à estrutura, 268; neuróticos, 255-6, 260; obsessivos, 177, 272; tentativa freudiana de distinguir sintomas histéricos dos sintomas obsessivos, 272; princípio da inércia e, 53; psicossomáticos, 68, 272-3; rastreáveis, 40; redução dos, 271, 350; repetição e, 266; satisfação sexual e, 274; "sentido" dos, 262-3; sexualidade como força impulsora de, 404; significado dos, 255; sintomatologia e compulsão, 269; sobredeterminados, 276-8; somáticos, 247, 338-9, 342; trauma indutor de, 53; *ver também* rastreamento da origem do sintoma
sistema nervoso central, 285
situações hipotéticas, valor heurístico das, 85-6
Smith, Adam, 386
Sobre a adivinhação (Cícero), 101
"Sobre a histeria masculina" (Freud), 325
sobre determinação, 20; sintomas sobredeterminados, 276-8; sonhos "sobredeterminados", 146, 147, 367
"Sobre o início do tratamento" (Freud), 23, 302, 304
Sociedade de Medicina de Viena, 325
Sociedade Psicanalítica de Nova York, 299
Sócrates, 408

"solução do conflito" (na neurose obsessiva e na histeria), 324
somatização, 20
sonambulismo, 351
sonhos, 17-19, 22, 59, 69, 73, 101-7, 114, 116-8, 126, 131, 138, 141-2, 144, 147-8, 153-5, 157-9, 162-3, 165, 204, 262, 349, 364-5, 367-8, 371, 373; acordar no meio dos, 116, 365; afetos nos, 372; análise dos, 163; associações com pequenas partes dos, 121; associações do sonhador, 141-2, 145, 369-70; autodestrutivos, 137; *Autodidasker* (sonho de Freud), 367; autopunição, 155; autopunitivos, 138; cadeia psíquica e, 371; camadas da subjetividade e, 134; casas nos, 129; como "guardiões do sono", 116-7; como abordar os, 119-20; como cruciais para o trabalho psicanalítico, 101; como microssintomas, 113-5; como não abordar os, 141-2; como uma espécie de tradução, 110; "considerações de representabilidade", pensamentos oníricos e, 122; conteúdo latente dos, 116-7, 349; conteúdo manifesto dos, 103, 111, 115, 119, 126; contexto do, 115, 117, 127; contexto do estudo freudiano dos, 104; *cui bono* versus *cui prodest* e, 135; de punição, 137, 154-5; desejos realizado nos, 102, 135-8, 154, 157-9, 265, 274; discussão aprofundada dos, 73; disfarces nos, 102, 116, 148, 151-2; do faraó (no Velho Testamento), 141; elementos do sonho, 127, 142, 147; em animais, 156; Erdmann sobre, 106; ferramentas freudianas para localizarmos os desejos nos, 147; Fichte sobre, 106; "figuras compósitas" nos, 129; filmes e vídeos e, 365; Freud sobre a análise dos, 163; futuro e, 141; gozo proporcionado pelos, 373; Hildebrandt sobre, 105-6; ideias abstratas em, 122; indecisão, importância nos, 125; "injeção de Irma" (sonho de Freud), 129-30, 366; inversões e, 148, 151; lembranças e, 162-3; lugares nos, 127, 129, 153; Maury sobre, 106; "monografia de botânica" (sonho de Freud), 120, 126; natureza do conteúdo latente nos, 116-7; no presente, 159, 373; o que aprendemos com os, 102; papel da sexualidade nos, 143; para fins de profecia, 104; "pensamentos de fundo" de, 117; pensamentos do, 112, 122, 147; pesadelos ou "sonhos ruins", 134, 155; Platão sobre, 116; posturas pré-freudianas sobre, 107; Radestock

sobre, 106; rememoração de, 63, 125; sem expressões faladas, 120; significados alternativos ou complementares nos, 152; significados múltiplos dos, 147, 152, 408; significantes ambíguos e/ou polivalentes nos, 123; simbolismo onírico de validade universal, 369; símbolos oníricos, 145; "sobredeterminados", 146-7, 367; sonho contado a Freud pela "mulher do açougueiro", 137, 367, 387; "sonho manifesto", 364; sono REM e, 144; teoria da sedução na análise dos, 163; TEPT e geração de angústia nos sonhos e, 157; "umbigo" dos, 153; *ver também* interpretação dos sonhos; texto do sonho; trabalho do sonho
sono, 104, 106, 116-7, 124, 140, 143-4, 162, 349, 365, 372-3; desejo de dormir, 365; privação de sono causando alucinações, 116, 365; sonhos como "guardiões do sono", 116-7; sono REM, 144
Sprengnether, Madelon, 318-9, 413
Standard Edition of the Complete Psychological Works of Sigmund Freud, The, 20, 348, 374-5
Sterba, Richard, 347
Strachey, James, 20, 57, 76, 348-9, 358
"subconsciente", uso do termo, 357; ver também pré-consciente
subjetividade, camadas da, 134
sugestão: diferença entre sugestão e interpretação psicanalítica, 329-30; hipnose e, 290, 326; poder da, 290; sugestões pós-hipnóticas, 328-9
Sulloway, Frank, 14
supereu (superego), 20, 57, 79, 83, 96, 137, 155, 177, 189, 271, 334, 336, 341, 353, 357, 371, 418; "eu bom" e, 177
supervisão clínica, 11, 161, 249-50, 293, 315
suspensão, 148, 360
Swales, Peter J., 356, 409
Swift, Jonathan, 132

Tânatos, 275, 404
Tartini, Giuseppe, 364
TCC *ver* terapia cognitivo-comportamental
telefone, sessões de análise por, 306
Televisão (Lacan), 302
tempo: sequência temporal simples, 66; tempo lógico (sessão lacaniana de duração variável), 307
tensão, 82, 94, 96, 104, 115-6, 175, 270, 275, 285-6, 311

teoria da prática, 15, 292
TEPT *ver* transtorno de estresse pós-traumático
terapia cognitivo-comportamental (TCC), 77, 199, 410-1
terapias: baseadas em evidências, 310; diagnóstico-relâmpago e tratamento "expresso", 250; terapia dinâmica, 401; *ver também* análise; psicoterapia
texto do sonho, 109, 119, 121, 123, 125, 142, 364; concentrar nas hesitações e dúvidas, 127; cortar o texto do sonho em pequenas partes, 121; hesitações e vacilações nos, 125; significados, 127; significantes e significados e, 123
tiques, 85, 95-6, 114, 275, 345; e "facções em guerra" dentro das pessoas, 95; faciais, 94-5; nervosos, 40, 97, 275
TOC *ver* transtorno obsessivo-compulsivo
topologia e termos topológicos usados por Freud, 357
tosse nervosa (*tussis nervosa*), 43, 50-1, 57-8, 177, 206, 264, 338-41
Tourette, síndrome de, 345
trabalho: "alergia" ao trabalho (na neurose obsessiva), 381; redução do ritmo de, 286; viciados em trabalho [*workaholics*], 259, 381
trabalho do sonho, 114, 118-9, 130, 146, 362; subordinação ao progresso da análise como um todo, 153; trabalho do chiste e, 373; *ver também* sonhos
trabalho terapêutico autêntico, 208
tradução: de ideias em imagens, 118; processo de, 110-1, 118-9; recalcamento em relação à, 361; sonhos como uma espécie de, 110
transferência(s): amor transferencial, 354; caso do Homem dos Ratos e, 185; como automatismo de repetição, 393; como lidar com a, 234-5; como maior obstáculo à psicanálise, 234, 347; definição freudiana de, 231; definição lacaniana de, 12-3; "dominar a transferência" como meta equivocada, 229; elaboração das, 236; identificação projetiva e, 296; "interpretar a transferência", 393; "neuroses de transferência", 287, 298, 398; rastreamento até suas fontes, 236; relação entre Sócrates e seus seguidores, 408; relação transferencial, 295-6; "transferência e transferên-

cias", 185-6; transferência negativa, 238, 240; "transferências maternas" e "transferências paternas", 230; *Übertragung* ("transferência" ou "translação") e, 112; *ver também* contratransferência
transtorno bipolar, 248, 346
transtorno conversivo, 19, 247, 346, 356
transtorno da personalidade dependente, 248, 346
transtorno da personalidade histriônica, 248, 346
transtorno da personalidade múltipla, 55
transtorno da personalidade narcisista, 256, 346
transtorno de ansiedade generalizada, 248, 286
transtorno de ansiedade social, 248, 346, 399
transtorno de estresse pós-traumático (TEPT), 157, 247, 284, 399; geração de angústia nos sonhos e, 157; índice de reação à psicoterapia, 284; no *DSM-5*, 399
transtorno de identidade dissociativa, 248
transtorno de personalidade autodestrutiva, 399
transtorno de personalidade fronteiriça (*borderline*), 256, 299, 346
transtorno de sintomas somáticos, 247
transtorno dissociativo da identidade, 55
transtorno do espectro autista, 196, 345
transtorno obsessivo-compulsivo (TOC), 19, 167, 193, 199, 248, 345, 375
trauma(s): "caça ao trauma", 164; cadeia de associações e, 37; "causa traumática", 53; neuroses traumáticas, 154, 157, 371; repetição de um encontro traumático precoce com o gozo, 267; significado traumático, 66; somatório de eventos traumáticos, 67; trauma indutor de sintomas, 53; trauma sexual, 162, 374
Três ensaios sobre a teoria da sexualidade (Freud), 167, 226, 265, 389
três registros lacanianos (o imaginário, o simbólico e o real), 230, 252, 398, 406
"Trillo del Diavolo" (Tartini), 364
tropeços, escuta dos, 110, 124

truncadas, palavras, 124, 160-1
tu quoque (mecanismo infantil), 319
tuberculose, 206, 341, 384

Übertragung ("transferência" ou "translação"), 112; *ver também* transferência(s)
ubiquidade das estratégias de isolamento, 32
"umbigo" dos sonhos, 153; *ver também* sonhos

vaginismo, 248
valor heurístico das situações hipotéticas, 85-6
Velho Testamento, 141, 348
verdade: ideias patogênicas recalcadas e, 31; momentos desprevenidos e, 160
Verdrängung ("recalcamento"), primeiro modelo freudiano da, 29, 350; *ver também* recalcamento
Verleugnung ("renegação") na perversão, 256
Versagung ("renúncia"), 46, 350, 354, 400-1; *ver também* renúncia
Viagens de Gulliver (Swift), 132
"vida de reposição", obsessivos e, 198
Viena: expressões idiomáticas e provérbios vienenses, 145; Sociedade de Medicina de, 325
vigília, 28, 34, 41, 54, 62, 102, 104, 106, 114-7, 258
vírus de computador, analogia entre conteúdo inconsciente e, 36-7
voar: medo de, 54, 85, 196, 272
vômito, 94
vômitos, 51, 85, 96, 269-70
Vorstellung ("apresentação"/"representação"), 76

Winnicott, Donald Woods, 240, 395, 413
Wittels, Fritz, 348
Wortis, Joseph, 293, 348, 369, 407, 409, 415; narrativa da "análise didática" com Freud, 293

Zoloft (medicamento), 284

Coleção Transmissão da Psicanálise

Não Há Relação Sexual
Alain Badiou; Barbara Cassin

Fundamentos da Psicanálise
de Freud a Lacan
(4 volumes)
Marco Antonio Coutinho Jorge

Histeria e Sexualidade

Transexualidade
*Marco Antonio Coutinho Jorge;
Natália Pereira Travassos*

Por Amor a Freud
Hilda Doolittle

A Criança do Espelho
Françoise Dolto e J.-D. Nasio

O Pai e Sua Função em Psicanálise
Joël Dor

Introdução Clínica à
Psicanálise Lacaniana
Bruce Fink

A Psicanálise de Crianças
e o Lugar dos Pais
Alba Flesler

Freud e a Judeidade
Betty Fuks

A Psicanálise e o Religioso
Philippe Julien

Alguma vez é só sexo?

Gozo

O Que É Loucura?

Simplesmente Bipolar
Darian Leader

Freud e a descoberta do inconsciente
Octave Mannoni

5 Lições sobre a
Teoria de Jacques Lacan

9 Lições sobre Arte e Psicanálise

Como Agir com um
Adolescente Difícil?

Como Trabalha um Psicanalista?

A Depressão É a Perda de uma Ilusão

A Dor de Amar

A Dor Física

A Fantasia

Os Grandes Casos de Psicose

A Histeria

Introdução à Topologia de Lacan

Introdução às Obras de Freud,
Ferenczi, Groddeck, Klein, Winnicott,
Dolto, Lacan

Lições sobre os 7 Conceitos
Cruciais da Psicanálise

O Livro da Dor e do Amor

O Olhar em Psicanálise

Os Olhos de Laura

Por Que Repetimos os Mesmos Erros?

O Prazer de Ler Freud

Psicossomática

O Silêncio na Psicanálise

Sim, a Psicanálise Cura!
J.-D. Nasio

Guimarães Rosa e a Psicanálise
Tania Rivera

A Análise e o Arquivo

Dicionário Amoroso da Psicanálise

O Eu Soberano

Freud — Mas Por Que Tanto Ódio?

Lacan, a Despeito de Tudo e de Todos

O Paciente, o Terapeuta e o Estado

A Parte Obscura de Nós Mesmos

Retorno à Questão Judaica

Sigmund Freud na sua Época
e em Nosso Tempo
Elisabeth Roudinesco

O Inconsciente a Céu Aberto
da Psicose
Colette Soler

ESTA OBRA FOI COMPOSTA POR MARI TABOADA EM DANTE PRO E IMPRESSA EM OFSETE PELA LIS GRÁFICA SOBRE PAPEL PÓLEN NATURAL DA SUZANO S.A. PARA A EDITORA SCHWARCZ EM JUNHO DE 2024

A marca FSC® é a garantia de que a madeira utilizada na fabricação do papel deste livro provém de florestas que foram gerenciadas de maneira ambientalmente correta, socialmente justa e economicamente viável, além de outras fontes de origem controlada.